腫瘍病理鑑別診断アトラス

甲状腺癌

編集：
坂本穆彦
［杏林大学教授］
廣川満良
［隈病院科長］

監修：腫瘍病理鑑別診断アトラス刊行委員会
坂本穆彦・深山正久・真鍋俊明・森永正二郎
編集協力：日本病理学会

文光堂

執筆者一覧（五十音順）

伊 藤 公 一	伊藤病院院長
伊 東 正 博	長崎医療センター臨床研究センター機能形態研究部部長
今 村 好 章	福井大学医学部附属病院病理部部長
尾 崎 　 敬	和歌山県立医科大学人体病理学講師
覚 道 健 一	神戸常磐大学保健科学部医療検査学科教授
加 藤 良 平	山梨大学大学院医学工学総合研究部人体病理学講座教授
亀 山 香 織	慶應義塾大学医学部病理診断部講師
菅 間 　 博	杏林大学医学部病理学教室教授
北 川 　 亘	伊藤病院外科・診療技術部長
隈 　 晴 二	隈病院病理診断科
越 川 　 卓	愛知県立大学看護学部病理学教授
小 島 　 勝	獨協医科大学形態病理学教室教授
近 藤 哲 夫	山梨大学大学院医学工学総合研究部人体病理学講座准教授
坂 本 穆 彦	杏林大学医学部病理学教室教授
武 山 　 浩	東京慈恵会医科大学附属病院乳腺・内分泌外科准教授
寺 畑 信太郎	市立砺波総合病院病理科部長
長 沼 　 廣	仙台市立病院病理診断科部長
廣 川 満 良	隈病院病理診断科科長
三 橋 知 明	埼玉医科大学総合医療センター臨床検査医学教授
宮 内 　 昭	隈病院院長
村 田 晋 一	埼玉医科大学国際医療センター病理診断科教授
山 下 裕 人	野口病院研究検査科病理顧問

序文

　本年3月11日の東日本大震災で引き起こされた福島第一原子力発電所事故との関連で，放射性物質による甲状腺癌発生率上昇の危険性が国民的関心事となっている．今までの事例をみると，とりわけ年少者に甲状腺乳頭癌の発生が増す危険性があると推測される．

　甲状腺癌が一般の注目を浴びるのは，残念ながら今回のように放射線障害としてである．このたびは，放射性ヨード摂取は甲状腺癌発生率を高めうるという知識だけは広く浸透したように思われる．

　ところで，甲状腺癌は，予後良好な乳頭癌・濾胞癌から，極めて増殖スピードが速く，有効な治療のない未分化癌に至るまで，様々な生物学的態度を示す病態がある．しかも，臨床に密着して機能する病理診断では，単に"悪性である"あるいは"腺癌である"というレベルではなく，個々の病変はいかなる組織型であるかの判断が要求される．他方，近年改訂されたWHO分類や取扱い規約分類では，低分化癌やCASTLEなどの新しい疾患も加えられ，これらの理解の普及は急務である．また，従来から議論されてきた濾胞癌と濾胞腺腫の鑑別も依然として重要な課題である．穿刺吸引細胞診の利用も含め，濾胞性腫瘍の診断にはどのような考え方で臨むべきかも，今日的な対応の理解が求められている．

　本書では，このような新旧の様々な病理診断上の課題について解説される．病理医の診断業務の一助として，また病理診断への一般的な知識を深める手段として活用していただければ幸いである．

平成23年4月

坂本　穆彦
廣川　満良

　この「腫瘍病理鑑別診断アトラスシリーズ」は日本病理学会の編集協力のもと，刊行委員会を設置し，本シリーズが日本の病理学の標準的なガイドラインとなるよう，各巻ごとの編集者選定をはじめ取りまとめをおこなっています．

腫瘍病理鑑別診断アトラス刊行委員会
坂本穆彦，深山正久，真鍋俊明，森永正二郎

腫瘍病理鑑別診断アトラス

甲状腺癌

目次 CONTENTS

第1部　検鏡前の確認事項　1

I．取扱い規約分類とWHO組織分類　2
1．取扱い規約の意義　2
2．現行取扱い規約刊行までの変遷　2
3．WHO組織分類の推移　5
4．細胞診の扱い　5

II．病理標本の取扱い方　7
1．生検材料の取扱い　7
2．手術材料の取扱い　7
3．固定法の実際と取扱い規約に沿った切り出し法　10

第2部　組織型と診断の実際　15

I．悪性腫瘍　16
1．乳頭癌　16
2．濾胞癌　30
3．低分化癌　44
4．未分化癌　50
5．髄様癌（C細胞癌）　62
6．悪性リンパ腫　71
7．その他の原発性悪性腫瘍　77
　1．胸腺様分化を示す癌（ITET/CASTLE）　77
　2．胸腺様分化を伴う紡錘形細胞腫瘍（SETTLE）　79
　3．粘表皮癌　81
　4．扁平上皮癌　82
　5．平滑筋肉腫　82
8．転移性腫瘍　85

II．その他の腫瘍および関連病変　90
1．濾胞腺腫　90

2．好酸性細胞腫瘍 ——————————————————— 100
　　3．硝子化索状腫瘍 ——————————————————— 106
　　4．腺腫様甲状腺腫 ——————————————————— 113
　　5．その他 ————————————————————————— 119
　　　　1．奇形腫 ———————————————————————— 119
　　　　2．傍神経節腫 ———————————————————— 119
　　　　3．神経鞘腫 ————————————————————— 120
　　　　4．甲状腺内（異所性）胸腺腫 —————————— 121

第3部　鑑別ポイント

Ⅰ．核内細胞質封入体・すりガラス状核・核の溝 ————— 126

Ⅱ．扁平上皮化生とモルラ ————————————————— 133

Ⅲ．脈管侵襲 ———————————————————————— 143

Ⅳ．被膜浸潤 ———————————————————————— 148

Ⅴ．被膜形成を伴う病変 —————————————————— 152

Ⅵ．明細胞の評価 —————————————————————— 156

Ⅶ．囊胞の評価 ——————————————————————— 160

Ⅷ．微小癌 ————————————————————————— 163

Ⅸ．異所性甲状腺組織 ——————————————————— 170

Ⅹ．診断に有用な免疫染色 ————————————————— 176
　　1．甲状腺腫瘍の診断に用いられる主な抗体 ————— 176

甲状腺癌 目次

    2．甲状腺の転写因子 —— *177*
    3．甲状腺ホルモン関連抗体 —— *177*
    4．C細胞ホルモン関連抗体 —— *177*
    5．細胞骨格線維 —— *178*
    6．細胞接着因子関連抗体 —— *179*
    7．細胞膜表面抗原抗体 —— *179*
    8．細胞増殖，細胞死関連抗体 —— *180*
    9．脈管抗原 —— *180*
    10．甲状腺癌の分化度と免疫染色で検出される分化形質 —— *181*

183 第4部　臨床との連携

Ⅰ．臨床診断のアルゴリズムと治療 —— *184*
    1．甲状腺悪性腫瘍の診断 —— *184*
    2．甲状腺悪性腫瘍の治療 —— *190*

Ⅱ．放射線被曝と甲状腺癌 —— *197*
    1．医療被曝と甲状腺癌 —— *197*
    2．原爆被爆と甲状腺癌 —— *198*
    3．チェルノブイリ原発事故と小児甲状腺癌 —— *199*
    4．動物実験での放射線誘発甲状腺腫瘍 —— *200*
    5．甲状腺癌とヨードの影響 —— *200*
    6．放射線誘発甲状腺癌の遺伝子異常 —— *201*
    7．放射線の胎児への影響 —— *202*
    8．核実験場と甲状腺癌 —— *202*

Ⅲ．甲状腺機能検査と甲状腺腫瘍 —— *204*
    1．サイログロブリン（Tg） —— *204*
    2．TgAb，抗甲状腺ペルオキシダーゼ抗体（TPOAb） —— *206*
    3．遊離T_4，遊離T_3 —— *207*
    4．甲状腺刺激ホルモン（TSH） —— *207*

  5．TSH 受容体抗体（TRAb） ———————————————————— *207*
  6．今後の展望 ————————————————————————— *208*

Ⅳ．遺伝性甲状腺癌 ——————————————————————————— *209*
  1．Cowden 症候群 ——————————————————————— *210*
  2．家族性大腸ポリポーシス ———————————————————— *211*
  3．Werner 症候群 ——————————————————————— *211*
  4．多発性内分泌腫瘍症 ————————————————————— *212*
  5．その他の症候群に関連する甲状腺腫瘍 —————————————— *214*
  6．症候群非関連の家族性非髄様癌性甲状腺癌 ————————————— *214*

Ⅴ．術前診断における穿刺吸引細胞診の意義 ——————————————— *217*
  1．細胞診で甲状腺悪性腫瘍との診断のインパクト ———————————— *217*
  2．転移の診断 ————————————————————————— *219*
  3．細胞診で良性との診断のインパクト ————————————————— *219*

Ⅵ．術中迅速診断の適応と限界 ————————————————————— *221*
  1．腫瘍の術前評価法 ——————————————————————— *221*
  2．腫瘍の手術法 ———————————————————————— *222*
  3．術中迅速診断の適応 —————————————————————— *223*

Ⅶ．病理診断報告書の記載 ——————————————————————— *226*
  1．甲状腺組織検体に関する病理診断報告書 —————————————— *226*
  2．甲状腺穿刺細胞診検体に関する病理診断報告書 ———————————— *233*

索引 ——————————————————————————————————— *236*

第 1 部
検鏡前の確認事項

第1部 検鏡前の確認事項

I. 取扱い規約分類とWHO組織分類

はじめに

甲状腺癌取扱い規約（以下；取扱い規約）は2005年に刊行された第6版[1]が現在流布しており，甲状腺腫瘍性疾患および関連疾患の日常診療において，我が国では広く用いられている（表1，図1）．他方，国際的には，WHOが編集している各種腫瘍疾患の用語と定義・解説をまとめたモノグラフが刊行されており，甲状腺腫瘍は2004年のWHO Classification of Tumours. Pathology & Genetics. Tumours of Endocrine Organs[2]（以下；WHO組織分類）の中にまとめられている（表2，図2）．

本章では我が国の取扱い規約の特に病理編の意義や成り立ち，その内容のアウトラインについて概説する．取扱い規約が国際基準として準拠しているWHO組織分類についても並行して述べる．これらを通して，我が国の甲状腺腫瘍性疾患の臨床に密接に関わりをもつ，病理診断報告書作成にあたってのバックグラウンドの知識として念頭に置いていただければ幸いである．

1. 取扱い規約の意義

癌の治療成績の向上を図るためには，治療法と治療成績の各施設間の正確な対比が必要である．そのためには，その癌の診断，分類，その他の取扱いなどが共通の基盤に立っていることが前提となる．

このような観点から，まず胃癌取扱い規約（1962年）がつくられ，次第に全身諸臓器にその動きは及んでいった[3]．甲状腺癌に関しての第1版[4]は1977年に刊行された．

臨床編ではUICC（国際対癌連合）のTNM分類が，病理編では「WHO組織分類」が国際標準として認識されており，どの臓器でも，またどの版でもこれらとの関係の中で規約が作成されている．

2. 現行取扱い規約刊行までの変遷

取扱い規約第1版より，現行の第6版に至るまでの経緯については既にまとめたことがあり，それに基づいて概略を述べる[5]．

取扱い規約第1版[4]（1977年）の序に発刊のいきさつがまとめられている．それによれば，甲状腺外科医の間に甲状腺外科についての研究会をつくろうという気運がある中で，1968年にスイスのローザンヌで開催された国際対癌連合（UICC）の甲状腺癌会議（Conference on Thyroid Cancer）がきっかけとなり，同年，我が国で甲状腺外科検討会が立ち上げられたとのことである．併せて，第1回検討会として学術集会が開催され，学術団体としては，甲状腺外科研究会，さらに日本甲状腺外科学会と発展的にその活動内容を広げ，今日では取扱い規約刊行のほか，専門医認定や甲状腺癌治療ガイドラインを刊行する機関としてその地歩を固めている．

このような活動を通じてUICCが規定した甲状腺癌TNM分類では飽きたらず，もっと詳しい臨床所見の記載を取り決め，かつ病理組織学的分類の統一を図るべく，この2つの解決を目指した取扱い規約が企画された．第1版作成委員会のメンバーは委員

表 1 | 甲状腺腫瘍の組織学的分類

1. 良性腫瘍 Benign tumors
   a. 濾胞腺腫 Follicular adenoma
      特殊型 Variants
      1) 好酸性細胞型濾胞腺腫 Follicular adenoma, oxyphilic cell variant
      2) 明細胞型濾胞腺腫 Follicular adenoma, clear cell variant
      3) 異型腺腫 Atypical adenoma
2. 悪性腫瘍 Malignant tumors
   a. 乳頭癌 Papillary carcinoma
      特殊型 Variants
      1) 濾胞型乳頭癌 Papillary carcinoma, follicular variant
      2) 被包型乳頭癌 Papillary carcinoma, encapsulated variant
      3) 大濾胞型乳頭癌 Papillary carcinoma, macrofollicular variant
      4) 好酸性（膨大）細胞型乳頭癌 Papillary carcinoma, oxyphilic (oncocytic) cell variant
      5) びまん性硬化型乳頭癌 Papillary carcinoma, diffuse sclerosing variant
      6) 高細胞型乳頭癌 Papillary carcinoma, tall cell variant
      7) 篩（・モルラ）型乳頭癌 Papillary carcinoma, cribriform (-morular) variant
      付）微小癌 Microcarcinoma
   b. 濾胞癌 Follicular carcinoma
      浸潤様式からみた分類
      1) 微小浸潤（被包）型濾胞癌 Follicular carcinoma, minimally invasive (encapsulated)
      2) 広汎浸潤型濾胞癌 Follicular carcinoma, widely invasive
      特殊型 Variants
      1) 好酸性細胞型濾胞癌 Follicular carcinoma, oxyphilic cell variant
      2) 明細胞型濾胞癌 Follicular carcinoma, clear cell variant
   c. 低分化癌 Poorly differentiated carcinoma
   d. 未分化癌 Undifferentiated (anaplastic) carcinoma
   e. 髄様癌（C 細胞癌）Medullary carcinoma (C-cell carcinoma)
      付）混合性髄様・濾胞細胞癌 Mixed medullary and follicular cell carcinoma
   f. 悪性リンパ腫 Malignant lymphoma
3. その他の腫瘍 Other tumors
   a. 硝子化索状腫瘍 Hyalinizing trabecular tumor
   b. 円柱細胞癌 Columnar cell carcinoma
   c. 粘液癌 Mucinous carcinoma
   d. 粘表皮癌 Mucoepidermoid carcinoma
   e. 好酸球増多を伴う硬化性粘表皮癌 Sclerosing mucoepidermoid carcinoma with eosinophilia
   f. 胸腺様分化を示す癌 Carcinoma showing thymus-like differentiation (CASTLE)
   g. 胸腺様分化を伴う紡錘形細胞腫瘍 Spindle cell tumor with thymus-like differentiation (SETTLE)
   h. 扁平上皮癌 Squamous cell carcinoma
   i. 肉腫 Sarcomas
   j. その他
   k. 続発性（転移性）腫瘍 Secondary (Metastatic) tumors
4. 分類不能腫瘍 Unclassified tumors
5. 腫瘍様病変 Tumor-like lesions
   a. 腺腫様甲状腺腫 Adenomatous goiter
   b. アミロイド甲状腺腫 Amyloid goiter
   c. 嚢胞 Cyst

長を含む 8 名が外科医，1 名が病理医であった．病理医が少ないように見受けられるが，メンバーの外科医はいずれも"病理"に一家言のある方々なので，これをアンバランスとは受け取られなかったものと思われる．

現行の第 6 版[1]（2004 年）は委員長を含め 11 名の外科医と，筆者を含め 2 名の病理医から構成されている．ただし第 5 版[6]（1996 年）より病理編作成にあたっては病理医のみからなる小委員会がつくられ（第 5 版 7 名，第 6 版 6 名），ここでの原案に基づい

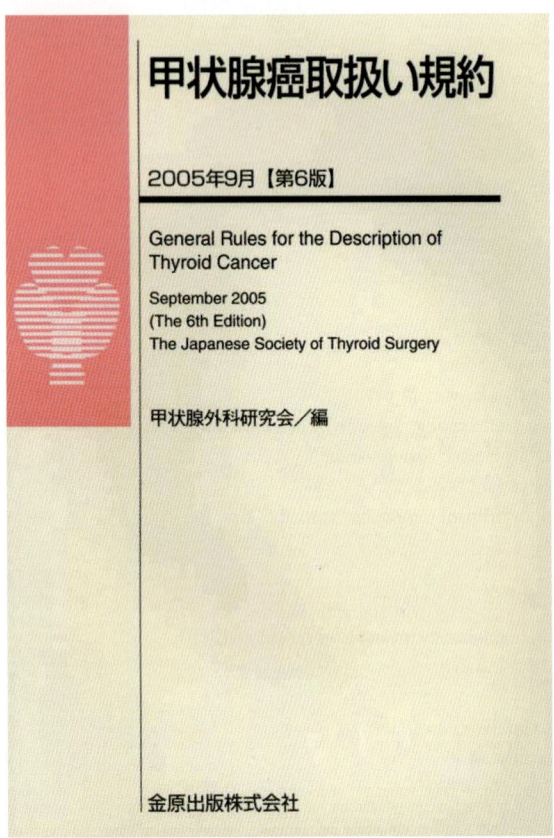

図1 | 甲状腺癌取扱い規約(第6版)
現在用いられているもので,2005年に刊行された.

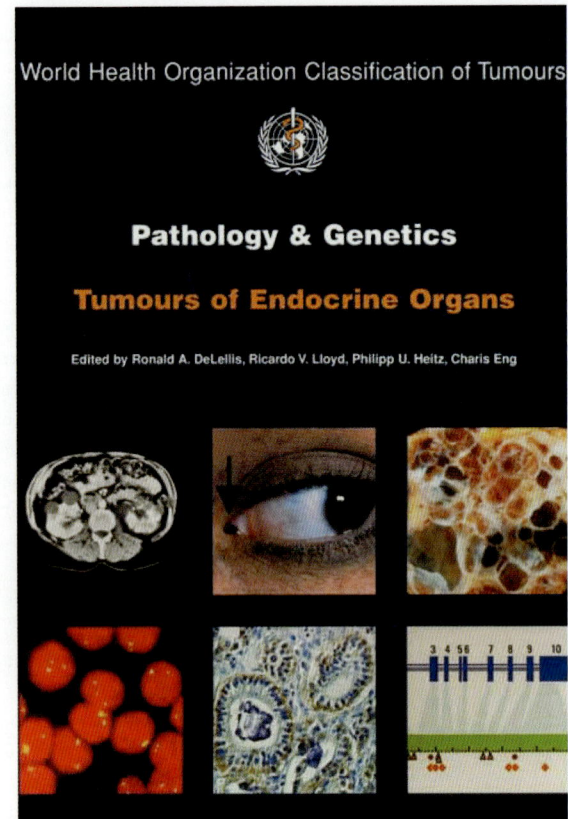

図2 | WHO組織分類・内分泌腫瘍
甲状腺癌組織分類はこの中に掲載されている.2004年に刊行された.

表2 | WHO histological classification of thyroid(文献2より)

Thyroid carcinomas	**Other thyroid tumours**
Papillary carcinoma	Teratoma
Follicular carcinoma	Primary lymphoma and plasmacytoma
Poorly differentiated carcinoma	Ectopic thymoma
Undifferentiated (anaplastic) carcinoma	Angiosarcoma
Squamous cell carcinoma	Smooth muscle tumours
Mucoepidermoid carcinoma	Peripheral nerve sheath tumours
Sclerosing mucoepidermoid carcinoma with eosinophilia	Paraganglioma
Mucinous carcinoma	Solitary fibrous tumour
Medullary carcinoma	Follicular dendritic cell tumour
Mixed medullary and follicular cell carcinoma	Langerhans cell histiocytosis
Spindle cell tumour with thymus-like differentiation	Secondary tumours
Carcinoma showing thymus-like differentiation	
Thyroid adenoma and related tumours	
Follicular adenoma	
Hyalinizing trabecular tumour	

1) Morphology code of the International Classification of Diseases for Oncology (ICD-O) and the Systematized Nomenclature of Medicine (http://snomed.org). Behaviour is coded /0 for benign tumours, /3 for malignant tumours, and /1 for borderline or uncertain behaviour.

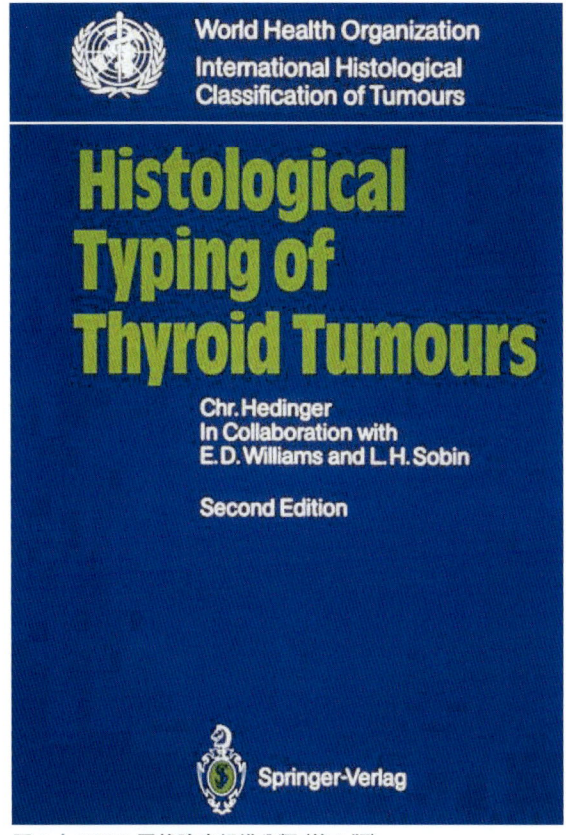

図3 | WHO甲状腺癌組織分類（第2版）
1988年に刊行された．

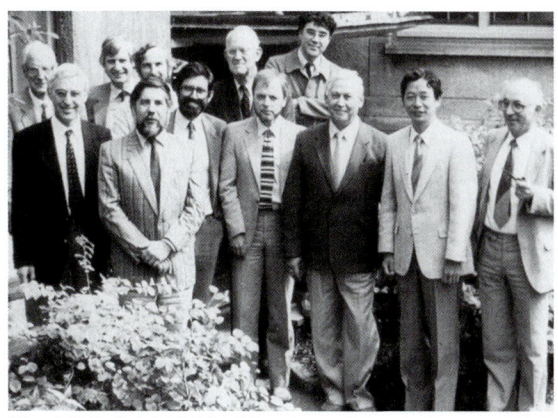

図4 | 甲状腺癌組織分類改訂のために各国から集まった専門家
WHO第2版の改訂作業は1986年にチューリッヒで行われた．日本からは筆者が招聘された．

表3 | 甲状腺穿刺吸引細胞診における判定区分（文献1より）

検体不適正（Inadequate）
検体適正（Adequate）
正常あるいは良性（Normal or benign）
鑑別困難（Indeterminate）
悪性の疑い（Malignancy suspected）
悪性（Malignant）

て取扱い規約の病理学的組織分類がつくられるようになった．

3. WHO組織分類の推移

筆者は現行の2005年版WHO組織分類[2]およびその前の版（第2版）[7]のparticipantの一人として作成に参画する機会を得た（図3, 4）．その経験からWHO組織分類の作成のプロセスについて触れる．

前の版（第2版）の作成にあたっては世界9ヵ国から12人の甲状腺腫瘍病理学の専門家がチューリッヒ大学（スイス）に招聘され，1週間の討議を行った．現在用いられている乳頭癌，濾胞癌の組織学的診断が確定されたのはこの会議においてであり，とりわけ濾胞癌の診断は細胞診では無理であることが明文化された．また，甲状腺微小癌は最大径1.0cm以下のものと定義された．

他方，現行2005年版WHO組織分類は延べ100名を超える多くの医師が作成に関与し，インターネットによる交見で審議が進められた．予め疾患（組織型）ごとに担当者が割り振られ，そこでの議論が積み上げられた形をとったが，全体の整合性に関しては完璧を期し難い面も残された．全体としての記述量は膨大で持ち運びの便宜性が失われる結果となった．

2005年版では，新たな組織型としてpoorly differentiated carcinoma[8-9]，CASTLE[10]などが取り上げられた．この2疾患はいずれも最初の報告は日本からのものであった．

4. 細胞診の扱い

取扱い規約では第5版[6]より細胞診が取り上げられている．甲状腺腫瘍形成性疾患の診断に穿刺吸引細胞診の果たす役割は極めて大であることの反映である[11-12]．

さらに第6版[1]では従来のPapanicolaouクラス分類ではなく，穿刺吸引細胞診の新しい報告様式が

提唱されている(**表3**).これは WHO 組織分類には掲載されていないが,欧米で用いられている基準に準拠したものである.

おわりに

我が国の取扱い規約は基本的には WHO 組織分類に準拠しており,大きな開きはない[13-15].今後の取扱い規約の医療における位置づけについては,癌治療ガイドラインの普及とともに,両者の役割の分担が改めて問われてくるであろう.そして両者の存在は実地診療において益々その意義を増してゆくものと思われる.

(坂本穆彦)

文　献

1) 甲状腺外科研究会(編):甲状腺癌取扱い規約,第6版.金原出版,2005
2) DeLellis RA, Lloyd RV, Heitz PU et al (eds):WHO Classification of Tumours. Pathology & Genetics. Tumours of Endocrine Organs. IARC Press, Lyon, 2004
3) 坂本穆彦:癌(腫瘍)取扱い規約と細胞診.日臨細胞誌 49(補冊):130,2010
4) 甲状腺外科検討会(編):甲状腺癌取扱い規約,第1版.金原出版,1977
5) 坂本穆彦:甲状腺癌取扱い規約のポイント.日本臨牀 2011(印刷中)
6) 甲状腺外科研究会(編):甲状腺癌取扱い規約,第5版.金原出版,1996
7) Hedinger C, Williams E, Sobin L (eds):WHO International Classification of Tumours. Histological Typing of Thyroid Tumours, 2nd ed. Springer-Verlag, Berlin, 1988
8) Sakamoto A, Kasai N, Sugano H:Poorly differentiated carcinoma of the thyroid. A clinicopathologic entity for a high-risk group of papillary and follicular carcinomas. Cancer 52:1849-1855, 1983
9) Sakamoto A:Definition of poorly differentiated carcinoma of the thyroid:the Japanese experience. Endocr Pathol 15:307-311, 2004
10) Miyauchi A, Kuma K, Matsuzaka F et al:Intrathyroidal epithelial thymoma:an entity distinct from squamous cell carcinoma of the thyroid. World J Surg 9:128-135, 1985
11) 坂本穆彦,池永素子,都竹正文 他:甲状腺穿刺吸引生検細胞診の有用性と限界.病理と臨床 6:798-802,1988
12) 坂本穆彦:細胞診.Medical Practice 編集委員会(編):臨床検査ガイド.文光堂,2007,pp950-954

第1部　検鏡前の確認事項

II. 病理標本の取扱い方

はじめに

　甲状腺では他の内分泌臓器に比較して手術適応がある疾患が多く，Basedow病に代表される非腫瘍性病変，乳頭癌に代表される腫瘍性病変の検体を数多く扱う．甲状腺疾患は血清学的検査，種々の画像検査により比較的正確な診断がなされることが多く，術前から病理診断で求められる問題点がはっきりしている．超音波検査等でBasedow病，腺腫様甲状腺腫など大きな病変の中に数mm程度の小さな病変もみつかり，超音波ガイド下針生検により質的診断も容易になっている．腫瘍性病変の中では濾胞腺腫と濾胞癌の鑑別は依然として難しく，術前に良悪性の判断ができない場合が多い．予後良好な分化癌に対して，未分化癌は極めて予後不良であり，たとえ小さな未分化癌でも予後は悪く，見逃しができない腫瘍の一つである．全体的に甲状腺の病理診断は比較的容易な部類に入るが，固定，切り出しの仕方で正しい診断にならない場合があるので，この点に留意して解説する．

1. 生検材料の取扱い

　甲状腺疾患の生検材料は組織診用と細胞診用があるが，ここでは組織診用検体について述べる．
　組織診用の検体は針生検材料と切開生検材料である．穿刺吸引細胞診と針生検組織診の正診率に差はあるものの，甲状腺では穿刺吸引細胞診が多用されている．現在では超音波ガイド下に針生検されるので，5mm以下の微小な病変から適確に組織が採取される．針生検材料は小さいので速やかに固定液に入れ，乾燥を避けなければならない．また，必要なら濾紙に貼り付けて固定すると比較的真っ直ぐな組織を得ることができる．悪性リンパ腫では細胞表面マーカー検索(fluorescence activated cell sorting：FACS)の目的で，切開生検がなされる場合がある．FACSを行う場合は無菌的に組織を扱い，細切して検査液に入れ，直ちに検査することが大切である．

2. 手術材料の取扱い

1) 肉眼観察

　甲状腺の前面，背面，左右を確認し，腫瘤性病変を含む場合は腫瘤の占拠部位を右葉，左葉，峡部に分け，両葉では上極，中部，下極に分けて記載する．腫瘤の大きさは縦，横，前後の最大径を計測す

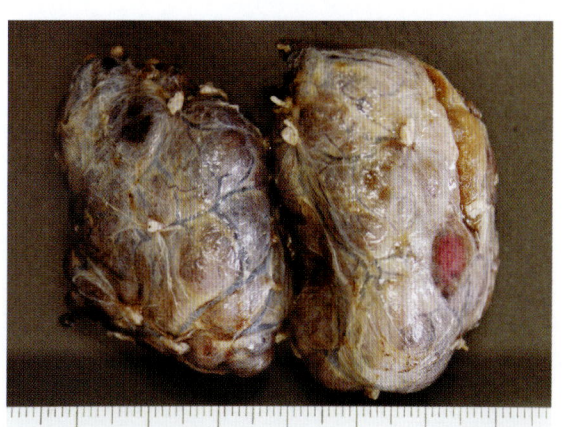

図1｜腺腫様甲状腺腫を伴うBasedow病甲状腺の肉眼像

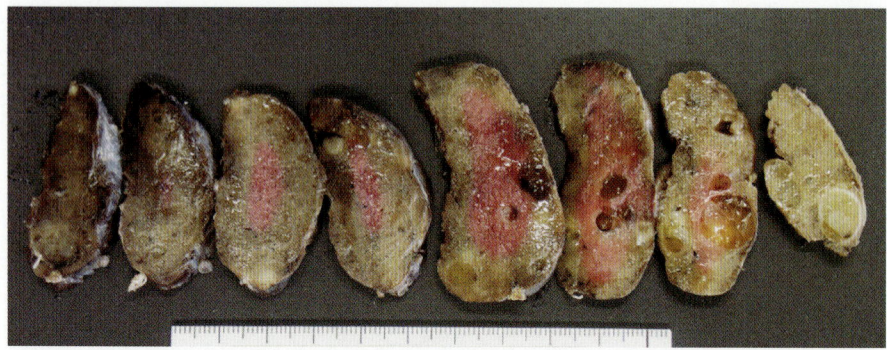

図2｜図1の割面像
摘出後一部に割が入れられていたが，全体として大きいため内部は固定不良となっている．

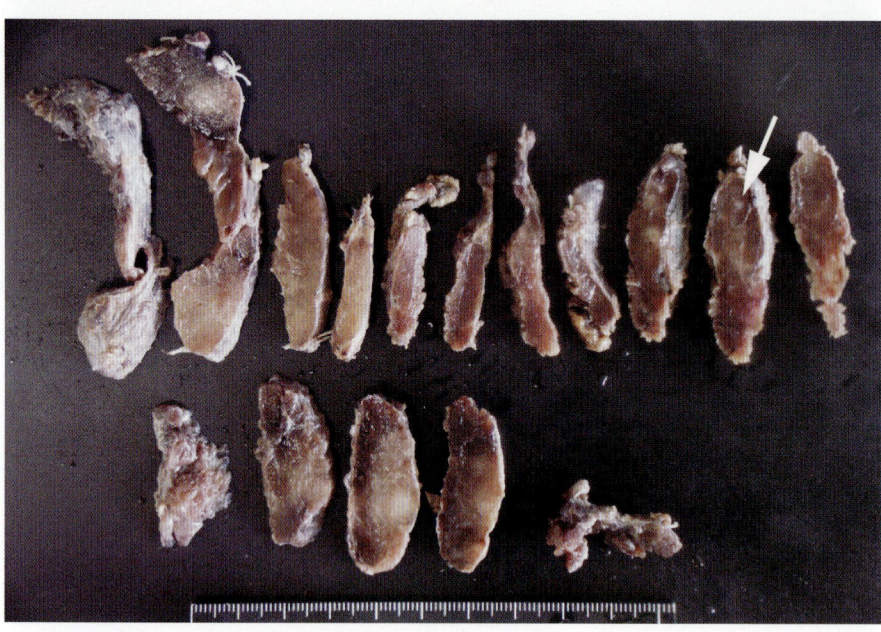

図3｜Basedow病甲状腺の割面像
5mm幅のスライスをよく観察すると，一部に小さな白色結節（矢印）がみられる．

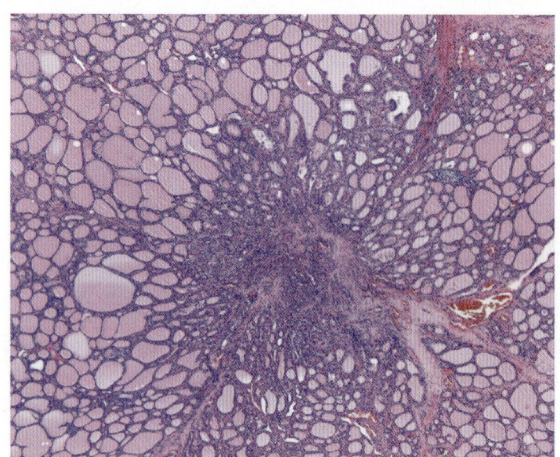

図4｜Basedow病甲状腺内にみられた微小乳頭癌の組織像
小白色結節は微小な乳頭癌である．

る．悪性腫瘍の場合は周囲組織への浸潤が問題となるので，前面に付着する胸骨甲状筋や胸骨舌骨筋を確認しておくことも大切である．肉眼記録として全体像および割面の写真撮影を保存しておく．

2) 摘出された甲状腺の取扱いの注意点

a) 非腫瘍性病変

手術適応になる甲状腺疾患には自己免疫疾患であるBasedow病や橋本病も含まれる．Basedow病では内科治療に抵抗性，内服薬の副作用などの理由で亜全摘される．橋本病でも甲状腺腫大が著明で，気管の圧迫などの理由で切除される例がある．これらの症例では甲状腺腫が大きいことが多いため，固定不良になりやすい（**図1, 2**）．できるだけ摘出後に割を入れて固定するのが望ましい．Basedow病でも微小な癌の合併はよくみられる[1]が（**図3, 4**），術前に詳細な画像検査が行われていない場合もあるので，

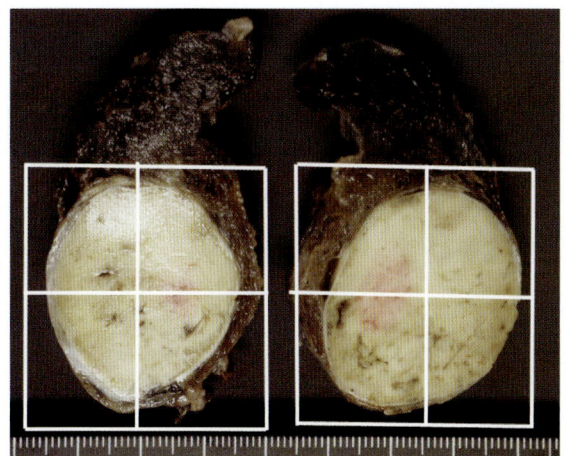

図5 | 濾胞腺腫の肉眼像
被膜を含む割面を切り出すことが大切である.

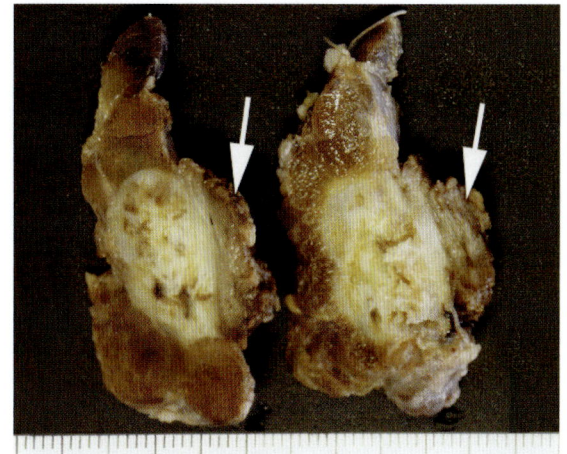

図6 | 甲状腺乳頭癌の肉眼像
甲状腺前面には筋組織が付着していることが多い. 筋組織を含めた切り出しが大切である(矢印).

最低5mm程度のスライスで切って, 十分肉眼観察をする.

非腫瘍性病変の代表である腺腫様甲状腺腫の場合は大きさも様々であるが, 腫瘍性病変との鑑別も問題となり, また, 悪性腫瘍(乳頭癌など)の合併もみられるので, 全ての結節を調べ, 白色の小さな結節は全て検索することが理想的であるが, 大きさによっては切り出し個数を制限することもある. 腺腫様甲状腺腫の中には良性の石灰化と悪性の石灰化がみられ, 切り出しではメスが入りにくいときがあるので, 気をつけて切り出す必要がある. 石灰化病巣は無理に割を入れず, できるだけ病巣の部分だけを分けて切り出し, 脱灰後に割を入れる. 切除された甲状腺全体を脱灰液に入れないのが望ましい.

b) 腫瘍性病変

(1) 良性腫瘍

腫瘍性病変において良性腫瘍の代表が濾胞腺腫である. 組織構築, 組織異型では良悪性の診断がつかないので, 被膜侵襲, 脈管侵襲をみつける必要がある. 脈管侵襲は被膜周囲で検索するため, 腫瘍の検索は被膜をきちんと検査することが重要である(図5).

(2) 悪性腫瘍

悪性腫瘍におけるT分類では被膜外浸潤や周囲臓器への浸潤が問題になり, 小さな腫瘍でも甲状腺被膜外浸潤, 周囲筋組織浸潤があれば, T3となるので, 周囲組織を含めて, しっかり検査する必要がある(図6).

①乳頭癌：乳頭癌では微小な被膜外浸潤があるので, 特に腫瘍が甲状腺被膜近くにある場合は, 術者が割を入れると切り出したときに被膜との関係が不明になることがあるので注意する(図7, 8).

②濾胞癌：濾胞癌を疑う症例は前述の様に被膜周囲をしっかり切り出す. 脈管侵襲は被膜内あるいは被膜周囲に多くみられるため, 被膜部分を中心に多数標本を作製する必要がある.

③髄様癌：髄様癌の場合は, 多くの例が術前に血清カルシトニン, CEAの測定が行われ, 術前診断が確定している. 組織学的確認のためには免疫染色を行う. 免疫染色による確認で十分であるが, 電子顕微鏡検索が必要な場合もある. 電子顕微鏡検索を行う場合は摘出後直ちに腫瘍を採取して, 小片を電顕用固定液に入れる.

④未分化癌：未分化癌は腫瘍の急激な増大, 炎症反応, 術前細胞診等で診断がついていることが多いが, 高齢者で, 長期経過を示す大きな分化癌の場合は内部に微小な未分化癌を合併していることがある(図9). 肉眼観察ではみつかりにくいことがあるので, できるだけ多くの標本を作製する必要もある. 必要であれば腫瘍の全割検索も望まれる.

3) リンパ節の固定と切り出しの注意点

悪性腫瘍, 特に乳頭癌の場合は片側あるいは両側の頸部リンパ節の郭清が行われる. 術者が触知可能なリンパ節を丁寧に取り出し, 個々に提出される場合とリンパ節を含む脂肪織を一塊として提出される場合がある. 脂肪織内には肉眼では識別しにくい小さなリンパ節が多数含まれ, この小さなリンパ節に

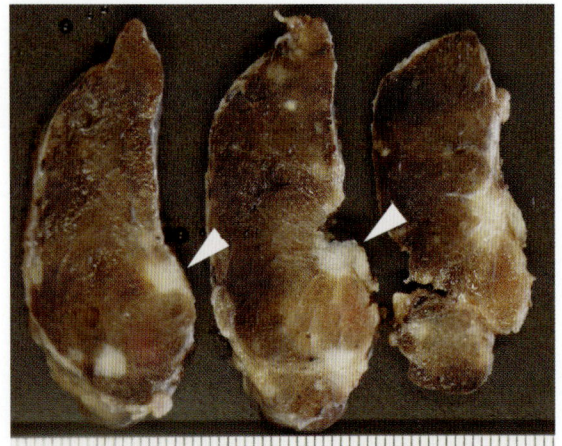

図7｜甲状腺乳頭癌の肉眼像
摘出後，被膜直下の腫瘍に執刀医が割を入れて固定したため，固定後の割面では腫瘍の一部が欠損したようになっている（矢頭）．

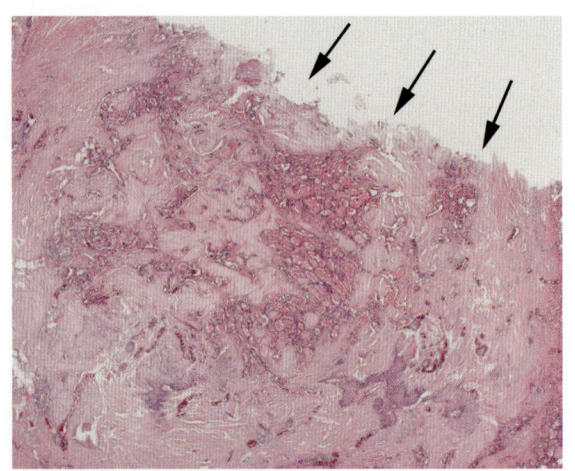

図8｜辺縁の乳頭癌の組織像
矢印部分が甲状腺被膜側であるが，組織が欠損していて被膜外浸潤の有無は不明である．

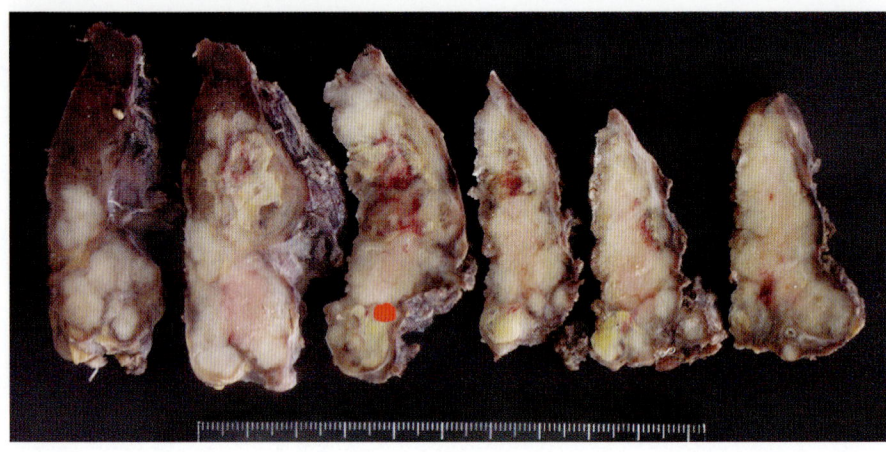

図9｜微小な未分化癌を合併した大きな乳頭癌の肉眼像
壊死，石灰化を伴う大きな乳頭癌であるが，内部に約5mm程度の未分化癌がみつかった（赤丸）．多数の部位を検索することが大切である．

も転移をみることが多いので（図10, 11），脂肪織もきちんと標本にすることが大切である．また，頸部脂肪織内にはリンパ節のほかに副甲状腺，胸腺が含まれる．全摘術の場合は副甲状腺を確認することが重要であるので，甲状腺に付着する副甲状腺，脂肪織内にみられる副甲状腺もきちんと記載する必要がある（図12, 13）．

3. 固定法の実際と取扱い規約に沿った切り出し法

1）切除甲状腺の固定

切除甲状腺の病変部に割を入れ，速やかに十分量の固定液で固定する．通常の固定には10〜20％ホルマリン液を用いるが，免疫組織化学用には10％緩衝ホルマリン液，電子顕微鏡観察用には電顕用（2.5％グルタールアルデヒド等）固定液を用いる．

割を入れずにホルマリン液を注射器で注入する方法が被膜の検索には最も良い[2]．ただし，執刀医が甲状腺に割を入れてから病理検査室へ提出される場合も多く，そのまま固定すると固定後の切り出しがやりにくい．この場合は固定用ボード上に濾紙を敷いて甲状腺を載せ，ピンで各スライスが広がらないように貼り付けるとよい（図14）．この方法では比較的平行な割のままで固定される．また，瞬間接着剤で割面を貼り合わせるとほぼ割を入れる前の状態を保って固定することができる（図15, 16）．検体はタッパーなど平らに固定できる容器に入れて，十分

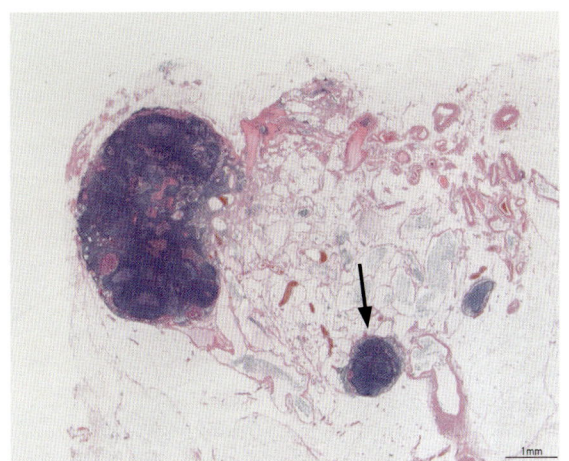

図10 脂肪織内リンパ節の組織像
脂肪織内に大小のリンパ節がみられ，1mm 大のリンパ節内に乳頭癌の転移をみる（矢印）．

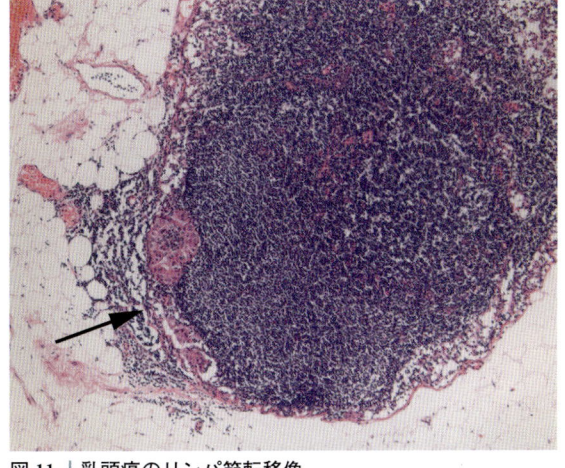

図11 乳頭癌のリンパ節転移像
辺縁洞内に乳頭癌の転移をわずかにみる（矢印）．

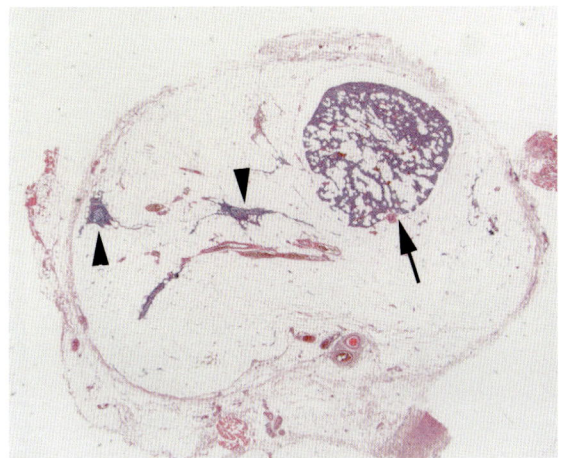

図12 脂肪織内副甲状腺の組織像
脂肪織内には副甲状腺（矢印）と胸腺（矢頭）をみることが多い．

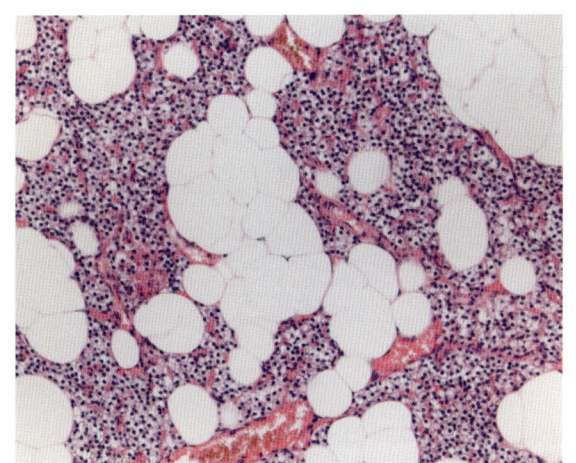

図13 副甲状腺の拡大像

量のホルマリンで固定する（図17）．また，囊胞性病変では内容液を注射器で吸い出して，ホルマリンを注入する方法があり，囊胞壁が切開された場合は内腔にガーゼや脱脂綿を入れておくと形態が保たれて固定される[2]．

2）固定組織の切開および組織標本の採取法

摘出された甲状腺は矢状断（図18）あるいは水平断（図19）で割を入れる．一般的には矢状断であるが，画像との対比の場合は水平断あるいは前額断でよい．画像所見で問題になる部分は特に注意して標本を作製する．

a）境界明瞭で良性あるいは濾胞癌を疑う単発性腫瘤の場合

① 腫瘤の最大割面を出すように矢状断あるいは水平断に割を入れる．
② 最大割面に平行して厚さ 3～5mm 間隔のスライスに切る．
③ それぞれの割面の肉眼像が同様なら，最大割面から腫瘤の被膜を含むか，被膜が不明瞭な場合は正常組織との境界部を含む代表的切片を切り出し，組織標本を作製する．はっきりとした被膜を形成し，充実性腫瘤の場合はできるだけ全周が標本になるように切り出す（図20）．また，被膜に垂直に切り出すことも必要である．放射状切開も行われる[2]．肉眼像の異なる割面はで

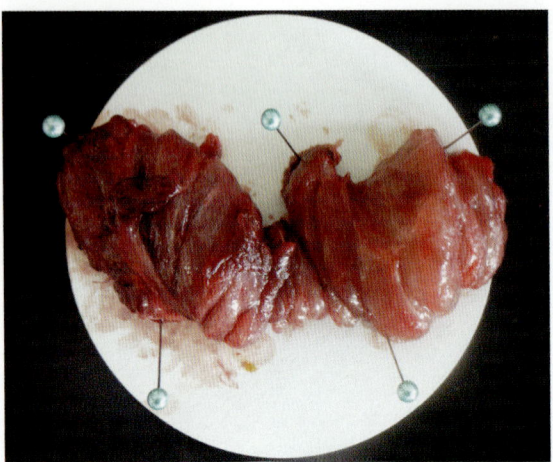

図14 | 矢状断で多数の割を入れた甲状腺肉眼像
微小な病巣をみるために多数の割を入れた甲状腺にピンを刺して形を整える.

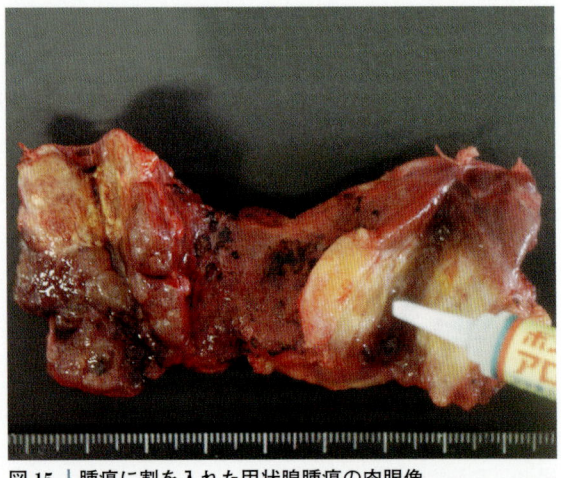

図15 | 腫瘍に割を入れた甲状腺腫瘍の肉眼像
左右2ヵ所の腫瘍の中央部に割を入れた後,瞬間接着剤で貼り合わせる.

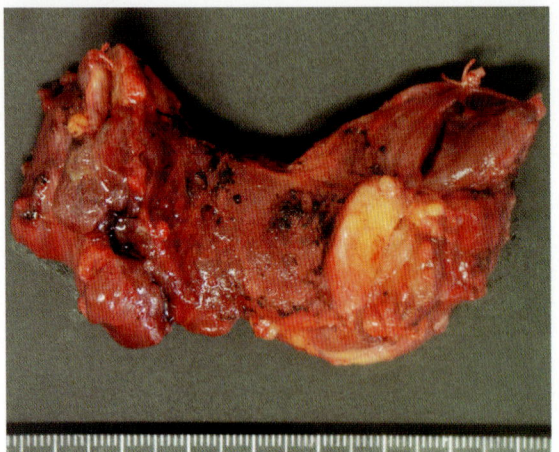

図16 | 接着剤で割面を貼り合わせた後の肉眼像

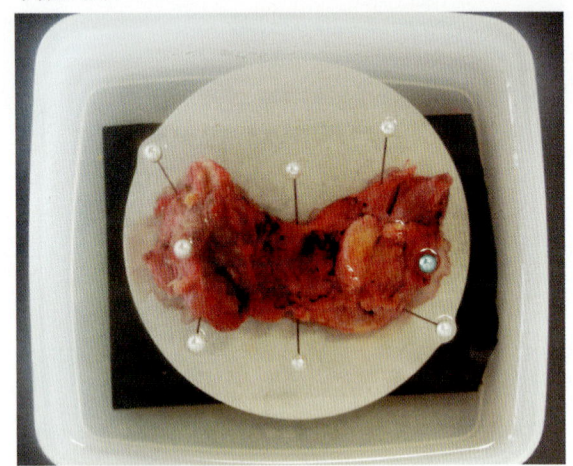

図17 | 甲状腺組織の固定法
固定ボードに濾紙を敷き,ピンでしっかり固定し,タッパーに入れて十分量のホルマリン液で固定する.

きるだけ標本にする.濾胞癌の鑑別のためには被膜を含む全ての割面を検索するのが理想的である[3)].

b) 明らかな悪性単発性腫瘍の場合

① 腫瘍と周囲組織(正常部分,甲状腺の被膜,気管,筋組織等)の関係がわかるように矢状断あるいは水平断に割を入れて切り出す.

② 大きな腫瘍で,臨床的に未分化癌を疑う場合は多数の標本を作製する必要がある.

c) 多発性腫瘍の場合

① 多発性腫瘍ではそれぞれの腫瘍の最大割面が得られるように矢状断あるいは水平断に割を入れる.

② それぞれの割面に平行して厚さ3〜5mm間隔のスライスを切り,新たな腫瘍がないか確認する.

③ 多発性腫瘍の場合はそれぞれの腫瘍につき,被膜あるいは正常との境界部を含む組織標本を作製する.全ての腫瘍を検査するのが理想であるが,肉眼観察を十分に行った後に,腫瘍が5個以下なら全て標本にし,それ以上の場合は充実部あるいは肉眼所見の異なる腫瘍を中心に最低5ヵ所の腫瘍を検索する方法もある.主腫瘍が明らかな悪性の場合は他の腫瘍が良性か腺内転移かを検索するためにそれぞれの腫瘍を切り出し,標本を作製する.

d) びまん性病変の場合

① 各葉および峡部の病巣の割面が得られるように矢状断あるいは水平断の割を入れる.

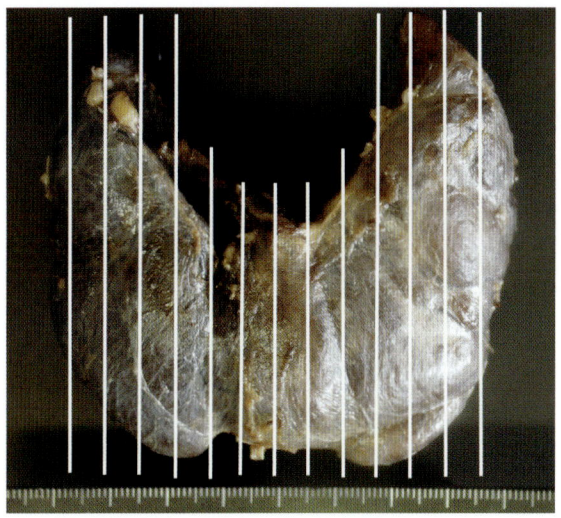

図18 | 甲状腺組織の切り出し法；矢状断

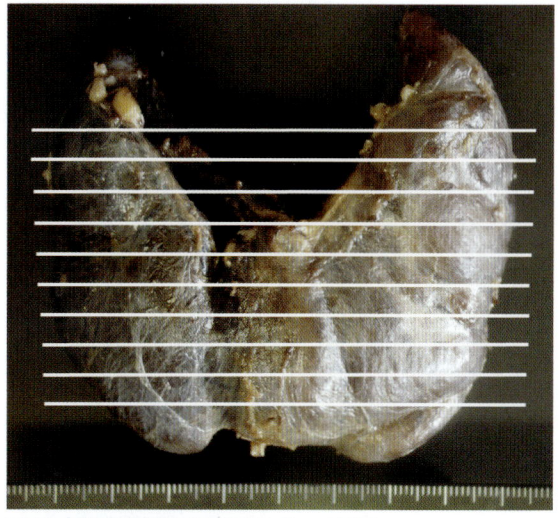

図19 | 甲状腺組織の切り出し法；水平断

図20 | 濾胞性腫瘍の切り出し法
被膜が含まれる割面全部（中2スライス）と被膜に垂直に切り出した割面（外側2スライス）を検索する.

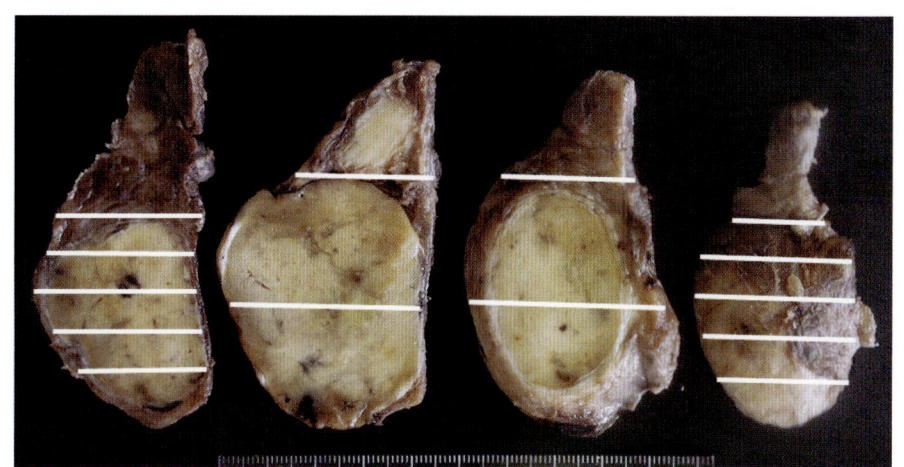

② それぞれの割面に平行して厚さ3～5mm間隔のスライスに切り，割面をよく観察する．
③ 肉眼所見の異なる部位を両葉，峡部から切り出し，標本を作製する．

e）病巣の不明な場合あるいは微小病巣の場合
① 各葉および峡部を矢状断あるいは水平断で連続性に割を入れる．
② 線維化，石灰化病巣，微小結節などに注目し，それぞれの病変を切り出し，標本を作製する．
③ 必要があれば3～5mm間隔の全割にて検索し，より詳細な検索が必要であれば1mm間隔のスライスをつくり，標本を作製する．

以上のように他の臓器と同様に固定をしっかり行い，詳細な肉眼観察をして，適確に切り出しをすることが正確な診断につながる．

（長沼　廣）

文　献

1) 長沼　廣，森　洋子，酒井信光 他：バセドウ病甲状腺に合併した甲状腺癌の病理学的検討．仙台市立病院医誌 15：3-8，1995
2) 廣川満良，前川観世子，森田新二：甲状腺・副甲状腺．外科病理マニュアル．病理と臨床 26（臨増）：232-237，2008
3) Yamashina M：Follicular neoplasms of the thyroid. Total circumferential evaluation of the fibrous capsule. Am J Surg Pathol 16：392-400, 1992

第2部
組織型と診断の実際

第2部 組織型と診断の実際

Ⅰ．悪性腫瘍

1 乳頭癌

1．定　義

　乳頭癌 papillary carcinoma は，甲状腺濾胞上皮細胞に由来し，特徴的な核所見を示す悪性腫瘍と定義される．

　甲状腺原発の悪性腫瘍中最も頻度の高い腫瘍で，特に日本では諸外国に比較して本腫瘍の占める割合が高く，日本人の生活環境や体質と深く結びついた腫瘍の一つといえる．本腫瘍は比較的容易にリンパ節転移を形成するが通常緩慢な発育を示し，その予後は非常に良好である．

　以前は本腫瘍の診断基準が乳頭状構造に重きが置かれていたが，現在では乳頭状構造をもたない乳頭癌（乳頭癌濾胞亜型）が一般に認知されたことで，組織構築所見よりも細胞所見，特に核所見（核の溝，核内細胞質封入体，すりガラス状核）がその診断に重要視されている（WHO 分類 第2版[1]，本邦の外科・病理 甲状腺癌取扱い規約 第4版[2]）．一方，甲状腺癌の大部分を占める乳頭癌の診断が核所見によって行われるようになったために，術前吸引細胞診断（FNA）の有用性が増している．

　一方，剖検例甲状腺組織を詳しく調べてみると，日本人では10％に潜在性乳頭癌（ラテント癌）がみつかることが知られ，さらに，フィンランドからは，この潜在癌の頻度は実に30％以上と報告された．このことから，甲状腺に発生した乳頭癌の大部分は大きくならずに経過し，臨床的に発見されるのはその一部だけであるといえる．

2．臨床的事項

　乳頭癌は最も頻度の高い腫瘍で，甲状腺原発の悪性腫瘍の大部分（約95％以上）を占めている．本腫瘍は明らかに女性に多く発生する（男女比は1：5）．好発年齢は30～50歳代であるが，時に10歳代や20歳代でも認められる．

　本腫瘍は比較的高率（約60～80％）にリンパ節転移や甲状腺内転移を形成する[3,4]．この腺内転移率は腫瘍の大きさと関係しないことが報告されている．一方，リンパ節転移や腺内転移が多いにもかかわらず，早期治療を行えば予後は極めて良好で，10年生存率は80％以上とされており，小さい腫瘍であった場合は95％以上の術後30年生存率を報告している施設もある．高齢，男性，大きな腫瘍径，甲状腺外浸潤，遠隔転移，巨大なリンパ節転移などが予後不良因子として挙げられている[1]．稀ではあるが，リンパ節転移再発を繰り返したり，肺や骨などに遠隔転移をきたしたりするものもあり，最終的に未分化癌に転化して死亡するものもある[5]．

　本腫瘍に対する治療の第一選択は手術であるが，予後良好であることから，近年，1 cm 以下の小さな乳頭癌は症例を選べば手術をせずに定期的に経過をみるだけで十分であるという研究報告がなされている．術後のクオリティ・オブ・ライフを勘案すると，どこまで摘出範囲を広げるべきかという点については議論がある．また，時に放射線外照射，放射性ヨード治療，TSH 抑制療法なども行われる．

表1 | 乳頭癌の肉眼分類と頻度

肉眼型		頻度
被包型		6%
部分的被包型		11%
非被包浸潤型		75%
囊胞型		7%
びまん性硬化型		1%以下
陳旧性硬化型		1%

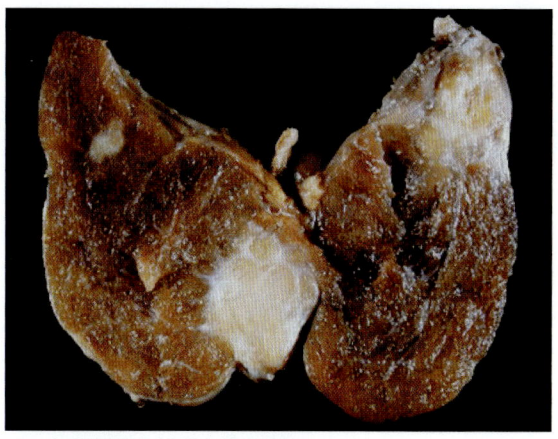

図1 | 肉眼所見（非被包性浸潤性）
腫瘍は被膜をもたず，浸潤性に増殖する．甲状腺内に多発してみられる．

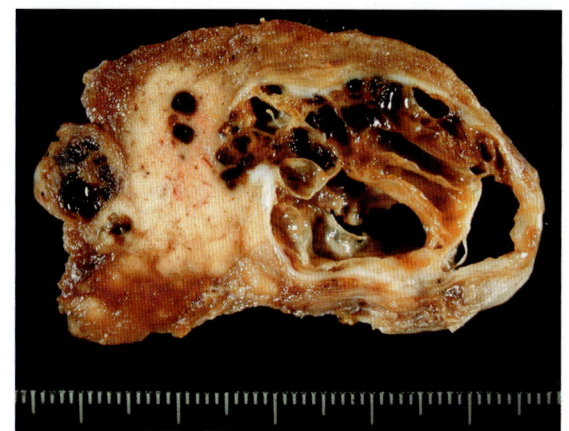

図2 | 肉眼所見（囊胞性）

3．肉眼・画像所見

画像診断としては超音波（エコー）検査が多用される．腫瘍の内部エコーは不均一で低く，辺縁は不整である．また，しばしば腫瘍内部に微細な石灰化による散在性の高エコー域を認めるのも特徴とされている．

乳頭癌の発生は左右両側葉の中心部よりも辺縁部に多く，時に峡部にも認められる．腫瘍の大きさは小型のものが多く，筆者の施設で手術された例では，87%が3cm以下で，そのうち微小癌 papillary microcarcinoma と呼ばれる直径1cm以下の腫瘍が23.8%を占めていた．特に近年では超音波検査の普及により，成人病検診で5mm以下の乳頭癌が臨床的に発見されるようになってきた．

乳頭癌の肉眼分類は，5型（完全被包型，部分的被包型，非被包型，囊胞型，その他）に分けることができる（表1）[6]．最も頻度が高いものは，被膜をもたず，周囲組織との境界が不明瞭な非被包型 non-encapsulated type で，全体の75%を占めた（図1）．明瞭な被膜をもち，周囲組織との境界が明瞭な被包型 encapsulated type は全体の約5%，中間的な部分被包型 partially encapsulated type は11%に認められた．その他の型として囊胞型 cystic type が約7%の頻度でみられるが，この型は特に画像診断上で良性囊胞との鑑別がしばしば必要となる（図2）．なお，乳頭癌の囊胞性変化は原発巣よりもリンパ節転移巣でより高率に起きやすい．稀ではあるが特徴的な型として，びまん性型 diffuse type がある．このタイプは，甲状腺内に大きな腫瘍結節を認めず，び

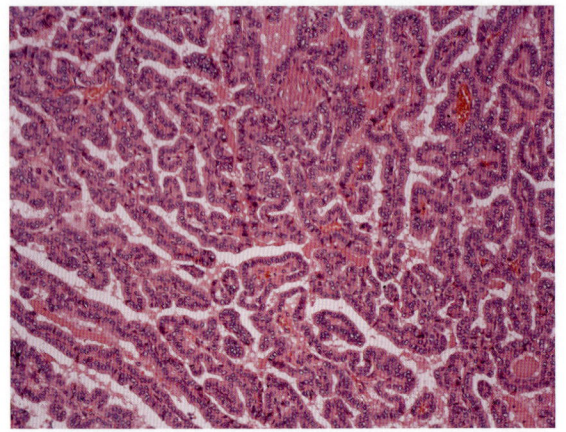

図3 | 乳頭状構造

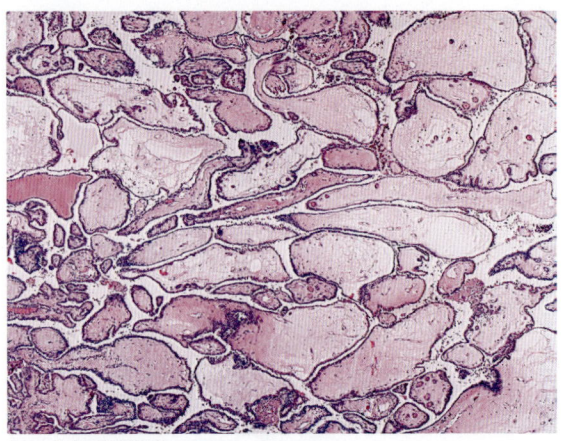

図4 | 乳頭状構造
乳頭部が浮腫状で，胞状奇胎の絨毛を思わせるような形態を示している．

まん性顆粒状の白色混濁を示し，橋本病の肉眼像に類似している．組織学的にはびまん性硬化型乳頭癌 diffuse sclerosing variant と診断される（詳細は後述の「亜型」を参照）．一方，陳旧性硬化型として挙げた型は，腫瘍実質が少なく，粗大な石灰化や骨化を伴った黄白色の硬い結節である．

4．組織学的所見

1）乳頭状構造と濾胞状構造

乳頭状構造をもたず濾胞状構造のみからなる濾胞型乳頭癌が認知されたことより，本腫瘍の診断は細胞（特に核）所見に重きが置かれるようになったが，乳頭状構造も本腫瘍の重要な組織学的特徴といってよい．

組織学的に乳頭癌の乳頭状構造とは，腫瘍細胞が小血管を含む疎性結合織からなる間質（fibrovascular core）を有して乳頭状に増殖する像を指し，低倍率ではいわゆるモミの木状 fir branching appearance あるいは樹枝状 arborizing appearance と表現される増殖を示すことである（図3）．この乳頭部には滲出液の貯留による浮腫状あるいは水腫状変化が容易に起こり，特にこの変化が強いものでは囊胞状に拡張し，一見「胞状奇胎にみられる絨毛」のような所見を示す（図4）．この乳頭状構造部の浮腫性変化は，腫瘍細胞が産生する血管内皮増殖因子 vascular endothelial growth factor（VEGF）によることが報告されている[7]．

乳頭癌にみられる濾胞状構造では，しばしば正常甲状腺に類似するよく分化した腫瘍細胞からなる濾胞が認められる．リンパ節転移巣ではこのよく分化した乳頭癌濾胞が正常甲状腺の迷入として誤認されることが少なくない．

2）細胞質所見

乳頭癌細胞は正常濾胞上皮細胞に比較して大きく，立方状あるいは多角形で，細胞質は軽度に好酸性を示し，細胞境界は不明瞭なことが多い．特徴的なのは，限局性あるいは広範に扁平上皮化生を示すことがある（図5）．この扁平上皮化生は濾胞腺腫や濾胞癌でみることは極めて稀である．しかし，腺腫様甲状腺腫では，結節の瘢痕内に残存した上皮細胞に扁平上皮化生が出現することがある．乳頭癌組織中にみられる扁平上皮化生は囊胞状構造部の壁の内面や瘢痕状結合織中の腫瘍細胞にしばしば認められ，また乳頭状構造部では同心円構造 concentric whorls を示す扁平上皮化生巣がみられることがある．乳頭癌の扁平上皮化生巣では，扁平上皮細胞の特徴である細胞間橋 intercellular bridge や固有細胞核化 individual cell keratinization は認めるものの，明らかな角化真珠 horny pearls を形成することは極めて稀といってよい．乳頭癌における扁平上皮化生の頻度は17〜40％と報告者によって差がある．ちなみに筆者らは乳頭癌の11.4％に扁平上皮化生を認めた．

広範な扁平上皮化生を伴った乳頭癌は「扁平上皮癌」と診断される可能性がある．従来，甲状腺原発の扁平上皮癌として報告された症例の多くは，広範な扁平上皮化生（分化）を伴った乳頭癌か未分化癌と考えられる．

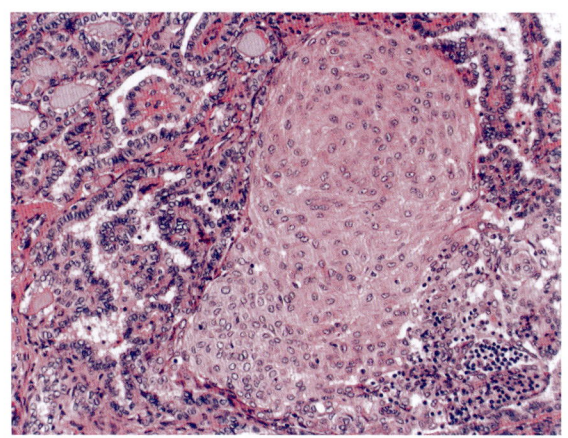
図5 扁平上皮化生

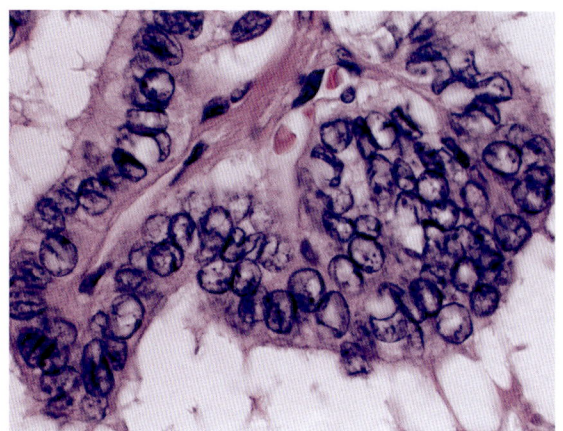
図6 すりガラス状核

3）核所見

乳頭癌の核所見の特徴は，①すりガラス状核 ground glass nuclei，②核内細胞質封入体 intranuclear cytoplasmic inclusion，③核溝 nuclear groove，④核の重積 overlapping nuclei の4つが一般的であるが，⑤三日月状核 crescent nuclei や，⑥虚脱核 collapsed nuclei も乳頭癌細胞に出現する特徴的な核所見といえる．

a）すりガラス状核

核内クロマチンが核膜に偏在し，内部がすりガラス状に明るくみえるものをいう（図6）．この核所見は蒼白核 pale nuclei，明清核 clear nuclei，空虚核 empty nuclei あるいは「みなし児アニーの目 Little Orphan Annie's eye」などとも呼ばれている．

この所見は乳頭癌の全てに認められるわけではなく，自験例では乳頭癌例の73％でこの核所見を認めた．そのうちの25％では，大部分の腫瘍細胞がこの核所見を呈した．濾胞性腫瘍や腺腫様甲状腺腫でも上皮細胞の核がやや明るくなることがあるが，乳頭癌のすりガラス状核は他の疾患の偽すりガラス状核に比較して，核膜の肥厚がより強く，凝集クロマチンもより粗大である．

乳頭癌のすりガラス核は固定や切片作製時の人工的な所見と考えられ，特にホルマリン固定や Bouin 固定後のパラフィン切片に出現することが多い．しかし，この核所見が人工的な変化としても，乳頭癌に特徴的な所見で診断的な意義についても変わりはない．凍結切片では，一見すりガラス状核にみえるような核が物理的な破壊で起こるので注意を要する．細胞診材料では，微細なクロマチン（fine chromatin granules）として認識されるもので，組織切片とは見え方が少し異なる．

b）核内細胞質封入体

核内細胞質封入体は，核膜の陥入により生じた封入体様の核内構造（偽封入体）で，通常，形は円形で色は弱好酸性から白色である（図7, 8）．この所見は乳頭状構造部よりもむしろ濾胞状構造部で発見できることが多い．

乳頭癌における核内細胞質封入体の出現頻度は，46～100％と報告により差がみられるが，多くは70～90％である．自験例では，88％で本所見を認めた．ただし，核内細胞質封入体が多数認められ，その存在が容易に発見できたのは全体の14％程度であった．乳頭癌の60％で，対物400倍で1～2個/1視野の核内細胞質封入体が観察されることが報告されている．甲状腺乳頭癌の吸引細胞診の報告をみると，出現率は79～90％と組織診とほぼ同じである．

核内細胞質封入体は，他の甲状腺疾患ではほとんど出現しない診断的価値のある所見といわれているが，濾胞腺腫や濾胞癌でも稀に認めることがあるし，髄様癌でみられることも稀でない．また甲状腺以外では，副腎の褐色細胞腫，皮膚の母斑細胞性母斑や悪性黒色腫，肺の高分化腺癌でも高頻度にみられ，軟部腫瘍では脂肪肉腫の細胞で類似した構造を認める．

c）核の溝

核の溝とは乳頭癌細胞の核の長軸方向に1本から時に数本みられるクロマチンに濃染する縦の線である（図9）．この所見は核のしわ nuclear crease あるいはクロマチン稜線 chromatin ridge などとも呼ば

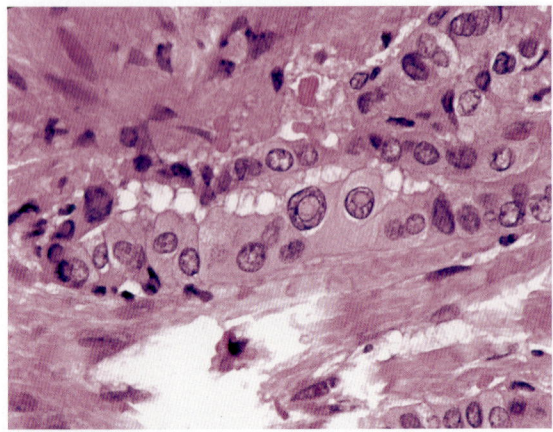

図7 | 核内細胞質封入体

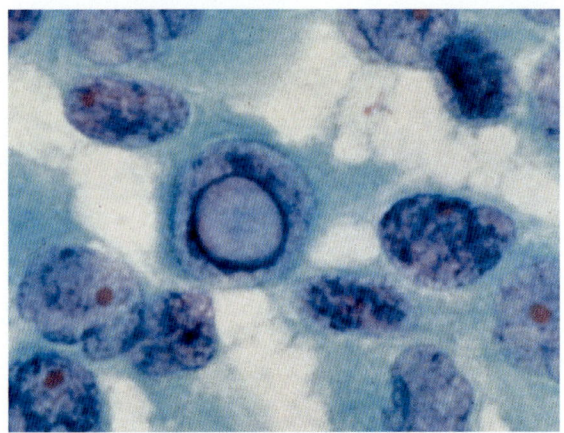

図8 | 核内細胞質封入体（細胞診標本）

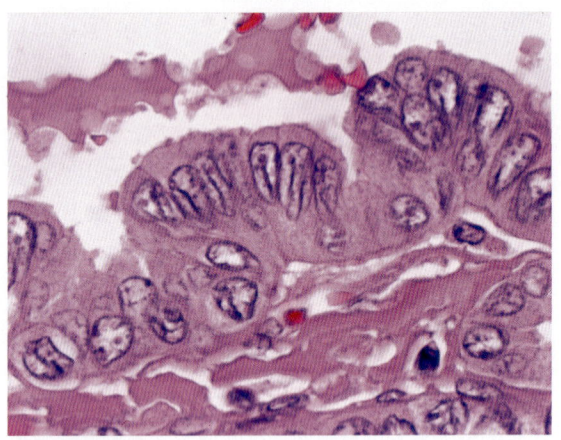

図9 | 核の溝

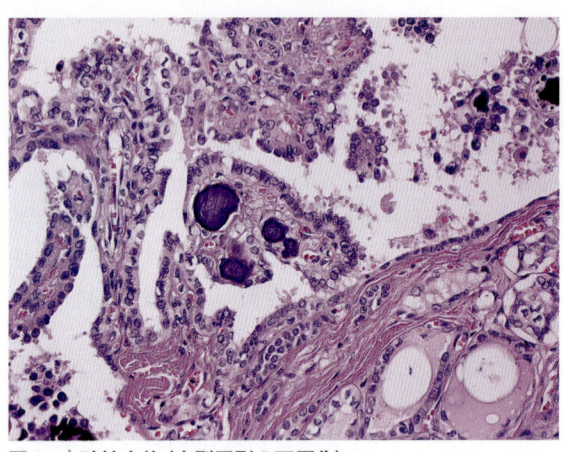

図10 | 砂粒小体（小型円形の石灰化）

れている．この乳頭癌細胞の核にみられる溝は，核膜の湾入 indentation であることが報告されている．Chan らは甲状腺乳頭癌の全例（100％）に核の溝を認め，その 78％では大部分の腫瘍細胞でこの所見を観察したことを報告している．筆者らの検討でも検索した乳頭癌の全例でこの核所見を認めているが，核内細胞質封入体に比べると特異性は落ちるようである．核の溝は濾胞腺腫，腺腫様甲状腺腫，慢性甲状腺炎にも認めることがある．

乳頭癌にみられる核の溝は卵巣の Brenner 腫瘍や顆粒膜細胞腫の腫瘍細胞に認められるいわゆる"コーヒー豆様核 coffee bean-like nuclei"に類似するが，これよりも複雑で，皮膚の Langerhans 細胞やリンパ節樹枝状細胞にみられる核所見により類似している．

4）砂粒小体

甲状腺にみられる石灰沈着には粗大な石灰化と砂粒小体 psammoma body がある．粗大な石灰化は良性の腺腫や腺腫様結節などでもみられる所見で，組織診断上に意義は少ない．一方，砂粒小体は大きさ 5〜70μm の円形で層板状構造を示す石灰化構造物で，腫瘍の間質部に認められることが多いが，砂粒小体のみが遊離して存在することもある（**図 10**）．砂粒小体の出現は乳頭癌組織中でも，濾胞状構造部よりは乳頭状構造部に多い．乳頭癌における砂粒体の出現頻度は 40〜60％で，報告者による差は少なく，自験例でも 49％であった．砂粒小体は他の組織型の甲状腺腫瘍でみることは少ない．Klimk と Winship によれば，良性の甲状腺疾患 2,153 例で砂粒小体が見出された1例のみであり，砂粒小体は悪性，特に乳頭癌を示唆する重要な組織所見の一つと

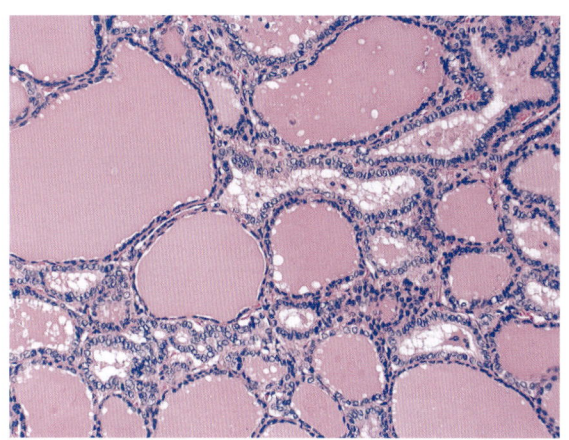
図11 | 濾胞型亜型

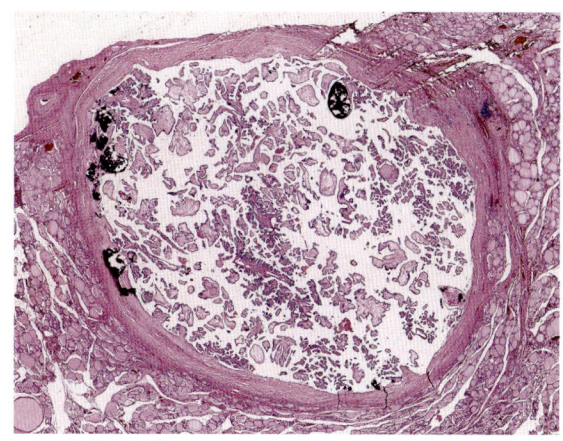
図12 | 被包亜型

している．

5) 亜型

a) 濾胞型亜型

濾胞型亜型 follicular variant は，組織学的には乳頭状構造を欠き濾胞状構造のみからなる腫瘍で，腫瘍細胞は乳頭癌細胞の核所見（核の溝，核内細胞質封入体，すりガラス状核）を示す（図11）．濾胞の大きさは症例により異なり，小型濾胞からなるものから，やや大型の濾胞からなるものまで認められる．本亜型は濾胞状構造のみといっても乳頭の芽のような未熟な乳頭を一部に認めることが多い．間質の線維化および砂粒小体も時に認めるが少ない．多核巨細胞が濾胞腔内コロイド内にしばしばみられる．本亜型の生物学的態度は通常の乳頭癌とほぼ同様で，通常リンパ行性に所属リンパ節に転移する．約1/3の症例は被膜に被包され，このような型では画像上および肉眼的に濾胞性腫瘍（濾胞腺腫，濾胞癌）との鑑別が問題となる．被包性のものではリンパ節転移よりも血行性に転移することがある．比較的広範な転移を示すものとして多発性結節性の濾胞亜型が報告されている．

b) 被包亜型

被包亜型 encapsulated variant は，完全に被膜に囲まれた乳頭癌である．乳頭癌の数％〜10数％に認められる[8, 9]．画像上および肉眼的に濾胞性腫瘍との鑑別が難しい．組織学的に腫瘍組織は濾胞状構造と乳頭状構造からなるが，その割合は症例により様々である（図12）．特に濾胞状構造のみなる被包亜型乳頭癌は Lindsay 腫瘍と呼ばれる．しばしば腫瘍は組織学的に被膜および被膜を越えて浸潤するが，浸潤が証明されないものもリンパ節転移が形成されることがある．リンパ節転移の頻度も通常型の乳頭癌に比較して低い[10]．

c) びまん性硬化亜型

びまん性硬化亜型 diffuse sclerosing variant は，10歳代（後半に多い）のやや若い世代を中心に発生する特殊な乳頭癌である．本亜型では通常，片側性ないしは両側性に甲状腺がびまん性の腫大を示し，通常，原発の腫瘍結節が不明瞭で，肉眼的に割面は灰白色に混濁し，硬く一様で，一見橋本病による変化を思わせる[11, 12]．実際，自己抗体価が上昇することも多い．組織学的には，癌細胞が拡張したリンパ管内に腫瘍塞栓として広範に認められる（癌性リンパ管症）．このような腫瘍は充実性（扁平上皮化生）で，多数の砂粒小体を伴うことが多い（図13）．間質には多数のリンパ球浸潤と線維化が目立つ．また原発巣とみなされる結節がみられる場合もあるが，その結節の組織像は通常の乳頭癌の所見があるときもある．広範にリンパ節転移（100％）を示し，肺などへの遠隔転移（25％）も多く認められている．しかしながら，本亜型は通常の乳頭癌に比較してとりわけ予後が不良であるとの報告はない．なお，本腫瘍の間質には多数のS-100蛋白陽性組織球の浸潤がみられるとの報告がある．

d) 大濾胞亜型

大濾胞亜型 macrofollicular variant は，コロイドを充満した大型濾胞からなる腫瘍であるが，部分的に定型的な乳頭癌組織の部分も認める[13, 14]．本亜型の診断に明らかな定義はないが，通常腫瘍組織の50％以上が大型濾胞からなる乳頭癌をいう．本腫瘍の組織所見は腺腫様甲状腺腫やコロイド腺腫に類似

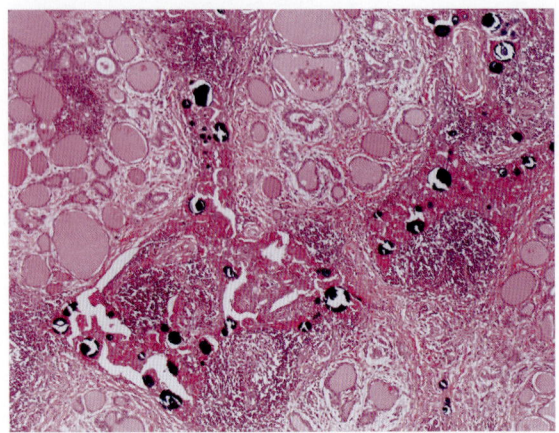

図13 | びまん性硬化亜型

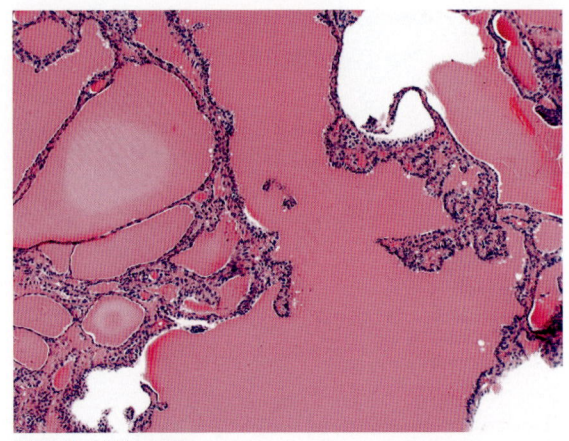

図14 | 大濾胞亜型

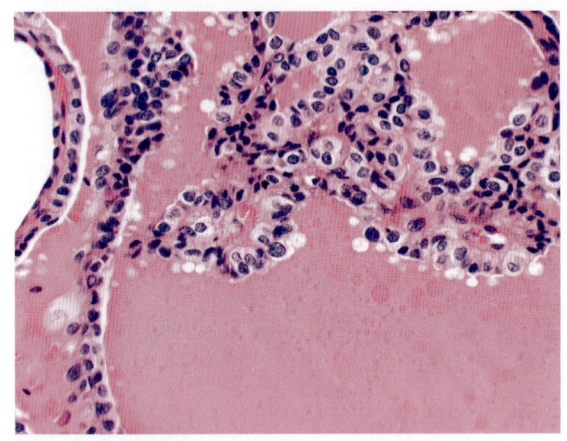

図15 | 大濾胞亜型
濾胞を形成する上皮細胞の核に明らかな乳頭癌核所見を認める．

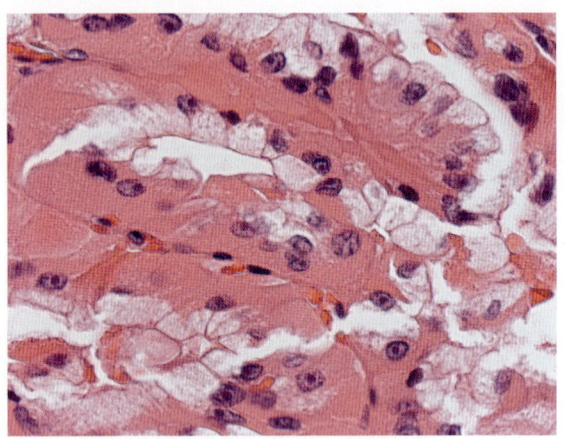

図16 | 好酸性細胞亜型

するが，小型濾胞部分の腫瘍細胞の核を観察すると定型的核所見を認識できることが多い（図14, 15）．本腫瘍は，女性に多く，リンパ節転移率は典型例よりも低いとされ，予後は良好である．

e) 好酸性亜型

好酸性亜型 oxyphilic (cell) variant は，腫瘍細胞の大部分がいわゆる好酸性細胞 oxyphil cell（Hürthle cell）からなる乳頭癌をいう．肉眼割面像では通常型の乳頭癌に比較して，本亜型では赤褐色調を強く示すのが特徴である．腫瘍組織は通常型の乳頭癌と同様に乳頭状構造と濾胞状構造が混在して認められ，好酸化を示す腫瘍細胞の細胞質は多角形で，多数の好酸性顆粒を含む（図16）．また，核はクロマチンが豊富で，大型で明瞭な核小体をもつのが特徴である．明瞭な好酸化を示す腫瘍細胞では，乳頭癌の核所見は乏しい．好酸性細胞にみられる多数の顆粒は電顕的に増加したミトコンドリアであることが報告されている[15, 16]．

通常型の乳頭癌でも種々の程度に好酸性細胞をみるが，本亜型の診断には腫瘍細胞70〜80％以上が好酸性細胞であることが必要と考えている[1]．

腫瘍細胞の好酸化は乳頭癌のみの現象ではなく，過形成結節，濾胞性腫瘍（濾胞腺腫，濾胞癌）さらには髄様癌にも認められる細胞所見である．本亜型の診断には乳頭癌の核所見の存在を確認する必要がある．なお，本亜型とともにWarthin腫瘍様亜型の乳頭癌細胞にも好酸性変化が強いとされている．

本亜型は細胞学的に特異な所見を示すが，その生物学的態度や臨床的な意義については不明といってよい．

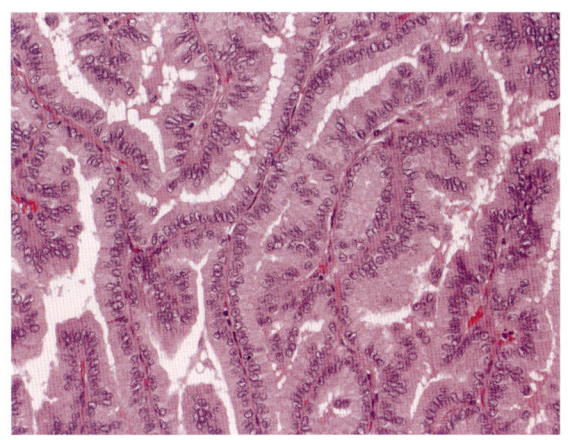

図17 | 高細胞亜型

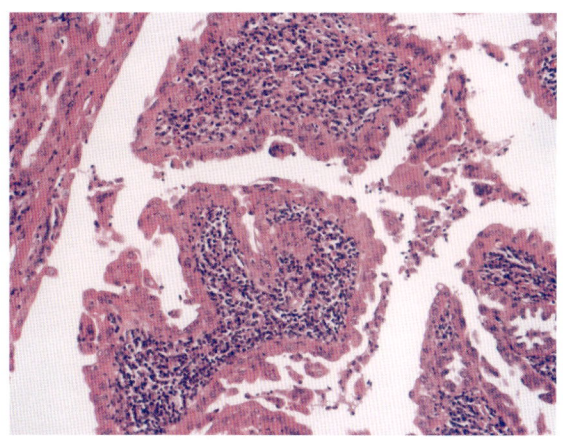

図18 | Warthin 腫瘍様乳頭癌

f）高細胞亜型

高細胞亜型 tall cell variant は，予後の悪い乳頭癌として記載された腫瘍である[17]．乳頭癌の約10％を占めるという報告がある．やや高い年齢に発生し，甲状腺外進展や血管侵襲所見をみることが多い．本腫瘍の特徴は背の高い腫瘍細胞からなることで，具体的には腫瘍細胞の高さが幅の2倍以上を示す細胞を"高細胞"とみなす（図17）．通常の乳頭癌でもこの基準を満たす"高細胞"は稀ならず出現する．それゆえ，本亜型の診断には腫瘍組織の約50％以上の細胞が"高細胞"からなることが必要である．高細胞では通常，細胞質は豊富で好酸性顆粒状になる傾向があり，時に核分裂所見が観察される．また，免疫組織化学的にLeu M1やEMAが強陽性になり，またp53も高頻度に認められることが報告されている[18,19]．

g）Warthin 腫瘍様乳頭癌

Warthin 腫瘍様乳頭癌 Warthin tumor-like papillary carcinoma は，間質に極めて豊富なリンパ球や形質細胞を伴う腫瘍で，唾液腺に発生する Warthin 腫瘍に組織像が類似することからこの名がついた[20,21]（図18）．腫瘍細胞は比較的背が高く，しばしば細胞質が好酸性になることが多いことから，好酸性亜型に含まれる場合がある．特異な組織所見を示す乳頭癌の亜型であるが，臨床的な意義は不明といえる．

h）腱膜炎様の間質を伴った乳頭癌

腱膜炎様の間質を伴った乳頭癌 papillary carcinoma with fasciitis-like stroma は，腫瘍の間質に線維芽細胞の増生が目立ち，一見腱膜炎様ないしは線維腫症様を示す．乳頭癌細胞はその間質中に島状に散在する[22,23]（図19）．

i）篩状-モルラ型乳頭癌（家族性大腸ポリポージス関連甲状腺腫瘍）

篩状-モルラ型乳頭癌 cribriform-morular variant of papillary carcinoma（家族性大腸ポリポージス関連甲状腺腫瘍 familial adenomatous polyposis (FAP) associated thyroid tumor）は，散発性発生とともに家族発生例が報告されている．家族発生例はFAPの一部分症として認められ，実際に本腫瘍では APC 遺伝子の異常が確認されている．本腫瘍は乳頭癌の1亜型として扱われることが多いが，通常の乳頭癌とは臨床的ならびに組織学的さらには背景となる遺伝子的にも明らかに異なることから，乳頭癌とは別に扱うとする立場もある．本項では乳頭癌の亜型として記述することにする．臨床的には女性に多く（男女比は1：17），年齢は10歳代〜30歳代までに多い（平均27.7歳）[24-26]．

組織学的に本亜型は濾胞状構造ないしは篩状構造を示し，腔の内部にはコロイド物質を欠いているのが特徴である（図20）．また乳頭状構造や索状構造を交えることも多い．腫瘍細胞は円柱状や立方状で，核はやや大型でクロマチンに富む．また紡錘形の腫瘍細胞も稀ならず認められる．典型的な乳頭癌の核所見は一部に見出されるにすぎない．このような像に加えて扁平上皮様の充実性細胞巣（morules）が散在性に認められる（全例ではない）（図21）．この充実性細胞巣を構成する腫瘍細胞では核が明るく抜け "peculiar nuclear clearing" と呼ばれている．この核の白く抜けた部分にはビオチンが豊富に含まれており，ABC法での免疫染色では全ての抗体が陽性になる．腫瘍は線維性被膜に囲まれることが多

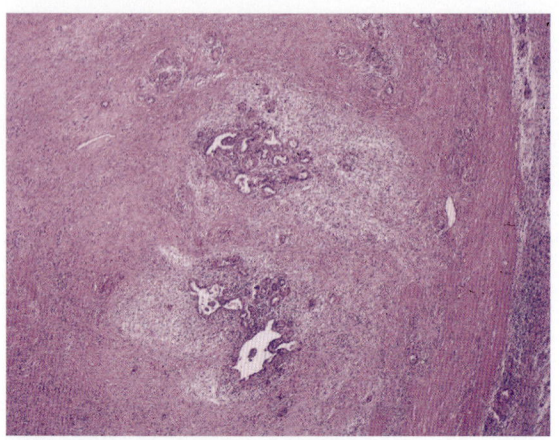
図19 │ 腱膜炎様の間質を伴った乳頭癌

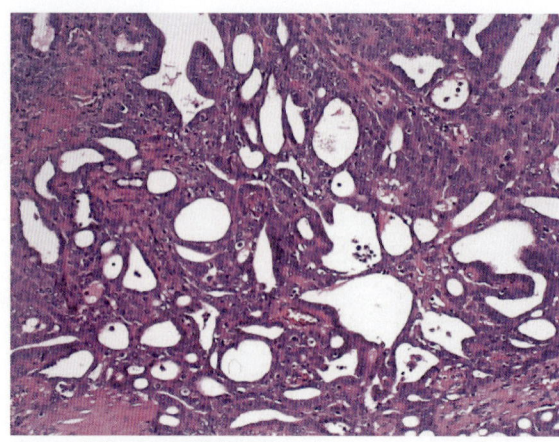
図20 │ 篩状-モルラ型乳頭癌

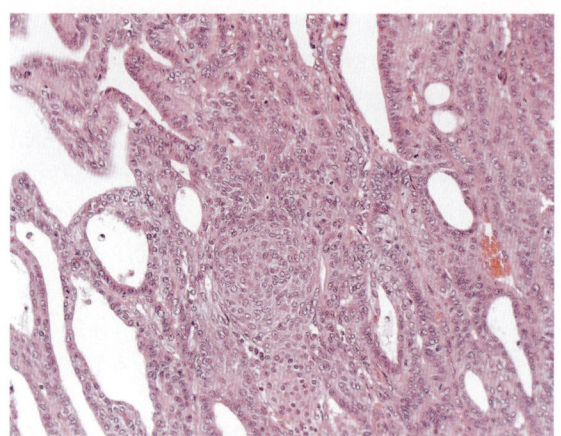
図21 │ 篩状-モルラ型乳頭癌

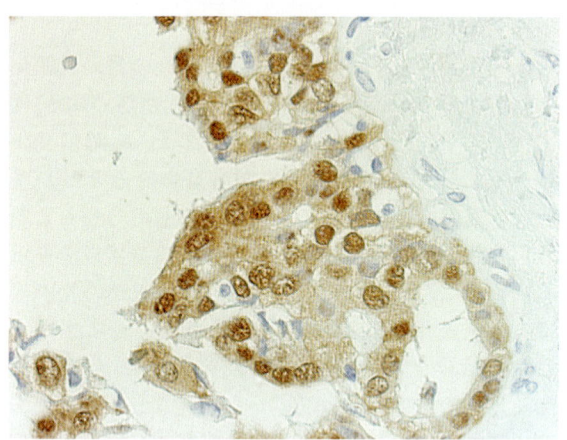
図22 │ 篩状-モルラ型乳頭癌のβ-カテニン免疫染色
細胞質のみならず核も陽性.

く，腫瘍細胞は被膜や被膜内の血管に浸潤する．通常の乳頭癌と異なり，リンパ節転移を示すことは稀である．

免疫組織化学的に，サイログロブリンは局所的に証明される．特徴的なのはβ-カテニンが細胞質のみならず，核にも陽性になる(図22).

5. 免疫組織化学的特徴

乳頭癌というよりも甲状腺に特異的な蛋白質として，甲状腺転写因子(TTF-1)，サイログロブリン(TG)，サイロイドペルオキシダーゼ(TPO)，サイロキシン(T_4)，トリヨードサイロニン(T_3)などがみられる[27-29]．これらの甲状腺マーカーが未分化癌以外の甲状腺癌で有用である．乳頭癌では，ほとんど全ての症例でTTF-1やTGは陽性となり(図23，24)，TPOやT_4, T_3は部分的陽性になる場合が多い．

正常甲状腺濾胞上皮細胞では中間径フィラメントとして，ケラチンkeratinとともにビメンチンvimentinも陽性になるのが特徴である．ケラチンは濾胞上皮細胞およびC細胞から発生する腫瘍の大部分で陽性になるが，高分子ケラチンやケラチン19は乳頭癌では多くの腫瘍細胞で陽性となり，乳頭癌と濾胞性腫瘍(濾胞腺腫や濾胞癌)の鑑別診断に有用とされている[30,31](図25). その他, 乳頭癌の診断に価値あるマーカーとして，HBME1，Leu7(CD57)，LeuM1，CD44，EMAなどが報告されている[32]．特に，LeuM1やEMAは典型的乳頭癌に比較して，予後が不良な高細胞亜型に強く染色されることが知られている[33]．

MIB-1は増殖細胞を認識する抗体で，腫瘍細胞

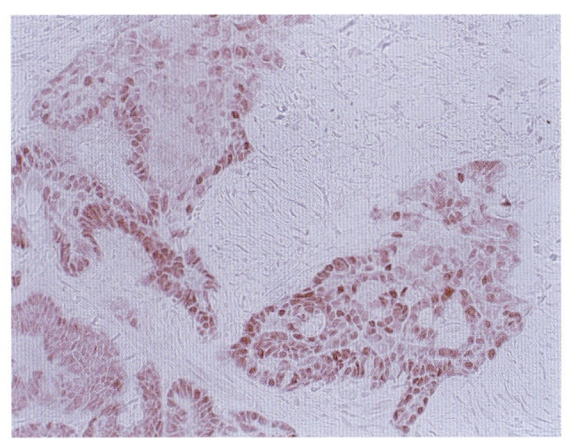

図23 | 甲状腺転写因子のTTF-1免疫染色
乳頭癌細胞の核に陽性.

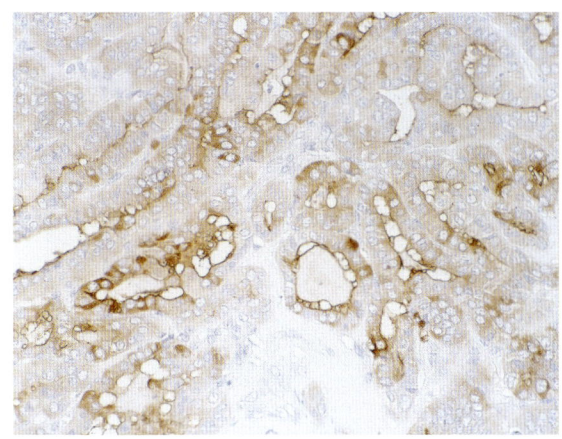

図24 | サイログロブリン（TG）免疫染色

中の増殖細胞の割合（MIB-1 index）は濾胞癌および乳頭癌などの分化癌では数％しかない．

甲状腺での腫瘍診断における免疫組織化学の応用は有用なものであるが，形態的に診断が困難な例（被包亜型の乳頭癌と濾胞腺腫との鑑別が問題となる例）では，免疫組織化学的にも中途半端な発現で判断が難しいことが多いものである．

6．鑑別診断

1）被包性濾胞型乳頭癌と濾胞腺腫

現在の乳頭癌の組織診断における最も大きな問題点は，被包性濾胞型乳頭癌の診断にあるといってよい．すなわち，現在の乳頭癌の組織細胞診断の診断は，前述したように細胞の核所見に依存しているが，①乳頭癌の核所見が一部にしかみられない場合，②乳頭癌の核所見が多くの細胞にみられるがそれが不十分である場合に，被包性濾胞型乳頭癌とするか濾胞腺腫とするかで迷うことになる．実際，以前に同じ症例を日本の甲状腺病理医と欧米の甲状腺病理医で検討したところ，診断者間で大きな差が認められた．特に，米国の甲状腺病理医に積極的に乳頭癌と診断される傾向が強く認められた．英国のWilliams教授は，このように組織所見が曖昧な腫瘍を，「高分化腫瘍で悪性性格が不明確な腫瘍：WDT-UMP」として扱うことを提唱した（**表2**）[34]．

考えてみれば，乳頭癌も濾胞性腫瘍（濾胞腺腫，濾胞癌）も同じ濾胞上皮細胞から発生する腫瘍なので，両方の性格がハイブリッドした腫瘍が出てくるのが自然である（**図26**）．そして，このハイブリッ

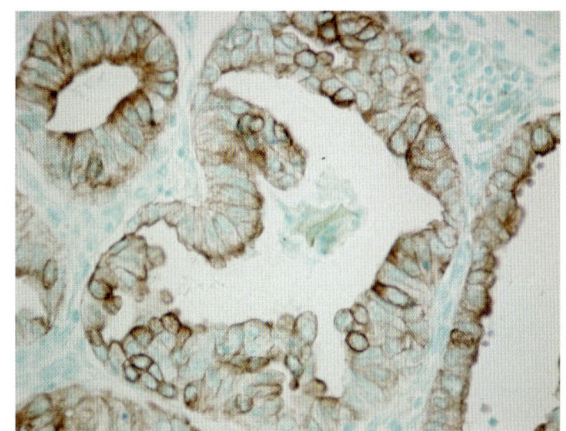

図25 | ケラチン19免疫染色

ドした腫瘍に関しては，乳頭癌の診断基準を適応するのか，濾胞癌の診断基準を適応するのかについてもう少し明確に規定する必要があるのだろう．

ハイブリッド腫瘍に乳頭癌の診断基準を適応すれば，核所見の取り方によって診断が左右されるので，濾胞癌の診断基準を適応するほうが妥当性は高いと考えている（**図27**）．すなわち，現在の診断基準に則れば，濾胞型乳頭癌は，浸潤性と被包性にまず分け，浸潤性のものは乳頭癌（濾胞型）と診断される．一方，被包性のものはさらに，被膜の浸潤所見，血管侵襲所見を検討し，これらが見出されたものを被包性濾胞型乳頭癌あるいは濾胞癌（この場合，どちらでもあまり問題にならない）と診断する．浸潤所見が見出されないものは濾胞腺腫とすべきだろう．

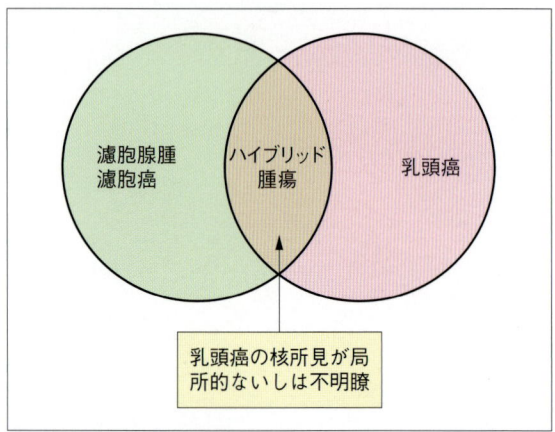

図26 | ハイブリッド腫瘍
腫瘍は乳頭癌の核所見を局所的あるいはやや不明瞭に有している．

表2 | Williams 分類（文献34より）

濾胞腺腫　FA：follicular adenoma
濾胞癌　　FC：follicular carcinoma
乳頭癌　　PTC：papillary carcinoma

高分化癌でそれ以上特定しない腫瘍
　WDC-NOS：well-differentiated carcinoma, not otherwise specified

高分化腫瘍で悪性性格が不明確な腫瘍
　WDT-UMP：well-differentiated tumor of uncertain malignant potential

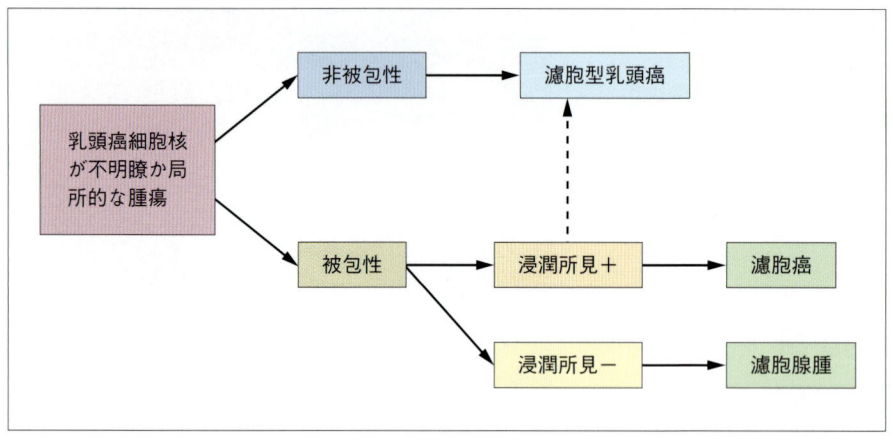

図27 | ハイブリッド腫瘍の取扱い

2）硝子化索状腫瘍

　硝子化索状腫瘍 hyalinizing trabecular tumor は，被膜に囲まれた充実性腫瘍で，画像的には濾胞性腫瘍が疑われる．しかしながら，本腫瘍の腫瘍細胞の核には，乳頭癌細胞の核所見である核溝や核内偽封入体がしばしば認められる（むしろ硝子化索状腫瘍のほうが明瞭であることが多い）（図28, 29）．また，腫瘍細胞の細胞質内には黄色小体 yellow body と呼ばれる，直径数 μm の薄黄色の球状小体が認められる[35,36]（図30）．間質には膠原線維の沈着とは別に，好酸性の物質が結節状ないしは樹枝状に沈着する所見が認められる．この物質は PAS 染色で陽性（図31）で，免疫組織化学的にⅣ型コラーゲン，ラミニンが陽性になることから，過剰産生された基底膜物質であることが報告されている[37-39]．腫瘍細胞は免疫組織化学的にサイログロブリンや高分子ケラチンなど陽性となるが，特徴的なものとして MIB-1 抗体で，腫瘍細胞の細胞膜に陽性所見が認められる[40]（図32）．本腫瘍の診断は，組織所見，PAS 陽性の基底膜物質の沈着，MIB-1 染色所見などによってなされる．

3）円柱状細胞癌

　円柱状細胞癌 columnar cell carcinoma は，予後の悪い甲状腺腫瘍として Evans により最初に報告された[41]．その後，Sobrinho-Simoes らは本腫瘍を低分化な乳頭癌の1型とし記載している[42]．本腫瘍は男性にやや多く発生し，遠隔転移（肺や椎骨など）は高頻度である．

　組織学的に本腫瘍は，高円柱状細胞が乳頭状，索状，腺腔状さらには充実性に配列し，腫瘍細胞は円形から長円形のクロマチンに富む核を有している

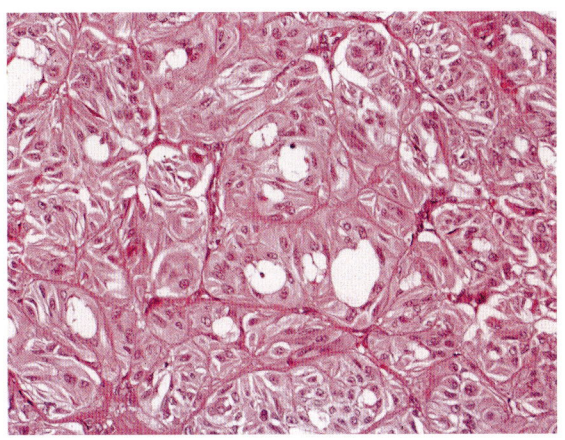

図28 | 硝子化索状腫瘍

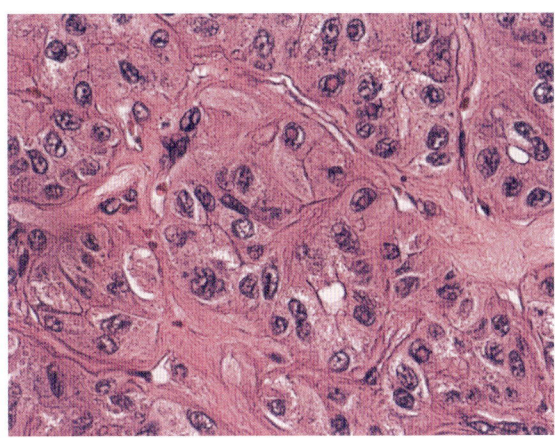

図29 | 硝子化索状腫瘍
乳頭癌の核所見である核の溝や核内細胞質封入体を認める．

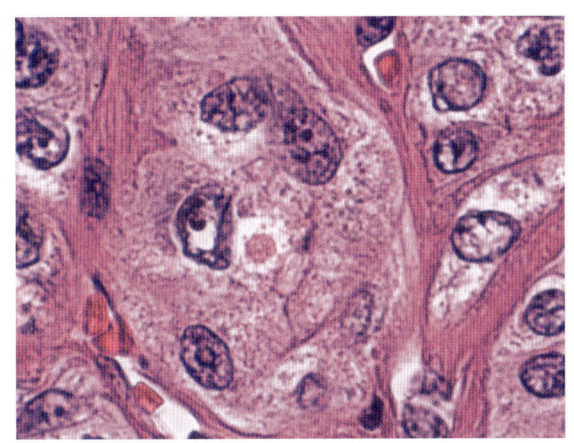

図30 | 硝子化索状腫瘍（黄色小体）

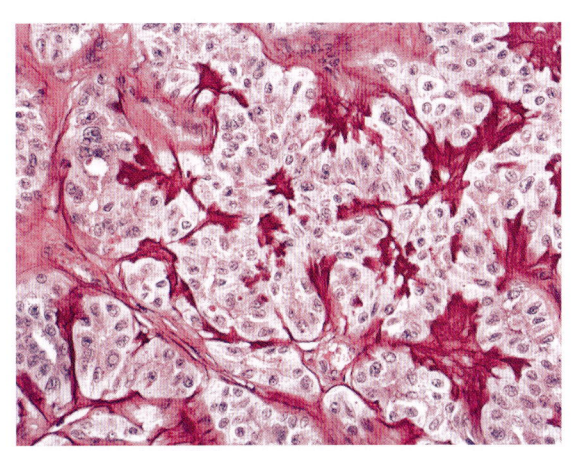

図31 | 硝子化索状腫瘍のPAS染色
PAS陽性の基底膜物質の塊状集積を認める．

（図33）．組織学的には大腸癌に類似するといわれている．乳頭癌の高細胞亜型と混同されるが，本腫瘍では乳頭癌細胞の核の特徴は乏しく，乳頭癌の亜型とするには抵抗がある．本項では，乳頭癌から独立して記載することにした．なお，高細胞型乳頭癌の一部に類似する組織所見を認めたとする報告がある．免疫組織化学的に，サイログロブリンが腫瘍組織に証明されるがその陽性像は部分的で弱い．

7．細胞診と術中迅速診断

　甲状腺腫瘍の細胞診断ではまず乳頭癌か否かが判定され，乳頭癌の診断が否定されたのちに濾胞性腫瘍の診断が問題となるわけである．後述するように，甲状腺癌の90％以上は乳頭癌であり，その診断は腫瘍細胞の核所見によってなされる．それゆえ，術前診断に甲状腺吸引細胞診の果たす役割は極めて大きいといえる．我が国ではこれまで甲状腺細胞診の判定に，Papanicolaouのクラス分類（ClassⅠ～Ⅴ）や陰性・疑陽性・陽性の三段階分類が一般的に用いられてきた．現在では，新しい吸引細胞診の報告様式が提唱されている．すなわち，甲状腺吸引細胞診では検体が適正か不適正かがまず判定され，適正であれば，「正常あるいは良性」「鑑別困難」「悪性の疑い」「悪性」のいずれかに分類される．さらに，近年ではベセスダ分類が国際的に提唱されてきているが，詳細は第4部「Ⅴ．術前診断における穿刺吸引細胞診の意義」に譲る．

　甲状腺の外科手術でも，術中迅速診断 frozen-section diagnosis が広く行われている．この術中迅速診断で使用される凍結切片では，標本作製時の刃による物理的な破損により，腫瘍細胞の核にしばし

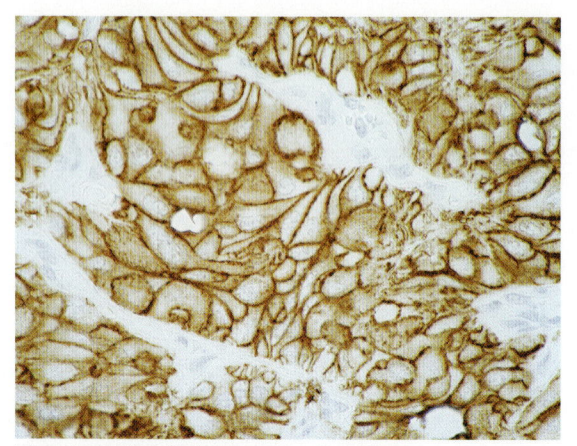

図32 | 硝子化索状腫瘍のMIB-1免疫染色
細胞膜に一致して陽性所見を認める．

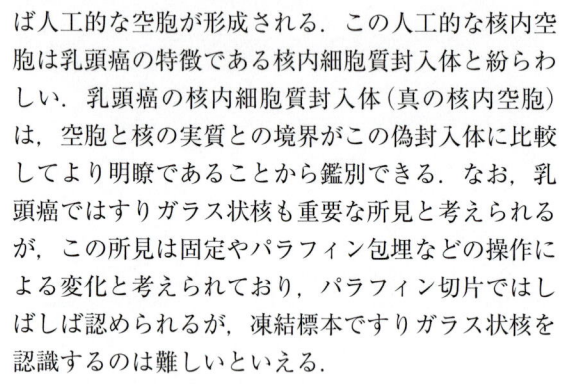

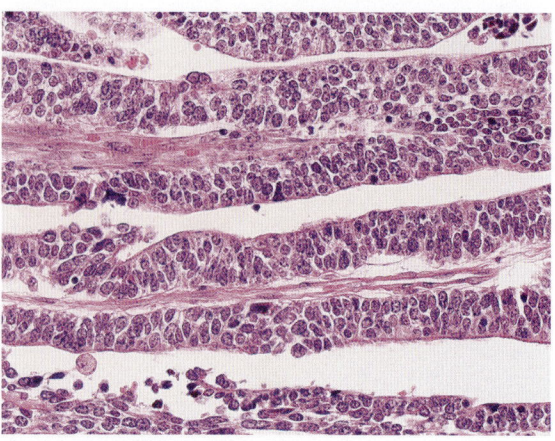

図33 | 円柱状細胞癌

ば人工的な空胞が形成される．この人工的な核内空胞は乳頭癌の特徴である核内細胞質封入体と紛らわしい．乳頭癌の核内細胞質封入体（真の核内空胞）は，空胞と核の実質との境界がこの偽封入体に比較してより明瞭であることから鑑別できる．なお，乳頭癌ではすりガラス状核も重要な所見と考えられるが，この所見は固定やパラフィン包埋などの操作による変化と考えられており，パラフィン切片ではしばしば認められるが，凍結標本ですりガラス状核を認識するのは難しいといえる．

前述したように濾胞性腫瘍の良悪性の診断に凍結切片による迅速診断は問題がある．これは多くの濾胞癌では，その根拠となる被膜ないし血管侵襲像は極めて局所的な所見であり，迅速診断で切り出された部位にそれが存在することが少ない．さらに迅速標本では，組織の歪みや物理的破壊，腫瘍組織のコンタミネーションなどの人工的変化を伴うことが多く，その判定が困難になることが少なくない．

（加藤良平）

文　献

1) DeLellis RA, Lloyd RV, Heitz PU et al (eds)：World Health Organization Classification of Tumours. Pathology & Genetics. Tumours of Endocrine Organs. IARC Press, Lyon, 2004
2) 甲状腺外科検討会（編）：外科・病理　甲状腺癌取扱い規約．第4版．金原出版，1991
3) Katoh R, Sasaki J, Kurihara H et al：Multiple thyroid involvement (intraglandular metastasis) in papillary thyroid carcinoma. A clinicopathological study of 105 consecutive patients. Cancer 70：1585-1590, 1992
4) 加藤良平：甲状腺乳頭癌の腺内転移．内分泌・糖尿病科 14：544-547, 2002
5) Katoh R, Sakamoto A, Kasai N et al：Squamous cell differentiation in thyroid carcinoma：with special reference to histogenesis of squamous cell carcinoma of the thyroid. Acta Pathol Jpn 39：306-312, 1989
6) 加藤良平：甲頭癌．坂本穆彦（編）：取扱い規約に沿った腫瘍鑑別アトラス「甲状腺」．文光堂，1991, pp21-53
7) Katoh R, Miyagi E, Kawaoi A et al：Expression of vascular endothelial growth factor (VEGF) in thyroid neoplasms. Hum Pathol 30：891-897, 1999
8) Franssila KO：Is the differentiation between papillary and follicular thyroid carcinoma valid? Cancer 32：853-864, 1973
9) Evans HL：Encapsulated papillary neoplasms of the thyroid. A study of 14 cases followed for a minimum of 10 years. Am J Surg Pathol 11：592-597, 1987
10) Moreno A, Rodriguez JM, Sola J et al：Encapsulated papillary neoplasm of the thyroid：retrospective clinicopathological study with long term follow up. Eur J Surg 162：177-180, 1996
11) Carcangiu ML, Bianchi S：Diffuse sclerosing variant of papillary thyroid carcinoma. Clinicopathological study of 15 cases. Am J Surg Pathol 13：1041-1049, 1989
12) Chan JKC, Tsui MS, Tse CH：Diffuse sclerosing variant of papillary carcinoma of the thyroid：a histological and immunohistochemical study of three cases. Histopathology 11：191-201, 1987
13) Nakamura T, Moriyama S, Nariya S et al：Macrofollicular variant of papillary thyroid carcinoma. Pathol Int 48：467-470, 1998
14) Albores-Saavedra J, Gould E, Vardaman C et al：The macrofollicular variant of papillary thyroid carcinoma：a study of 17 cases. Hum Pathol 22：1195-1205, 1991
15) Berho M, Suster S：The oncocytic variant of papillary carcinoma of the thyroid：a clinicopathologic study of 15 cases. Hum Pathol 28：47-53, 1997
16) Sobrinho-Simoes MA, Nesland JM, Holm R et al：Hurthle cell and mitochondrion-rich papillary carcinomas of the thyroid gland：an ultrastructural and immunocytochemical study. Ultrastruct Pathol 8：131-142, 1985
17) Johnson TL, Lloyd RV, Thompson NW et al：Prognostic implications of the tall cell variant of papillary thyroid carcinoma. Am J Surg Pathol 12：22-27, 1998
18) Ostrowski ML, Merino MJ：Tall cell variant of papillary thyroid carcinoma：a reassessment and immunohis-

tochemical study with comparison to the usual type of papillary carcinoma of the thyroid. Am J Surg Pathol 20：964-974, 1996
19) Ruter A, Dreifus J, Jones M et al：Overexpression of p53 in tall cell variants of papillary thyroid carcinoma. Surgery 120：1046-1050, 1996
20) Apel RL, Asa SL, LiVolsi VA：Papillary Hürthle cell carcinoma with lymphocytic stroma. "Warthin-like tumor" of the thyroid. Am J Surg Pathol 19：810-814, 1995
21) Vera-Sempere FJ, Prieto M, Camanas A：Warthin-like tumor of the thyroid：a papillary carcinoma with mitochondrion-rich cells and abundant lymphoid stroma. A case report. Pathol Res Pract 194：341-347, 1998
22) Chan JK, Carcangiu ML, Rosai J：Papillary carcinoma of thyroid with exuberant nodular fasciitis-like stroma. Report of three cases. Am J Clin Pathol 95：309-315, 1991
23) Mizukami Y, Nonomura A, Matsubara F et al：Papillary carcinoma of the thyroid gland with fibromatosis-like stroma. Histopathology 20：355-357, 1992
24) Harach HR, Williams GT, Williams ED：Familial adenomatous polyposis associated thyroid carcinoma：a distinctive type of follicular cell neoplasm. Histopathology 25：549-561, 1994
25) Perrier ND, van Heerden JA, Goellner JR et al：Thyroid cancer in patients with familial adenomatous polyposis. World J Surg 22：738-742, 1998
26) Cameselle-Taijeiro J, Chan JKC：Cribriform-Morular variant of papillary carcinoma：A distinctive variant representing the sporadic counterpart of familial adenomatous polyposis-associated thyroid carcinoma？Mod Pathol 12：400-411, 1999
27) Katoh R, Kawaoi A, Miyagi E et al：Thyroid transcription factor-1（TTF-1）in normal, hyperplastic, and neoplastic follicular thyroid cells examined by immunohistochemistry and nonradioactive in situ hybridization. Mod Pathol 13：570-576, 2000
28) Kawaoi A, Okano T, Nemoto N et al：Simultaneous detection of thyroglobulin（Tg）, thyroxine（T4）, triiodothyronine（T3）in nontoxic thyroid tumors by the immunoperoxidase method. Am J Pathol 108：38-49, 1982
29) Katoh R, Kawaoi A：Diagnostic application of immunohistochemistry to thyroid tumors. Acta Histochem Cytochem 32：165-170, 1999
30) Mittinen M, Kovatich AJ, Karkainen P：Keratin subsets in papillary and follicular thyroid lesions. A paraffin section analysis with diagnostic implication. Virchows Arch 431：407-413, 1997
31) Raphael SJ, McKeown-Eyssen G, Asa SL：High-molecular-weight cytokeratins and cytokeratin-19 in the diagnosis of thyroid tumors. Mod Pathol 7：295-300, 1994
32) Van Hoeven KH, Kovatich AJ, Miettinen M：Immunocytochemical evaluation of HBME-1, CA19-9, and CD15（Leu-M1）in fine-needle aspirates of thyroid nodules. Diagn Cytopathol 18：93-97, 1998
33) Ostowski ML, Merino MJ：Tall cell variant of papillary carcinoma；a reassessment and immunohistochemical study with comparison to the usual type of papillary carcinoma of the thyroid. Am J Surg Pathol 20：964-974, 1996
34) Williams ED（guest editorial）：Two proposals regarding the terminology of thyroid tumours. Int J Surg Pathol 8：181-183, 2000
35) Carney JA, Ryan J, Goellner JR：Hyalinizing trabecular adenoma of the thyroid gland. Am J Surg Pathol 11：583-591, 1987
36) Rothenberg HJ, Goellner JR, Carney JA：Hyalinizing trabecular adenoma of the thyroid gland：recognition and characterization of its cytoplasmic yellow body. Am J Surg Pathol 23：118-125, 1999
37) Katoh R, Muramatsu A, Kawaoi A et al：Alteration of the basement membrane in thyroid disease：an immunohistochemical study of type IV collagen, laminine, and heparan sulphate-proteoglycan. Virchows Arch A 423：417-424, 1993
38) Katoh R, Jasani B, Williams ED：Hyalinizing trabecular adenoma of the thyroid. A report of three cases with immunohistochemical and ultrastructural studies. Histopathology 15：211-224, 1989
39) Katoh R, Kakudo K, Kawaoi A：Accumulated basement membrane materials in hyalinizing trabecular tumors of the thyroid. Mod Pathol 12：1057-1061, 1999
40) Hirokawa M, Shimizu M, Manabe T et al：Hyalinizing trabecular adenoma of the thyroid：its unusual cytoplasmic immunopositivity for MIB1. Pathol Int 45：399-401, 1995
41) Evans HL：Columnar-cell carcinoma of the thyroid. A report of two cases of an aggressive variant of thyroid carcinoma. Am J Clin Pathol 85：77-80, 1986
42) Sobrinho-Simoes M, Nesland JM, Johannessen JV：Columnar cell carcinoma. Another variant of poorly differentiated carcinoma of the thyroid. Am J Clin Pathol 89：264-267, 1988

第2部 組織型と診断の実際

I. 悪性腫瘍

2 濾胞癌

1. 定義

濾胞癌 follicular carcinoma は，甲状腺濾胞細胞への分化を示す高分化型悪性腫瘍で，乳頭癌に一致する核所見がみられない．組織学的には，脈管侵襲，被膜浸潤，転移のいずれかがみられることにより悪性と判断し，細胞の異型度は良性・悪性の区別に関与しない[1]．

2. 頻度

濾胞癌は乳頭癌に次いで頻度の高い甲状腺悪性腫瘍である．以前は甲状腺悪性腫瘍の約15％を占めるとされていたが，最近の報告では5～10％と減少しており[2-4]，我々の経験では3％足らずである（**表1**）．その理由として，①診断法の発達により微小癌の発見率が向上し，乳頭癌の頻度が上昇してきた，②濾胞癌との関連があるヨード不足地域が少なくなった，③濾胞癌と診断されていた症例の中から濾胞型乳頭癌 papillary carcinoma, follicular variant，低分化型癌 poorly differentiated carcinoma，高分化甲状腺癌 well-differentiated thyroid carcinoma, not otherwise specified（NOS）などが分離されるようになった，などが挙げられる．濾胞癌の約75～80％が通常型で，20～25％が好酸性細胞型である[2-4]．

3. 病因

ほとんどの濾胞癌は家族性ではなく，散発性である．環境因子としては，ヨード不足と放射線被曝が挙げられる．ヨード不足地域の危険性は，ヨード充足地域に比べて2～3倍である[2]．ヨード不足地域にて積極的にヨードを補給すれば濾胞癌の頻度が減少することからも，ヨード不足と濾胞癌との関連が示唆される．ヨード不足により甲状腺刺激ホルモン thyroid stimulating hormone（TSH）が上昇し，それにより甲状腺の過形成性結節から濾胞腺腫 follicular adenoma，濾胞癌に進展していくと考えられており，動物実験でも同様の変化が報告されている．放射線曝露の危険度は乳頭癌ほど高くないが，濾胞癌の約4％に放射線曝露の既往がみられる[2]．良性の甲状腺結節や濾胞腺腫も危険因子としてよく知られており，良性病変の診断から2年間が最も危険度が高い（**図1**）．遺伝的要因としては，Cowden病，Werner症候群，Carney complex などがある．

表1 甲状腺悪性腫瘍の頻度

組織型	頻度	症例数
乳頭癌	91.2％	3,284
濾胞癌	2.7％	97
（微少浸潤型）	（2.2％）	（79）
（広汎浸潤型）	（0.4％）	（16）
低分化癌	1.2％	44
髄様癌	1.9％	70
未分化癌	0.6％	20
悪性リンパ腫	2.2％	78
その他の悪性腫瘍	0.2％	6
計	100％	3,599

2007～2009年の3年間における隈病院の手術例より．

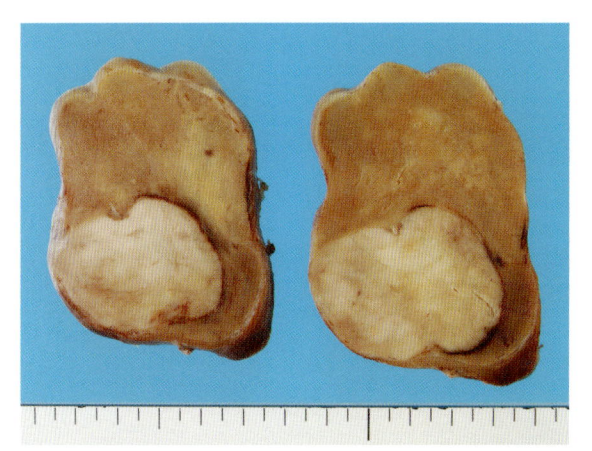

図1｜濾胞腺腫（黄褐色結節部）から発生したと考えられる濾胞癌（白色結節部）

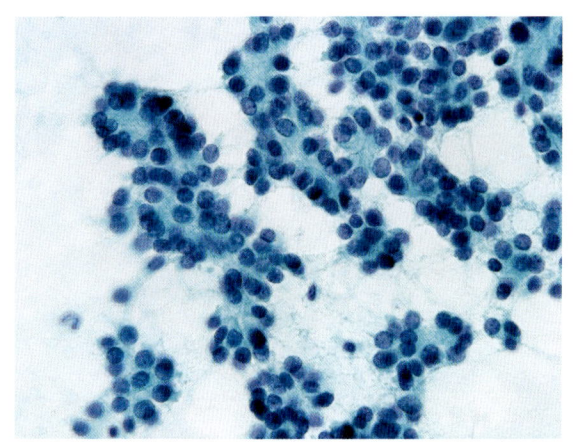

図2｜濾胞癌の細胞像
N/C比の高い細胞が索状，小濾胞状に出現している．濾胞腺腫と濾胞癌との区別は困難で，「鑑別困難，濾胞性腫瘍」として報告される．

4．臨床的事項

　腫瘍は単発性で，ゆっくりと大きくなり，無痛性である．症状は通常ない．大きな結節では時に嚥下困難，嗄声，喘鳴が出現することがある．非常に稀ではあるが，濾胞癌の骨転移による骨痛や骨折が最初の症状になることもある．理学所見上，結節は嚥下とともに動き，周囲組織に固定している場合は浸潤があると考えられる．甲状腺機能は正常で，放射性ヨードを用いたシンチグラフィーはcoldを示す．

5．細胞学的所見

　穿刺吸引時，多くの症例は出血を伴いやすく，検体は組織塊として多量に採取される[5,6]．採取細胞量は多く，腫瘍細胞は小濾胞状，索状に配列する（図2）．出現細胞は一様で，結合性は弱く，背景に炎症細胞がみられない．小濾胞内あるいは背景に濃縮したコロイド球（硝子様コロイド）をみることがある．核は類円形で，クロマチンは細〜粗顆粒状を呈する．核の大きさは小〜大型まで症例により異なるが，同一症例では核の大きさはほぼ一定である．核小体は一般に小さい．乳頭癌を示唆するすりガラス状クロマチン，核内細胞質封入体，核の溝，核形不整などは通常みられない．細胞質は乏しく，細胞境界は不明瞭である．組織塊が採取された場合には小濾胞間に毛細血管網が観察される．
　好酸性細胞型濾胞癌では，細胞質が広く，顆粒状で，ライトグリーンに好染し，細胞境界が明瞭である．しばしば二核細胞が観察される．核小体が大きくて目立つ症例，核内細胞質封入体・核の溝・核形不整などがみられる症例，充実性集塊がみられる症例などもあり，乳頭癌や低分化癌との鑑別が難しい場合がある．
　細胞の異型度は良性・悪性の区別に関与しないことから，細胞診では濾胞腺腫と濾胞癌との区別は困難で，甲状腺癌取扱い規約では，「鑑別困難，濾胞性腫瘍」と診断することが妥当とされている[1]．甲状腺細胞診ベセスダシステムでは，「濾胞性腫瘍あるいは濾胞性腫瘍の疑い」として報告し，悪性の危険性が15〜30％あるとしている[7]．ただし，採取細胞量が極端に多い，細胞集塊が立体的である，核分裂像がみられる，N/C比が極端に大きい場合には濾胞癌の可能性を示唆することもできる．

6．肉眼所見

　濾胞癌の多くは被膜で囲まれた類円形結節で，2〜4cm大である．割面は充実性で盛り上がり，肉様である．色調は灰白色で，手術によると思われるうっ血や出血をしばしば伴う．nodule in noduleの場合は，良性病変からの悪性化を疑う（図1）．好酸性細胞型の場合は，褐色調で，mahogany-brownと称される（図3）．被膜は濾胞腺腫と比べて厚い症例が多い．微少浸潤型では，被膜浸潤を肉眼的に確認することは難しい（図4）．広汎浸潤型では，多結節

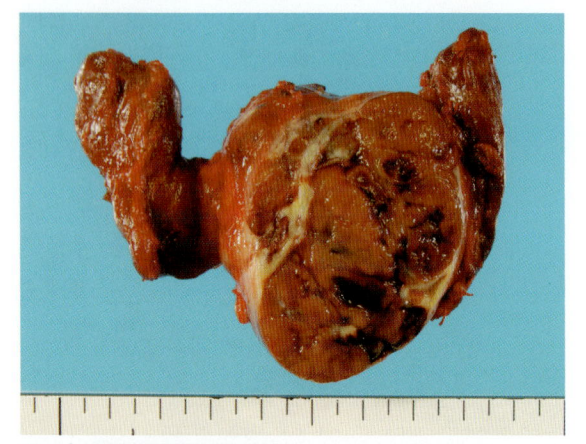

図3 好酸性細胞型濾胞腺腫
割面は褐色稠で，mahogany-brown色と形容される．

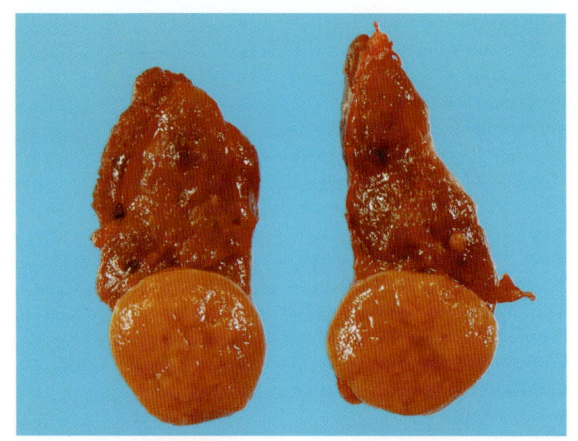

図4 微少浸潤型濾胞癌
肉眼的に被膜浸潤を確認することは難しく，濾胞腺腫様である．割面は膨隆している．

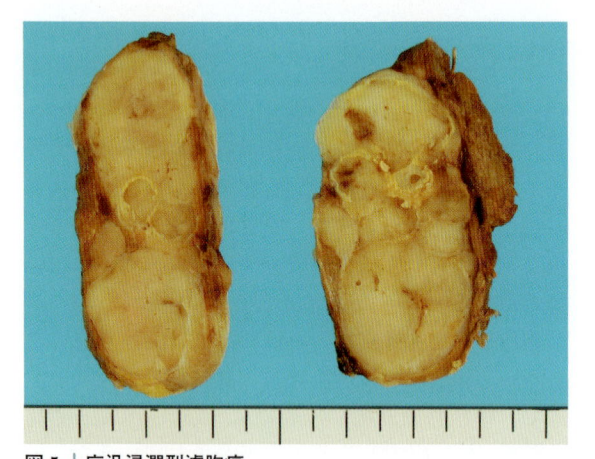

図5 広汎浸潤型濾胞癌
多結節性・分葉状を呈し，何回も被膜浸潤と被膜形成を繰り返した結果と思われる．

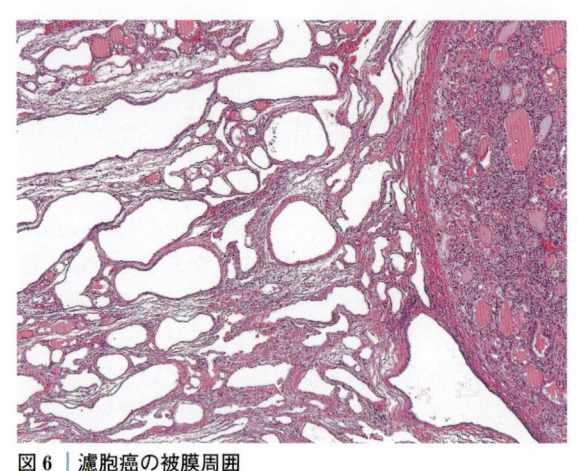

図6 濾胞癌の被膜周囲
被膜周囲の甲状腺組織に拡張した血管が目立ち，あたかも血管腫のようである．

性・浸潤性発育を示し，断裂した被膜部から外方に向かって突出性に増殖する像や被膜で囲まれた小結節（娘結節 daughter nodule）が被膜近くの正常甲状腺内にみられる（図5）．出血や梗塞がみられる場合があり，その原因の一つとして術前の穿刺吸引細胞診が考えられる．

7．組織学的所見

腫瘍は連続性の，あるいは部分的に途切れた被膜で囲まれている．被膜の厚さは0.1〜0.3mmで，濾胞腺腫よりも厚い症例が多い．稀に，被膜が薄い場合もある．被膜は平行に走行する膠原線維からなり，しばしば中型の血管が内部に観察される．石灰化を伴う場合もある．被膜周囲の甲状腺組織には拡張した血管が目立ち，あたかも血管腫のようにみえることもある（図6）．

増殖パターンは濾胞腺腫と同様で，小〜大型の濾胞状，あるいは索状パターンを示し様々である（図7）が，同一腫瘍内ではそれらを構成する腫瘍細胞は均一である．濾胞腺腫と比べて細胞密度が高く，索状パターンの頻度が高い．部分的には，乳頭状構造（図8）や篩状構造（図9）をみることもある．腫瘍細胞は立方状で，細胞質は中等度に豊富で，淡好酸性から両染性である．核は円〜類円形で，不整形核は多くの症例でみられない（図10）．クロマチンは乳頭癌に比べて暗く，顆粒状で，すりガラス状核，核内細胞質封入体，核の溝，核重畳などの乳頭癌を示

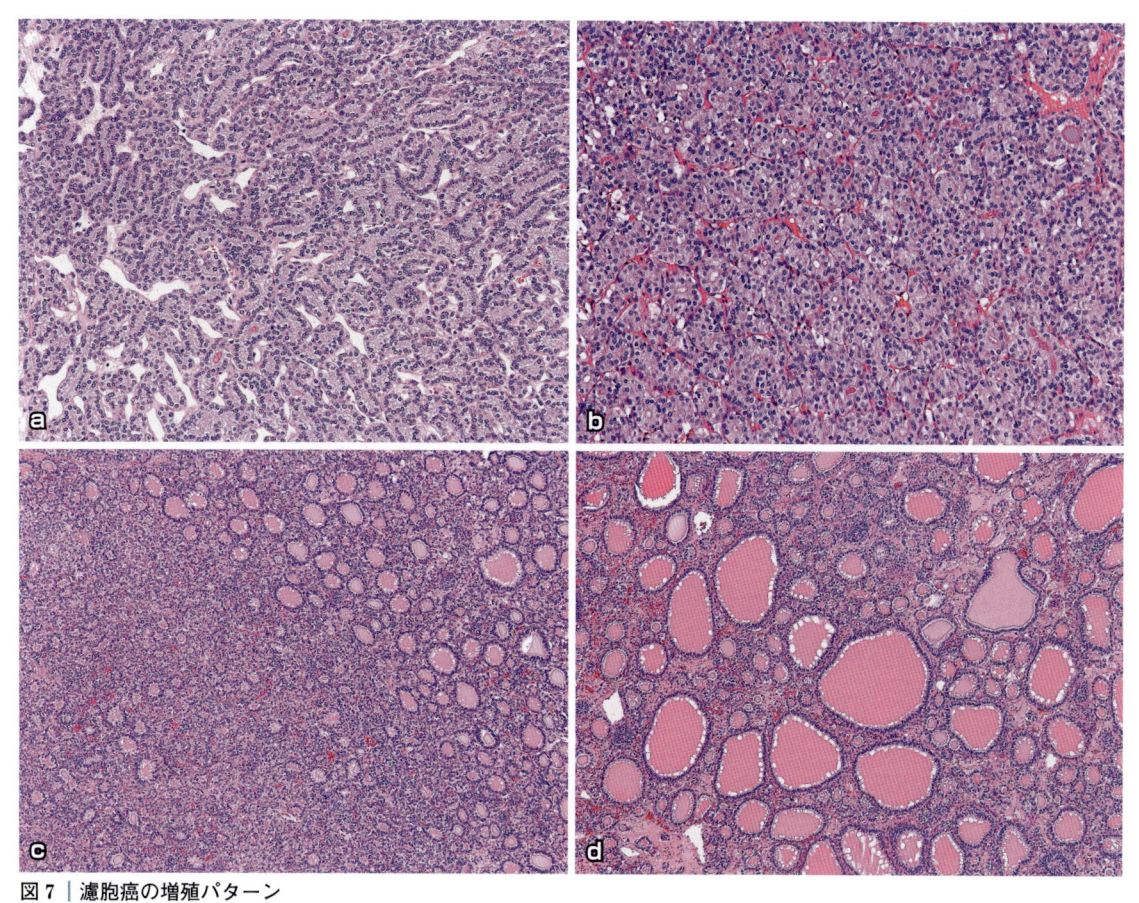

図7 | 濾胞癌の増殖パターン
a：索状パターン，b：小濾胞状パターン，c：小および正濾胞状パターン，d：正および大濾胞状パターン．

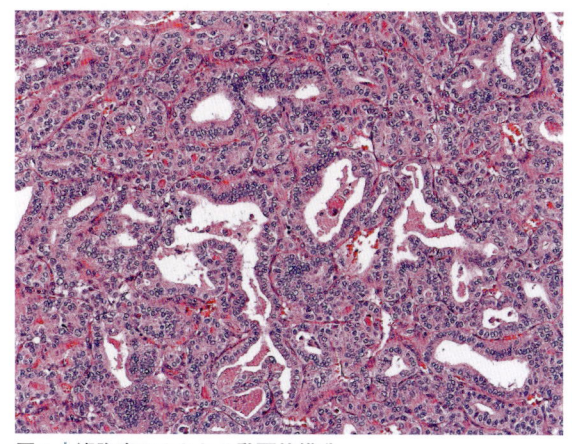

図8 | 濾胞癌にみられる乳頭状構造
細い血管結合組織を伴って乳頭状増殖を示すが，乳頭癌の核所見はみられない．

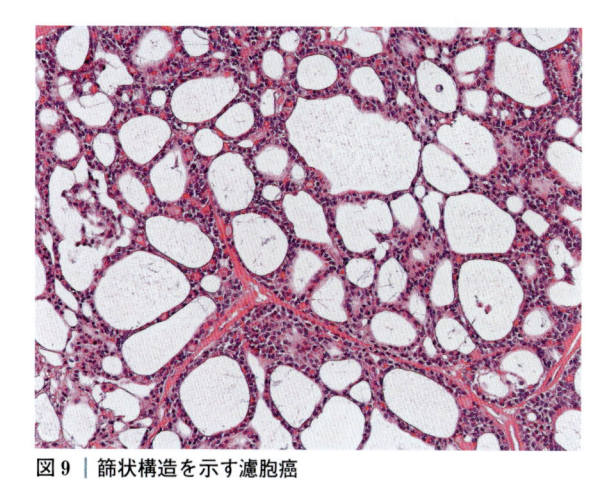

図9 | 篩状構造を示す濾胞癌
腺管様構造の内腔には間質性粘液がみられ，腺様嚢胞癌に類似した増殖パターンを示すことがある．

唆する所見は通常みられない．核小体は小〜大型まで様々である．好酸性細胞型の場合は，不整形核，過染性核，核の溝，大型核小体がみられやすく，時に核内細胞質封入体がみられることもある．稀に，大型で過染性の核を有する異型細胞が散見される（図11）．同様の異型細胞は濾胞腺腫や腺腫様甲状

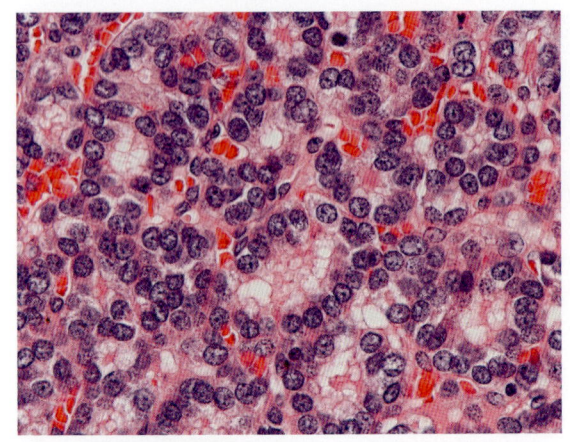

図10 | 濾胞癌の核所見
クロマチンは顆粒状で密に分布し,暗い印象を受ける.核はほぼ円形で,細胞質は乏しい.

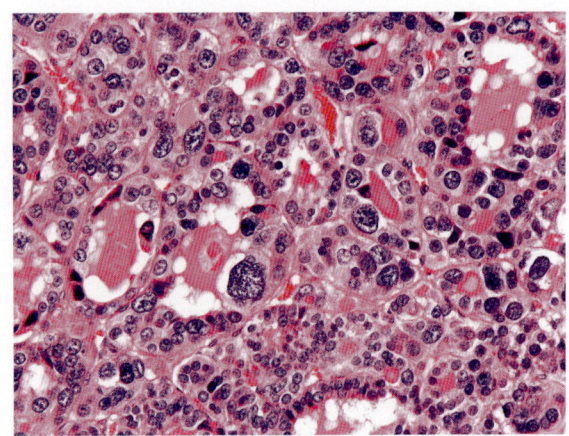

図11 | 大型で,過染性の核がみられる濾胞癌
細胞異型が目立つが,この所見は悪性の指標にはならない.

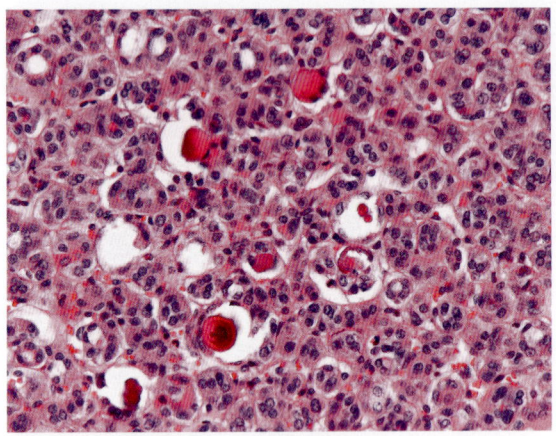

図12 | 石灰化小体がみられる濾胞癌
濾胞腔内に同心円状の石灰化小体がみられる.乳頭癌にみられる砂粒小体と形態的には同様であるが,出現部位や形成機序が異なる.

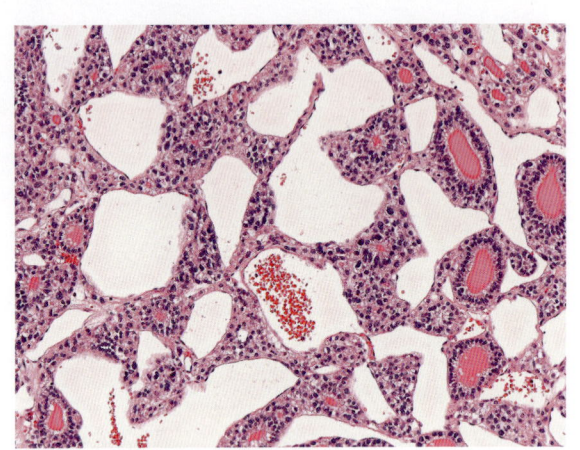

図13 | 類洞様間質を有する濾胞癌
間質にみられる毛細血管が類洞様に拡張している.

腺腫でも観察されることがあり,悪性の指標にはならない.稀に,同心円状の石灰化小体が観察されることがある(図12).乳頭癌にみられる砂粒小体と形態的には同様であるが,出現部位や形成機序が異なる.濾胞癌にみられる石灰化小体は濃縮したコロイド由来であり,濾胞の内腔に形成される.一方,乳頭癌の場合は壊死に陥った腫瘍細胞を結晶核(nidus)にして形成され,間質やリンパ管内に出現することから,両者を区別して認識することが大切である.

核分裂像は稀で,異型核分裂像はさらに稀である.核分裂像が観察できたとしても強拡大10視野中1〜2個程度であり,目立つ場合は,穿刺吸引に対する反応性変化,あるいは低分化癌の可能性が考えられる.同様に,壊死も稀で,広範な壊死の存在は穿刺吸引による梗塞,あるいは低分化癌を示唆する.

間質には毛細血管が豊富で,類洞様に拡張している症例もある(図13).局所的には線維化,硝子化,石灰化,浮腫,間質性粘液の貯留(図14),などがみられるかもしれない.被膜から内部に向かって伸びる隔壁性の結合組織がみられることもある(図15).

8. 悪性基準

増殖パターンや細胞異型では良性・悪性の判定は

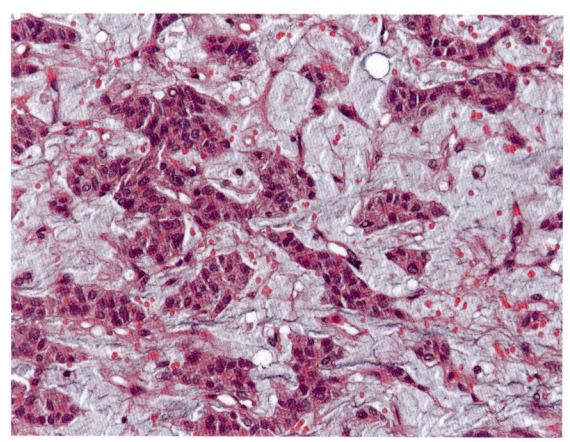

図14│間質性粘液の貯留
間質に多量の間質性粘液の貯留がみられる．

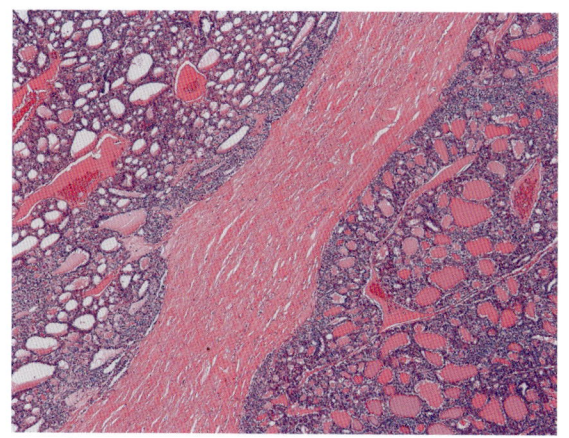

図15│腫瘍内部にみられる隔壁状の結合組織
被膜と連続していることが多い．

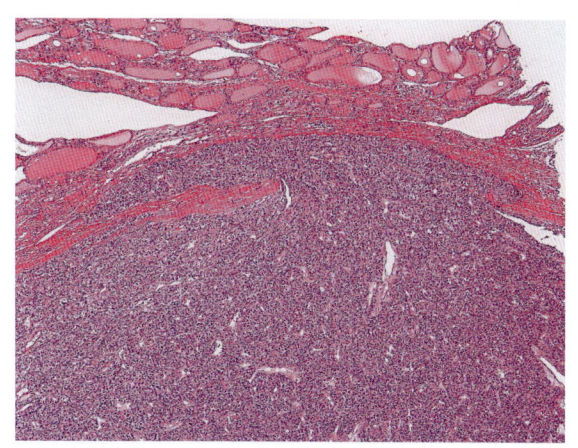

図16│被膜浸潤
被膜の断裂を伴って，マッシュルーム状に外方へ浸潤する像がみられる．

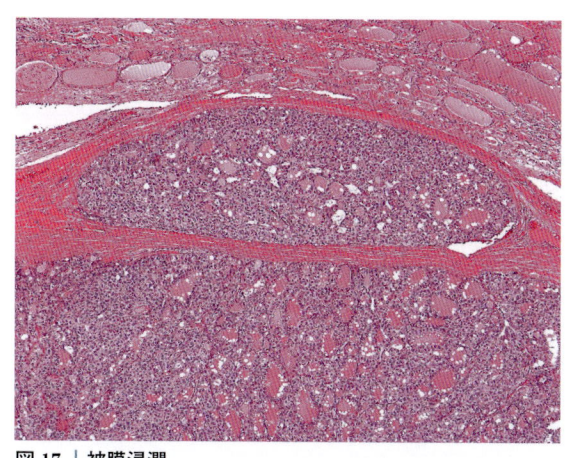

図17│被膜浸潤
被膜で囲まれた小さい結節が被膜近くに存在する場合，細胞学的に主結節と同様であれば，被膜浸潤とする．

できないとされており，濾胞癌の診断は，腫瘍細胞の被膜浸潤，脈管侵襲，甲状腺外への転移のいずれか少なくとも一つを組織学的に確認することである．

1）被膜浸潤

被膜を完全に突き破って，腫瘍が外方に突出している場合に被膜浸潤 capsular invasion と断定できる（図16）．突出している腫瘍塊はしばしばマッシュルーム状・かぎ状の形態を示す．被膜の断裂がなくても，形態的に内部と全く同様の組織像を示す小さい結節（衛星結節 satellite nodule，娘結節 daughter nodule）が被膜外のすぐ近くにみられる場合も被膜浸潤があると判断することができる（図17）．衛星結節は被膜で囲まれている場合もあるし，被膜形成がない場合もある．この衛星結節は腫瘍内と連続している可能性があり，深切りするとかぎ状の定型的な被膜浸潤像をみることができるかもしれない．被膜浸潤が著しい広汎浸潤型濾胞癌では，被膜が欠損している距離が長くなるため，弱拡大で観察しないと認識できない場合がある（図18）．腫瘍が被膜内に浸潤し，被膜が外側に圧排されているものの，被膜を完全に貫通していない場合は，浸潤部の腫瘍の最外部が，周囲の圧排されていない被膜の外縁よりも飛び出している場合は被膜浸潤があると判断し（図19），その位置よりも内側にある場合は浸潤していないと判断する（図20）．被膜浸潤によって飛

図18｜被膜浸潤
被膜が二重化し，内側の被膜（本来の被膜に相当）が途絶している場合は，被膜浸潤が進行した結果と考える．

図19｜被膜浸潤
浸潤部が被膜で覆われていても，浸潤部の先端が周囲の被膜の外縁より外側にある場合は，被膜浸潤と同定する．

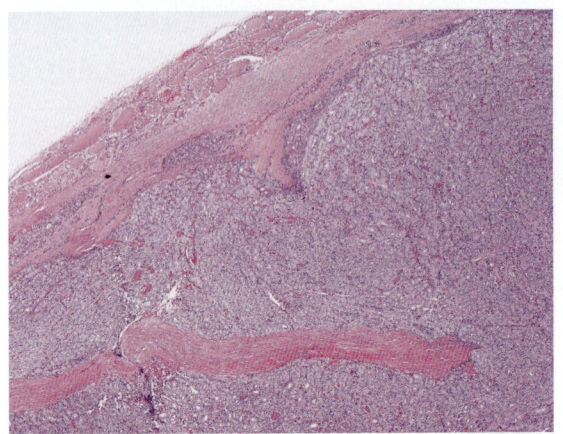

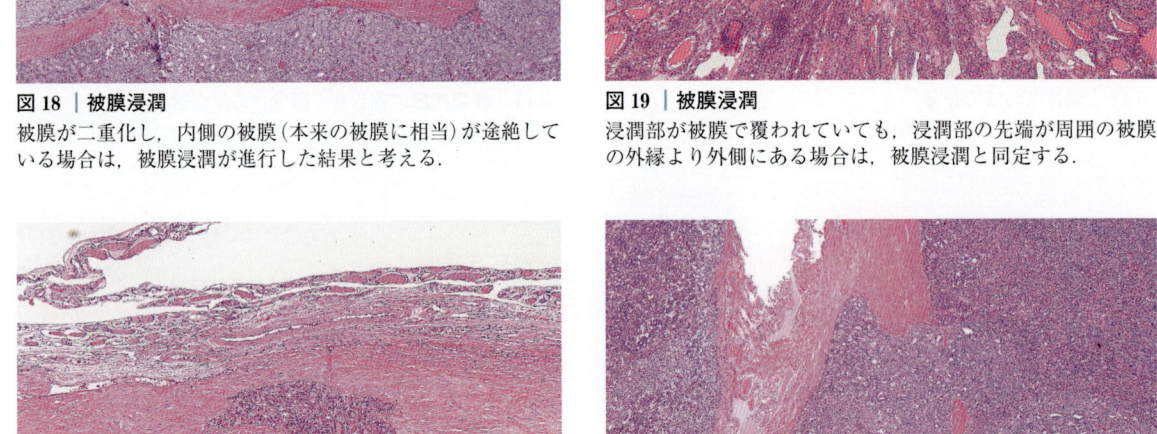

図20｜被膜浸潤と断定できない病変
浸潤部の先端が，周囲の被膜の外縁よりも内側にある場合は，被膜浸潤と同定できないので，追加検索を行う．

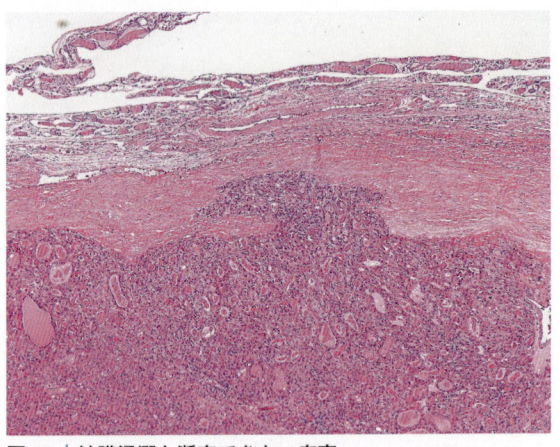

図21｜被膜浸潤
被膜浸潤と被膜新生が繰り返されると，被膜で囲まれた衛星結節（左上）が形成される．写真中央には本来の被膜が残存している．

び出した腫瘍部に新たに被膜が形成されることがある．同一部位で被膜浸潤と被膜新生が繰り返されると，被膜の多重化，腫瘍の分葉化，衛星結節の形成などがみられ（図21），その内部に最外層の被膜と平行に走るband状結合織がしばしばみられる（図18, 21）．これはもともと存在した被膜の残存である．被膜内に数個の小型濾胞が集簇する場合，被膜浸潤か，正常濾胞が被膜によって閉じ込められたものかの判断は難しい．胞巣全体の輪郭が水平方向に長い場合は被膜浸潤とは考えにくく，垂直方向に長い場合は被膜浸潤の可能性があるので，追加切り出しをしてさらに検索する．被膜浸潤部においてリンパ球浸潤，内皮細胞や線維芽細胞の増生がみられる場合は，穿刺吸引によるアーチファクトの可能性が高い．

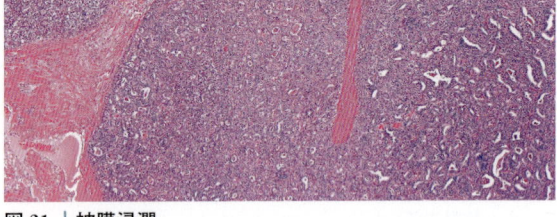

2）脈管侵襲

被膜内もしくは被膜近くの非腫瘍部の血管を観察し，腫瘍内部の血管は脈管侵襲vascular invasionの対象としない．対象血管が内皮細胞で覆われていることを必ず確認する．腫瘍細胞集塊は血管壁との連続性をもって血管内腔にポリープ状に飛び出しているか，鋳型状に詰まっているべきであり，腫瘍細胞集塊の周囲に内皮細胞，もしくは血栓が付着している場合に脈管侵襲と判定する（図22）．腫瘍細胞集塊を覆う内皮細胞は扁平で，反応性増生はしていな

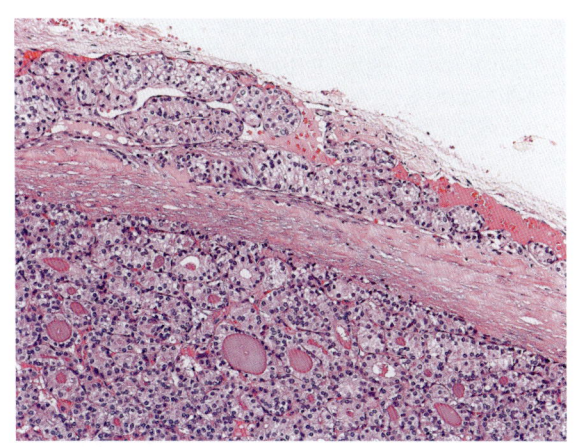

図22 | 脈管侵襲
腫瘍細胞は血管内に存在し，腫瘍胞巣は内皮細胞で被覆されている．

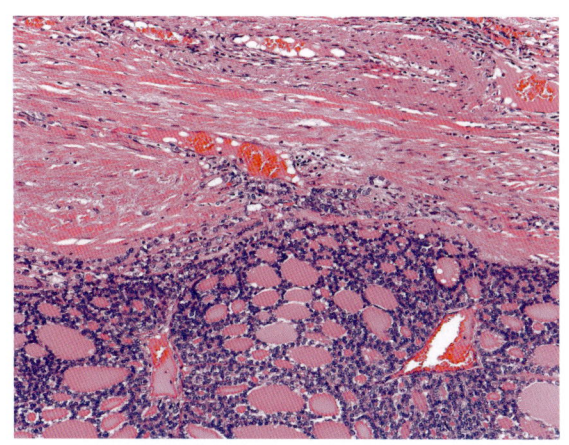

図23 | 脈管侵襲と断定できない病変
被膜内にて，毛細血管，腫瘍細胞集塊，リンパ球が混在している場合は脈管侵襲とは考えない．

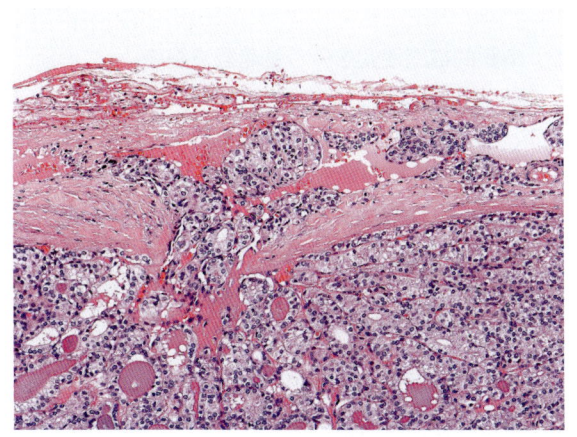

図24 | 脈管侵襲
被膜を貫く血管に脈管侵襲が存在する場合，被膜浸潤か脈管侵襲か区別が難しい．

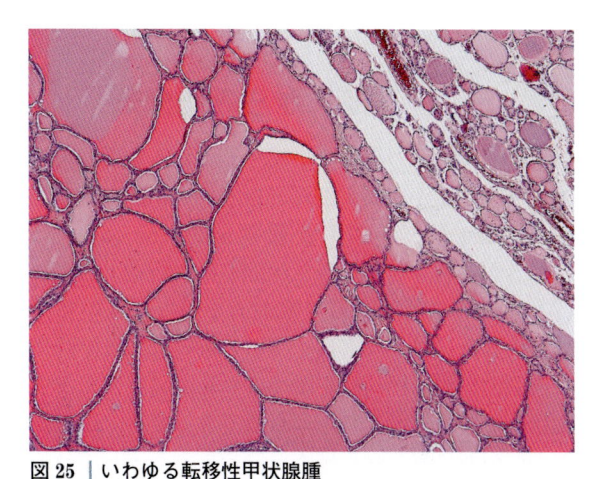

図25 | いわゆる転移性甲状腺腫
被膜形成はなく，大小不同の濾胞からなることから腺腫様結節と診断されたが，後にリンパ節転移，肺転移がみられたことから，濾胞癌であると考えられる．

い．被膜内で，毛細血管，腫瘍細胞集塊，リンパ球が混在している場合は脈管侵襲とは考えない（図23）．被膜を貫く血管に脈管侵襲が存在する場合，脈管侵襲か，被膜浸潤か判断が難しいかもしれない（図24）．なお，被膜浸潤が存在しない結節にて脈管侵襲をみることは稀である．また，脈管侵襲部位が4個以上の場合は予後不良であることから，脈管侵襲部位数3個以下と4個以上と区別して報告することが望ましい．

3) 転移

甲状腺にみられる結節が腺腫様甲状腺腫や濾胞腺腫であっても，組織学的に転移が証明されれば濾胞癌と診断される（図25）．以前は，このような症例は転移性甲状腺腫 metastasizing goiter，悪性腺腫 malignant adenoma と呼ばれていた．甲状腺腫瘍の転移巣と判断するには，組織学的な特徴に加えて，サイログロブリンやTTF-1の免疫染色を行うことが望ましい．転移病巣が組織学的に証明されなくても，甲状腺全摘後の放射性ヨードを用いた全身シンチグラフィーで異常な取り込みが認められれば転移と判断できる．なお，女性の場合，卵巣甲状腺腫からの転移である可能性もあるので，甲状腺からの転移と断定する前に，必ず卵巣腫瘍や卵巣摘出術の既往を確認することが重要である．

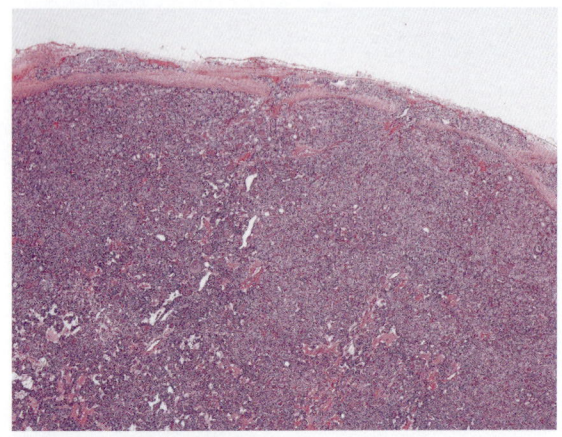

図 26 | 広汎浸潤型濾胞癌
肉眼的に被膜浸潤は明らかでないが，脈管侵襲像が多数みられることから，広汎浸潤型に分類される．

表 2 | 浸潤様式からみた濾胞癌の分類

1. 甲状腺癌取扱い規約，WHO 分類[1,4]
   - 微少浸潤（被包）型 Minimally invasive (encapsulated)
   - 広汎浸潤型 Widely invasive
2. Fletcher CDM の成書[3]
   - Minimally invasive
       with capsular invasion only
       with limited (<4) vascular invasion
       with extensive (≧4) vascular invasion
   - Widely invasive (frankly invasive)
3. Nikiforov YE らの成書[2]
   - Encapsulated follicular carcinoma with microscopic capsular invasion
   - Encapsulated follicular carcinoma with gross capsular invasion
   - Encapsulated follicular carcinoma with angioinvasion
   - Widely invasive follicular carcinoma

9. 浸潤様式からみた分類

濾胞癌の浸潤の程度は予後を推測する重要な因子であり，古くから微少浸潤 minimally invasive（被包 encapsulated）型と広汎浸潤型 widely invasive の 2 つに分類されてきた．甲状腺癌取扱い規約[1]によれば，微少浸潤型は腫瘍被膜がよく保たれている癌で，肉眼的には浸潤部位を明示し難い，広汎浸潤型は肉眼的に周囲甲状腺組織の広い範囲に浸潤を示す濾胞癌で，顕微鏡レベルのものであっても，脈管侵襲が広範囲にみられれば本型に分類するとしている（図 26）．当然，広汎浸潤型は微少浸潤型に比べて予後不良である．しかし，この 2 つの分類にうまくあてはまらない症例があることや，血管侵襲の有無が予後に非常に重要であることから，最近では，さらに細かい分類がなされており，被膜浸潤よりも脈管侵襲を重要視している[2,3]（表 2）．以下の分類は Nikiforov らの成書[2]からの引用である．

1）顕微鏡的被膜浸潤を伴う被包型濾胞癌

顕微鏡的被膜浸潤を伴う被包型濾胞癌 encapsulated follicular carcinoma with microscopic capsular invasion は，臨床的，画像的，肉眼的に濾胞腺腫と区別が困難で，組織学的に被膜浸潤が確認される濾胞癌である．被膜浸潤の部位は数箇所までにとどまり，周囲甲状腺組織に浸潤性の増殖を示さず，脈管侵襲もみられない．転移・再発の頻度は非常に低く，腫瘍関連死は 5％以下である．

2）肉眼的被膜浸潤を伴う被包型濾胞癌

肉眼的被膜浸潤を伴う被包型濾胞癌 encapsulated follicular carcinoma with gross capsular invasion (overtly invasive follicular carcinoma) は，被包化されているが，被膜が断裂し，腫瘍が周囲甲状腺に浸潤する所見が肉眼的に観察されるか，衛星結節がみられる濾胞癌である．脈管侵襲はみられない．転移・再発の頻度は低く，腫瘍関連死は 5〜15％である．

3）脈管侵襲を伴う被包型濾胞癌

脈管侵襲を伴う被包型濾胞癌 encapsulated follicular carcinoma with angioinvasion は，多くて数ヵ所までの脈管侵襲がみられる，被包型乳頭癌である．通常被膜浸潤を伴うが，被膜浸潤のない症例もある．転移・再発の可能性があり，腫瘍関連死は 5〜30％である．中でも，血管侵襲が 4 ヵ所以上の場合は予後が悪い．

4）広汎浸潤型濾胞癌

広汎浸潤型濾胞癌 widely invasive follicular carcinoma は，甲状腺組織に対し広汎に浸潤する濾胞癌で，しばしば甲状腺周囲組織にも浸潤をみる．被膜の遺残が腫瘍塊内にみられるかもしれないが，浸潤の先端部には通常被膜はみられない．その浸潤性パターンから画像的，肉眼的にも悪性を示唆できる．脈管浸潤はみられやすい．低分化癌との鑑別はしばしば問題となる．転移・再発率は約 55％で，腫瘍関連死は約 50％である．

10. 濾胞癌の特殊型

1) 好酸性細胞型濾胞癌

好酸性細胞型濾胞癌 oxyphilic cell (oncocytic) variant of follicular carcinoma は，腫瘍の75％以上が好酸性で，顆粒状の広い細胞質を有する腫瘍細胞より構成される濾胞癌で，甲状腺悪性腫瘍の3～4％を，濾胞癌の20～25％を占める[2-4]．肉眼的に赤褐色を呈することが特徴的で，出血，囊胞形成，線維化，梗塞などをみることもある（図3）．

腫瘍細胞は大型，多角形で，細胞境界は明瞭である．細胞質は豊富で，濃い好酸性を示し，顆粒状である（図27）．この細胞質の特徴は多量のミトコンドリアによるもので，しばしば電顕にて形態的に異常なミトコンドリアがみられる．核は小～中型で，クロマチンは粗大顆粒状である．核や細胞質の大小不同や二核細胞は比較的よくみられる．核小体が非常に大きく，目立つ症例もあるが，悪性の診断基準にはならない．核の溝や核内細胞質封入体がみられることもあるが，それ以外の乳頭癌を示唆する核所見はみられない．

増殖パターンは濾胞状，索状，充実性と様々で，部分的には乳頭状増殖もみられる．濾胞内・胞巣内に砂粒体がみられることもあるが，乳頭癌とは異なり，濃縮したコロイドに由来する．

好酸性顆粒状細胞質をもった腫瘍細胞を主体とする腫瘍は全て悪性性格が認められるという立場もあるが，一般的には，通常の濾胞性腫瘍と同様の基準が用いられている．すなわち，被膜浸潤，脈管侵襲，転移のいずれかを組織学的に確認できたもののみを好酸性細胞型濾胞癌とする．好酸性細胞性腫瘍における悪性の頻度は通常型よりも高いとされており，報告例の平均は約20％である．好酸性細胞からなる悪性腫瘍は濾胞癌の亜型か，あるいは別個の疾患概念かについては未だ議論されている．

2) 明細胞型濾胞癌

明細胞型濾胞癌 clear cell variant of follicular carcinoma は，腫瘍の多く（75％以上）が淡明な細胞質を有する腫瘍細胞より構成されている濾胞癌である．淡明化はミトコンドリアの風船化，脂肪あるいはグリコーゲンの蓄積，サイログロブリンの貯留などによる．腫瘍細胞の核は小型で，中心性に位置する傾向がある．細胞質は完全に淡明なものから，好酸性顆粒状，泡沫状と症例により様々である．この亜型

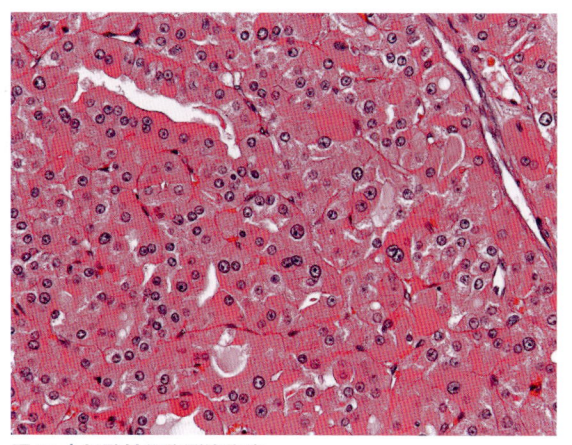

図27｜好酸性細胞型濾胞癌
細胞質は広く顆粒状で，好酸性が強い．二核細胞，核の大小不同，大型核小体がみられる．

はしばしば甲状腺周囲組織へ浸潤し，再発したと報告されているが，通常型と比べて有意に予後が悪いとは証明されていない．組織学的には，転移癌，特に腎細胞癌の転移との鑑別が必要であり，免疫染色にて，サイログロブリンやTTF-1が陽性であることを確認すべきである．

3) 粘液産生型濾胞癌

粘液産生型濾胞癌 mucinous variant of follicular carcinoma は，好塩基性粘液が間質に多量にみられる濾胞癌である．しばしば微小囊胞，網状間質，多房性変化を伴う．大きな粘液性プールを形成することもある．甲状腺癌取扱い規約では，粘液癌 mucinous carcinoma として，別に扱っている．粘液は Alcian blue 染色，PAS 染色，mucicarmine 染色陽性である．この粘液は腫瘍細胞が産生したものか，サイログロブリンが崩壊したものかわかっていない．

4) 印環細胞型濾胞癌

印環細胞型濾胞癌 signet-ring cell variant of follicular carcinoma は，細胞質が空胞状になり，核を辺縁に圧排している腫瘍細胞が目立つ濾胞癌である．空胞内の物質は PAS 染色陽性，サイログロブリン陽性で，Alcian blue 染色陰性，mucicarmine 染色はしばしば陰性である．電顕的には，微絨毛で囲まれた細胞質内小腺腔がみられる．印環細胞性変化はびまん性のこともあるし，局所的な症例もある．胃や乳腺にみられる印環細胞癌と異なり，濾胞状，索状の増殖パターンは保たれている．

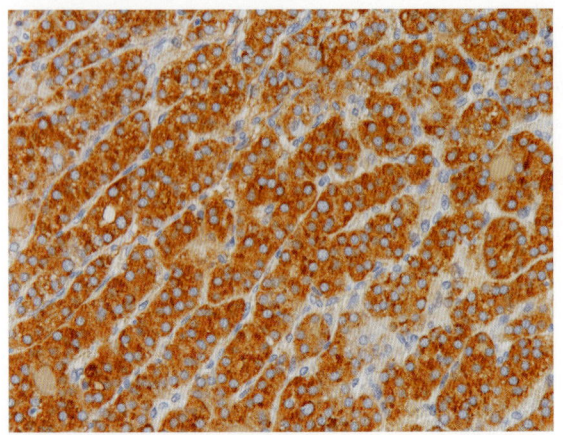

図 28 │ サイログロブリン免疫染色
腫瘍細胞の細胞質全体がサイログロブリンに強陽性を示す．コロイドの染色性は細胞質よりも弱い．

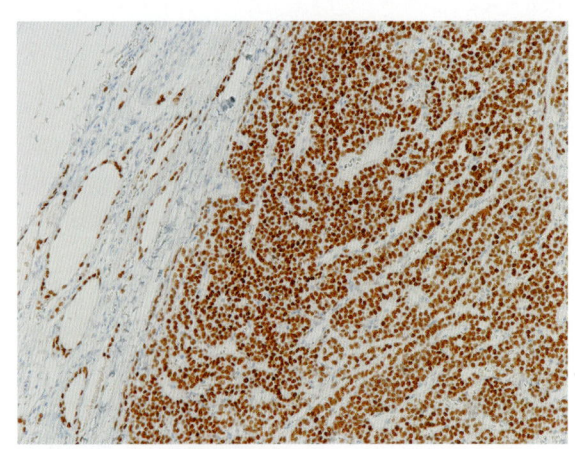

図 29 │ TTF-1 免疫染色
腫瘍細胞の核は TTF-1 に強陽性を示す．

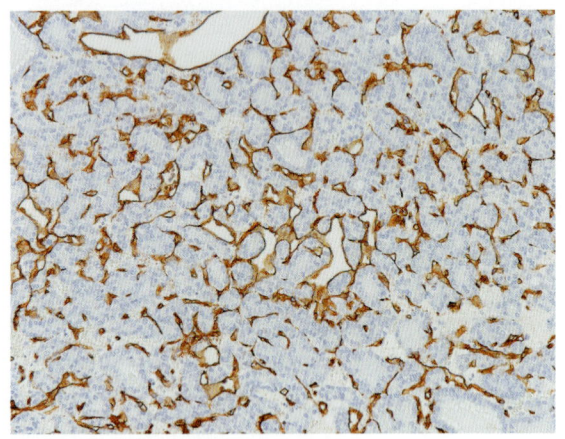

図 30 │ CD 34 免疫染色
腫瘍の間質は毛細血管に富んでいる．

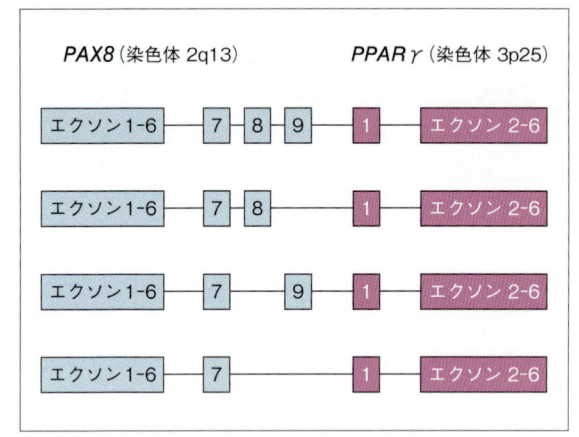

図 31 │ *PAX8/PPARγ* 再構成にみられる転写
エクソンの配列と融合部位には幾つかの種類がある．

11. 免疫組織化学的特徴

　腫瘍細胞は甲状腺濾胞上皮への分化を示すことから，サイログロブリンと TTF-1 に強陽性を示す．サイログロブリンは細胞膜，細胞質，濾胞腔いずれも染色される（図 28）．TTF-1 は腫瘍細胞の核に陽性局在を示す（図 29）．好酸性細胞型では，サイログロブリンの染色性が弱い．サイトケラチンでは，CK7，CAM5.2，AE1/AE3 に陽性で，CK20 は陰性である．AE1/AE3 とサイログロブリンは壊死に陥った細胞でも陽性に染まることがある．カルシトニン，CEA，クロモグラニン A，シナプトフィジンなどは陰性である．PPARγ がびまん性に強陽性を示す場合は，*PAX8/PPARγ* の再構成があることを示唆している[8]．間質は血管に富んでおり，CD34 にて明瞭に染め出される（図 30）．

　好酸性細胞型では，ミトコンドリア特異抗原がびまん性に細胞質全体に強く染まるが，通常型でも局所的に，あるいは細胞質が部分的に染色される．免疫染色にて，好酸性細胞が顆粒状に薄く染色される場合は，偽陽性の可能性があるので注意が必要である．

　galectin-3，HBME-1，CITED1 の免疫染色は，それぞれ濾胞癌の 50〜90％，40〜90％，15〜50％に陽性を示す[2]．これらの染色が単独で悪性を示唆することはできないが，濾胞腺腫でこれらの2つ以上が陽性の場合は 2〜5％しかないことから，galectin-3，HBME-1，CITED1 のうち2つ以上が陽性

2．濾胞癌　41

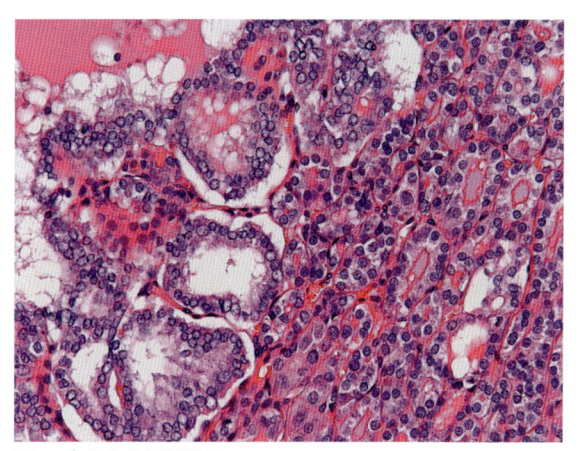

図32｜高分化甲状腺癌 NOS
腫瘍のほとんどが濾胞癌（図右）の像であるが，一部に乳頭癌の核所見がみられる（図左）．

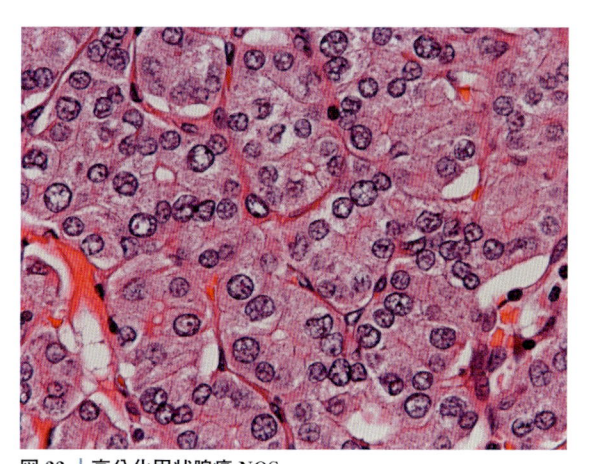

図33｜高分化甲状腺癌 NOS
小濾胞性に増殖する腫瘍細胞の核はやや明るく，核形不整や核の溝がみられるが，定型的な乳頭癌の核ではない．

表3｜甲状腺腫瘍における PAX8/PPARγ 再構成，RAS 遺伝子変異，RET/PTC 再構成の頻度

	濾胞腺腫	濾胞癌	通常型乳頭癌	濾胞型乳頭癌
PAX8/PPARγ 再構成	11％	36％	0％	16％
RAS 遺伝子変異	5〜30％	40〜50％	0％	25〜47％
RET/PTC 再構成	0％	0％	26〜28％	3％

の場合は悪性の可能性が示唆されるかもしれない．MIB-1 labeling index は多くの症例が5％以下である．広汎浸潤型ではしばしば5％以上であり，転移例では10％以上のこともある．

12．分子病理

　PAX8/PPARγ 再構成は濾胞癌の約1/3にみられる（図31，表3）[2-4, 9, 10]．この再構成は，PPARγ の免疫染色や染色体転座 t(2;3)(q13;p25) の存在により示唆され，RT-PCR や FISH にて確認することができる．PAX8/PPARγ 再構成は濾胞腺腫にも約10％の頻度で検出されるが，そのような症例を丹念に再検索すると，被膜浸潤や脈管浸潤がみつかることがある．したがって，PAX8/PPARγ 再構成の存在は強く悪性を示唆し，濾胞腺腫にこの再構成がみられる場合は，非浸潤性（前浸潤段階）濾胞癌であるかもしれない．RAS 遺伝子変異は40〜50％にみられるが，濾胞腺腫の約5〜30％，濾胞型乳頭癌の約25〜47％にもみられ，濾胞癌における診断的意義は少ない[2-4]．

13．鑑別診断

1）濾胞腺腫

　濾胞腺腫と濾胞癌の区別は，被膜浸潤，脈管侵襲，転移の有無により判断する．厚い被膜，強い細胞異型，高い細胞密度，豊富な核分裂像，高いMIB-1 標識率，PPARγ のびまん性強陽性，PAX8/PPARγ 再構成の存在などはいずれも悪性の可能性を示唆するが，いずれも濾胞癌の診断根拠にはなりえない．濾胞腺腫と診断された症例の中には，非浸潤性（前浸潤段階）濾胞癌，あるいは濾胞腺腫を先行病変として発生し，まだ被膜外に浸潤していない濾胞癌が含まれているに違いないが，それらを同定し，別の疾患概念として分類することに，臨床的意義を見出せない．

2）濾胞型乳頭癌

　乳頭癌に特徴的な核所見（すりガラス状核，核の溝，核内細胞質封入体，核重畳など）の有無で鑑別する．いずれも局所的に，あるいは単独で存在する場合は十分ではなく，乳頭癌と診断する場合は，複数の核所見が腫瘍全体に分布してみられるべきであ

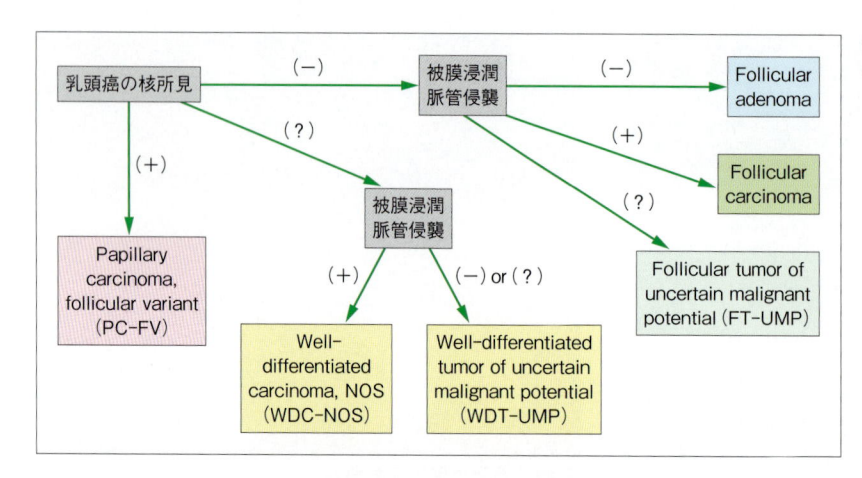

図34 | 甲状腺被包型濾胞性腫瘍の診断アルゴリズム

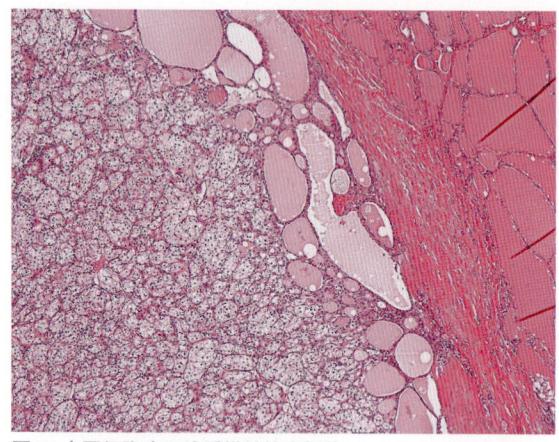

図35 | 腎細胞癌の腺腫様結節内転移
明細胞型濾胞腺腫との鑑別が問題になるが，明細胞部はTTF-1陰性，サイログロブリン陰性，CD10陽性であった．

る(図32)．免疫染色にて，通常型乳頭癌に陽性を示すサイトケラチン19(CK19)，高分子量ケラチン(34βE12)，HBME-1などが陰性の場合は濾胞癌の診断を支持する．時に，濾胞癌と乳頭癌の中間的な核所見を示す腫瘍(図33)や，被膜浸潤や脈管浸潤の判定が難しい症例に遭遇することがあり，そのような症例では上記の免疫染色も定型的でなく，濾胞癌か乳頭癌か，悪性か良性か，判断できない．このような境界病変への対応として，図34のようなアルゴリズムを利用するのが現実的である[11]．すなわち，乳頭癌の核所見が明らかであれば濾胞型乳頭癌，明らかでなければ濾胞性腫瘍とし，後者は被膜浸潤・脈管侵襲があれば濾胞癌，なければ濾胞腺腫，どちらともいえなければ濾胞性腫瘍，悪性度不明とする．乳頭癌の核所見がどちらともいえない場合，被膜浸潤・脈管侵襲が明らかであれば高分化甲状腺癌NOS，被膜浸潤・脈管侵襲がどちらともいえなければ高分化甲状腺腫瘍，悪性度不明とする．

3) 低分化癌

索状，充実性，島状構造がみられる濾胞上皮由来の腫瘍が低分化癌であるが，その診断基準は甲状腺癌取扱い規約[1]，WHO分類[4]，トリノ提言[12]などで異なる(第2部I-3「低分化癌」を参照)．甲状腺癌取扱い規約では，それらの増殖パターンが少しでもあれば低分化癌とするとしており，広汎浸潤型濾胞癌や好酸性細胞型濾胞癌の多くが低分化癌と分類されることになる．一方，WHO分類では，低分化成分が大半を占め，壊死や脈管侵襲を伴う場合に低分化癌とするとしているし，索状増殖を示す好酸性細胞型腫瘍は濾胞癌として記載している．したがって，現状では，甲状腺癌取扱い規約では低分化癌，WHO分類では被包型濾胞癌という症例が存在することから，両者の診断名と用いた分類を併記して報告するのが妥当であろう．

4) 転移癌

甲状腺はリンパ管や血管が発達していることから，転移癌がみられることは稀でない．通常は全身転移の一つとしてみられるが，時に原発巣切除後10年以上経過して発見される場合があるし，原発巣が診断される前に甲状腺の転移巣がみつかる場合もある．腎細胞癌の転移の約1/3は原発巣よりも先にみつかり，明細胞型濾胞癌との鑑別を余儀なくされる．腎細胞癌と明細胞型濾胞癌の鑑別には免疫染色が有用で，前者はCD10，RCCが陽性で，後者は

TTF-1, サイログロブリンが陽性である．図35は明細胞腺腫と診断されていた症例で，免疫染色の結果，腺腫様結節内に転移した腎細胞癌であることが判明した．

14. 治療・予後

　術前に濾胞癌を疑う症例は少ないことから，通常葉切除が行われる．術中迅速診断で被膜浸潤や脈管侵襲を見出すことは困難なため，濾胞癌の診断は術後の組織学的検索により行われる．微少浸潤型の場合は，追加切除を行わずに，経過観察することが多い．広汎浸潤型や低分化癌の場合は残存甲状腺を摘出（補完全摘出術）し，血清サイログロブリン値をマーカーとして経過観察する．濾胞癌のリンパ節転移は乳頭癌と比べて低く，微少浸潤型の2.0％，広汎浸潤型の9.8％で[13]，リンパ節転移が術前に疑われない限り，リンパ節郭清は行われない．

　濾胞癌の局所再発や遠隔転移は15～30％で，5年以内にみられることが多いが，10～20年後に出現する症例もある[2]．10年生存率は80％台で，好酸性細胞型は70％台である．予後不良の因子としては，50歳以上，大きさが4cm以上，診断時の遠隔転移，脈管侵襲（特に，4ヵ所以上），甲状腺外浸潤などが挙げられる．その他の因子としては，好酸性細胞型，bcl-2やEカドヘリンの染色性低下，p53陽性，高MIB-1標識率，*RAS*遺伝子変異の存在などが報告されている[2-4]．

（廣川満良）

文　献

1) 甲状腺外科研究会（編）：甲状腺癌取扱い規約，第6版．金原出版，2005
2) Nikiforov YE, Biddinger PW, Thompson LDR (eds)：Diagnostic Pathology and Molecular Genetics of the Thyroid. Lippincott Williams & Wilkins. Philadelphia, 2009, pp103-122
3) Fletcher CDM (ed)：Diagnostic Histopathology of Tumors, 3rd ed. Churchill Livingstone, London, 2007, pp997-1079
4) DeLellis RA, Lloyd RV, Heitz PU et al：WHO Classification of Tumours. Pathology & Genetics, Tumours of Endocrine Organs. IARC Press, Lyon, 2004, pp93-103
5) Kini SR (ed)：Thyroid Cytopathology. Lippincott Williams & Wilkins, Philadelphia, 2008, pp53-99
6) 廣川満良, 前川観世子, 柳瀬友佳里 他：病理による穿刺吸引細胞診外来．外科病理マニュアル．病理と臨床 26（臨増）：354-360, 2008
7) Ali SZ, Cibas ES (eds)：The Bethesda System for Reporting Thyroid Cytopathology. Springer, New York, 2010, pp1-3
8) Nikiforov YE, Biddinger PW, Caudill CM et al：PAX8-PPARganma rearrangement in thyroid tumors. Am J Surg Pathol 26：1016-1023, 2002
9) Greco A, Borrello MG, Miranda C et al：Molecular pathology of differentiated thyroid cancer. Q J Nucl Med Mol Imaging 53：440-453, 2009
10) Placzkowski KA, Reddi HV, Grebe SK et al：The role of the PAX8/PPARgamma fusion oncogene in thyroid cancer. PPAR Res 2008：672829, 2008
11) Williams ED, Abrosimov A, Bogdanova TI et al：Two proposals regarding the terminology of thyroid tumors. Int J Surg Pathol 8：181-183, 2000
12) Volante M, Collini P, Nikiforov YE et al：Poorly differentiated thyroid carcinoma：the Turin proposal for the use of uniform diagnostic criteria and an algorithmic diagnostic approach. Am J Surg Pathol 31：1256-1264, 2007
13) Hirokawa M, Ito Y, Kuma S et al：Nodal metastasis in well-differentiated follicular carcinoma of the thyroid. Oncology Letters 1：873-876, 2010

第 2 部　組織型と診断の実際

I．悪性腫瘍

3　低分化癌

はじめに

　甲状腺低分化癌 poorly differentiated carcinoma は，2004 年に刊行された WHO 甲状腺組織分類（以下；WHO 分類）に掲載された新しい疾患概念である[1]．我が国では，既に甲状腺癌取扱い規約 第 5 版（1996 年）に掲載されていたが，同規約の改訂にあたり，2005 年に刊行された第 6 版では WHO 分類に沿うように若干の修正を加え，取扱い規約分類として提示された[2-5]．

　甲状腺低分化癌に関しての概念については完全なる合意が形成されているが，組織学的所見については幾つかの立場があり，各々の間に差違がある．我が国でもいずれの立場がより適切かの研究が進められている．現段階では，我が国においては取扱い規約分類の立場が妥当であろうという報告が幾つか発表されているので，それらについても触れる．

　なお，甲状腺内の腫瘍形成性病変に対しては，治療開始前の診断にしばしば穿刺吸引細胞診が施行される．しかしながら，低分化癌に関しての標準的な判定基準は確立されていないのが現状である．細胞診断基準の標準化に対する取り組みについても最後に触れる．

1．定義・概念

　既に述べたように WHO 分類（2004 年）では poorly differentiated carcinoma が，濾胞上皮由来の甲状腺原発悪性腫瘍の一組織型に加えられ，我が国の取扱い規約分類（2005 年）でも低分化癌が組織型として正式に取り上げられた（**表 1**）．

　そのきっかけは，従来より予後が極めて良好とされていた乳頭癌，濾胞癌中にも思わぬ不幸な転帰をとる症例があり，そのような症例の解析の結果，組織学的に特徴ある病理所見が得られたというものであった．

　ここでは，従来の乳頭癌，濾胞癌の最も特徴的とされてきた乳頭状構造，濾胞構造を高分化成分と呼び，それ以外にみられる充実性，索状などの所見は低分化成分と呼ぶ．高分化成分だけから成る乳頭癌，濾胞癌は，取扱い規約 第 5 版ではそれぞれ高分化乳頭癌，高分化濾胞癌と呼ばれてきた．他方，少しでも低分化成分を含む場合は，それぞれ低分化乳頭癌，低分化濾胞癌と呼ばれていた．

　しかしながら，現行の WHO 分類，取扱い規約分類によれば，乳頭癌，濾胞癌とは従来の高分化乳頭癌，高分化濾胞癌のみを指すこととなった．言い換えると，低分化乳頭癌，低分化濾胞癌は両者を区別せず，一括して低分化癌として扱われる．

　これらをまとめると，従来の乳頭癌・濾胞癌の中で，低分化成分をもつ症例は，別に扱うこととし，それが低分化癌と呼ばれることになったのである．

　定義については**表 2**のごとくであり，低分化癌は病理形態的にも臨床的にもそして生物学的にも乳頭癌・濾胞癌と未分化癌との中間に位置する疾患である．

2．組織学的所見

　取扱い規約分類では，低分化癌の細胞学的特徴と

表1 | 甲状腺濾胞上皮由来の悪性腫瘍の組織分類

WHO分類（2004）	取扱い規約分類（2005）
Papillary carcinoma	乳頭癌
Follicular carcinoma	濾胞癌
Poorly differentiated carcinoma	低分化癌
Undifferentiated (anaplastic) carcinoma	未分化癌
Medullary carcinoma	髄様癌
Malignant lymphoma	悪性リンパ腫

表2 | 甲状腺低分化癌 poorly differentiated carcinoma の定義

低分化癌：高分化型乳頭癌ないし高分化型濾胞癌と未分化癌との中間的な形態像および生物学的態度を示す濾胞上皮由来の悪性腫瘍．（癌取扱い規約分類，2005）

Poorly differentiated carcinoma：Follicular-cell neoplasms that show limited evidence of structural follicular cell differentiation and occupy both morphologically and behaviourally an intermediated position between differentiated (follicular and papillary carcinomas) and undifferentiated (anaplastic) carcinomas.（WHO 分類，2004）

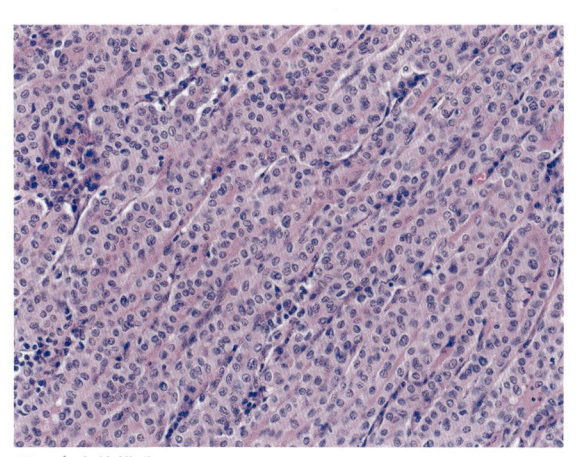

図1 | 索状構造
癌細胞は列をなして配置している．

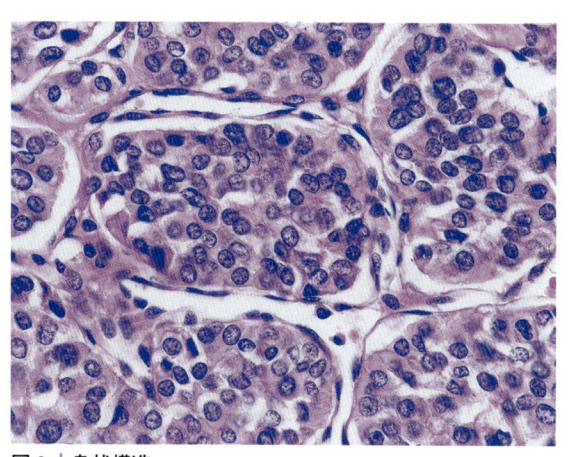

図2 | 島状構造
膵 Langerhans 島様の構造を示している．

して，（1）充実性 solid，（2）索状 trabecular，（3）島状 insular，（4）硬性 scirrhous を挙げている．いずれも腺癌細胞の増殖からなるが，腺腔を作らない構造である．それが低分化癌と命名された由縁でもある．

図1～3には，取扱い規約分類に示されている写真を掲載した．図3のように，低分化成分と高分化成分とが混在することも低分化癌の特徴とされている．取扱い規約分類では，両成分の比率について数値では示しておらず，量の多寡にかかわらず，明瞭な低分化成分が認められれば，低分化癌と診断するとされている．未分化転化を示した乳頭癌や濾胞癌が，乳頭癌や濾胞成分の占める比率にかかわらず全体としては未分化癌と診断されるのと同様である．

癌細胞個々の特徴は乳頭癌，濾胞癌と同様であり，未分化癌ほどの強い異型は示さない．

しかしながら，WHO 分類では細胞の特徴として壊死，核異型，核分裂を挙げており（図4～6），これが診断の混乱を招いている．その対応については後述する．

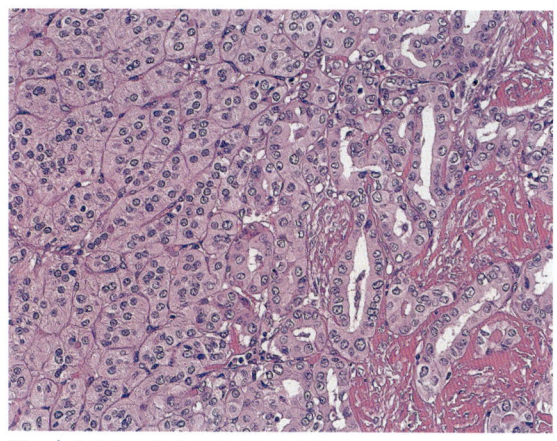

図3 | 高分化・低分化両成分の混在
多くの低分化癌にみられる所見である．

3. 臨床病理学的研究の経緯

以前より，乳頭癌，濾胞癌の中で時にみられる予後不良例についての報告や解析は行われてきた．そのような流れの中で，1983年に我々は，乳頭癌・

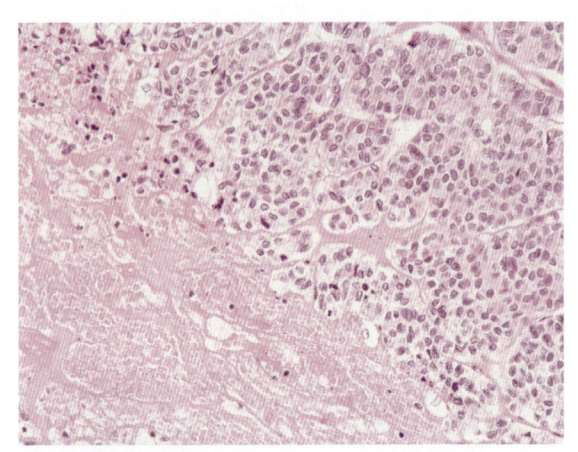

図 4 | 壊死
癌細胞が死滅している．

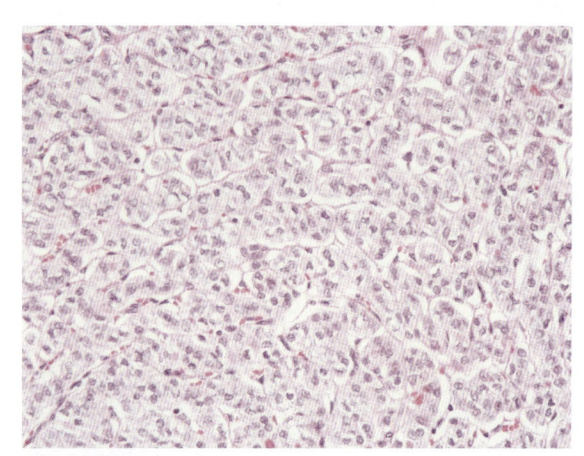

図 5 | 核異型
核形状不整がみられる．

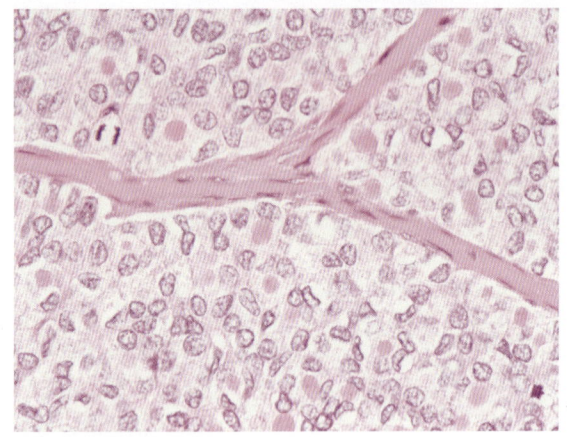

図 6 | 核分裂像
図中央部に核分裂像がみられる．

表 3 | 文献 6 の研究結果①：原発性甲状腺癌の組織型分布（低分化癌導入前）（1968～80, CIH）

	検討症例（258 例）	
乳頭癌	192（74.4％）	221（85.7％）
濾胞癌	29（11.2％）	
未分化癌	25（9.7％）	
髄様癌	6（2.3％）	
その他	6（2.3％）	

表 4 | 文献 6 の研究結果②：乳頭癌・濾胞癌の分化度別症例分布

	高分化癌	低分化癌	計
乳頭癌	162（84.4％）	30（15.6％）	192（100％）
濾胞癌	24（82.8％）	5（17.2％）	29（100％）
計	186（84.2％）	35（15.8％）	221（100％）

表 5 | 文献 6 の研究結果③：甲状腺癌術後累積生存率（mean±SD）

	5 生率	10 生率	15 生率
乳頭癌（192 例）	92.1± 2.1％	85.0± 3.6％	81.2± 5.1％
濾胞癌（29 例）	96.3± 3.6％	86.2±10.1％	70.5±16.4％
高分化癌（186 例）	95.1± 1.7％	85.9± 4.4％	81.4± 6.1％
低分化癌（35 例）*	65.0±11.1％	34.2±16.2％	−

＊：最長生存例：術後 13 年．

濾胞癌における臨床病理学的検討の結果，高危険群として低分化癌 poorly differentiated carcinoma を提唱した（**表 3～6**）[6]．翌年，Carcangiu, Rosai らは類似の位置づけで，いわゆる島状癌 insular carcinoma を発表した[7]．今日まで，この 2 つの論文が軸となって検討が進められてきた．

この 2 論文および他のグループからの発表内容を最大公約数的に取り上げて WHO 分類がつくられた．そのため，WHO 分類の記述にはやや一貫性に欠ける面が出てしまった．

前述の細胞レベルの所見はその例である．イタリア系の発表では，細胞所見も重視されている．しか

表6 | 文献6の研究結果④：分化度別にみた性比および平均年齢

		高分化癌	低分化癌	未分化癌	計
女性症例数		163	23	10	196
男性症例数		23	12	15	50
女/男 比		7.1：1	1.9：1	0.7：1	3.9：1
平均年齢	女性	48.2歳	55.2歳	58.5歳	49.5歳
	男性	49.1歳	55.3歳	66.3歳	55.6歳
	合計	48.3歳	55.2歳	63.2歳	50.8歳

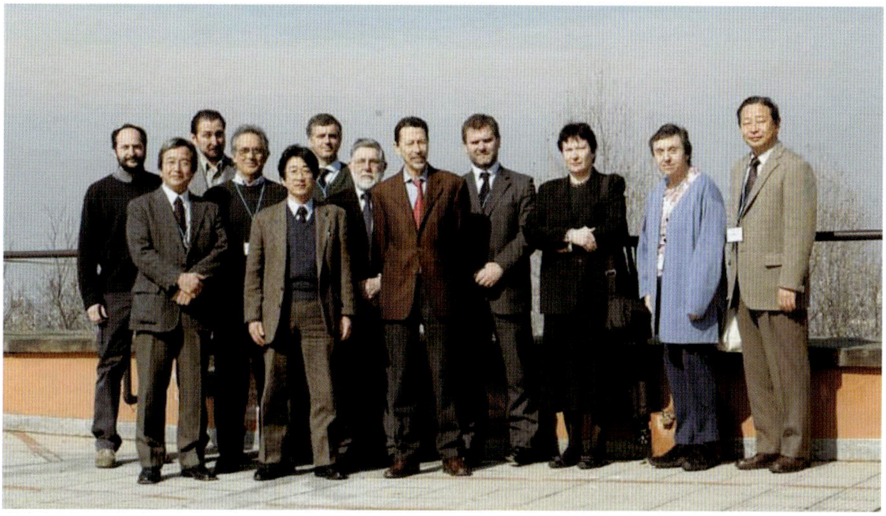

図7 | トリノ会議
低分化癌の組織学的所見を検討するために，伊・米・日の専門家が招集された．

しながら，これらの所見を示すものは予後不良である確率は極めて高いが，症例は少数の限られたものとなる．我が国の症例にあてはめると，この基準によればその頻度は未分化癌をはるかに下回るごく稀な腫瘍になってしまう．

この問題に対してのコンセンサスを求める会合が2006年にトリノで開かれた(図7)．イタリア，アメリカ合衆国からの出席者は，細胞レベルの所見も低分化癌の要件であると主張し，色々な施設からの多くの症例を提示した．筆者は自験例および，我が国の施設での解析結果から取扱い規約分類の立場の妥当性を主張した．

コンセンサス会議の結果は主催者のトリノ大学がまとめたが，それによると細胞レベルの所見も入れたものとなり，診断のためにアルゴリズムが記された[8]．しかしながら，考察には地域や人種，ヨード摂取量の違いなどにより，差違が生じるという可能性が明記されており，依然として決着をみていない．

我が国からは，以後，隈病院，癌研有明病院からの国際誌への発表があり，結論としてはいずれも取扱い規約分類の妥当性が示されている(図8〜10)[9, 10]．さらに我が国の他の施設からの発表を期待したいところである．

4. 穿刺吸引細胞診所見

低分化癌には高分化，低分化両成分が混在する例が多いという事実から類推されるように，穿刺針がどの部位に刺入されるかによって，所見が異なるであろうという事態は十分に予期される[11, 12]．

一般に甲状腺の腫瘍形成性病変に対しては，穿刺吸引細胞診が施行される．濾胞癌と濾胞腺腫の鑑別ができず，細胞診では濾胞性腫瘍という判定にとどめざるをえないと同様に，低分化癌の判定にも刺入部位の違いによる所見のばらつきが存在するという限界性がある．

我々は，穿刺吸引細胞診で，どの程度の判定ができるのかについての検討を行ってきた．平成20〜21年度日本臨床細胞学会班研究課題に"甲状腺低分化癌の細胞学的特徴の究明"が選ばれ，我々を中心

	高分化癌	低分化癌疑い	低分化癌	計
乳頭癌	282 (80%)	40 (11%)	29 (8%)	351 (100%)
濾胞癌	11 (44%)	3 (12%)	11 (44%)	25 (100%)
計	293 (78%)	43 (11%)	40 (11%)	376 (100%)

図8 文献10の研究結果①：組織型分布

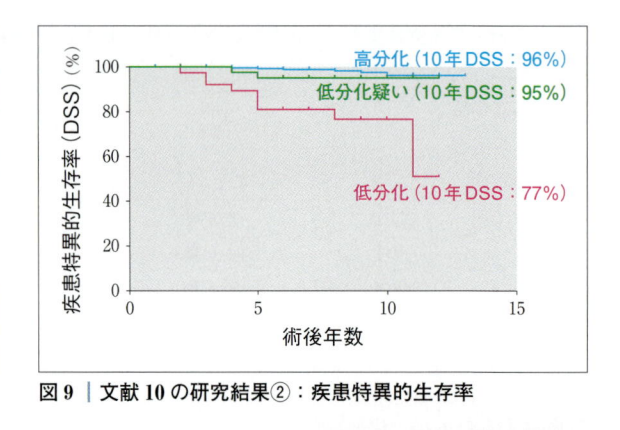

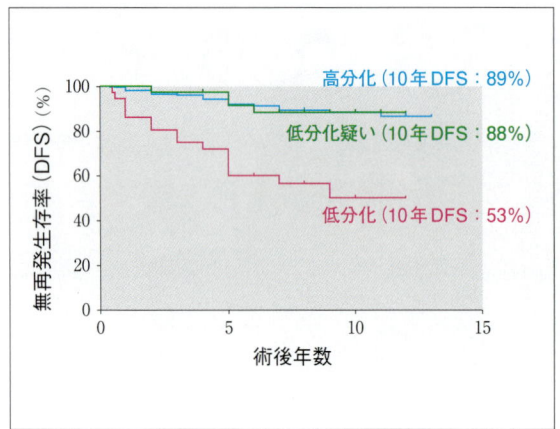

図9 文献10の研究結果②：疾患特異的生存率

図10 文献10の研究結果③：無再発生存率

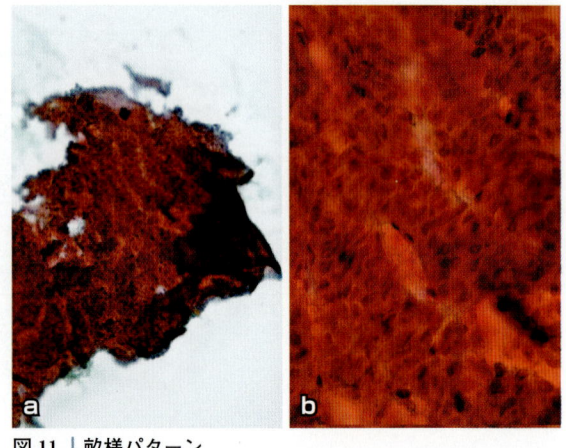

図11 畝様パターン
索状構造を模した細胞所見．

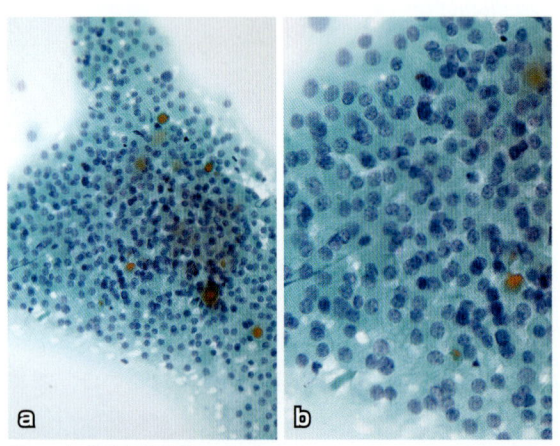

図12 疎結合性集塊
充実性増殖を模した細胞所見．

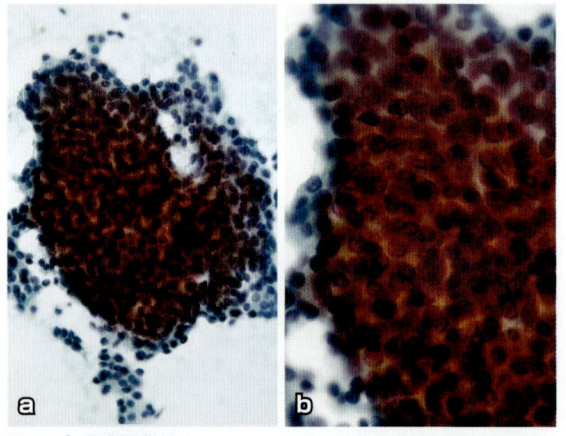

図13 重積性集塊
島状構造を模した細胞所見．

に検討した結果，幾つかの特徴ある結果が得られた[13,14]．索状，充実性，島状構造に対応する細胞集塊の形状を明らかにできた（**図11〜13**）．しかしなが ら，これらは低分化成分に穿入された際には効果の発揮が期待できるという段階にとどまっている．

おわりに

甲状腺低分化癌の概念および定義，組織所見，細胞所見の実際につき概説した．今後さらに検討すべき点も残されているが，我が国から発信した疾患であるので，国内の活発な検討によってこれらが乗り越えられることを期待したい[15,16]．

（坂本穆彦）

文　献

1) DeLellis RA, Lloyd RV, Heitz PU et al (eds)：WHO Classification of Tumours. Pathology & Genetics. Tumours of Endocrine Organs. IARC Press, Lyon, 2004
2) 甲状腺外科研究会（編）：甲状腺癌取扱い規約．第6版．金原出版，2005
3) 坂本穆彦（編著）：取扱い規約に沿った腫瘍鑑別診断アトラス．甲状腺．文光堂，1991
4) 坂本穆彦：甲状腺疾患の病理診断―術中迅速診断を中心に．病理と臨床 9：485-486，1991
5) 坂本穆彦：甲状腺腫瘍の病理診断．診断病理 17：107-111，2000
6) Sakamoto A, Kasai N, Sugano H：Poorly differentiated carcinoma of the thyroid. A clinicopathologic entity for a high-risk group of papillary and follicular carcinomas. Cancer 52：1849-1855, 1983
7) Sakamoto A：Definition of poorly differentiated carcinoma of the tyroid：the Japanese experience. Endocr Pathol 15：307-311, 2004
8) Valante M, Collini P, Nikiforv EY et al：Poorly differentiated thyroid carcinoma：the Turin proposal for the use of uniform diagnostic criteria and an algorithmic diagnostic approach. Am J Pathol 31：1256-1264, 2007
9) Ito Y, Hirokawa M, Fukushima M et al：Prevalence and prognostic significance of poor differentiation and tall cell variant in papillary carcinoma in Japan. World J Surg 32：1535-1543, 2008
10) Sugitani I, Toda K, Yamamoto N et al：Re-evaluation of histological factors affecting prognosis of differentiated thyroid carcinoma in an iodine-sufficient country. World J Surg 34：1265-1273, 2010
11) 坂本穆彦，池永素子，都竹正文 他：甲状腺穿刺吸引生検細胞診の有用性と限界．病理と臨床 6：798-802，1988
12) 坂本穆彦：細胞診．Medical Practice 編集委員会（編）：臨床検査ガイド．文光堂，2007，pp950-954
13) 坂本穆彦：甲状腺低分化癌の細胞学的特徴の究明．日臨細胞誌 48（補冊）：165，2009
14) 前川観世子，廣川満良，柳瀬友佳里 他：甲状腺低分化癌の細胞像．日臨細胞誌 48：268-273，2009
15) 坂本穆彦：甲状腺低分化癌―新たに WHO 分類，甲状腺癌取扱い規約でとりあげられた予後不良群―．診断病理 26：91-94，2006
16) 坂本穆彦：甲状腺低分化癌．病理と臨床 27：431-435，2009

I. 悪性腫瘍

4 未分化癌

1. 定義・概念

　未分化癌 anaplastic（undifferentiated）carcinoma は，免疫組織化学的あるいは電顕的に上皮細胞への分化を示す未分化細胞が腫瘍の全体あるいは一部に認められる，極めて悪性度の高い腫瘍である[1-4]．腫瘍細胞は濾胞上皮に由来するが，形態的あるいは免疫組織化学的にそれを証明できることは稀である．同義語に spindle and giant cell carcinoma, sarcomatoid carcinoma, pleomorphic carcinoma, dedifferentiated carcinoma, metaplastic carcinoma, carcinosarcoma がある．

2. 頻度・病因

　甲状腺悪性腫瘍の1～2％を占めるが，ヨード不足地域では頻度が高くなる[2]．社会経済的地位が低い地域でも未分化癌の頻度が高い傾向があり，未分化癌の先行病変である高分化甲状腺癌の診断が遅れることに関係していると解釈されている．世界的に，近年未分化癌の頻度は減少している．その原因として，①ヨードの充足，②高分化癌の早期診断・治療，③髄様癌，リンパ腫，低分化癌などの的確な診断，などが挙げられている[2,3]．

　未分化癌の原因としてまず挙げられるのが，濾胞上皮由来の悪性腫瘍および良性結節の存在である．それら先行病変が脱分化（未分化転化）して未分化癌が発生すると考えられている．未分化癌の23～78％において，高分化癌の合併，もしくは高分化癌切除の既往がある[2-4]．合併する高分化癌の中で最も多いのは乳頭癌で，80％以上を占める．濾胞癌の合併（通常型，好酸性細胞型ともにみられる）も知られているが，濾胞型乳頭癌の存在が認識されるようになってからは，その頻度はより低くなっている．未分化癌に低分化癌が合併する症例では，同時に高分化癌も併存することがあり，そのような症例では高分化癌から未分化癌への脱分化の過程に低分化癌が介在したと解釈できる．悪性腫瘍のみならず，腺腫様甲状腺腫を20～60年という長期間有している場合にも未分化癌が発生することがある[2]．食事性ヨード不足や放射線被曝も未分化癌の原因となる．

3. 臨床的事項

　未分化癌は高齢者に発生し，60歳より若い症例は25％以下で，40歳より若い症例はほとんどない[2-4]．男女比は1.5：1～2.5：1である．症状として，嗄声（80％），嚥下困難（60％），声帯麻痺（50％），頸部痛（30％），呼吸困難（20％）などがみられる．甲状腺機能は正常のことが多い．腫瘍はほとんどの症例で急激に増大する．1週間以内に2倍の大きさになる症例もある．腫瘍の大きさは平均約6cmで，硬く，可動性がない．しばしば周囲臓器である，筋肉（65％），気管（50％），食道（45％），喉頭神経（30％），喉頭（15％）などに浸潤する．頸部リンパ節腫大は40％以上に存在し，診断時には少なくとも40％に肺，骨，脳などに遠隔転移がみつかる．血液検査では，白血球増加とCRP高値が特徴的であり，前者は腫瘍によって産生された granulocyte-macrophage colony-stimulating factor（GM-CSF）による

4．未分化癌　51

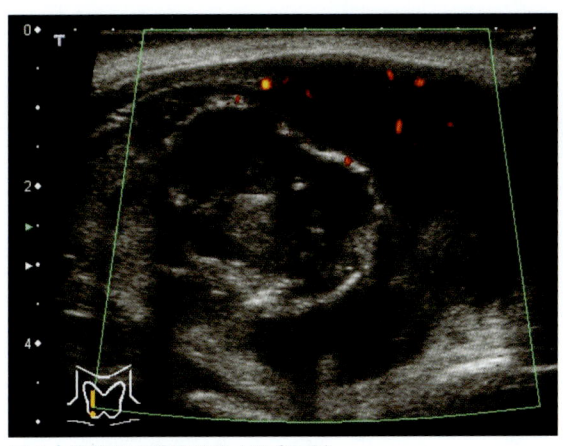

図1｜甲状腺の超音波像（ドプラ像）
腫瘍は右葉全体を占拠し，内部に先行病変を思わせる卵殻状石灰化結節がみられる．腫瘍内の血流は乏しい．

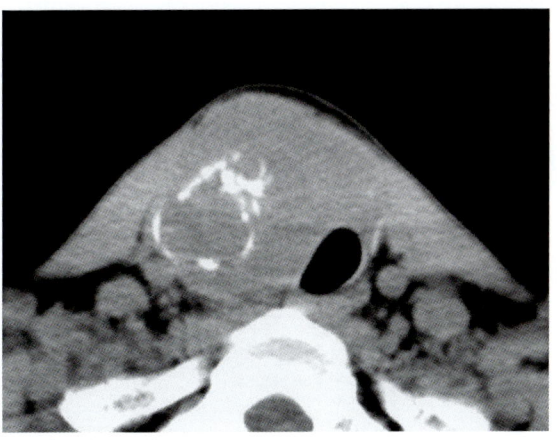

図2｜頸部CT像
甲状腺全体に結節性病変があり，気管を右側から圧排している．結節内には卵殻状石灰化がみられる．

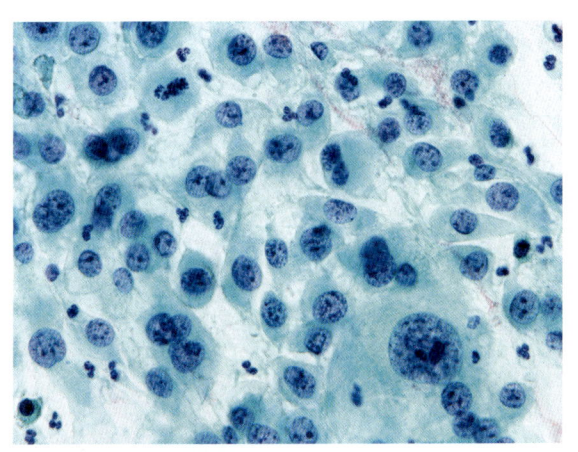

図3｜未分化癌の細胞像
大型類円形異型細胞がみられる．結合性は乏しく，背景には好中球がみられる．

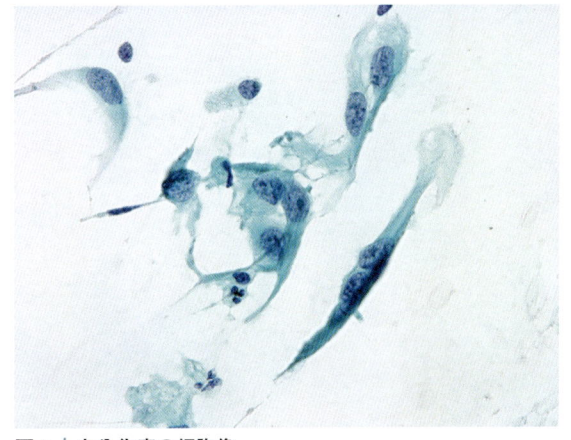

図4｜未分化癌の細胞像
異型細胞は紡錘形で，肉腫様の形態をしている．

とされている[5]．高カルシウム血症を伴う症例もある[6]．CTやMRIの画像では，周囲との境界は不規則で，内部が不均一な結節性病変がみられる．先行病変としての高分化癌が存在する場合，しばしば結節内に石灰化結節あるいは卵殻状石灰化が観察される（図1, 2）．

4．細胞学的所見

穿刺吸引を行う際，腫瘍の中心部はしばしば壊死に陥っているため，未分化癌を疑う場合は腫瘍の辺縁から，あるいはドプラにて血流が存在する部を確認してそこを穿刺することが大切である[7]．未分化癌は顕著な細胞異型を示すため，腫瘍細胞が採取されれば悪性の診断はさほど難しくない．膠原線維が豊富で，腫瘍細胞密度が低い乏細胞性亜型の場合は採取細胞量が少なく偽陰性になることがある．また，報告において留意することは，未分化癌は極めて進行が速く，できる限り早急に治療を開始しなければならないことから，鏡検後直ちに直接主治医に報告すべきである．

通常採取細胞量は多く，明らかに悪性と思われる大型異型細胞が孤立性に，あるいは合胞状集塊として出現する[8]．異型細胞の大きさは中型～非常に大きいものまで様々で，細胞形も類円形，形質細胞様，多角形，尾状，ラケット状，紡錘形と多岐にわたる（図3, 4）．核形不整が目立ち，不規則に凝集したクロマチンや極端に明るいユークロマチンが混在

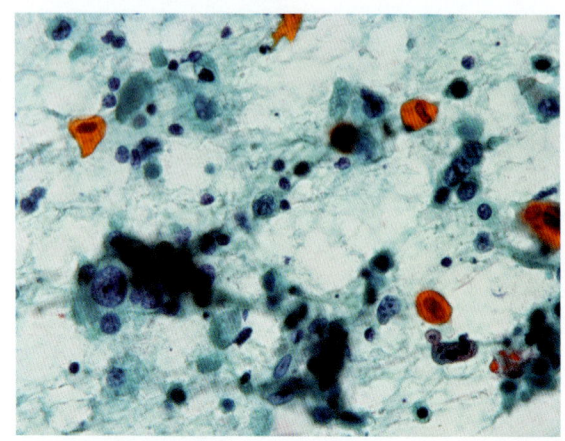

図5｜未分化癌の細胞像
背景は出血性・壊死性である．背景に角化を示す異型細胞が散見される．

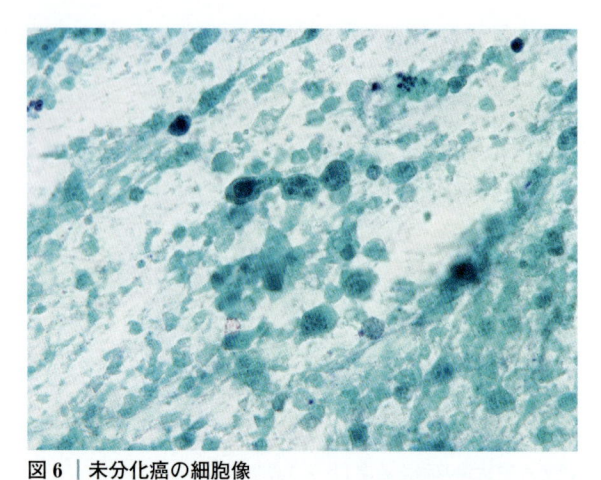

図6｜未分化癌の細胞像
壊死性物質のみが採取されることがある．未分化癌の可能性を考え，壊死に陥った細胞を注意深く観察することが重要である．中央にN/C比の高い壊死細胞が数個存在する．

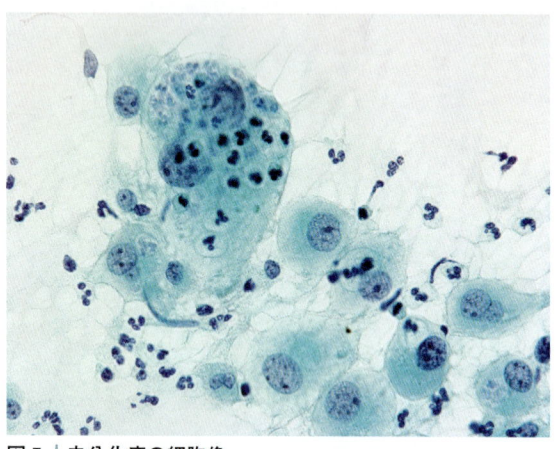

図7｜未分化癌の細胞像
腫瘍細胞の細胞質は広く，多数の好中球が侵入している．

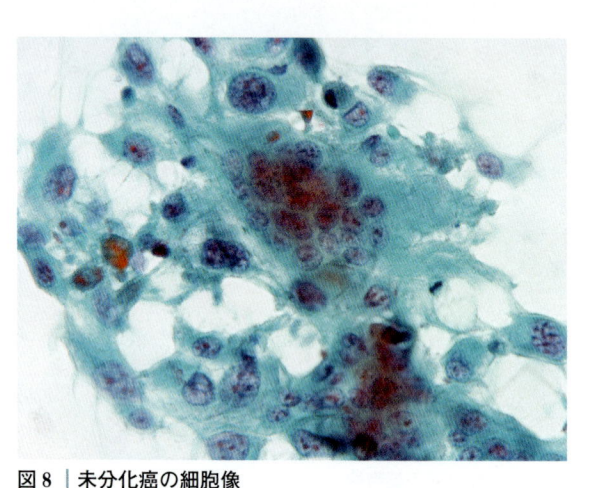

図8｜未分化癌の細胞像
写真中央に，破骨細胞型多核巨細胞がみられる．周囲の腫瘍細胞の核と比べて異型性が乏しく，非腫瘍性である．

してみられる．核小体は目立ち，大型である．多核や核分裂像が容易に観察され，異型核分裂像もしばしばみられる．細胞質は豊富で，ライトグリーンに濃染することもあるし，淡染性のこともある．紡錘形細胞が主体の場合は肉腫との鑑別が困難である．扁平上皮への分化を示す症例では，大型充実性細胞集塊や角化細胞が観察される（図5）．

背景には通常壊死，好中球，組織球，リンパ球などの炎症細胞，細胞破砕物などがみられる．壊死のみが採取されることがあるので，腫瘍細胞が壊死に陥ったghost細胞を見逃さないことが重要である（図6）．炎症細胞の中では，特に好中球が特徴的である．好中球は腫瘍細胞の細胞質内にも観察される（エンペリポレーシス）（図7）．破骨細胞型多核巨細胞がみられることもある（図8）．

5. 肉眼所見

浸潤性に増殖する腫瘍で，浸潤はしばしば周囲結合組織や筋肉にまで広範囲に及ぶ．甲状腺に限局する症例は10％に満たない．腫瘍径は通常5cmより大きい．割面は白色調，肉様で，壊死や出血を伴うことが多い．腫瘍内に石灰化結節（図9）や淡褐色調の部があれば，そこが先行病変である可能性が高いので必ずその部を組織検索用にサンプリングする．乏細胞性亜型の場合は，Riedel甲状腺炎のように硬く，割面が白色調で均質な腫瘤を形成する[9]．

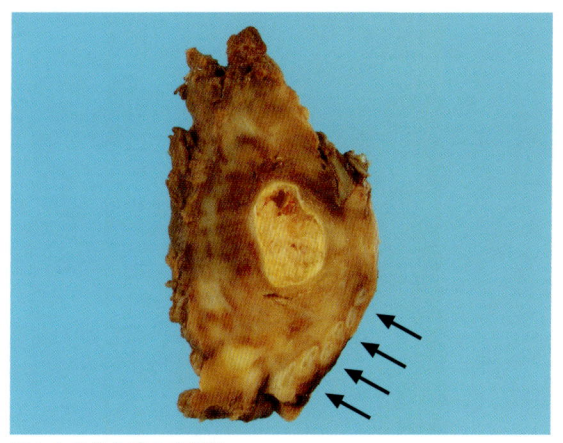

図9 | 未分化癌の肉眼像
腫瘍は浸潤性に増殖し，気管壁にも浸潤（矢印：気管軟骨の割面が確認できる）がみられる．腫瘍内にみられる石灰化結節は乳頭癌であったことから，乳頭癌の未分化転化症例と考えられる．

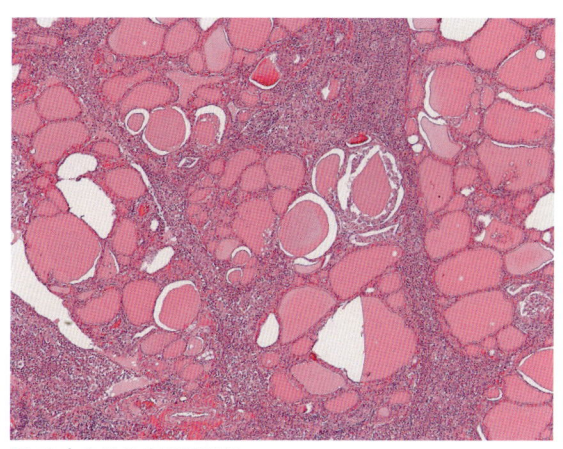

図10 | 未分化癌の浸潤部
未分化癌は甲状腺濾胞を残しながら，浸潤性に増殖している．

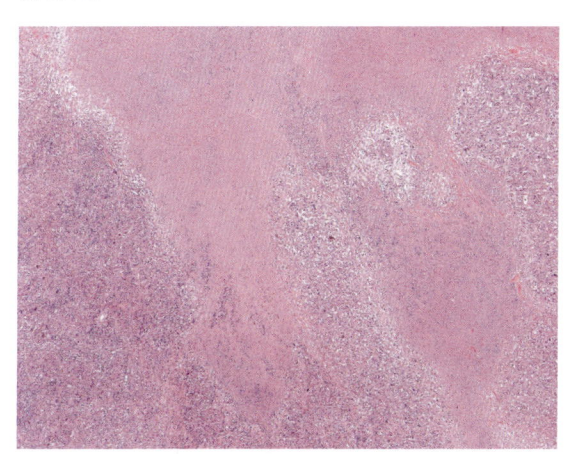

図11 | 未分化癌にみられる壊死
広範な地図状の壊死巣が形成されている．

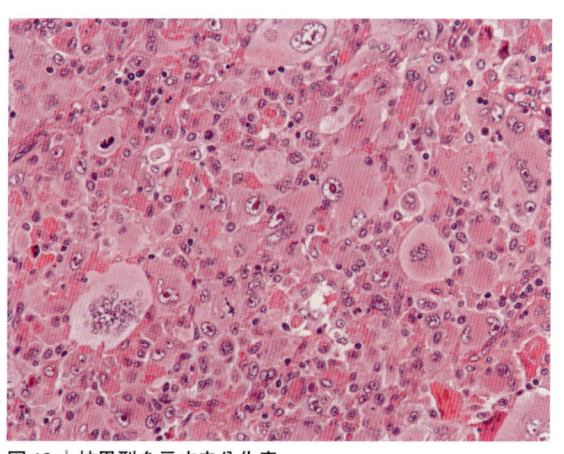

図12 | 核異型を示す未分化癌
核形不整，核の大小不同，大型核小体，クロマチンの分布異常，核分裂などが目立つ．

6．組織学的所見

　未分化癌は多彩な組織像を示す．たとえ同一腫瘍内であっても多彩な像を示すことがあるが，未分化癌に共通する所見として，①浸潤性発育（図10），②広汎な壊死（図11），③顕著な核異型（図12），④豊富な核分裂像，などが挙げられる．腫瘍は甲状腺内および周囲の結合組織や筋肉内に浸潤性に増殖する．中型の静脈や動脈にも浸潤する傾向があり，血管の壁（colonization）や内腔に腫瘍細胞の集簇が観察される[2]（図13）．腫瘍の凝固壊死はしばしば観察され，壊死の辺縁で腫瘍細胞の柵状配列 palisadingがみられることがある．腫瘍細胞は類円形（図14），紡錘形（図15），多角形，上皮様，大型多核巨細胞（図16）と様々で，充実性シート状，胞巣状，索状，孤立性と増殖パターンも様々である．乳頭状や濾胞状構造は認められず，もしみられた場合は取り残された非腫瘍性甲状腺組織もしくは先行病変である分化癌と考えるべきである（図17）．核は大型で，核小体が目立つ．核分裂像は容易に観察され，しばしば異型核分裂が存在する．間質は線維性で硝子化や desmoplastic change を伴う場合，髄様で間質成分がほとんどない場合，浮腫性の場合，好中球浸潤が目立つ場合と様々である（図18）．好中球浸潤は未分化癌に特徴的で，膿瘍様になることもある．時に，好中球は腫瘍細胞の細胞質内にも観察される．約10％の症例で，破骨細胞型多核巨細胞が出現する（図19）．この巨細胞は免疫組織化学的に組織

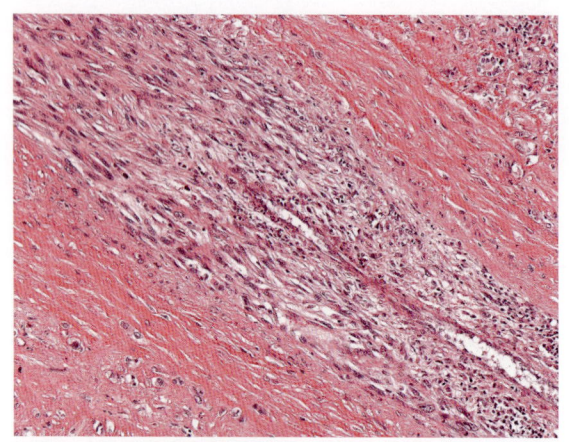

図 13 │ 未分化癌の静脈壁浸潤
紡錘形の未分化癌細胞が中型静脈の壁内に浸潤・増殖している.

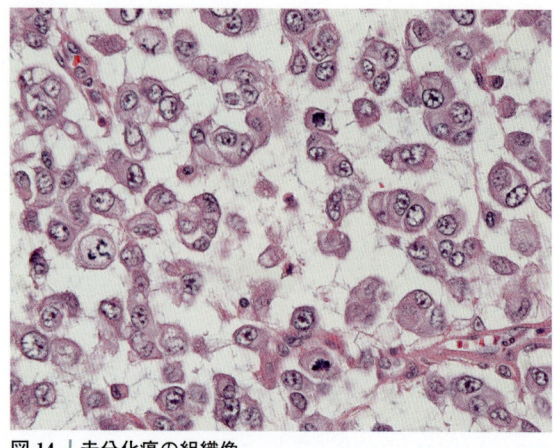

図 14 │ 未分化癌の組織像
腫瘍細胞は類円形で,核分裂像が目立つ.結合性は乏しく,間質は浮腫性である.

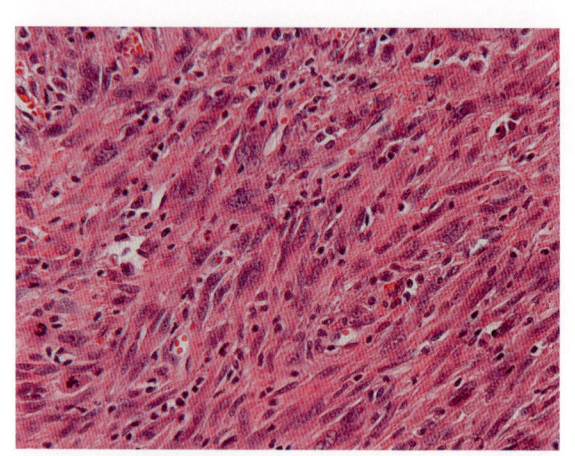

図 15 │ 未分化癌の組織像
腫瘍細胞は紡錘形で,肉腫様にみえる.

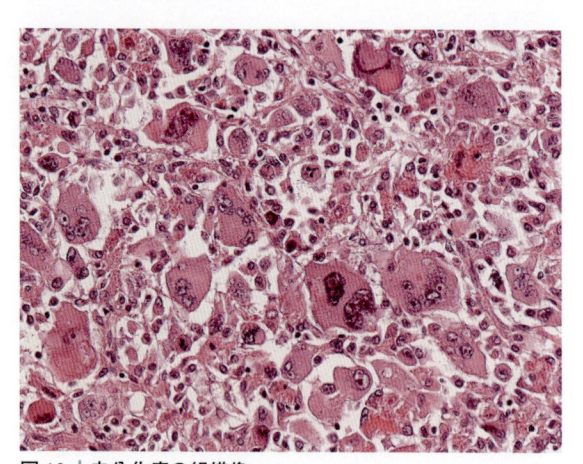

図 16 │ 未分化癌の組織像
大型で,異型性の強い多核巨細胞が目立つ.

球のマーカーを有しており,腫瘍細胞ではない[10].

未分化癌の組織像を大別すると,3つのパターン,1)紡錘形パターン,2)多形巨細胞パターン,3)扁平上皮様パターンがあるが,これらはしばしば混在するし,予後に差がないことから,亜型とはされていない[2].

1) 紡錘形パターン(図15)

最も多いパターンで,未分化癌の約半数を占めるとされているが,我々の経験では下記の多形巨細胞パターンのほうが多い.高悪性度の多形肉腫を思わせる組織像を呈する.storiform pattern を示す場合は炎症性あるいは粘液腫型のいわゆる悪性線維組織球腫に,herringbone pattern を示す場合は線維肉腫に類似する.hemangiopericytomatous pattern を示す症例[2](図20)や骨や軟骨成分を含む症例もある.

2) 多形巨細胞パターン(図12)

大型の異型細胞がシート状,充実性に増殖する.多核腫瘍細胞や奇怪な形態をした腫瘍細胞がしばしば混在する(図16).核小体は非常に大型で,核形不整や過染性を示す.細胞質は好酸性から両染性まで様々である.好中球浸潤が目立つときは,細胞質内にも好中球が観察される.細胞の結合性が乏しく,しばしば偽蜂窩状構造や偽腺管状構造を呈する.偽腺管状構造に出血を伴うと血管肉腫に類似する[11].

4．未分化癌　55

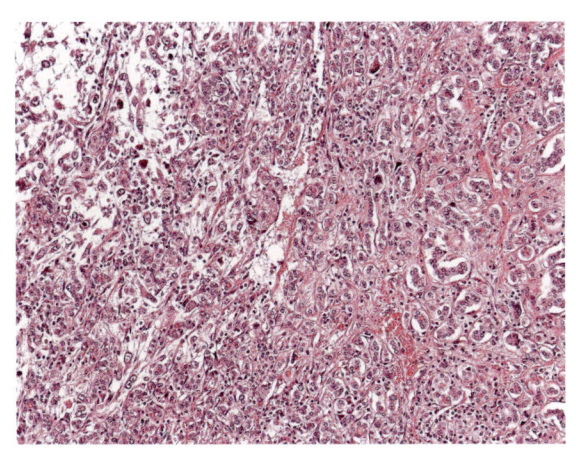

図17　濾胞癌から未分化転化した未分化癌
写真左に未分化癌が，写真右に濾胞癌がみられる．

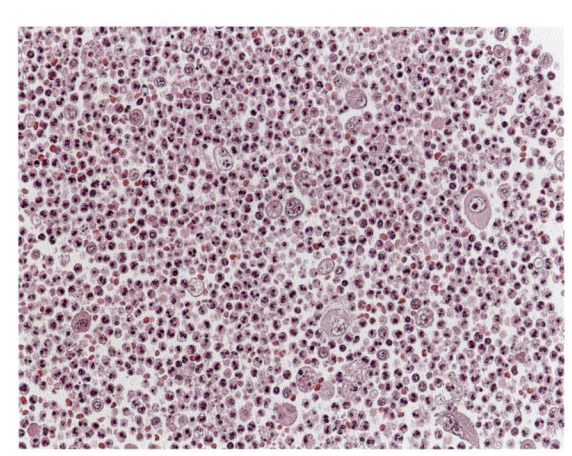

図18　未分化癌の組織像
多数の好中球浸潤を伴っており，膿瘍様である．

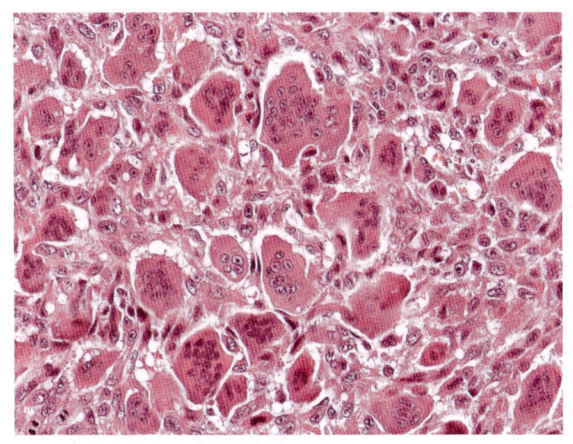

図19　未分化癌，破骨細胞型
多核巨細胞が多数みられる．多核巨細胞の核は細胞質の中央に集簇する傾向があり，核小体が目立つ．

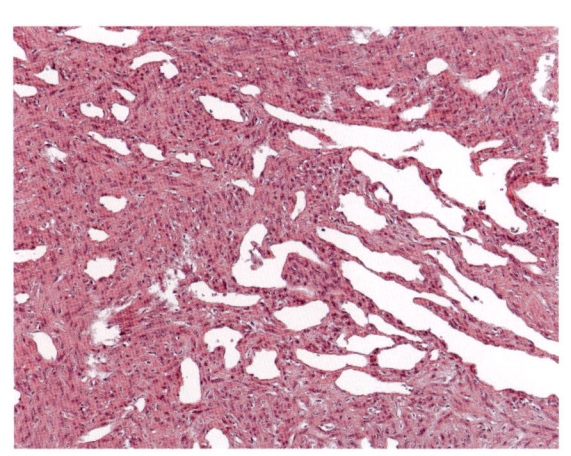

図20　hemangiopericytomatous pattern を示す未分化癌
腫瘍細胞は紡錘形で，間質には hemangiopericytoma に類似した血管網がみられる．

3）扁平上皮様パターン（図21）

非角化型扁平上皮癌に類似し，未分化癌の約20％を占める．腫瘍細胞は胞巣状に増殖し，間質にはdesmoplastic changeがみられる．間質に紡錘形未分化癌細胞が混在する症例もある．腫瘍細胞の異型性は中等度で，多核巨細胞は稀である．細胞質は好酸性で，角化や細胞間橋といった真の扁平上皮への分化を示すことがある（図22）．

未分化癌の腫瘍内には，しばしば先行していた分化癌や低分化癌の病巣が確認され（図23），それらと未分化癌が移行する像がみられることもある．先行病変としての乳頭癌には，高細胞型，低分化成分を伴う症例，細胞異型が比較的目立つ症例，MIB-1標識率が高い症例などの頻度が高い（図24, 25）．中には，石灰化や硝子化によって組織型が確認できない症例もある（図26）．

7．未分化癌の特殊型

幾つかの特殊型が報告されているが，いずれも非常に稀で，臨床的な意義は確立されていない．なお，以前小細胞型 small cell variant とされていた症例は，今ではそれらのほとんどが悪性リンパ腫，髄様癌，低分化癌であったと考えられている．

1）乏細胞型

乏細胞型 paucicellular variant は非常に稀な亜型で

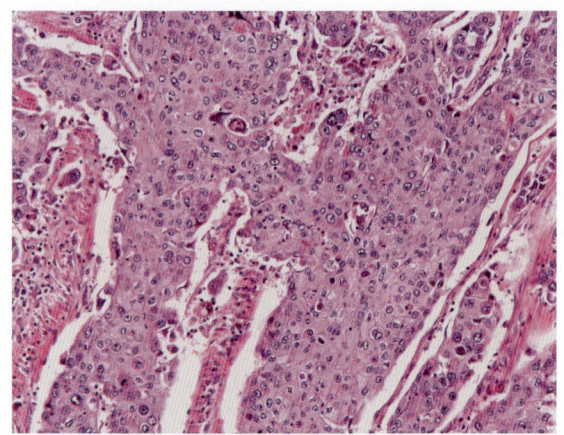

図21｜扁平上皮への分化を伴う未分化癌
腫瘍細胞は大型シート状の胞巣を形成して増生している．部分的に角化がみられる．

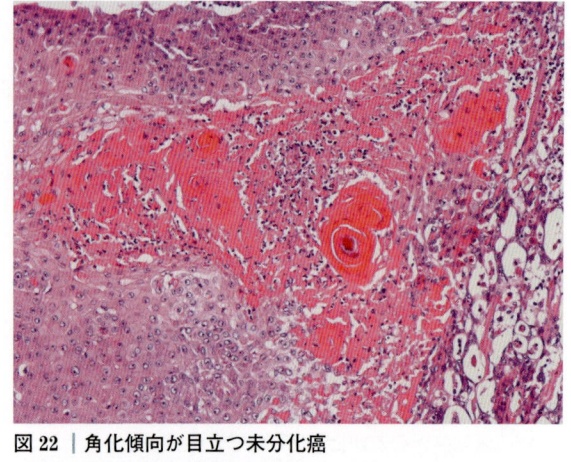

図22｜角化傾向が目立つ未分化癌
高分化扁平上皮癌の組織像であるが，腫瘍内に未分化癌成分が存在する場合は，未分化癌と診断する．

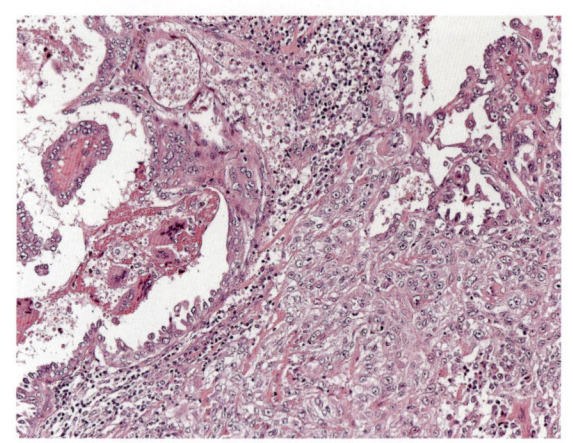

図23｜乳頭癌から未分化転化した未分化癌
写真左上に乳頭癌が，写真右下に未分化癌がみられる．

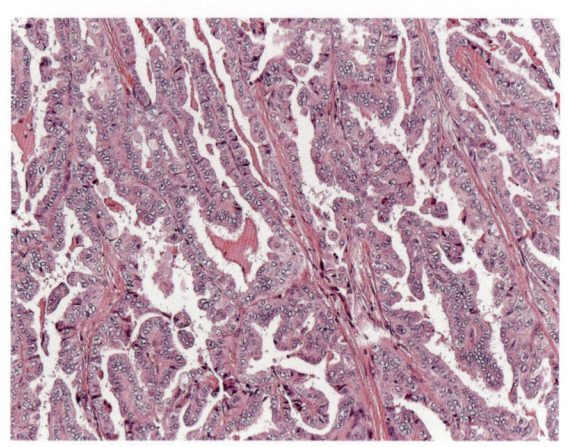

図24｜未分化癌にみられた先行病変としての乳頭癌
乳頭癌細胞は通常よりも細胞異型が強い．

ある．Riedel甲状腺炎のように浸潤性に結合組織が増生し，その中に腫瘍細胞が散見される[9]（**図27**）．腫瘍細胞は通常紡錘形で，細胞密度が極端に低いことを除けば，紡錘形パターンにみられる腫瘍細胞と形態的には同じである．間質には慢性炎症細胞浸潤を伴う．血管壁への浸潤や血管壁の壊死 ghost blood vessel がみられることがある．

2）ラブドイド型

ラブドイド型 rhabdoid variant は，未分化癌の10％を占める．腫瘍細胞の細胞質内に硝子様の類円形封入体がみられる[12]（**図28**）．核はこの封入体に押されて偏在性に位置し，核小体は大型で目立ち，細胞質は豊富で好酸性である．免疫組織化学的に，封入体はビメンチンや低分子量サイトケラチンに陽性であるが，サイログロブリンは陰性である．

3）破骨細胞型

破骨細胞型 osteoclastic variant では，多数の破骨細胞様多核巨細胞が腫瘍全体に分布してみられる[10]（**図19**）．この多核巨細胞はCD68陽性であることから，組織球由来で，非腫瘍性と考えられている．

4）癌肉腫型

癌肉腫型 carcinosarcoma variant では，未分化癌の組織に加えて，腫瘍性の骨組織，軟骨組織，横紋筋細胞などがみられる[13]．

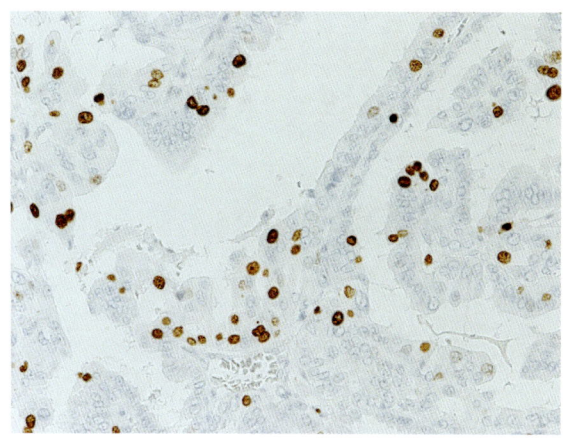

図25 未分化癌にみられた乳頭癌のMIB-1免疫染色
MIB-1標識率が10%以上あり,通常の乳頭癌よりも高値を示す.

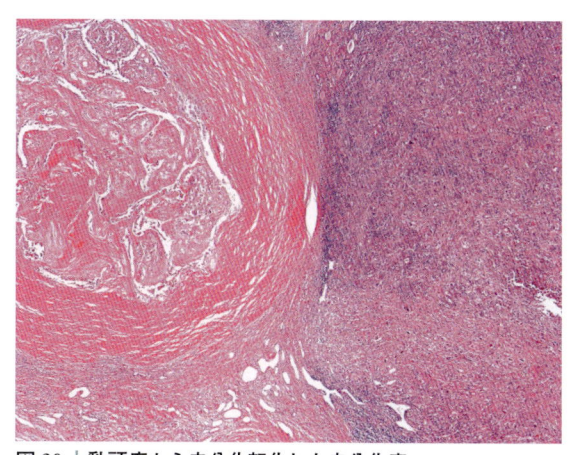

図26 乳頭癌から未分化転化した未分化癌
先行病変である乳頭癌(写真左)はburn outしている.写真右が未分化癌成分である.

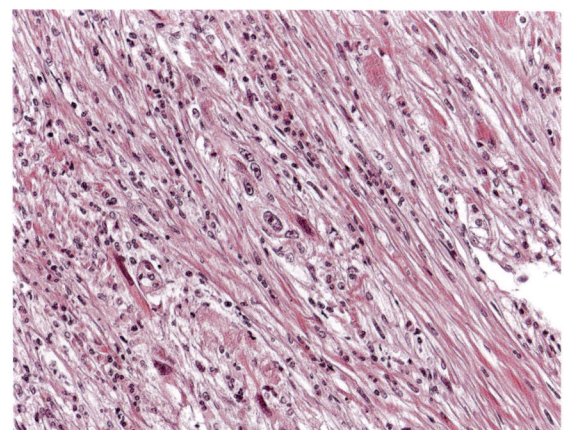

図27 未分化癌,乏細胞型
線維性結合組織の増生が目立ち,腫瘍細胞の細胞密度は極めて低い.

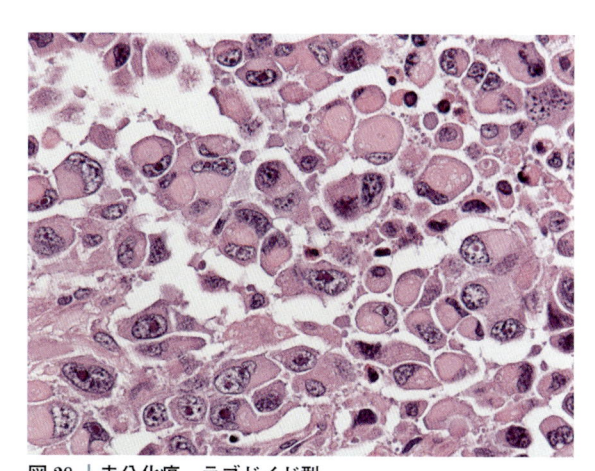

図28 未分化癌,ラブドイド型
腫瘍細胞の細胞質内に硝子様の好酸性封入体がみられる.核は封入体により圧排されている.

5) リンパ上皮腫様癌型

　リンパ上皮腫様癌型 lymphoepithelioma-like carcinoma variant は,鼻咽頭にみられるリンパ上皮腫に類似している.腫瘍細胞はシート状,島状に増殖し,多くの小型リンパ球や形質細胞が混在してみられる[14].胸腺様分化を示す癌(CASTLE)とは,分葉状増殖パターンの欠如,凝固壊死の存在,免疫染色にてCD5陰性などによって区別する.EB(Epstein-Barr)ウイルス感染は報告されていない.

6) 血管肉腫様型

　血管肉腫様型 angiomatoid variant は,腫瘍細胞間に亀裂が生じ,あたかも不規則に吻合する血管腔ようにみえる[11](**図29**).その偽腔内に赤血球がみられることがある.

8. 免疫組織化学的特徴

　未分化癌の免疫組織化学では,まず上皮性マーカーの証明が重要であるが,上皮性マーカーが陰性であっても未分化癌を否定することはできない.上皮性マーカーとしてはサイトケラチンが最も一般的に使われており,陽性率は45〜91%と報告されている[2-4].腫瘍全体が強陽性を示す症例は少なく,弱〜中等度の陽性所見を示し,部分的に陰性の腫瘍細胞も存在するのが一般的である(**図30**).サイトケラチンは多くの抗体が市販されているが,その中ではCAM5.2とAE1/AE3の陽性率が高い.EMA

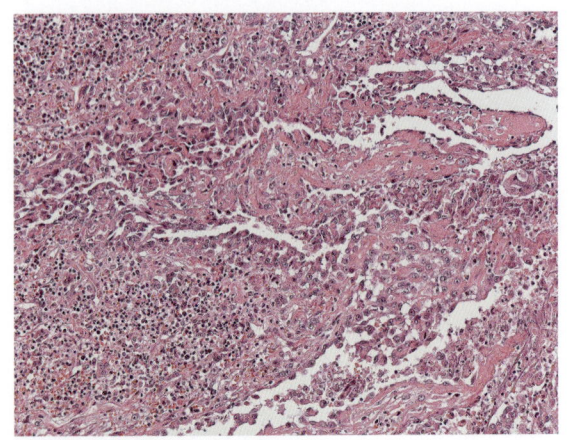

図29 | 未分化癌, 血管肉腫様型
腫瘍細胞間に亀裂が生じ, あたかも不規則に吻合する血管腔のようにみえる.

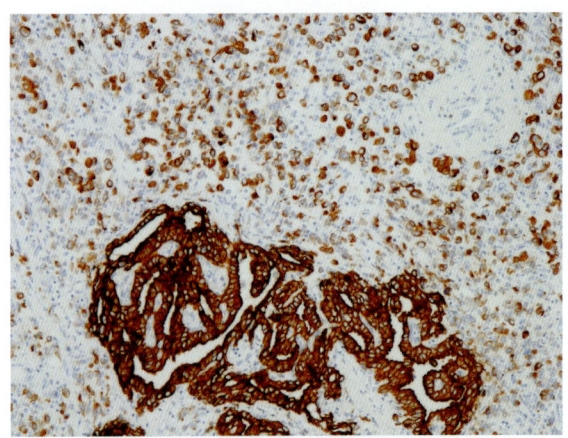

図30 | cytokeratin AE1/AE3 免疫染色
未分化癌細胞は cytokeratin AE1/AE3 に陽性であるが, 乳頭癌(写真下中央)に比べると染色性は弱い.

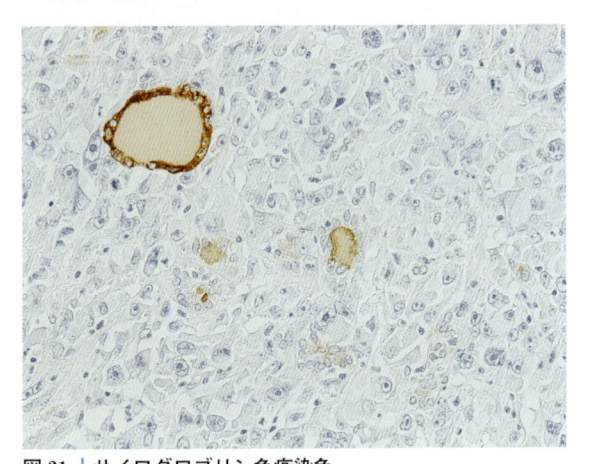

図31 | サイログロブリン免疫染色
未分化癌細胞はサイログロブリンに陰性である. 腫瘍内にみられる陽性細胞は, 取り残された甲状腺濾胞上皮である.

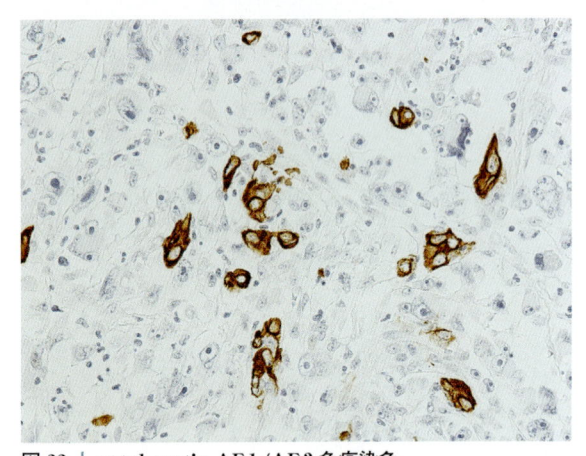

図32 | cytokeratin AE1/AE3 免疫染色
この症例の未分化癌細胞は cytokeratin AE1/AE3 に陰性である. 陽性細胞は取り残された甲状腺濾胞上皮で, 腫瘍内に孤立性に残存する濾胞上皮はしばしば大型化し, 腫瘍細胞と間違われやすい.

の陽性率は20〜54%である. CEAはほとんどの症例で陰性である. 甲状腺濾胞上皮への分化を示すサイログロブリンは陰性で, もし部分的に陽性所見がみられた場合は, 分化癌の成分, 取り残された正常甲状腺, あるいはサイログロブリンの拡散アーチファクトの可能性が高い(図31). 特に, 孤立性に残存する濾胞上皮はしばしば大型化し, 未分化癌細胞と間違いやすいので注意が必要である. 明らかにサイトケラチン陰性の腫瘍細胞増殖巣内にサイトケラチン強陽性細胞が少数みられる場合も, 分化癌あるいは濾胞上皮と考えるべきである(図32). TTF-1は稀に陽性を示す. PAX8, TTF-2, p63, p53(図33)の陽性率は, それぞれ79%, 7%, 71%, 70%と報告されている[2-4]. Ki-67(MIB-1)標識率は50%

以上のことが多い(図34).

9. 分子病理

未分化癌にみられる遺伝子変異には2つのグループがある[2-4](図35, 表1). 一つは高分化癌と未分化癌の両方にみられる遺伝子変異で, *BRAF*や*RAS*の遺伝子変異がこれに相当する. 高分化癌にみられることから, 腫瘍発生の初期段階に関与し, それらの遺伝子変異のみでは脱分化(未分化転化)への誘発は起こらないと考えられる. 二つ目のグループは*p53*や*CTNNB1*遺伝子変異で, 未分化癌でしばしばみられるが, 高分化癌ではほとんどみられない. このことは, これらの遺伝子変異が脱分化に関与し

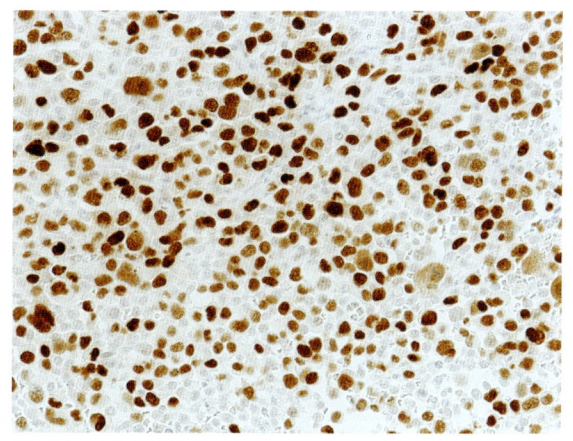

図33 | p53免疫染色
腫瘍細胞のほとんどがp53に陽性である．

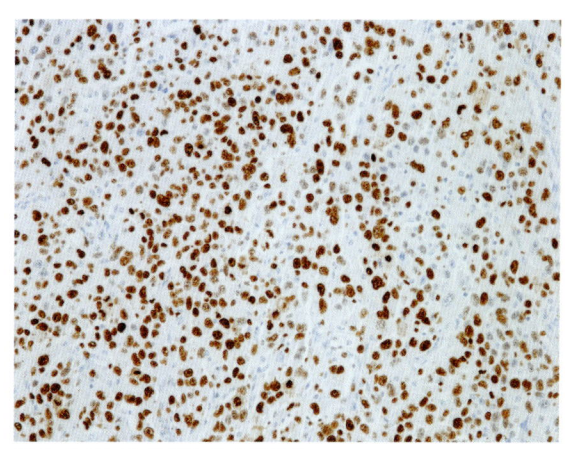

図34 | Ki-67（MIB-1）免疫染色
Ki-67（MIB-1）標識率は100％に近い．

図35 | 未分化癌の発生と遺伝子異常

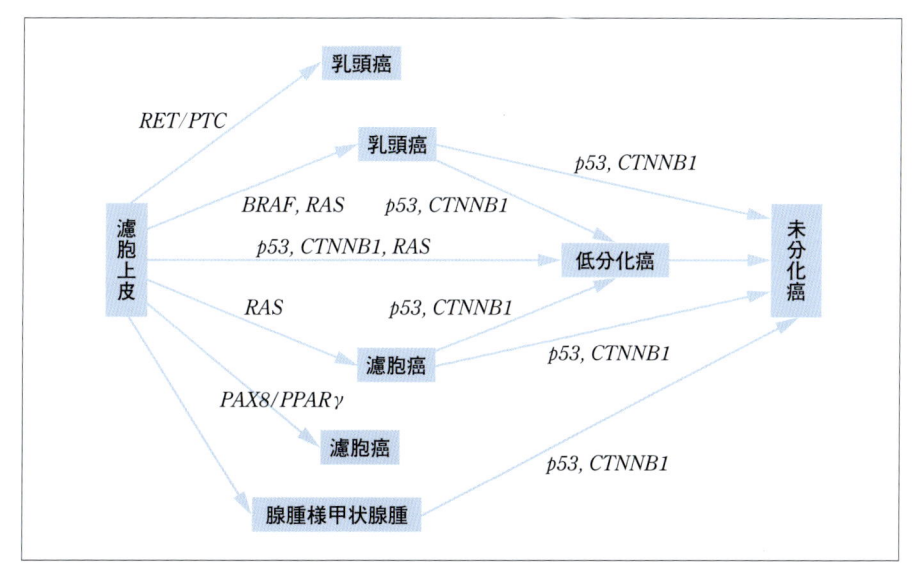

ていると思われる．なお，乳頭癌にみられる*RET/PTC*遺伝子変異や濾胞癌にみられる*PAX8/PPARγ*遺伝子変異はそれらの腫瘍発生に関与すると考えられているが，未分化癌で検出されることは稀なことから，脱分化への誘導には関与しないと推測される．*BRAF*，*RAS*，*p53*，*CTNNB1*それぞれの遺伝子変異は，未分化癌の25％，10〜60％，50〜80％，65〜80％にみられると報告されている[2-4]．

10. 鑑別診断

1）肉腫

甲状腺にて肉腫sarcomaを思わせる悪性腫瘍がみられた場合は，まず未分化癌を考える．間葉系への分化が明らかで，定型的な肉腫の組織像を呈し，上皮性マーカーがいずれも陰性で，先行する甲状腺病変がなく，好中球浸潤がない場合は，肉腫と診断される（図36）．ただ，予後的にはどちらも悪性度が非常に高く，厳密に区別する意義は少ない．

2）乳頭癌

紡錘形細胞化生，扁平上皮化生，結節性筋膜炎様間質成分などがみられる場合に乳頭癌papillary carcinomaと鑑別が必要となる．いずれにおいても，核分裂像はみられず，MIB-1標識率が低く，p53は陰性である．

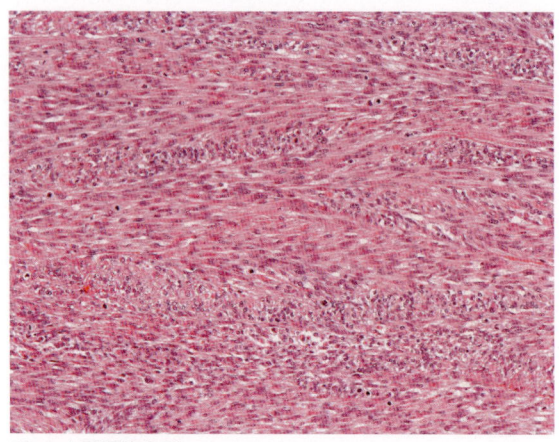

図36｜平滑筋肉腫
先行病変がなく，免疫染色にてサイトケラチンが陰性で，α-smooth muscle actin が強陽性であった．

表1｜甲状腺癌における遺伝子異常の頻度（文献2より）

変異遺伝子	乳頭癌	濾胞癌	低分化癌	未分化癌
RAS	10%	45%	35%	50%
BRAF	45%	0	15%	25%
RET/PTC	20%	0	0	0
PAX8/PPARγ	0〜1%	35%	0	0
p53	0	0	35%	65%
CTNNB1	0	0	25%	65%

3）低分化癌

低分化癌 poorly differentiated carcinoma は，胞巣状あるいは索状増殖パターンを示し，腫瘍細胞の形態が単一性で，異型性が未分化癌ほど強くない．壊死がみられても，未分化癌ほど大きく地図状に分布していない．胞巣内に濾胞構造や篩状構造がある場合，免疫染色にてサイログロブリンが陽性を示す場合は未分化癌といえない．ただし，低分化癌と未分化癌が混在する症例があるので，注意を要する．

4）胸腺様分化を示す癌（CASTLE）

リンパ上皮腫様癌型との鑑別が問題となる．CASTLE（carcinoma showing thymus-like differentiation）は未分化癌と比べて浸潤性増殖が乏しく，分葉状増殖パターンを示す．凝固壊死は存在しても局所的で，広範囲にはみられない．免疫染色にて CD5 陽性である．

5）びまん性大細胞型悪性リンパ腫

びまん性大細胞型悪性リンパ腫 malignant lymphoma, diffuse large cell type では，腫瘍細胞の形質細胞様形態や甲状腺濾胞内への浸潤（packing）がみられる．免疫染色にて，LCA や L26 が陽性であることを確認する．

6）転移癌

未分化癌の診断を行う場合，常に転移癌 metastatic carcinoma の可能性を念頭に置き，臨床的な情報を加味して最終診断を下すべきである．リンパ管内に腫瘍細胞がみられた場合は転移癌を疑う．甲状腺分化癌の混在は甲状腺原発を考えさせる所見である．

7）副甲状腺癌

副甲状腺機能亢進症を伴わない副甲状腺癌 parathyroid carcinoma が鑑別の対象となる．淡明細胞の混在や核分裂像が少ないことが未分化癌と異なる所見である．

8）Riedel 甲状腺炎

乏細胞型との鑑別が必要となる．結合組織や血管壁の梗塞性壊死，強い細胞異型，紡錘形細胞の血管壁浸潤，サイトケラチンや p53 の免疫染色が陽性，などの所見が未分化癌を示唆する．

9）扁平上皮癌と扁平上皮癌成分を含む乳頭癌

定義上，扁平上皮への分化を示す腫瘍細胞のみからなる悪性腫瘍を扁平上皮癌 squamous cell carcinoma とすることから，扁平上皮癌には未分化癌成分は存在しない．同様に，乳頭癌に扁平上皮癌成分が併存する場合は，扁平上皮癌成分を含む乳頭癌 papillary carcinoma with squamous cell carcinoma と診断する．甲状腺では，純粋な扁平上皮癌は極めて稀で，扁平上皮癌成分を含む甲状腺腫瘍のほとんどは未分化癌か扁平上皮癌成分を含む乳頭癌である．

10）血管肉腫

血管肉腫 angiosarcoma は免疫染色にてビメンチンが陽性で，上皮性マーカーも陽性を示すことがあ

り，血管肉腫様型との鑑別が必要となる．第VIII因子関連抗原，CD 34，CD 31 などの内皮細胞マーカーが陽性であることを確認する．また，血管肉腫は肉眼的に多結節性病変を形成することがあるが，個々の結節の境界は比較的明瞭で，未分化癌のような浸潤性増殖を示すことは少ない．

11. 治療・予後

　人類に発生する全ての悪性腫瘍の中でも最も進行の早いものの一つとされる．予後は最悪でほとんどが1年以内に死亡し，平均余命は3～6ヵ月で，1～5年生存率は0～10％である[2-4]．予後不良因子として60歳以上，大きさが5cm以上，急速増大した，白血球が10,000/μL以上，遠隔転移がある，手術不能などが挙げられている．腫瘍が小さく，甲状腺内に限局した症例では生存例が報告されている．予後を推測できる組織所見や遺伝子異常は報告されていない．

　未分化癌は急激な局所浸潤によって気道閉塞や気管内出血を起こすことから，局所のコントロールが重要視される．治療は，外科的切除，放射線外照射，化学療法などの集学的治療が行われるが，非常に抵抗性で，標準的治療が確立されているとはいえない．近年，ウィークリーパクリタキセルによる術前化学療法にて生存率の向上がみられたとの報告がある[15]．

（廣川満良）

文　献

1) 甲状腺外科研究会（編）：甲状腺癌取扱い規約，第6版．金原出版，2005
2) Nikiforov YE, Biddinger PW, Thompson LDR (eds)：Diagnostic Pathology and Molecular Genetics of the Thyroid. Lippincott Williams & Wilkins. Philadelphia, 2009, pp228-248
3) Fletcher CDM (ed)：Diagnostic Histopathology of Tumors, 3rd ed. Churchill Livingstone, 2007, pp1029-1033
4) DeLellis RA, Lloyd RV, Heitz PU et al (eds)：WHO Classification of Tumours. Pathology & Genetics, Tumours of Endocrine Organs. IARC Press, Lyon, 2004, pp77-80
5) Sato T, Omura M, Saito J et al：Neutrophilia associated with anaplastic carcinoma of the thyroid：production of macrophage colony-stimulating factor (M-CSF) and interleukin-6. Thyroid 10：1113-1118, 2000
6) Iwai H, Ohno Y, Aoki N：Anaplastic thyroid carcinoma with humoral hypercalcemia of malignancy (HHM)：an autopsy case report. Endocr J 51：303-310, 2004
7) 柳瀬友佳里，廣川満良，前川観世子 他：甲状腺穿刺吸引細胞診における検体採取と塗抹法の精度管理．日臨細胞誌 40：431-436, 2010
8) Kini SR (ed)：Thyroid Cytopathology. Lippincott Williams & Wilkins, Philadelphia, 2008, pp233-256
9) Wan SK, Chan JK, Tang SK：Paucicellular variant of anaplastic thyroid carcinoma. A mimic of Reidel's thyroiditis. Am J Clin Pathol 105：388-393, 1996
10) Gaffey MJ, Lack EE, Christ ML et al：Anaplastic thyroid carcinoma with osteoclast-like giant cells. A clinicopathologic, immunohistochemical, and ultrastructural study. Am J Surg Pathol 15：160-168, 1991
11) Mills SE, Stallings RG, Austin MB：Angiomatoid carcinoma of the thyroid gland. Anaplastic carcinoma with follicular and medullary features mimicking angiosarcoma. Am J Clin Pathol 86：674-678, 1986
12) Lai ML, Faa G, Serra S et al：Rhabdoid tumor of the thyroid gland：a variant of anaplastic carcinoma. Arch Pathol Lab Med 129：e55-57, 2005
13) Donnell CA, Pollock WJ, Sybers WA：Thyroid carcinosarcoma. Arch Pathol Lab Med 111：1169-1172, 1987
14) Dominguez-Malagon H, Flores-Flores G, Vilchis JJ：Lymphoepithelioma-like anaplastic thyroid carcinoma：report of a case not related to Epstein-Barr virus. Ann Diagn Pathol 5：21-24, 2001
15) Higashiyama T, Ito Y, Hirokawa M et al：Induction chemotherapy with weekly paclitaxel administration for anaplastic thyroid carcinoma. Thyroid 20：7-14, 2010

第2部 組織型と診断の実際

Ⅰ. 悪性腫瘍

5 髄様癌（C細胞癌）

要 約

甲状腺髄様癌 medullary carcinoma は，1959年 Hazard らにより，濾胞構造や乳頭構造を示さず，未分化癌に類似するが未分化癌より予後が良く，リンパ節転移が多く，アミロイド沈着がある甲状腺腫瘍として報告された[1]．1977年に Hazard 自身により歴史的総説が発表されており，初期の知見が網羅されているので推薦したい[2]．髄様癌は比較的稀な甲状腺癌であるが，その後50年間にわたり以下の点で多く研究者の注目を集め，多数の研究成果が発表された．
① 組織起源が C 細胞である[3]．
② 免疫組織化学的特色，電子顕微鏡的特色から，神経内分泌腫瘍である[4,5]．
③ C 細胞マーカーのカルシトニン calcitonin 測定系が開発され，腫瘍診断に用いられた[6,7]．
④ カルシトニン遺伝子の研究から，1個の遺伝子から alternative splicing で複数の蛋白がつくられることが初めて明らかにされた[8,9]．
⑤ 遺伝性腫瘍症の一型である多発性内分泌腫瘍症2型 multiple endocrine neoplasia syndrome type 2（MEN2）の構成腫瘍である[10,11]．
⑥ RET 遺伝子の機能獲得性変異が MEN2 の原因である[12]．
⑦ RET 遺伝子の変異部位と遺伝性腫瘍症の病型の特色，予後との相関が示された[13,14]．
⑧ 髄様癌の前駆病変として C 細胞過形成（carcinoma in situ）が MEN2 患者に発見された[15-17]．
⑨ 前駆病変の発見から，手術術式が一側葉切除から，甲状腺全摘出術が標準術式となった[18-20]．
⑩ 小児期に腫瘍形成がなくとも甲状腺を全摘出する予防的外科手術の対象となった[21,22]．

1．定義・概念

甲状腺髄様癌は甲状腺腫瘍のうち，C 細胞への分化を示し[3]，カルシトニン分泌を特色とする上皮性悪性腫瘍と定義される[23-25]．組織発生は，濾胞上皮細胞由来ではなく，ペプチドホルモンであるカルシトニンを産生する C 細胞由来とされ，カルシトニンの産生（C 細胞への分化）を確認することにより（図 1, 2），甲状腺腫瘍は髄様癌（C 細胞癌）と診断される．髄様癌の診断名は，濾胞構造や乳頭構造をとらないことから名づけられた細胞密度の高い充実性増生することを意味する名称である（図 1）．腫瘍の組織発生より C 細胞癌 C cell carcinoma の名称を初めて提唱したのは我々のグループである[26,27]．

C 細胞の良性腫瘍は定義されていない．そのため C 細胞由来であることが証明されれば，どのような腫瘍であっても（浸潤増生がなくとも，数mmと小さくても）悪性と判定される[23,24]．このため以下に述べる前駆病変（C 細胞過形成 C cell hyperplasia）と小さい髄様癌の境界も不明であり，どこまでを前駆病変（良性），どれくらいのサイズから髄様癌と判定するか定義されていない．過形成，良性腫瘍，浸潤を伴う初期悪性腫瘍，転移を伴う後期悪性腫瘍のような腫瘍のプログレッションと分子メカニズムについても，C 細胞の腫瘍発生の機序では十分に説明されていない．腫瘍の大きさにかかわらず全ての腫瘍を

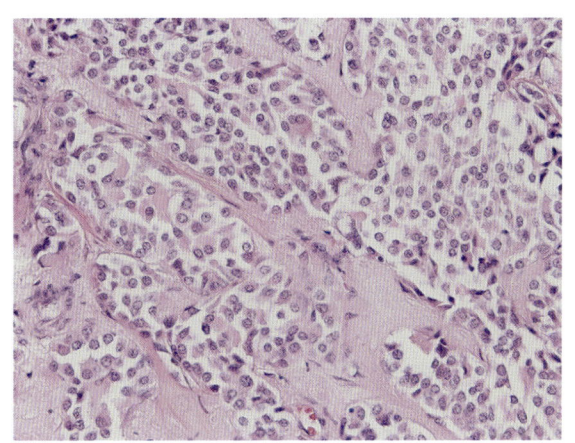

図1｜髄様（C細胞）癌
広い細胞質をもつ多稜形の腫瘍細胞が密に配列し，小胞巣状，オルガノイド構造をつくる．充実，髄様の名称の起源である．間質だけでなく腫瘍細胞の間にもピンクに染まる無構造物（アミロイド物質）が認められる．核の特色も乳頭癌的でないこと，カルチノイド的であることも参考所見となる．

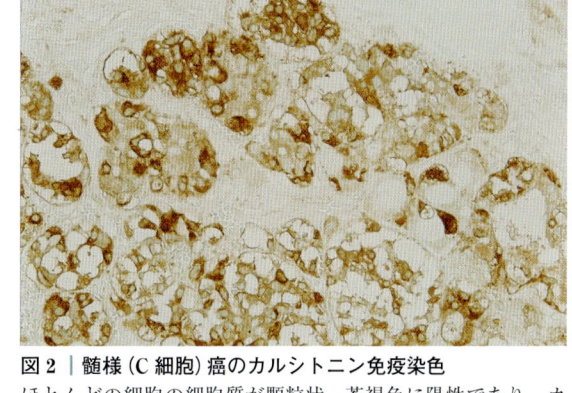

図2｜髄様（C細胞）癌のカルシトニン免疫染色
ほとんどの細胞の細胞質が顆粒状，茶褐色に陽性であり，カルシトニン産生腫瘍（髄様癌）であることが明らかである．広い細胞質をもつ多稜形の腫瘍細胞が密に配列し，小胞巣状，オルガノイド構造をつくる．

低悪性度の悪性腫瘍と診断する取扱いは，カルチノイド腫瘍に類似する．

2．臨床的事項

甲状腺髄様癌の頻度は，日本では1.4%程度と少なく，欧米では2〜5%程度と日本よりやや多い[2,23,28]．髄様癌の予後は，欧米からの報告では5年生存率78〜97%，10年生存率61〜88%と乳頭癌よりやや悪い．しかし日本からの報告では10年生存率97%，20年生存率92%と大変良好（低悪性度）と報告されている[28]．髄様癌の予後因子としては，他の多くの甲状腺癌と同様，年齢，性別，リンパ節転移，甲状腺外浸潤の有無（ex）が予後因子とされている[28-30]．その他の臨床的予後因子として，細胞増殖に関するものとして，腫瘍の倍加速度と相関するものとして血清中のカルシトニン，CEAの倍加時間の短縮が予後不良例と報告されている[31]．

*RET*遺伝子異常の部位と病型の相関，さらに髄様癌のリスクについての報告があり[22]，コドン883，918の点突然変異はレベル3と分類され，この遺伝子異常がある患者の甲状腺髄様癌は早期発生，進行が速く予後不良とされ，この異常をもつ患者は新生児期に甲状腺全摘出術が薦められている．この遺伝子異常をもつ患者はMEN2B病型を示し，生後1年で甲状腺内病変だけでなくリンパ節転移が報告されている[21,22]．コドン634，611，618，620に異常をもつ患者はレベル2と分類される．コドン634遺伝子変異をもつ患者では，2歳で顕微鏡的髄様癌がみられ，5歳でリンパ節転移が認められたため，5歳までの甲状腺全摘出術が薦められている[18-20,22,28]．レベル1のグループはコドン609，768，790，791，804，891に異常をもつ患者で，予後は大変良いと考えられている．

3．肉眼所見

肉眼的には一般に境界明瞭な腫瘍で，被膜のない例が多い．割面では灰白色〜帯黄色充実性で，色調もカルチノイド腫瘍に類似する（図3）．腫瘍内の砂粒状石灰化や間質の粗大な石灰化を伴うことが多く，濾胞性腫瘍と区別できないが，画像診断でも悪性を疑うことができる．

4．細胞学的・組織学的所見，免疫組織化学的特色と鑑別診断

髄様癌は髄様（充実性）の名称のごとく，一般に，細胞密度が高く，細胞は多稜形で，細胞質は好酸性，顆粒状で一般に広い（図1）（そのため核/細胞質比は一般に中等度である）．コンパクトに増殖し，原則的に乳頭構造，濾胞構造を認めないことが特色である．しかし腺管構造（ロゼットや濾胞構造），乳頭構造（図4）を示す例が10%程度にみられる．そのよう

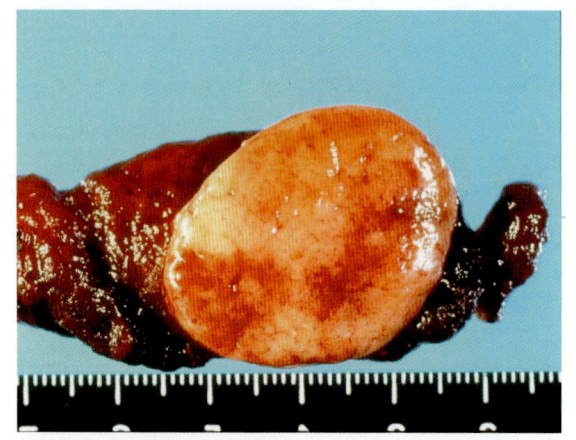

図3 │ 甲状腺髄様癌の肉眼像
長径約3cmの結節（帯黄灰白色）1個を甲状腺（赤褐色，マホガニー色）内に認める．結節は境界明瞭で周囲組織から明瞭に区別され，充実性（嚢胞形成なく）で周囲から盛り上がるようにみえる．割面の肉眼所見はカルチノイド腫瘍に類似する．

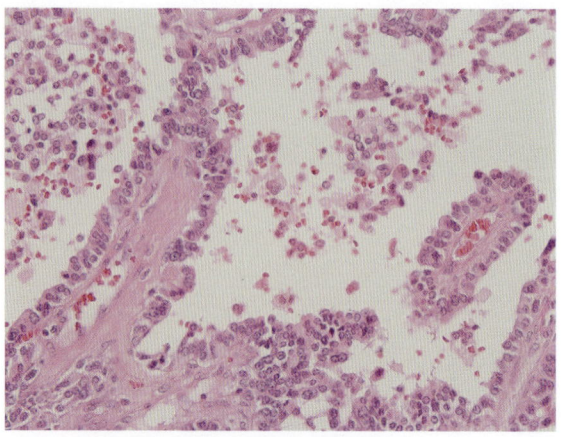

図4 │ 乳頭型（偽乳頭型）髄様（C細胞）癌
極性のない充実増生を特色とするが，一部の例で空隙，細胞間のスペースを認めることがあり，これを固定による組織収縮（アーティファクト）とするものもある．しかし本例のように間質の上に1層の癌細胞が極性を示しながら並ぶ（乳頭構造）例もある．

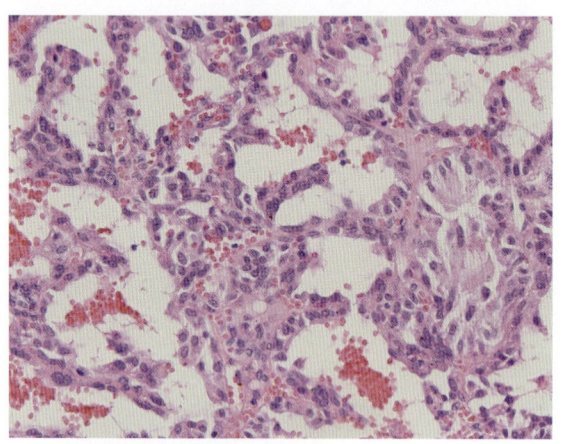

図5 │ 血管腫様亜型髄様（C細胞）癌
図4と同様に腫瘍細胞の間にスペースがみられるが，本例では，血管内皮細胞はないが，1) スペースに赤血球を入れ血管腫様にみえること，2) 腫瘍細胞に図4のような極性はなく明瞭な円柱上皮ではないこと，などから区別される．

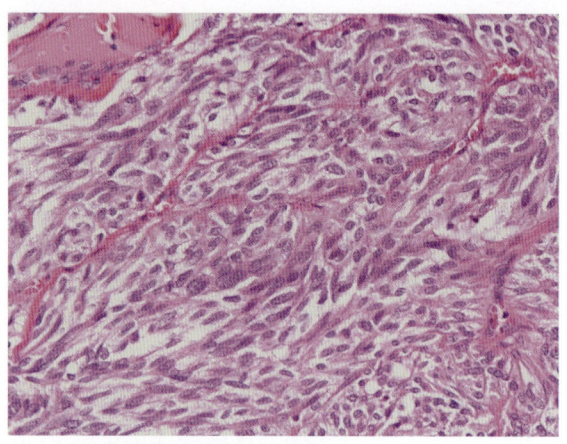

図6 │ 紡錘形細胞亜型髄様（C細胞）癌
腫瘍細胞は細胞密度が高く，紡錘形であり，一見間葉系の腫瘍や甲状腺未分化癌の可能性も考えられる．しかし核分裂の増加や腫瘍壊死はなく，核クロマチンパターンも比較的異型は軽い，細胞質も好酸性顆粒状であることに気づけば髄様癌の可能性を推定できる．髄様癌で最も多い亜型である．

な例ではカルシトニンの免疫染色により陽性であることを確かめることが必要となる．その他の組織亜型も多く，血管腫様構造（**図5**）や紡錘形細胞（**図6**）を優位に示す例も10％程度にある．これらの組織亜型，特に紡錘形の腫瘍細胞がみられたことは，本例が未分化癌と混同された原因と考えられる．しかしこれらの組織型の予後は，通常型髄様癌と比較して特に悪くない[25, 27]．間質にアミロイド沈着を認めることが多く，大多数の症例にみられる[1, 2, 4, 23-25]．間質のアミロイド様物質や腫瘍細胞の特色に気づけば，髄様癌を疑い，カルシトニンの免疫染色を行い，陽性であれば髄様癌の診断が確定する．また細胞密度もアミロイド間質の多寡により異なり，アミロイドが少ないと細胞密度が高く，充実性，髄様（**図1**）であり，アミロイドが多いと細胞密度は低く，一見硬癌のようにみえる（**図7**）．**図1**に示す典型例は70％程度にしかみられないが，腫瘍細胞の特色である類円形の核と顆粒状細胞質をもつカルチノイド様腫瘍細胞に気づけば，例外的症例を除き，HE染色標本での診断は容易である（亜型が優位であっても，多くの例でアミロイドと典型的組織所見が一部にみられる）．免疫染色によりカルシトニン

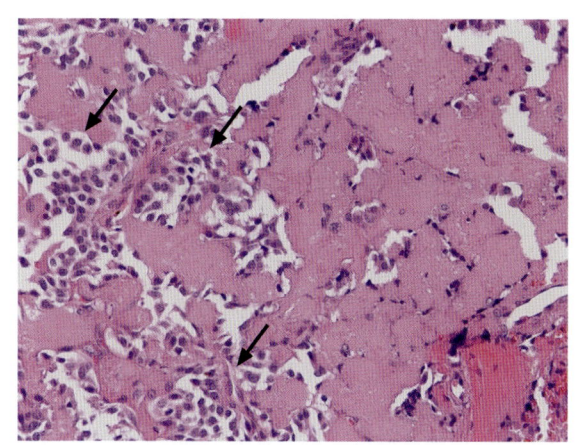

図7 アミロイド間質の多い髄様(C細胞)癌
右半分だけではなかなか髄様癌に思い至らないが，左のように小胞巣であっても典型的髄様癌の小胞巣(矢印)があることに気づけば診断は容易である．

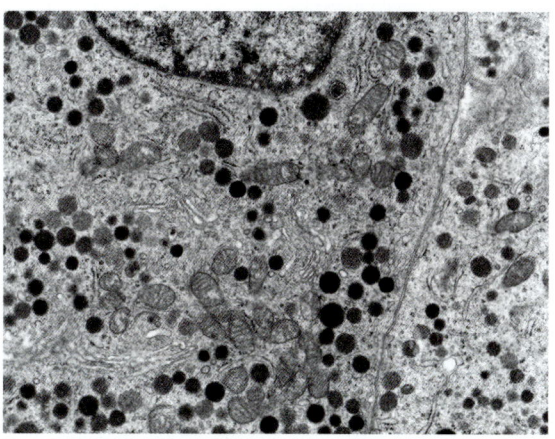

図8 甲状腺髄様癌の電顕像(ウラン・鉛2重染色)
細胞質に200～300nmの高電子密度の顆粒(神経分泌顆粒)を多数認める．この中にはカルシトニンが含まれることが証明されている．その他の細胞質小器官(Golgi体，ミトコンドリアなど)の発達も図12と比較するとよく発達している．

陽性を確かめることで，髄様癌の診断は確定する．

カルシトニン以外の免疫組織化学的腫瘍マーカーとしては，CEA(carcinoembryonic antigen)，CGRP(calcitonin gene-related peptide)，NSE(neuron specific enolase)，シナプトフィジン，クロモグラニンAなどが用いられたが，現在あまり用いられない[4,23,32,33]．電子顕微鏡的に神経内分泌顆粒を証明する(図8)ことや，好銀染色で陽性であることも以前は診断に用いられた[1-4,23,24]．

濾胞上皮細胞への分化を示す腫瘍(乳頭癌，濾胞癌)とC細胞への分化を示す腫瘍(髄様癌)が同一個体に共存することがあり，混合性髄様・濾胞細胞癌 mixed medullary and follicular cell carcinoma と呼ばれることがある[23,24]．衝突癌(二重癌)と区別することは通常困難であるが，組織発生上共通の母細胞を想定する考えもある．

その他の鑑別診断としてカルシトニン陰性の充実増生を示す甲状腺癌は，濾胞細胞由来であれば濾胞癌(充実性増生を示す低分化癌)または乳頭癌，充実亜型と診断する．アミロイド物質がないこと，その他の神経内分泌マーカー(クロモグラニンAやシナプトフィジンなど)が陰性で，濾胞上皮マーカーサイログロブリンが陽性あることが参考所見となる．稀には他臓器のカルチノイド腫瘍(神経内分泌癌)が甲状腺を含む全身臓器に転移した報告例がある[34]．しかしこれらの鑑別診断も免疫組織マーカーで決定できる．

カルシトニンを産生確認できないときは，その他の神経内分泌マーカー(クロモグラニンAやシナプトフィジンなど)が陽性でも，原則的に髄様癌と診断しない．髄様癌は，別の観点では甲状腺原発のカルチノイド腫瘍(APUDoma)，神経内分泌癌とも考えられ，稀ではあるがカルシトニンを産生しない例の報告がある．カルシトニンを産生しない腫瘍は，産生するホルモン物質により，甲状腺原発の傍神経節腫 paraganglioma などと診断される．

5. 多発内分泌腺腫瘍症2型(MEN2)

Sippleは1961年，1例の病理解剖例と文献検索により，褐色細胞腫と甲状腺癌の合併頻度が偶然の確率より30倍高いことを報告した．その後この甲状腺癌が髄様癌であることが判明し，現在この遺伝性腫瘍症をSipple症候群と呼んでいる[10]．甲状腺髄様癌はMEN2の主たる構成腫瘍である[11]．MEN2は，甲状腺髄様癌のほかに，副甲状腺腺腫，副腎髄質褐色細胞腫を合併する遺伝性腫瘍症であり，常染色体性優性の遺伝形式を示す[11]．MEN2の原因遺伝子はRET遺伝子であることを，Mulliganらは，1993年に発見報告した[12]．副甲状腺病変はMEN2患者の20%前後，褐色細胞腫は50%程度に認めるが，MEN2患者のほぼ100%に髄様癌が発生する．悪性腫瘍である髄様癌がMEN2患者の予後を決定する

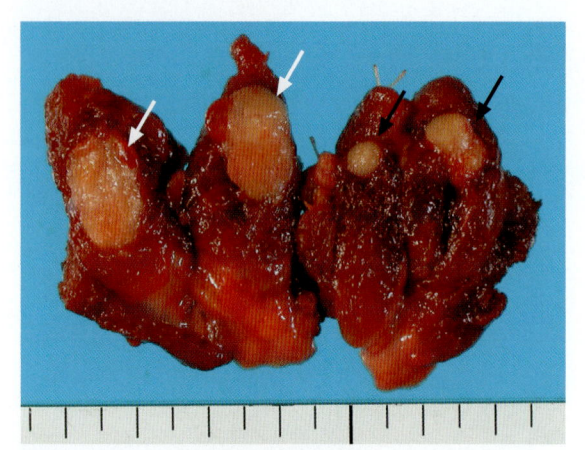

図9 | MEN2A患者の甲状腺切除標本
左葉，右葉の上1/3の位置に，2個の腫瘍を認める．割を入れたため，それぞれが2個あるようにみえる．それぞれ左葉約0.8 cm（黒矢印），右葉約1.5 cm（白矢印）の腫瘍がみられる．灰白色，象牙色をした充実性の髄様癌の肉眼的特色を示している．

ため，髄様癌の診断治療がMEN2患者においては重要である[18-23,28]．

一方，甲状腺髄様癌患者の大半は遺伝性背景がなく，遺伝性腫瘍症患者でない非遺伝性群（sporadic：散発例）である．多くの報告例を集計すると，髄様癌患者の約20～40％の患者が遺伝性背景をもつ遺伝性腫瘍症のMEN2患者である[28]．MEN2患者の髄様癌と散発例の髄様癌の病理組織学的特色は基本的には同じであるが，大きな違いが2点ある．これらを知っていると，甲状腺の病理組織学的検索で，MEN2患者の髄様癌と散発例の髄様癌を区別できる可能性がある．臨床的対応も異なるため，これらを可能な限り区別して診断することが重要である．

6. 甲状腺内多発と治療

MEN2患者の髄様癌と散発例の髄様癌には病理組織学的に異なる点が2点知られている．

第1の特色は，MEN2患者の甲状腺病変（髄様癌）は甲状腺内に多発することである（図9）．臓器内多発は，多くの遺伝性腫瘍の共通の特色であり，副腎などのように左右2個ある臓器では褐色細胞腫は両側に発生する．副甲状腺のように2個以上ある臓器でも多腺に病変が発生する．消化管や膵臓のように1個である臓器では，MEN1では膵内分泌腫瘍が膵臓内に数個から数十個のレベルで多発する．家族性大腸腺腫症では大腸ポリープが100個以上消化管全体に多発する．

第2の特色として，Wolfeらは1973年に，MEN2患者家族の甲状腺の検索から，組織学的レベルの微小な髄様癌が発見されるだけでなく，図10に示すように，免疫組織化学的に初めて認識できるようなC細胞の小集団が甲状腺内に多数認められることを報告し，この病変を髄様癌の前駆病変として報告した[15]．MEN2患者家族でカルシトニンの異常分泌を示す患者では，甲状腺の肉眼的に明らかな髄様癌の有無にかかわらず，甲状腺には図10に示すようなC細胞の顕微鏡レベルの小集団がみられる．髄様癌のない患者でのカルシトニン分泌異常はこのC細胞に由来すると推定される．甲状腺コロイド濾胞内に，半月状に増生するもの，コロイド濾胞を置換するものを結節性C細胞過形成と呼びこれらを髄様癌の早期病変，前駆病変と位置づけた[16,17]．

MEN2患者の甲状腺手術に際し，甲状腺を一部残す（全摘出でない）手術では，残部甲状腺に腫瘍再発が高頻度に起こることが知られており，現在この再発は，原発腫瘍の甲状腺内転移ではなく，残部甲状腺にC細胞の増殖病変があり，新たに髄様癌（de novo腫瘍）が発生したと考察されている（または手術時確認できなかった反対側病変：臓器内多発病変）．そのため欧米では甲状腺髄様癌の標準術式はRET遺伝子異常の有無にかかわらず甲状腺全摘出術が行われ，残存甲状腺のC細胞過形成からの腫瘍再発を予防することが行われる[18,19]．RET遺伝子異常がなければ全摘出術は過剰治療とする意見もあり，日本では甲状腺葉切除が選択されることも多い[20]．そのため提出標本から甲状腺内多発の有無を診断することは，残部甲状腺を追加切除する必要があるかの指針となるので，日本では病理診断上重要な意味がある．

ここで確認しなければならない点は，MEN2患者以外の甲状腺にも，ある程度のC細胞の増生が知られていることである[35]．図10のように微小な腫瘍があるときや，MEN2構成腫瘍の既にある患者での「C細胞過形成」や，「MEN2患者の疑い」の診断は比較的安易に診断できるかもしれない．しかしGuyetantは，これらの背景のない患者でも，42例の病理解剖の内14例にC細胞過形成の診断基準（C細胞50個以上の視野3ヵ所）を満たすC細胞の増加を甲状腺に認めたとしている．筆者も慢性腎不全で長期透析を受けた患者の甲状腺を検索し，C細胞の小集塊を認めた経験がある（unpublished data）．

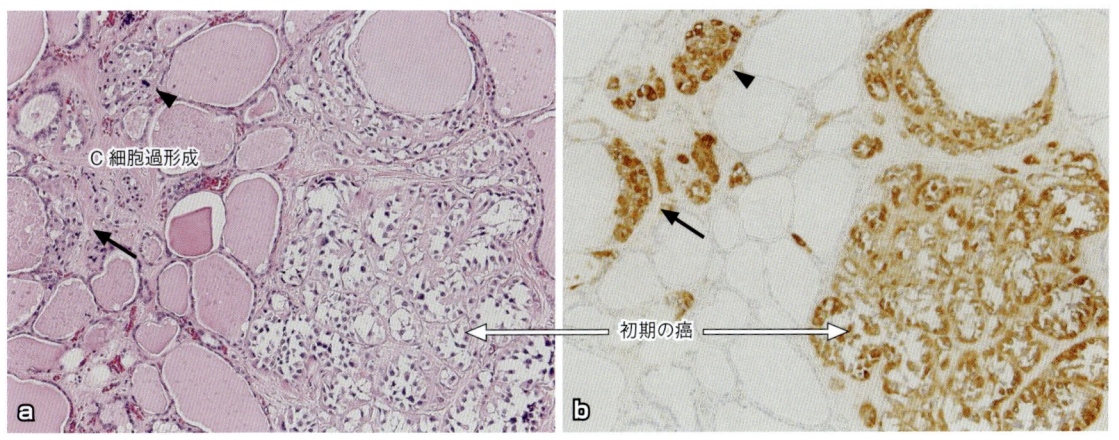

図10 | MEN2患者甲状腺
a：HE染色，b：カルシトニン免疫染色．視野右方に微小な髄様癌（白矢印）がみられ，間質への浸潤を伴う．その上と視野左方に，C細胞の小集団があり，甲状腺コロイド濾胞内半月状（黒矢印）に増生するものと，コロイド濾胞を置換するもの（黒矢頭）を結節性C細胞過形成と呼びこれらを髄様癌の早期病変，前駆病変と報告した．

1mm以上の肉眼的腫瘍が全くないときや，他のMEN2構成腫瘍の既往のないときは，甲状腺の再手術を指示するのではなく，RET遺伝子の検索や，他のMEN腫瘍の検索を指示するにとどめるべきと考える．

7. 病　型

甲状腺髄様癌には4種の病型が知られている（**表1**）．遺伝性の3病型は，全てRET遺伝子異常に起因する遺伝性腫瘍と考えられ，RET遺伝子の変異部位と病型の間に強い相関があると報告されている（**表2**）[22,23,28]．MEN2Bは，髄様癌，褐色細胞腫に加え，消化管，皮膚，眼球角膜などにganglioneuromatosisがみられ，さらに骨格の異常（Marfan体型など）が認められる．これらの病変がないものをMEN2Aと区別している．副甲状腺の病変はMEN2Aで20％程度みられるがMEN2Bでは稀であり，MEN2B患者治療に留意すべきとされている[28]．またMEN2B患者にみられる消化管ganglioneuromatosisは，生下時よりあり，新生児期に哺乳不良，吐乳，下痢，便秘，急性腹症，機能性イレウス，巨大結腸症の原因となることより，早期の診断と適切な治療が必要となる．またMEN2B患者の髄様癌は発生年齢が若く（30～35歳：MEN2A，20～25歳：MEN2B，40～50歳：非遺伝性群），予後が悪いことが報告されており[28,40-43]，MEN2B患者のスクリーニングは遺伝子異常の有無を早期に診断し，予防的外科治療を早期に推薦するガイドラインが2001年Brandiらにより発表されている[21,22]．しかし日本では予防的に腫瘍のない甲状腺を5歳未満に摘出することは広く行われていない．哲学的な違いと，1cm未満の甲状腺髄様癌は再発死亡なく治療できることから[29]，1cm程度の腫瘍が検出されてから手術をしても遅くないと考えられているからであると筆者は推測している．癌のリスクの高い臓器を予め癌のない段階で予防的に摘出することが，日本で医療として定着するか否かはまだ不明である．

甲状腺髄様癌とRET遺伝子異常がみられるが，褐色細胞腫などその他の臓器合併病変を認めない患者群を家族性髄様癌患者と呼ぶことがある［familial medullary thyroid carcinoma（FMTC）；medullary thyroid carcinoma only］．この群では髄様癌発症年齢が高く，予後が良いことが知られているが，この患者群でも長期間患者経過を観察すると，褐色細胞を発生する例があり，MEN2Aと区別する必要がないとの意見もある[28]．

髄様癌患者にMEN2病変以外の腫瘍がみられることが稀にある．下垂体腫瘍，膵臓内分泌癌，消化管カルチノイドなどの報告があるが，新たな遺伝性腫瘍とは考えられていない[28]．

表1 | 甲状腺髄様癌と病型

1. 遺伝性腫瘍症群（RET遺伝子異常群）
   a) MEN2A：medullary (C cell) carcinoma, pheochromocytome, parathyroid adenomas
   b) MEN2B：medullary (C cell) carcinoma, pheochromocytome, parathyroid adenomas, mucosal ganglioneuromatosis, marfanoid habitus
   c) FMTC：familial medullary thyroid carcinoma；medullary thyroid carcinoma only
2. 非遺伝性群（散発例，RET遺伝子異常のない群）

表2 | RET遺伝子異常部位と病型

変異部位		病型
Cysteine-rich region	C609	MEN2A, FMTC, HSD
	C611	MEN2A, FMTC, HSD
	C618	MEN2A, FMTC, HSD
	C620	MEN2A, FMTC, HSD
	C630	MEN2A, FMTC
	C634	MEN2A, FMTC
Tyrosine kinase domain	E768	MEN2A, FMTC
	L790	MEN2A, FMTC
	Y791	MEN2A, FMTC
	V804	MEN2A, FMTC
	A883	MEN2B
	S891	MEN2A, FMTC
	M918	MEN2B

MEN2A：multiple endocrine neoplasia syndrome type 2A.
MEN2B：multiple endocrine neoplasia syndrome type 2B.
FMTC：familial medullary thyroid carcinoma.
HSD：Hirschsprung's disease.

8. 病理組織学的予後因子

　髄様癌は低悪性度の高分化内分泌癌でありカルシトニンを産生する甲状腺腫瘍である．幾つかの病理組織学的予後因子が報告され，髄様癌には核異型が強い稀な亜型として巨細胞型があり[45]，このような例を髄様癌の未分化転化と発表した論文が数編ある[46-48]．濾胞細胞腫瘍には，高分化癌から未分化癌への未分化転化の概念があるが，異型の強い髄様癌を，この線上で解釈しようと発表されたものである．しかしその後この分子メカニズムについて未分化転化をサポートする発表はない．

　筆者らは，予後不良髄様癌の解析から，分化の低い内分泌癌に一致する例を見出し報告した．HE標本で検出可能である組織学的特色を抽出し，これらの特色のある予後不良髄様癌を低分化髄様癌 poorly differentiated medullary carcinoma の名称で呼ぶことを提唱した．通常型髄様癌では核分裂像は稀で，発見できないことが多いにもかかわらず，これらの例は，(1) 核分裂像が認められ，(2) MIB1標識率も高く，(3) 腫瘍壊死があり（図11），(4) 脈管浸潤も多い．腫瘍細胞はホルモン産生能が低いため，(5) 免疫組織化学的にカルシトニンは陽性だが陽性の染色性が乏しい（少数が薄く染色される）こと，(6) 電子顕微鏡的に未熟な胎児期の内分泌細胞や，低分化な内分泌癌の特色である小型，少数の神経内分泌顆粒をもち（図12），細胞質小器官が未発達，遊離リボソームが多いなど，低分化と呼ぶにふさわしい特色をもつ．

　Francらは109例の解析から，髄様癌の予後と相関する因子として，①45歳以上，②腫瘍壊死，③扁平上皮成分，④好酸性細胞，⑤カルシトニン陽性細胞の減少を予後不良所見としている[37]．我々の検討では③④については確認できなかったが①②⑤については，上記特色と一致し同意できると考えている．

　一般病理医が甲状腺髄様癌の診断に遭遇する確率は高くないと考えられる．そのため髄様癌の分化度分類は一般的に必要性があるとは考えられない．しかし頻度の高いものとして充実増生を示す濾胞細胞腫瘍（濾胞腺腫，低分化癌，充実癌，島状癌）や，頻度は低いが転移性甲状腺癌（低分化な内分泌癌）やアミロイドが少ない低分化髄様癌との鑑別が必要なことがある．このような例での鑑別診断としては低分化な髄様癌（甲状腺原発低分化内分泌癌）を念頭に入れることが必要になる．もちろん病期の進んだ髄様癌，甲状腺外浸潤のあるもの，遠隔転移があるものが予後不良であるのは当然である．

（覚道健一，尾崎　敬）

文　献

1) Hazard JB, Hawk WA, Crile G Jr：Medullary (solid) carcinoma of the thyroid；a clinicopathologic entity. J Clin Endocrinol Metab 19：152-161, 1959
2) Hazard JB：The C cells (parafollicular cells) of the thyroid

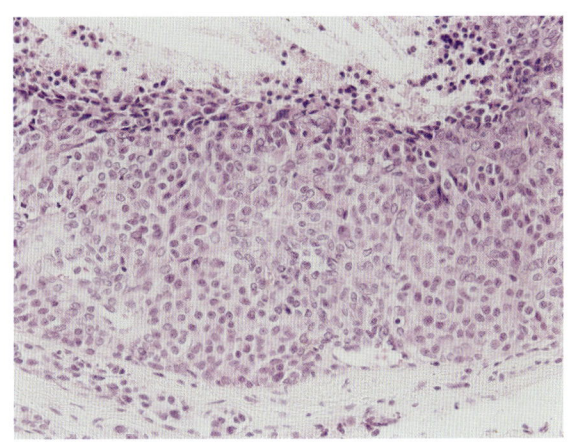

図11 | 低分化髄様癌
他の図にみられる髄様癌に比べ細胞は小型，核/細胞質比の増加した腫瘍細胞で構成される．髄様癌は一般に広い顆粒状，好酸性の細胞質をもつが，この例では細胞質は狭くやや好塩基性を示す．アミロイドはこの視野にはないが，検索した範囲では少量認めた．視野上部に腫瘍壊死がみられる．

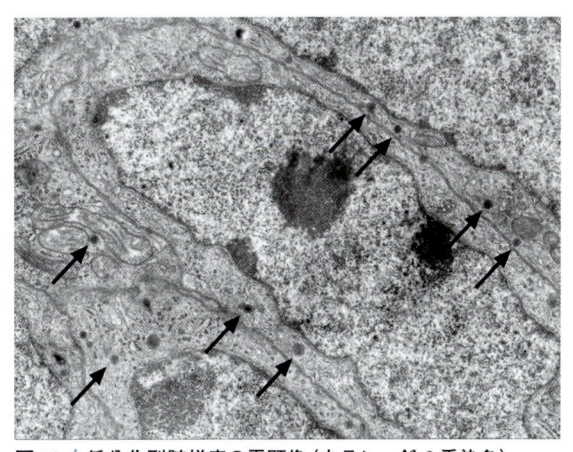

図12 | 低分化型髄様癌の電顕像（ウラン・鉛2重染色）
細胞質には神経内分泌顆粒（矢印）は小型で少数しかみられず，細胞質小器官の発達も悪く，リボソームが多い．肺の小細胞癌や低分化な内分泌癌に類似する．

gland and medullary thyroid carcinoma. A review. Am J Pathol 88：213-250, 1977
3) Williams ED：Histogenesis of medullary carcinoma of the thyroid. J Clin Pathol 19：114-118, 1966
4) Kameya T, Simosato Y, Adachi I et al：Immunohistochemical and ultrastructural analysis of medullary carcinoma of the thyroid in relation to hormone production. Am J Pathol 89：555-574, 1977
5) Kakudo K, Miyauchi A, Katayama S：Ultrastructural study of thyroid medullary carcinoma. Acta Pathol Jpn 27：605-622, 1977
6) Tashjian AH Jr, Melvin EW：Medullary carcinoma of the thyroid gland. Studies of thyrocalcitonin in plasma and tumor extracts. N Engl J Med 279：279-283, 1968
7) Melvin KE, Miller HH, Tashjian AH Jr：Early diagnosis of medullary carcinoma of the thyroid gland by means of calcitonin assay. N Engl J Med 285：1115-1120, 1971
8) Jacobs JW, Goodman RH, Chin WW et al：Calcitonin messenger RNA encodes multiple polypeptides in a single precursor. Science 213：457-459, 1981
9) Amara SG, Jonas V, Rosenfeld MG et al：Alternative RNA processing in calcitonin gene expression generates mRNAs encoding different polypeptide products. Nature 298：240-244, 1982
10) Sipple JH：The association of pheochromocytoma with carcinoma of the thyroid gland. Am J Med 31：163-166, 1961
11) Steiner AL, Goodman AD, Powers SR：Study of a kindred with pheochromocytoma, medullary thyroid carcinoma, hyperparathyroidism, and Cushing's disease：multiple endocrine neoplasia type 2. Medicine (Baltimore) 47：371-409, 1968
12) Mulligan LM, Kwok JB, Healey CS et al：Germ-line mutations of the RET proto-oncogene in multiple endocrine neoplasia type 2A. Nature 363：458-460, 1993
13) Mulligan LM, Eng C, Attié T et al：Diverse phenotypes associated with exon 10 mutations of the RET proto-oncogene. Hum Mol Genet 3：2163-2167, 1994
14) Decker RA, Peacock ML, Watson P：Hirschsprung disease in MEN 2A：increased spectrum of RET exon 10 genotypes and strong genotype-phenotype correlation. Hum Mol Genet 7：129-134, 1998
15) Wolfe HJ, Melvin KE, Cervi-Skinner SJ et al：C-cell hyperplasia preceding medullary thyroid carcinoma. N Engl J Med 289：437-441, 1973
16) DeLellis RA, Nunnemacher G, Wolfe HJ：C-cell hyperplasia. An ultrastructural analysis. Lab Inv 36：237-248, 1977
17) Kakudo K：Ultrastructural study of medullary carcinoma of the thyroid. Med J Osaka Univ 27：101-115, 1977
18) Gagel RF, Tashjian AH Jr, Cummings T et al：The clinical outcome of prospective screening for multiple endocrine neoplasia type 2a. An 18-year experience. N Engl J Med 318：478-484, 1988
19) Russell CF, Van Heerden JA, Sizemore GW et al：The surgical management of medullary thyroid carcinoma. Ann Surg 197：42-48, 1983
20) Miyauchi A, Matsuzuka F, Hirai K et al：Unilateral surgery supported by germline RET oncogene mutation analysis in patients with sporadic medullary thyroid carcinoma. World J Surg 24：1367-1372, 2000
21) Stjernholm MR, Freudenbourg JC, Mooney HS et al：Medullary carcinoma of the thyroid before age 2 years. J Clin Endocrinol Metab 51：252-253, 1980
22) Brandi ML, Gagel RF, Angeli A et al：Guidelines for diagnosis and therapy of MEN type 1 and type 2. J Clin Endocrinol Metab 86：5658-5671, 2001
23) DeLellis RA, Lloyd RV, Heitz PU (eds)：WHO Classification of Tumours. Pathology & Genetics. Tumours of Endocrine Organs. IARC Press, Lyon, 2004
24) 甲状腺外科研究会（編）：甲状腺癌取扱い規約，第6版．金原出版，2005
25) Williams ED, Brown CL, Doniach I：Pathological and clinical findings in a series of 67 cases of medullary carcinoma of the thyroid. J Clin Pathol 19：103-113, 1966
26) Kakudo K, Miyauchi A, Takai S et al：C cell carcinoma of thyroid -papillary type-. Acta Pathol Jpn 29：653-659,

1977
27) Kakudo K : Subclassification and prognostic factors of medullary (C cell) carcinoma of the thyroid. in Lechango J, Kameya T (eds) : "Endocrine Pathology Update, vol 1". Field and Wood, New York, 1990, pp85-97
28) Kakudo K, Ito Y, Takahashi T : Multiple endocrine neoplasia syndrome. in Lloyd RV (ed) : "Endocrine Pathology". Springer, New York, 2010
29) Dottorini ME, Assi A, Sironi M et al : Multivariate analysis of patients with medullary thyroid carcinoma. Prognostic significance and impact on treatment of clinical and pathological variables. Cancer 77 : 1556-1565, 1996
30) Scopsi L, Sampietro G, Boracchi P et al : Multivariate analysis of prognostic factors in sporadic medullary carcinoma of the thyroid. A retrospective study of 109 consecutive patients. Cancer 78 : 2173-2183, 1996
31) Miyauchi A, Onishi T, Morimoto S et al : Relation of doubling time of plasma calcitonin levels to prognosis and recurrence of medullary thyroid carcinoma. Ann Surg 199 : 461-466, 1984
32) Heitz PU, Kloppel G, Polak JM et al : Ectopic hormone production by endocrine tumors : localization of hormones at the cellular level by immunocytochemistry. Cancer 48 : 2029-2037, 1981
33) Kakudo K, Miyauchi A, Ogihara T et al : Medullary carcinoma of the thyroid with ectopic ACTH syndrome. Acta Pathol Jpn 32 : 793-800, 1982
34) Lertprasertsuke N, Kakudo K, Satoh S et al : Rectal carcinoid tumor metastasizing to the thyroid and pancreas. An autopsy case exploiting immunohistochemistry for differentiation from tumors involving multiple endocrine organs. Acta Pathol Jpn 40 : 352-360, 1990
35) Guyetant S, Rousselet M-C, Durigon M et al : Sex-related C cell hyperplasia in the normal human thyroid : A quantitative autopsy study. J Clin Endocrinol Metab 82 : 42-47, 1997
36) Schroder S, Bocker W, Baisch H et al : Prognostic factors in medullary thyroid carcinomas. Survival in relation to age, sex, stage, histology, immunocytochemistry, and DNA content. Cancer 61 : 806-816, 1988
37) Franc B, Rosenberg-Bourgin M, Caillou B et al : Medullary thyroid carcinoma : search for histological predictors of survival (109 proband cases analysis). Hum Pathol 29 : 1078-1084, 1998
38) Norton JA, Froome LC, Farrel RE et al : Multiple endocrine neoplasia type IIb : the most aggressive form of medullary thyroid carcinoma. Surg Clin North Am 59 : 109-118, 1979
39) Kakudo K, Carney JA, Sizemore GW : Medullary carcinoma of thyroid. Biologic behavior of the sporadic and familial neoplasm. Cancer 55 : 2818-2821, 1985
40) Bergholm U, Bergstrom R, Ekbom A : Long-term follow-up of patients with medullary carcinoma of the thyroid. Cancer 79 : 132-138, 1997
41) Saad MF, Ordonez NG, Rashid RK et al : Medullary carcinoma of the thyroid. A study of the clinical features and prognostic factors in 161 patients. Medicine (Baltimore) 63 : 319-342, 1984
42) Kakudo K, Miyauchi A, Katayama S et al : Ultrastructural study of poorly differentiated medullary carcinoma of the thyroid. Virchows Arch A Pathol Anat Histopathol 410 : 445-460, 1987
43) Kameyama K, Takami H : Medullary thyroid carcinoma : nationwide Japanese survey of 634 cases in 1996 and 271 cases in 2002. Endocr J 51 : 453-456, 2004
44) Saad MF, Ordonez NG, Guido JJ et al : The prognostic value of calcitonin immunostaining in medullary carcinoma of the thyroid. J Clin Endocriol Metab 59 : 850-856, 1984
45) Kakudo K, Miyauchi A, Ogihara T et al : Medullary carcinoma of the thyroid. Giant cell type. Arch Pathol Lab Med 102 : 445-447, 1978
46) Zeman V, Nemec J, Platil A et al : Anaplastic transformation of medullary thyroid cancer. Neoplasma 25 : 249-255, 1978
47) Bussolati G, Monga G : Medullary carcinoma of the thyroid with atypical patterns. Cancer 44 : 1769-1777, 1979
48) Mendelsohn G, Baylin SB, Bigner SH et al : Anaplastic variants of medullary thyroid carcinoma : a light-microscopic and immunohistochemical study. Am J Surg Pathol 4 : 333-341, 1980

第2部　組織型と診断の実際

I．悪性腫瘍

6　悪性リンパ腫

はじめに

　甲状腺原発の悪性リンパ腫は甲状腺悪性腫瘍のおよそ5%を占める[1]．また，節外性悪性リンパ腫の中では2.5〜7%を占める．甲状腺悪性リンパ腫は高齢女性（平均年齢65歳，男女比1：3〜7）に多くみられる．甲状腺悪性リンパ腫は慢性甲状腺炎（橋本病）を発生母地とするものが多く[2]，橋本病患者は健常者に比べて悪性リンパ腫の発生頻度が極めて高いとされる．甲状腺悪性リンパ腫のほとんどはB細胞リンパ腫であり，その中で最も多いのは次の2つのタイプである．一つはMALTリンパ腫 mucosa-associated lymphoid tissue（MALT）lymphoma とも呼ばれ生物学的に低悪性度の節外性辺縁帯B細胞リンパ腫 extranodular marginal zone B-cell lymphoma である[3]．もう一つは生物学的に高悪性度のびまん性大細胞型B細胞リンパ腫 diffuse large B-cell lymphoma（DLBCL）である．MALTリンパ腫からDLBCLへの移行型もしばしば認められる．このほかに，いずれも非常に稀ではあるが，濾胞性リンパ腫 follicular lymphoma，マントル細胞リンパ腫 mantle cell lymphoma，Burkitt類似リンパ腫 Burkitt-like lymphoma，γδ型T細胞リンパ腫 gamma delta T-cell lymphoma なども認められる．

　従来，甲状腺原発悪性リンパ腫の多くは濾胞性リンパ腫と考えられてきたが，近年，そのほとんどがMALTリンパ腫であることが明らかにされた．一方で稀ではあるが甲状腺原発の濾胞性リンパ腫やマントル細胞リンパ腫などの存在も指摘されている[4]．リンパ濾胞は内側から外側に向かって胚中心 ger-

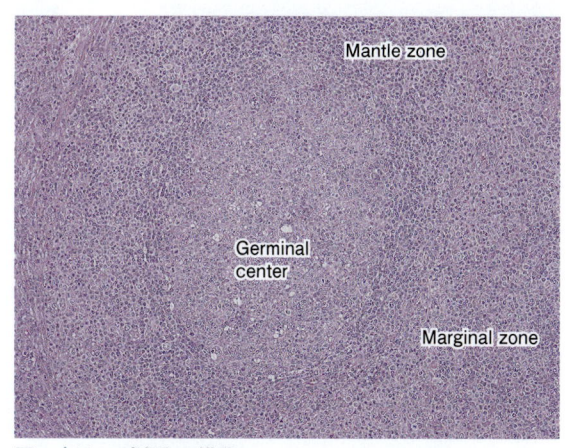

図1｜リンパ濾胞の構造

minal center，マントル層（暗殻）mantle zone，辺縁帯 marginal zone の3層の領域に分けられる．3つの領域は，それぞれ胚中心細胞 centrocyte，マントル細胞 mantle cell，辺縁帯細胞 marginal cell と呼ばれる3種の異なるBリンパ球で構成されており（図1），それぞれ濾胞性リンパ腫，マントル細胞リンパ腫，MALTリンパ腫の発生母地となっている．これらの鑑別には細胞形態以外に細胞表面マーカーや遺伝子検査の所見が重要である．

　濾胞性リンパ腫の代表的表現型はCD5$^-$，CD10$^+$，CD20$^+$，CD79a$^+$，Bcl-2$^+$，Bcl-6$^+$，マントル細胞リンパ腫はCD5$^+$，CD10$^-$，CD20$^+$，CD79a$^+$，Bcl-2$^+$，Bcl-6$^-$，cyclin D1$^+$，MALTリンパ腫はCD5$^-$，CD10$^-$，CD20$^+$，CD79a$^+$，Bcl-2$^+$，cyclin D$^-$，CD43$^{+/-}$である．このほか，濾胞性リンパ腫

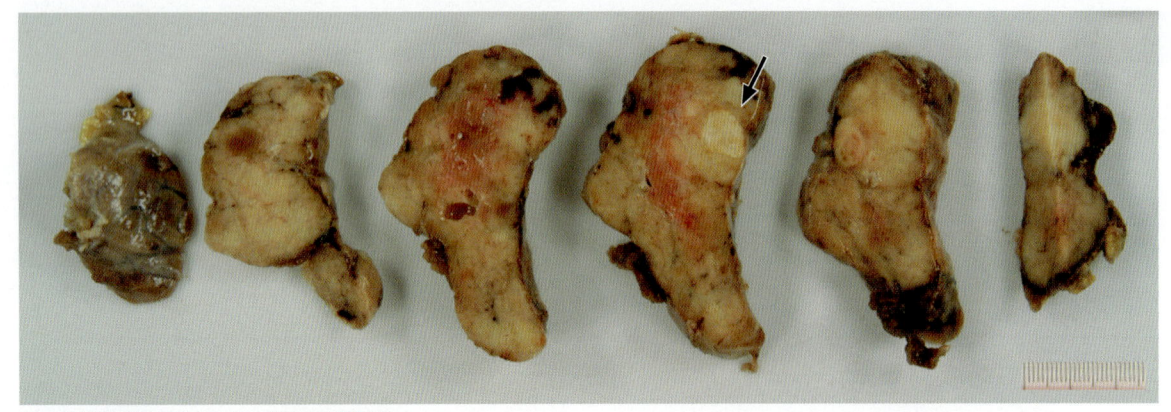

図2 | 甲状腺 MALT リンパ腫の肉眼所見
矢印が腫瘍.

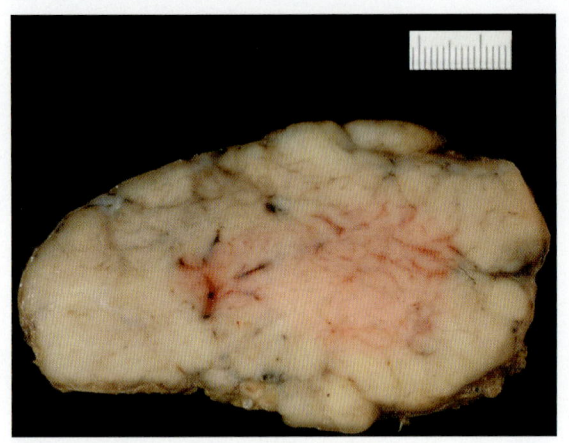

図3 | 甲状腺 MALT リンパ腫の肉眼所見

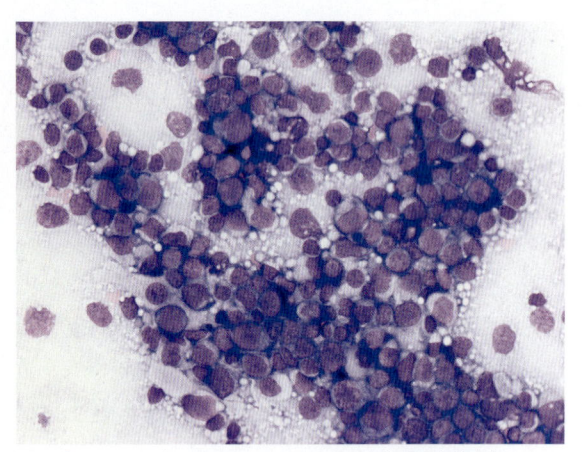

図4 | DLBCL（May-Grünwald-Giemsa（MGG）染色）
中心芽細胞や免疫芽細胞に類似する大型の腫瘍細胞.

ではt(14;18)(q32;q21)染色体転座，マントル細胞リンパ腫ではt(11;14)(q13;q32)染色体転座を呈することなども参考となる[5].

1. 臨床的事項

　甲状腺悪性リンパ腫の主な臨床症状は，疼痛，呼吸困難，嚥下困難，嗄声，咳嗽などである．慢性甲状腺炎を合併する患者では甲状腺機能低下症を呈することもある．病期はⅠ期またはⅡ期のものが多いが，DLBCLではⅢ期やⅣ期のものが多くなり，頸部リンパ節や縦隔リンパ節などへの浸潤を認める．リンパ節以外には骨髄，消化管，肺，肝，膀胱などへの浸潤もみられる．

2. 肉眼所見

　腫瘍のサイズは大小様々で一側に限局するものと両側に及ぶものがある．肉眼的に分葉状，多結節性，びまん性などの形状を呈し，割面は平坦または軽度隆起し，硬度は軟で色調は灰白色ないし淡黄白色を呈する（図2, 3）．大きな腫瘍では出血や壊死を伴うこともある．甲状腺原発の悪性リンパ腫の診断にあたっては，頭頸部や縦隔に発生した悪性リンパ腫からの転移性のリンパ腫との鑑別が必要とされるが，腫瘍があまり大きくなると鑑別は困難である．

3. 細胞学的所見

　甲状腺悪性リンパ腫の穿刺細胞診ではリンパ節に

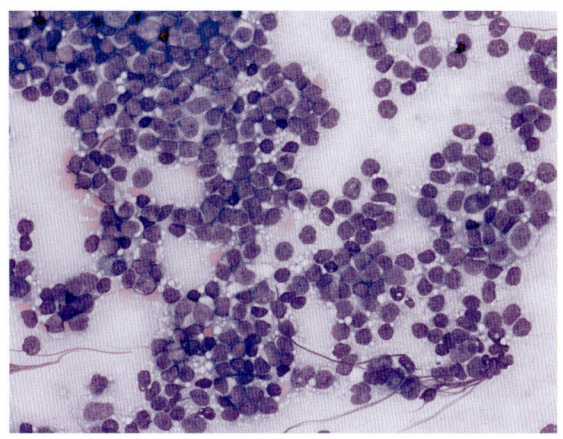

図5 | MALTリンパ腫：中心細胞類似B細胞（CCL cell）（MGG染色）

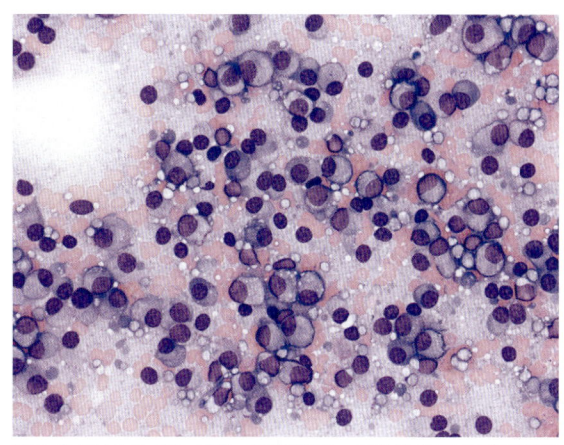

図6 | MALTリンパ腫：形質細胞への分化を示す腫瘍細胞（形質細胞様B細胞）（MGG染色）

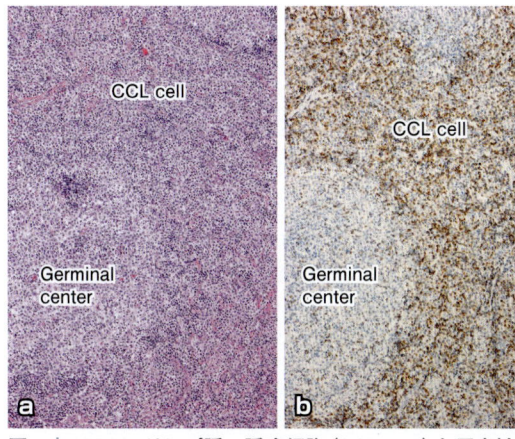

図7 | MALTリンパ腫：腫瘍細胞（CCL cell）と反応性の胚中心
a：HE染色．b：Bcl-2免疫染色．

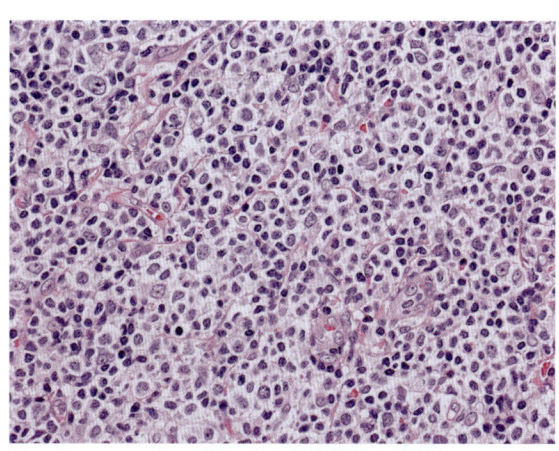

図8 | MALTリンパ腫：中心細胞類似B細胞（CCL cell）

発生する悪性リンパ腫に類似する細胞所見を呈する．DLBCLでは胚中心芽細胞 centroblast や免疫芽球 immunoblast に類似する大型のリンパ系異型細胞を多数散在性に認める（図4）ため，その診断は容易である．MALTリンパ腫では胚中心細胞様の小型くびれ細胞（胚中心細胞類似細胞 centrocyte-like cell：CCL cell）や単球様B細胞 monocytoid B-cell などの腫瘍細胞とともに小リンパ球，免疫芽球，形質細胞などが混在する（図5）ため，反応性病変との鑑別が困難である．MALTリンパ腫では時に腫瘍細胞が形質細胞への分化を示し形質細胞腫様の所見を呈することがある（図6）．このような場合，形質細胞に免疫グロブリンの単クローン性格を認めることが診断に有用である．

4．組織学的所見

甲状腺原発悪性リンパ腫の大部分は慢性甲状腺炎を母地として発生するため，特に低悪性度のMALTリンパ腫では背景に慢性甲状腺炎の所見を伴うものが多い．しばしば，腫瘍以外の甲状腺組織に慢性甲状腺炎由来と思われる甲状腺実質の萎縮，間質のリンパ球浸潤や線維化などを認める．MALTリンパ腫はびまん性あるいは不明瞭な結節性のリンパ増殖病変で，組織学的にはCCL cellや単球様B細胞などの腫瘍細胞とともに小リンパ球，免疫芽球，形質細胞などが入り混じったリンパ系細胞の増生よりなる（図7, 8）．このような所見は慢性甲状腺炎などの反応性病変とも類似するため，腫瘍細胞の増生が軽い初期の段階では特に鑑別が困難である．

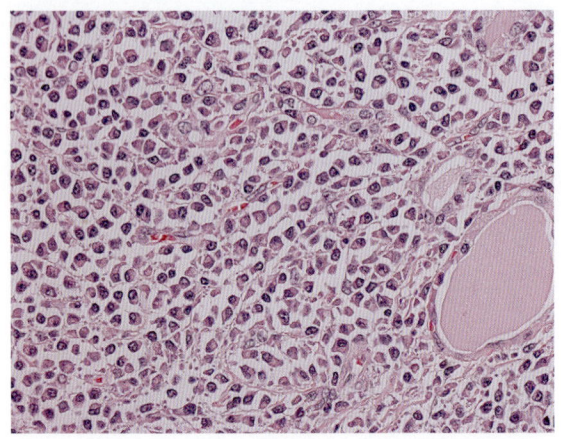

図9 | MALTリンパ腫：形質細胞への分化を示す腫瘍細胞

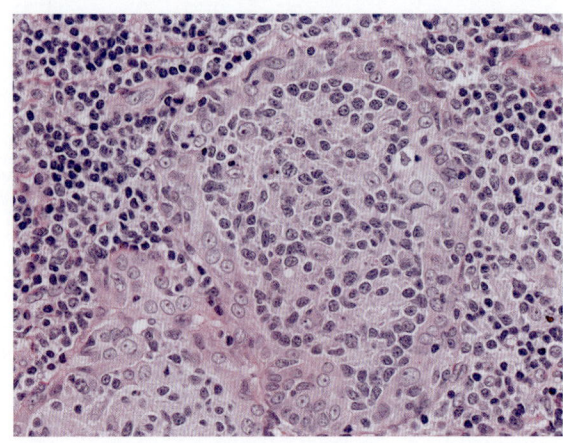

図10 | MALTリンパ腫：MALT ball

　MALTリンパ腫の腫瘍細胞はリンパ濾胞のマントル層の外側（辺縁帯）に存在し，その主体はCCL cellと呼ばれる，小型成熟リンパ球よりやや大きく軽度の核のくびれをもつ細胞である．核小体は不明瞭で中等量の明るい細胞質を有することもある．このほかに小リンパ球と類似の腫瘍細胞や類円形ないし腎形の核と明調もしくは弱好酸性の中等量の細胞質をもつ単球様B細胞もみられるが，これらはCCL cellの亜型である．さらに症例によっては形質細胞への分化が著明で，CCL cellが目立たない場合もある（図9）．このような症例では細胞質にDutcher小体を有する形質細胞様B細胞 plasmacytoid B-cellがみられ，形質細胞腫に類似した所見を呈する．従来，髄外性形質細胞腫と考えられていた症例の中には，このような形質細胞への分化が著明なMALTリンパ腫が含まれているものと考えられている[6]．このような症例では免疫グロブリンの単クローン性格を証明することとともにCD 20陽性のCCL cellを見出すことが重要である．

　腫瘍細胞が甲状腺濾胞上皮内に巣状に浸潤増殖する所見（リンパ上皮性病変 lymphoepithelial lesion：LEL）や甲状腺濾胞腔内に腫瘍細胞が充満する所見（MALT balls）（図10）もMALTリンパ腫の特徴的所見である．リンパ球浸潤が著しく濾胞上皮細胞との識別が困難な場合にはサイトケラチンによる免疫染色がリンパ上皮性病巣の検出に有用である．ただし，リンパ上皮性病変は橋本病でもみられることがあるため，甲状腺MALTリンパ腫の診断にはMALT ballsの存在が特に重視されている[7]．このほか，リンパ濾胞の胚中心に腫瘍細胞が浸潤し破壊する所見（follicular colonization）（図11）や形質細胞への分化もMALTリンパ腫の特徴的所見である[5,8]．MALTリンパ腫では，しばしば腫瘍細胞の間に反応性のリンパ濾胞が残存するが，これらの反応性リンパ濾胞内に腫瘍細胞が浸潤してコロニーを形成することをfollicular colonizationと呼んでいる．

　MALTリンパ腫では，高悪性度のDLBCLに移行する過程で，高悪性度転化したリンパ系の大型異型細胞よりなる病巣を形成する．一方，高悪性度のDLBCLでは，低悪性度病変が一部に残存することもあるが，進行した病変では低悪性度病変が消失して高悪性度病変のみとなる．

　DLBCLは破壊性増生が強く，しばしば周囲組織や前頸筋への浸潤を認める．DLBCLは組織学的に胚中心芽細胞や免疫芽球に類似する大型異型細胞のびまん性増生よりなり（図12），その診断は容易である．このほか，稀な高悪性度の甲状腺悪性リンパ腫として，多数のtingible-body macrophagesを伴いstarry sky patternを示すBurkitt類似リンパ腫をみることもある．

5. 鑑別診断

　甲状腺悪性リンパ腫の診断において最も重要な課題は，低悪性度のMALTリンパ腫と慢性甲状腺炎との鑑別であるが，両者の鑑別診断はしばしば非常に困難である．組織学的に鑑別診断が困難な場合には，免疫組織化学，フローサイトメトリー，遺伝子検査などを参考にする必要がある．分子遺伝学的には，悪性リンパ腫では免疫グロブリンの重鎖可変領

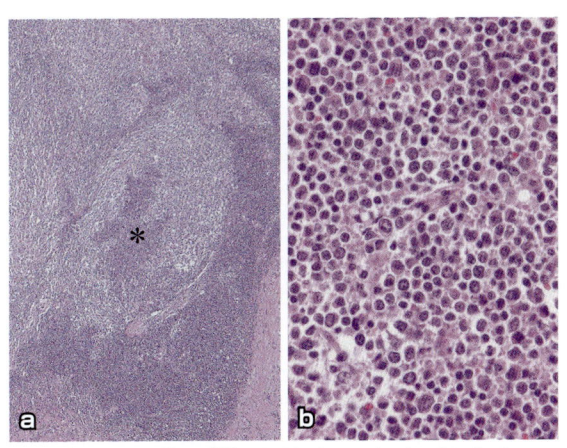

図11 | MALTリンパ腫：follicular colonization（＊）

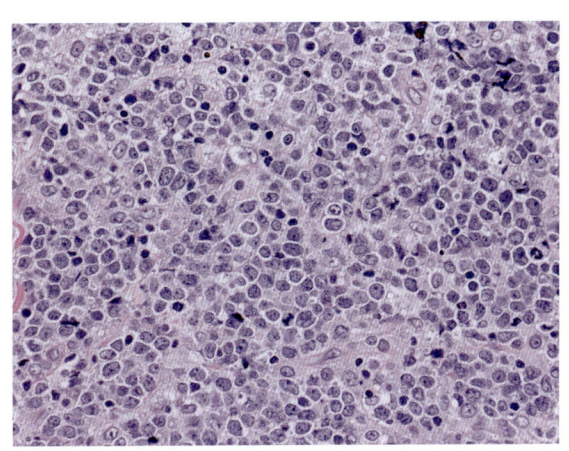

図12 | DLBCL

域(IgH)の再構成がみられる点が，橋本病などの反応性病変との鑑別に有用である[9]．

B細胞リンパ腫のマーカーとしてはCD20, CD79aが用いられる．MALTリンパ腫では，このほかにCD5, CD10, cyclin Dなども他のB細胞リンパ腫との鑑別に有用である．また，形質細胞や形質細胞様B細胞においては免疫グロブリンのモノクロナリティーの有無が良悪性の鑑別に有用である．

免疫組織化学的には奇妙なことに甲状腺のMALTリンパ腫は細胞質内にIgGを有することが多い．また染色体異常としてはt(3;14)(p14;q32)転座を50%の症例で認めるとされる[8]．甲状腺MALTリンパ腫では，他臓器のそれに比べ形質細胞への分化が著明であるため，橋本病以外にも，稀な疾患ではあるが，多発性骨髄腫の甲状腺浸潤，真の形質細胞腫，良性病変である形質細胞肉芽腫などとの鑑別が必要である[6,8,10]．

橋本病や形質細胞肉芽腫との鑑別では，著明なリンパ球浸潤，広範な胚中心細胞類似細胞や単球様B細胞の浸潤，著明なリンパ上皮性病変の存在などがMALTリンパ腫を疑う所見である．免疫組織化学的には，シート状のCD20陽性細胞の浸潤，CD43陽性B細胞の存在，細胞質内免疫グロブリンの単クローン性格などを証明することがMALTリンパ腫の診断に有用である．

また，多発性骨髄腫の甲状腺浸潤ではおよそ2/3以上の症例でCD56陽性の形質細胞が出現することや髄外性形質細胞腫ではCD20陽性のCCL cellがみられないことなどもそれぞれ鑑別点となる[11]．

濾胞構造が明瞭なMALTリンパ腫では濾胞性リンパ腫との鑑別が必要である．濾胞性リンパ腫における腫瘍性のリンパ濾胞はBcl-2陽性であるが，MALTリンパ腫におけるリンパ濾胞の多くは反応性であるためBcl-2は陰性である．ただし，反応性リンパ濾胞内の腫瘍細胞のcolonizationではBcl-2は陽性となる．また，濾胞性リンパ腫ではBcl-2のほかにCD10やBcl-6も陽性となるが，MALTリンパ腫ではCD10やBcl-6は通常陰性である．

DLBCLは通常HE標本のレベルで概ね診断可能ではあるが，時に未分化癌，転移癌，悪性黒色腫，白血病浸潤などとの鑑別診断が必要とされる．このような場合には，CD20, CD45RB, サイトケラチン，S-100, HMB-45, 骨髄細胞マーカーなどの免疫染色が有用である．

6．予後と治療

甲状腺のMALTリンパ腫の予後は通常非常に良好であるが，大細胞型の高悪性度病変を伴う場合には予後はより不良となる．組織型以外の予後因子としては，甲状腺腫周囲への浸潤，脈管浸潤，核分裂像などが挙げられる．

甲状腺悪性リンパ腫の治療法は，リンパ節原発のものと同様，悪性度により異なる．低悪性度のMALTリンパ腫の治療法としては，原則的に放射線療法が選択される．場合によっては，化学療法や抗CD20モノクローナル抗体（リツキサン）が追加されることもある．なお，確定診断が得られていない症例では，診断の目的を兼ねて外科切除が行われることもある．また，高悪性度のDLBCLの治療法と

しては，化学療法単独または化学療法と放射線療法の併用が一般的である．代表的な化学療法はCHOP療法であるが，CHOP療法にリツキサンが併用されることもある．

（越川　卓，小島　勝）

文　献

1) Staunton MD, Greening WP：Clinical diagnosis of thyroid cancer. Br Med J 4：532-535, 1973
2) Derringer GA, Thompson LD, Frommelt RA et al：Malignant lymphoma of the thyroid gland：a clinicopathologic study of 108 cases. Am J Surg Pathol 24：623-639, 2000
3) Isaacson PG, Du MQ：MALT lymphoma：from morphology to molecules. Nat Rev Cancer 4：644-653, 2004
4) Thieblemont C, Mayer AE, Dumontet C et al：Primary thyroid lymphoma is a heterogeneous disease. J Clin Endocrinol Metab 87：105-111, 2002
5) Swerdlow SH, Campo E, Harris NL et al：WHO Classification of Tumours. Haematopoietic and Lymphoid Tissues. IARC, Lyon, 2007
6) Hussong JW, Perkins SL, Schnitzer B et al：Extramedullary plasmacytoma. A form of marginal zone cell lymphoma? Am J Clin Pathol 111：111-115, 1999
7) Hyjek E, Isaacson PG：Primary B cell lymphoma of the thyroid and its relationship to Hashimoto's thyroiditis. Hum Pathol 19：1315-1326, 1988
8) Chan JKC：The thyroid gland. in：Fletcher CDM (ed)："Diagnostic Histopathology of Tumor, 3rd ed". Elsevier, Philadelphia, 2007, pp997-1079
9) Takano T, Miyauchi A, Matsuzuka F et al：Diagnosis of thyroid malignant lymphoma by reverse transcription-polymerase chain reaction detecting the monoclonality of immunoglobulin heavy chain messenger ribonucleic acid. J Clin Endcrinol Metab 85：671-675, 2000
10) Deniz K, Ptiroǧlu TR, Okren T：Plasma cell granuloma of the thyroid. APMIS 116：167-172, 2008
11) Kojima M, Shimizu K, Shimizu K et al：Incidental MALT type lymphoma exhibiting prominent plasma cell differentiation associated with Hashimoto's thyroiditis. A two case report. Head Neck Pathol 3：27-30, 2009

第2部　組織型と診断の実際

Ⅰ．悪性腫瘍

7　その他の原発性悪性腫瘍

1. 胸腺様分化を示す癌（ITET/CASTLE）

1）定義・概念

胸腺上皮性腫瘍，扁平上皮癌あるいはリンパ上皮腫に類似した甲状腺悪性腫瘍である．

1985年にMiyauchiらにより，甲状腺原発の扁平上皮癌と鑑別すべき疾患としてintrathyroidal epithelial thymoma（ITET）という名称で提唱された[1]．その後，ChanとRosaiは本疾患をcarcinoma showing thymus-like differentiation（CASTLE）と名づけ[2]，最新のWHO分類ではCASTLEという名称が採用されている．

2）臨床的事項

40〜50歳代に発生し，女性にやや多い．甲状腺の下極に多く発生する．頸部腫瘤として発見されることが多い．周囲組織への浸潤やリンパ節転移を生じることもある．5年生存率は90％，10年生存率は82％であり，リンパ節転移や甲状腺外への浸潤は予後不良因子である[3]．

3）肉眼所見

境界明瞭で分葉状構造をとり，周囲に対し圧排性の増殖を示す．割面は灰白色を呈する．

4）組織学的所見

腫瘍の境界は比較的明瞭であり（図1），線維性の隔壁により，腫瘍細胞は島状の構築を示す（図2）．増殖細胞はN/C比が高く，顆粒状クロマチンと明

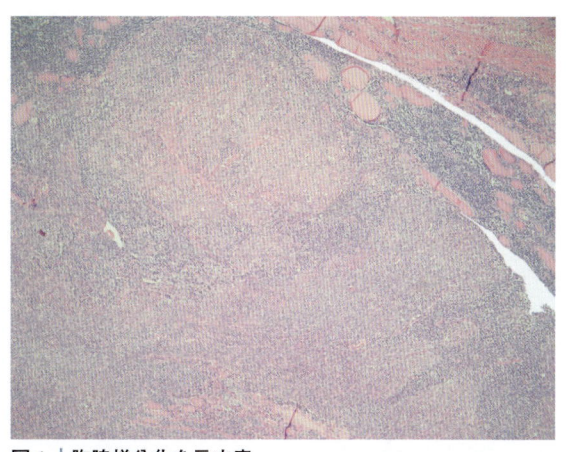

図1｜胸腺様分化を示す癌
腫瘍は分葉状の構造を示し，周囲との境界は比較的明瞭である．

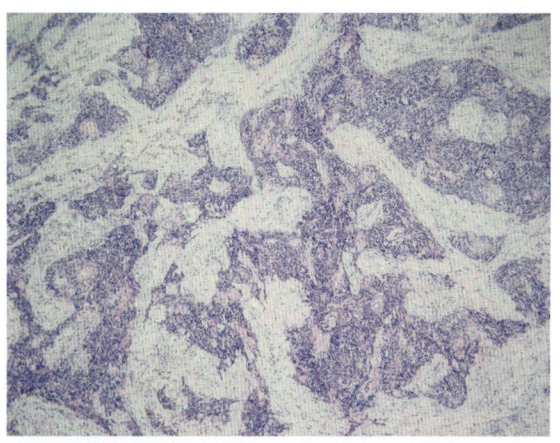

図2｜胸腺様分化を示す癌
症例によっては，腫瘍の胞巣が島状構造を示すものもある．

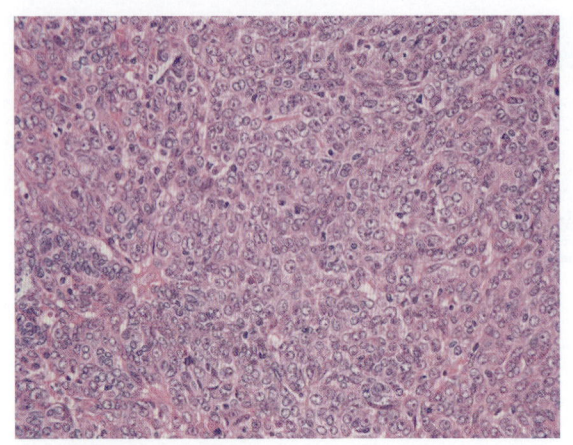

図 3 胸腺様分化を示す癌
腫瘍細胞は類円形の大型核を有し，核小体が目立つ．細胞境界は不鮮明である．

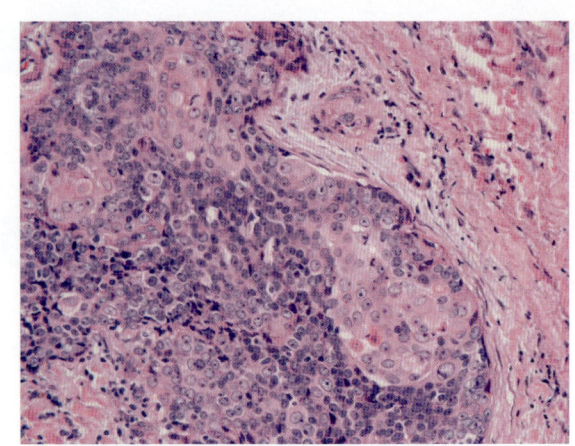

図 4 胸腺様分化を示す癌
角化傾向を示す部分．

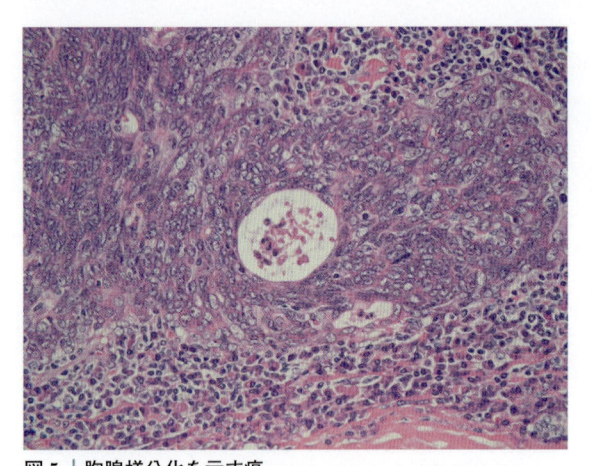

図 5 胸腺様分化を示す癌
小嚢胞変性を示す部分．胸腺腫と類似した形態である．

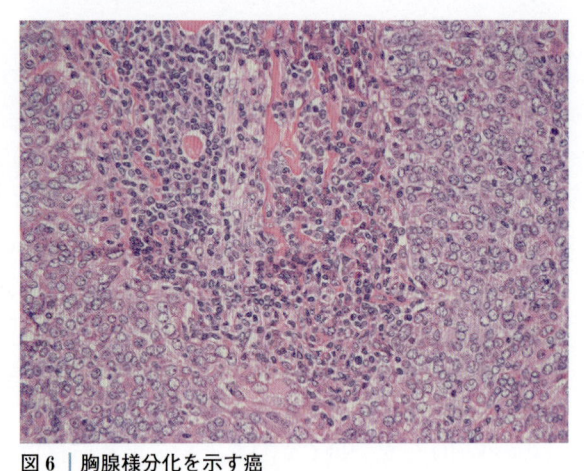

図 6 胸腺様分化を示す癌
間質にはリンパ球，形質細胞の浸潤が認められる．

瞭な核小体をもつ大型核，および多角形あるいは紡錘形の胞体を有する（**図 3**）．細胞境界は不明瞭である．種々の程度の角化傾向を伴う（**図 4**）ことは胸腺上皮への分化を窺わせる．胞巣には小嚢胞や壊死をしばしば生じる（**図 5**）．腫瘍部と非腫瘍部の境界付近では，濾胞内に腫瘍細胞が充満するような所見をみることもある．胞巣内にはリンパ球も混在する．隔壁にはリンパ球，形質細胞の浸潤がみられる（**図 6**）が，線維化の目立つものでは炎症細胞が乏しい．

5）免疫組織化学的特徴

胸腺癌と同様に，CD5 が腫瘍細胞の細胞膜に陽性となることが診断に役立つ（**図 7**）．cytokeratin も陽性となる．一方，TTF-1，thyroglobulin，calcitonin，CEA，S-100 蛋白は陰性である．

6）鑑別診断

扁平上皮癌との鑑別が重要となる．特に甲状腺原発扁平上皮癌は，未分化癌と同様に非常に予後不良であるため，組織学的な鑑別が大事である．扁平上皮癌は本腫瘍に比べ浸潤傾向が顕著であり，他臓器に生じる扁平上皮癌と同様の組織像を示す．低分化癌との鑑別も重要である．扁平上皮癌との鑑別と同様に，浸潤性の増殖傾向が顕著でないことや線維性間質がみられ島状の形態を示すことで区別される．ほかに type B3 の胸腺腫の浸潤，他臓器の扁平上皮

7. その他の原発性悪性腫瘍

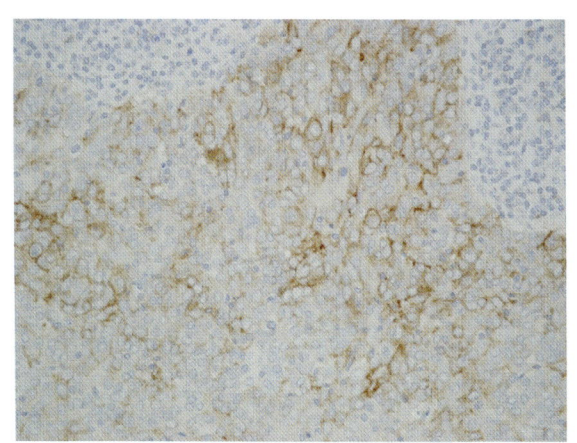

図7 胸腺様分化を示す癌のCD5免疫染色
腫瘍細胞はCD5が細胞膜に陽性となる．

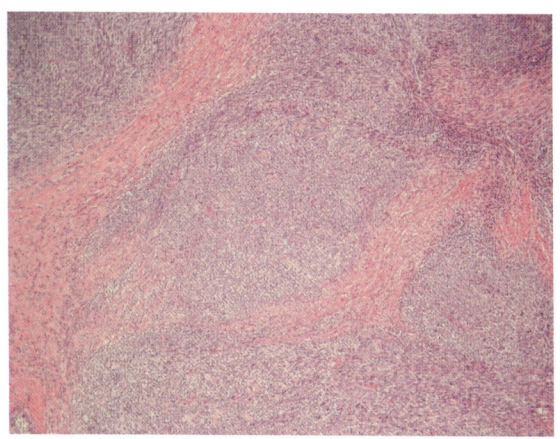

図8 胸腺様分化を伴う紡錘形細胞腫瘍
CASTLEと同様，分葉状の構築をとる．

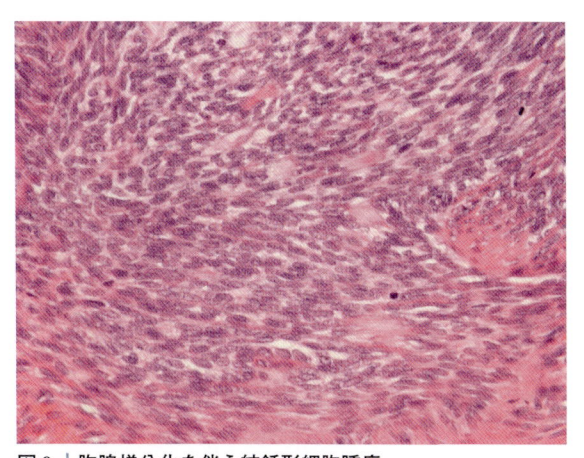

図9 胸腺様分化を伴う紡錘形細胞腫瘍
紡錘形細胞の束状増殖よりなる．ここに提示した症例では，上皮様細胞が管状に配列するパターンは認められなかった．細胞異型は乏しい．

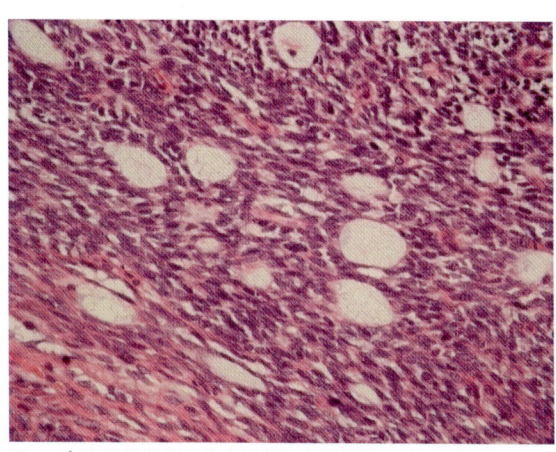

図10 胸腺様分化を伴う紡錘形細胞腫瘍
小嚢胞を形成している部分．上皮様細胞の裏打ちはない．

癌やリンパ上皮腫の転移などが鑑別の対象となるが，CD5などの染色により鑑別は可能となる．

2．胸腺様分化を伴う紡錘形細胞腫瘍（SETTLE）

1）定義・概念

胸腺腫瘍に類似した形態を示す甲状腺原発の悪性腫瘍である．

以前は malignant teratoma あるいは spindle cell tumor with mucous cyst などと呼ばれていたが，1991年，Chan と Rosai が spindle cell tumor with thymus-like differentiation（SETTLE）と名づけ[2]，WHO分類でもこの名が収載されている．CASTLEと同様，胸腺や branchial pouch の遺残物から発生すると考えられている[5]．

2）臨床的事項

小児や若年成人に発生し，性差はみられない．頸部腫瘤として発見されることが多い．緩徐な増殖を示すが，肺や腎臓に遠隔転移を生じることもある．症例が少なく，予後を検討したデータはみられない．

3）肉眼所見

境界明瞭であるが，肉眼的に周囲組織への浸潤を

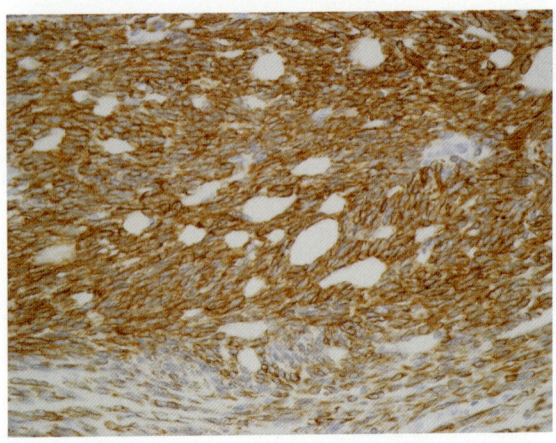

図 11 胸腺様分化を伴う紡錘形細胞腫瘍の cytokeratin (AE1/AE3) 免疫染色
腫瘍細胞は cytokeratin (AE1/AE3) が陽性となる.

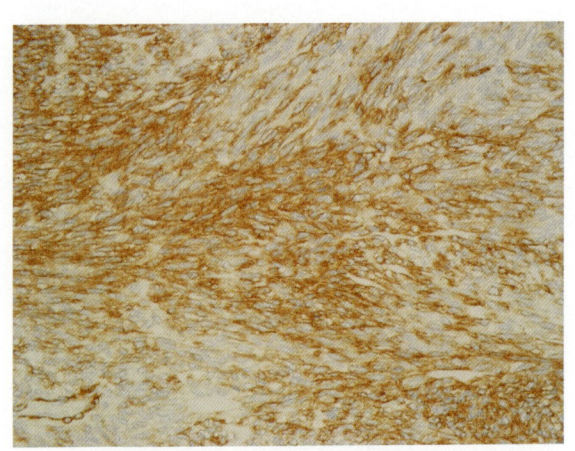

図 12 胸腺様分化を伴う紡錘形細胞腫瘍の αSMA 免疫染色
cytokeratin 陽性細胞が，同時に αSMA (α-smooth muscle actin) にも染色される.

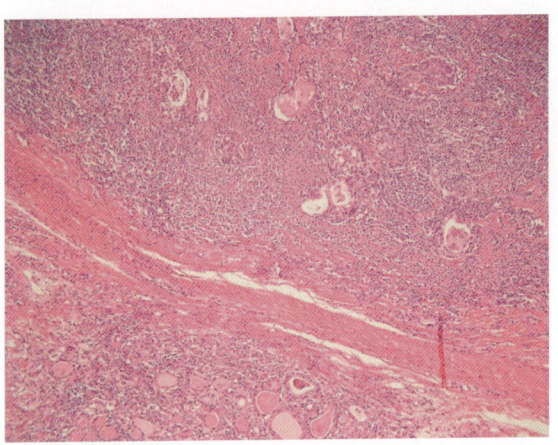

図 13 粘表皮癌
非腫瘍部との境界は明瞭であり，周囲には慢性炎症細胞浸潤が認められる．ここで示す例は sclerosing mucoepidermoid carcinoma with eosinophilia (SMECE) に相当するものと考えられる.

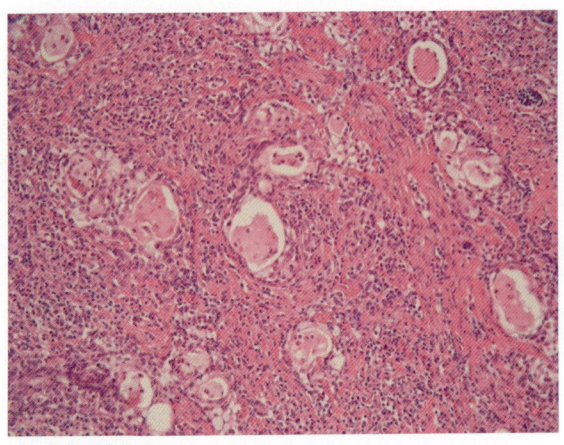

図 14 粘表皮癌
炎症細胞（リンパ球，形質細胞，好酸球）を背景に，粘液を含有する腫瘍細胞が腺管を形づくっている.

示す例もある．割面は灰白色，充実性である.

4) 組織学的所見

　緻密な膠原線維束により分葉状構造を示す（**図 8**）．紡錘形細胞が錯綜し増殖するパターン（**図 9**）と，上皮様細胞が管状に配列するパターンが混在する二相性構造をとることが特徴である．しかし，どちらか一方のパターンのみからなる例もみられる[6]．囊胞を伴う例では，囊胞内面に扁平あるいは立方形細胞が裏打ちしている．充実性にみえる部でも，細胞が乖離し，小囊胞状になっている領域も認められる（**図 10**）．Hassall 小体が散見されることもある．細胞異型は概して乏しく，mitosis もごく少数である

が，時に mitosis や壊死の目立つものもある.

5) 免疫組織化学的特徴

　紡錘形細胞，上皮様細胞の両者とも cytokeratin が陽性となる（**図 11**）．紡錘形細胞は α-smooth muscle actin（αSMA）（**図 12**）や p63 も染色される．TTF-1, thyroglobulin, CEA, calcitonin, S-100 蛋白，CD5 はいずれも陰性である.

6) 鑑別診断

　紡錘形細胞が主である例では未分化癌との鑑別が重要となるが，細胞異型や背景の炎症細胞浸潤が目立たないことより見分けることができる．二相性の

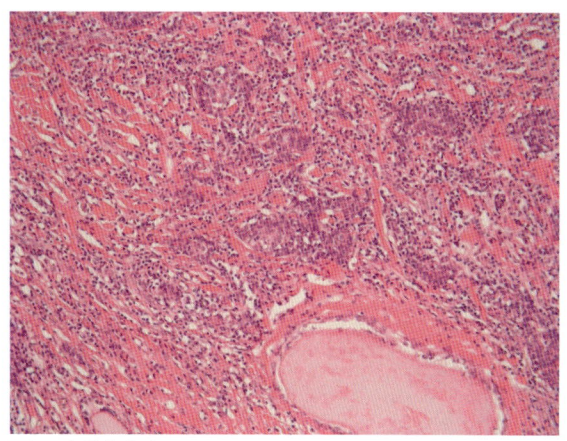

図15│粘表皮癌
扁平上皮様細胞が小集団を形成している．図14の近傍の組織である．

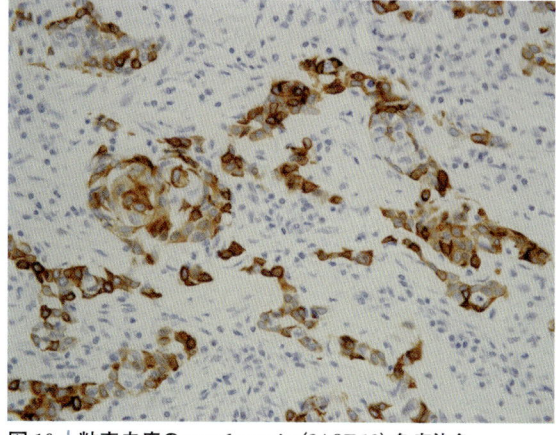

図16│粘表皮癌の cytokeratin（34βE12）免疫染色
腫瘍細胞は cytokeratin（34βE12）が陽性である．

構造を示すこと，および免疫組織化学的な特徴は滑膜肉腫と類似しているが，細胞異型により両者は鑑別できる．異所性過誤腫性胸腺腫は頸部に好発する腫瘍で，本腫瘍と同様に束状に増殖する紡錘形細胞と島状の上皮様成分よりなる．紡錘形細胞，上皮様細胞の両者とも cytokeratin が陽性となることも共通している．この腫瘍は SETTLE と異なり脂肪が含まれていること，CD34が陽性となることにより鑑別される．

3．粘表皮癌

1）定義・概念
扁平上皮および粘液を産生する上皮で構成される悪性腫瘍である．

唾液腺に生じる粘表皮癌と同様の組織型を示すもの（mucoepidermal carcinoma：MEC）[9]と，好酸球・リンパ球浸潤と線維化の目立つ sclerosing mucoepidermoid carcinoma with eosinophilia（SMECE）と呼ばれるもの[10]の二型が知られている．両者の臨床的特徴は類似しており，これらは形態学的にのみ分類できる．

2）臨床的事項
女性に多く発生し，多くは頸部腫瘤として気づかれる．MEC，SMECE ともに良好な経過をとるが，リンパ節や遠隔臓器に転移する例も報告されている．予後因子はいまだわかっていない．

3）肉眼所見
MEC，SMECE いずれも境界明瞭な腫瘤を形成する．割面は黄白色で，やや硬い．

4）組織学的所見
MEC は唾液腺の粘表皮癌とほぼ同一の組織所見である．弱拡大では周囲との境界が比較的明瞭である（図13）．拡大を上げると，線維性間質を背景に扁平上皮細胞または粘液を含有する細胞が胞巣を形成，あるいは索状に配列し増殖する像が認められる（図14，15）．粘液をプールした腔の形成もみられる．これらの粘液は Alcian-blue 陽性となる．細胞異型は乏しく，mitosis はほとんど観察されない．

SMECE では，MEC の所見に加え間質の顕著な硝子化と多数の好酸球，リンパ球，形質細胞浸潤がみられることが特徴である．非腫瘍部では一般に慢性甲状腺炎の変化が認められる．

5）免疫組織化学的特徴
腫瘍細胞は高分子量 cytokeratin（図16），CEA（図17）のほか，thyroglobulin[11]および TTF-1 が陽性を示す．calcitonin は陰性である．

6）鑑別診断
粘液を産生する濾胞性腫瘍，扁平上皮癌，髄様癌，未分化癌，SETTLE などが鑑別の対象となるが，扁平上皮と腺上皮への分化を確認することで診断確定は可能である．

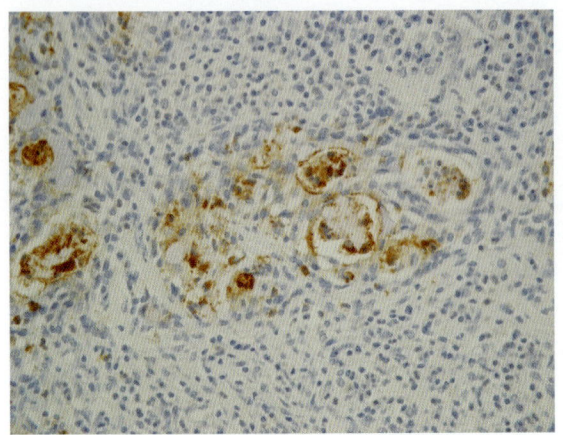

図17│粘表皮癌のCEA免疫染色
粘液を含有する細胞はCEAで染色される.

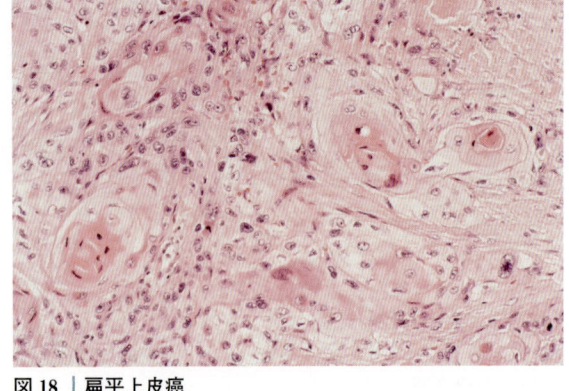

図18│扁平上皮癌
角化傾向を示す好酸性異型細胞が充実性に増殖している. 他臓器で発生する扁平上皮癌と同様の所見である.

4. 扁平上皮癌

1）定義・概念
腫瘍全体が扁平上皮への分化を示す悪性腫瘍である.
本腫瘍は定義に示すとおり，他の組織型が混在するものは含めない．すなわち，未分化癌や乳頭癌の未分化転化の一部に扁平上皮への分化を示すものは扁平上皮癌とはしない．

2）臨床的事項
高齢者で比較的女性に多く発生する．臨床的には未分化癌と同様に，早い経過をたどり，診断から早期に死の転帰をとる．周囲組織への浸潤傾向が顕著である．

3）肉眼所見
発見時には周囲への浸潤傾向の著明な大型腫瘍を形成する．割面は灰白色で，壊死がみられる．

4）組織学的所見
紡錘形あるいは多角形で角化傾向を示す好酸性異型細胞が充実性に増殖する．種々の程度の角化を示す[12,13]（図18）．

5）免疫組織化学的特徴
cytokeratin 19が陽性となる．TTF-1, thyroglobulinは一般に陰性である．

6）鑑別診断
最も重要なのは，喉頭や食道の扁平上皮癌が甲状腺に浸潤したものとの鑑別である．甲状腺原発のものはこれらよりも予後が圧倒的に悪い．組織学的な鑑別は困難であり，原発巣の確定には臨床サイドとよく話し合う必要がある．部分的に扁平上皮癌成分を有する未分化癌は，定義上，扁平上皮癌には分類されない（言語上の矛盾はあるが）．しかし，臨床上の取扱いは同様となる．また，広範囲に扁平上皮化生をきたした乳頭癌も鑑別の対象となるが，予後が全く異なるため扁平上皮成分の異型性に注意する必要がある．

5. 平滑筋肉腫

1）定義・概念
平滑筋への分化を示す悪性腫瘍である．
甲状腺原発の肉腫は平滑筋肉腫，血管肉腫，線維肉腫，骨肉腫など各種のものが報告されているが，いずれも散発性の報告である．この中では平滑筋肉腫や血管肉腫の報告が比較的多い．

2）臨床的事項
比較的高年齢に発生し，性差はみられない．頸部腫瘤として自覚される．

3）肉眼所見
境界明瞭な白色腫瘤を形成する（図19）．

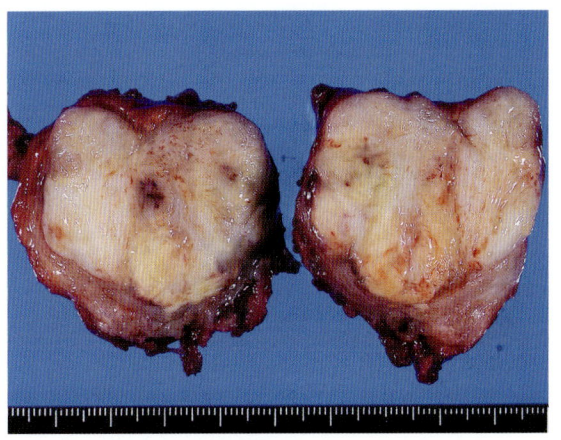

図19 | 平滑筋肉腫の割面所見
割面は白色で光沢があり，周囲甲状腺との境界は明瞭である．

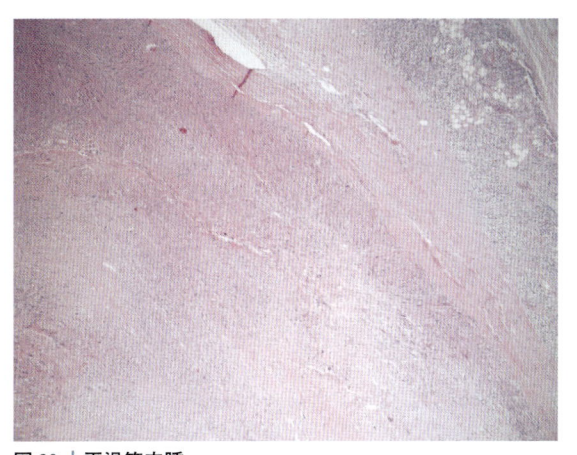

図20 | 平滑筋肉腫
副甲状腺（右）を圧排する形で増殖している．

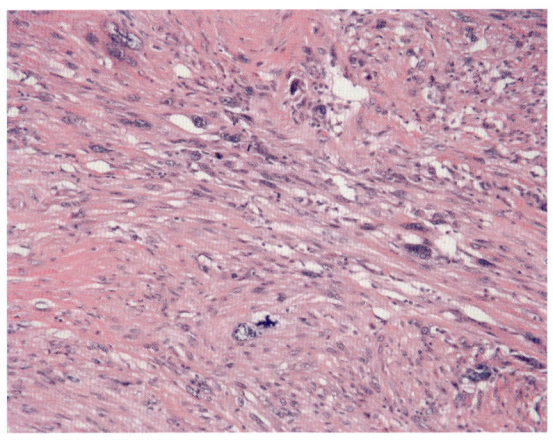

図21 | 平滑筋肉腫
多形性を示す異型紡錘形細胞が錯綜し増殖している．異常核分裂像も確認できる．

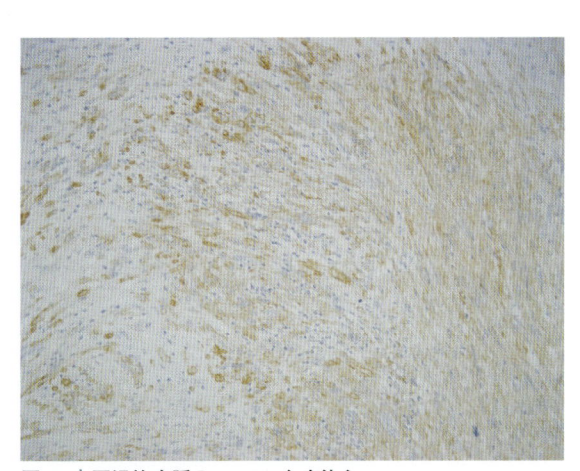

図22 | 平滑筋肉腫のαSMA免疫染色
腫瘍細胞はαSMA陽性である．

4）組織学的所見

周囲との境界は明瞭で，圧排性の増殖を示す（図20）．桿状核を有する紡錘形細胞が錯綜し密に増殖する．核クロマチンは増量し，種々の程度の核異型を示す（図21）壊死や核分裂像が目立つ．

5）免疫組織化学的特徴

αSMAなどの平滑筋マーカーが陽性となる（図22）．TTF-1，thyroglobulin，calcitonin，CEAは陰性である．

6）鑑別診断

未分化癌，SETTLE，孤立性線維性腫瘍などの紡錘形細胞よりなる腫瘍との鑑別が必要であるが，免疫染色で鑑別可能である．他臓器に発生した平滑筋肉腫の甲状腺転移との鑑別は困難である．

（亀山香織）

文　献

1) Miyauchi A, Kuma K, Matsuzuka F et al：Intrathyroidal epithelial thymoma：an entity distinct from squamous cell carcinoma of the thyroid. World J Surg 9：128-135, 1985
2) Chan JKC, Rosai J：Tumors of the neck showing thymic or related branchial pouch differentiation：a unifying concept. Hum Pathol 22：349-367, 1991
3) Ito Y, Miyauchi A, Nakamura Y et al：Clinicopathologic significance of intrathyroidal epithelial thymoma/carcinoma showing thymus-like differentiation. Am J Clin Pathol 127：230-236, 2007

4) Dorfman DM, Shahsafaei A, Miyauchi A : Intrathyroidal epithelial thymoma (ITET) /carcinoma showing thymus-like differentiation (CASTLE) exhibits CD5 immunoreactivity : new evidence for thymic differentiation. Histopathology 32 : 104-109, 1998
5) Kirby PA, Ellison WA, Thomas PA : Spindle epithelial tumor with thymus-like differentiation (SETTLE) of the thyroid with prominent mitotic activity and focal necrosis. Am J Surg Pathol 23 : 712-716, 1999
6) Chetty R, Goetsch S, Nayler S et al : Spindle epithelial tumor with thymus-like differentiation (SETTLE) : the predominantly monophasic variant. Histopathology 33 : 71-75, 1998
7) Su L, Beals T, Bernacki EG et al : Spindle epithelial tumor with thymus-like differentiation : a case report with cytologic, histologic, immunohistologic, and ultrastructural findings. Mod Pathol 10 : 510-514, 1997
8) Xu B, Hirokawa M, Yoshimoto K et al : Spindle epithelial tumor with thymus-like differentiation of the thyroid : a case report with pathological and molecular genetic study. Hum Pathol 34 : 190-193, 2003
9) Wenig BM, Adair CF, Heffess CS : Primary mucoepidermoid carcinoma of the thyroid gland : a report of six cases and a review of the literature of a follicular epithelial-derived tumor. Hum Pathol 26 : 1099-1108, 1995
10) Chan JK, Albores-Saavedra J, Battifora H et al : Sclerosing mucoepidermoid thyroid carcinoma with eosinophilia. A distinct low-grade malignancy arising from the metaplastic follicles of Hashimoto's thyroiditis. Am J Surg Pathol 15 : 438-448, 1991
11) Minagawa A, Iitaka M, Suzuki M et al : A case of primary mucoepidermoid carcinoma of the thyroid : molecular evidence of its origin. Clin Endoclinol (Oxf) 57 : 551-556, 2002
12) Katoh R, Sakamoto A, Kasai N et al : Squamous differentiation in thyroid carcinoma : with special reference to histogenesis of squamous cell carcinoma of the thyroid. Acta Pathol Jpn 39 : 306-312, 1989
13) Zhou XH : Primary squamous cell carcinoma of the thyroid. Eur J Surg Oncol 28 : 42-45, 2002

第2部　組織型と診断の実際

I. 悪性腫瘍

8　転移性腫瘍

はじめに

本節では他臓器原発で甲状腺に転移した腫瘍を転移性甲状腺腫瘍（以下；転移性腫瘍）とし，原発性甲状腺腫瘍の転移例には触れない．

1．頻度と原発部位

転移性腫瘍の頻度は甲状腺切除例，細胞診では0.1％であるが[1,2]，全解剖例では1.2％である[3]．解剖例では顕微鏡的な転移巣も対象になるために転移性腫瘍の頻度が高くなる[4]．

甲状腺悪性腫瘍中の転移性腫瘍の頻度は野口病院の成績も含めて1％前後である[5-7]．

転移性腫瘍の原発部位は手術例58例では腎が最も多く33例，次いで胃腸管9例，肺7例，乳腺6例である[8]．本邦の手術例57例でも腎が最も多い[9]．解剖例253例での原発部位は乳腺64例，肺62例，黒色腫25例，腎24例，その他となっている[8]．

解剖例で原発巣の臓器別頻度と，それが甲状腺に転移した頻度を比較すると悪性黒色腫の甲状腺転移率が最も高い[4]．

2．臨床的事項

転移性腫瘍の診断に最も有用な臨床情報は，癌の既往歴である．上述のごとく全解剖例での転移性腫瘍の頻度は1.2％であるが，悪性腫瘍死例では転移性腫瘍の頻度は26％に達する[10]．臨床例でも，甲状腺に悪性腫瘍が新生した場合，それが原発性か転移性かを比較すると，一般患者群では原発性が多く，その比は15：1〜6：1である[11,12]．一方，担癌患者群では，その比は1：3で転移性腫瘍が多くなる[13]．そこで，癌の既往例のある患者の甲状腺に細胞診等で悪性腫瘍を認めた場合は転移性腫瘍を疑うべきである．癌の既往歴がなくても転移性腫瘍を否定できない．転移性腫瘍の中には原発巣の診断から転移巣の出現まで長期間を要する例もある．腎癌では腎摘出後27年を経て転移性腫瘍が診断された例がある[14]．このような例では原発巣に関する情報も曖昧となり，癌の既往歴の有無すら不明瞭となりうる．さらに，原発巣はoccultのまま転移性腫瘍が初発する例もある．甲状腺に転移した腎癌36例のうち13例が甲状腺の転移腫瘍が初発症状であったとの報告がある[15]．自験例の転移性腫瘍19例中に2例のadenoid cystic carcinoma（ACC）がある．2例とも原発巣はoccultであった．細胞診や組織診断時に担癌歴のない症例でも転移性腫瘍の可能性は否定できない．

3．細胞学的所見

転移性腫瘍が細胞診で診断できれば治療方針を決定するためにも有用な情報となる[16]．細胞診で扁平上皮癌や腺癌（乳頭癌や濾胞癌以外の）が認められた場合は転移を疑う．明細胞の集団が単独で出現した場合は腎癌の転移を疑う[17]．しかし，実際には，細胞診単独では悪性の診断までは可能であっても転移性が原発性かの診断は困難である．腎癌や乳癌の転移例では病歴なしでは原発癌とは鑑別できないと

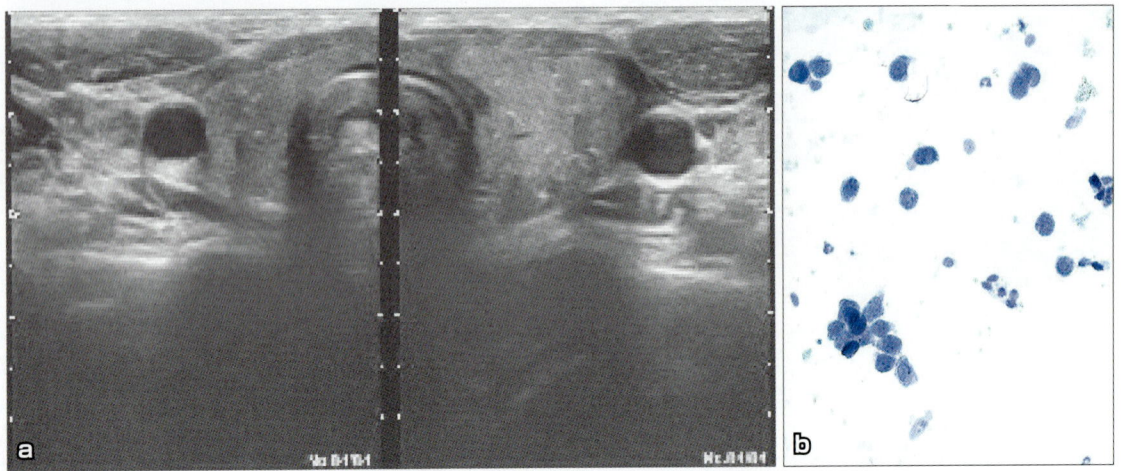

図1 術前に転移性腫瘍と診断した乳癌の転移例
a：超音波像．DSVP 様．b：細胞診（Papanicolaou 染色）．悪性細胞を認めるが典型的な乳頭癌ではなく砂粒体もない．

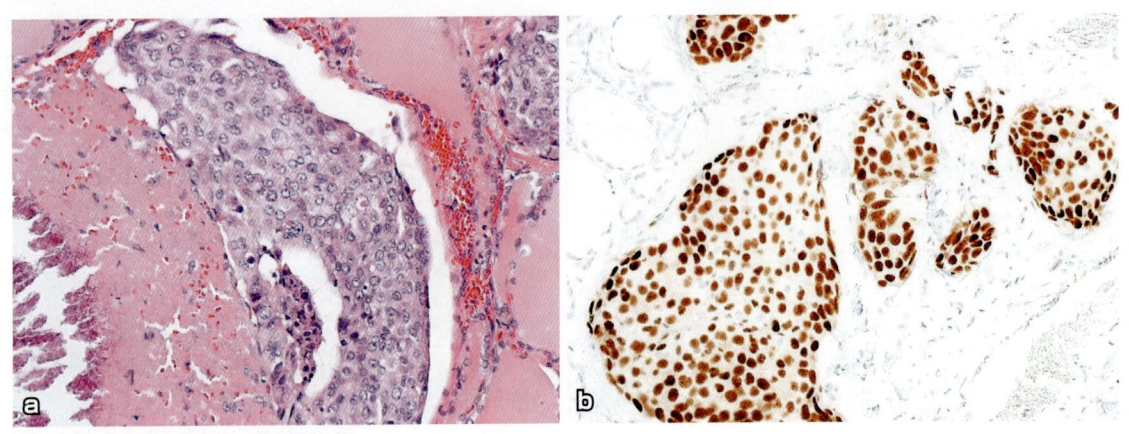

図2 図1の例の組織像と免疫染色像
a：HE 染色．comedo 型の壊死を示す腺癌．b：ER 免疫染色．ER 陽性を示す．ほかに GCDFP-15 も陽性であった．

されている[2]．細胞診で転移性 ACC を疑ったが，組織標本の免疫染色で甲状腺原発腫瘍であったとの報告もある[18]．

自験例の転移性腫瘍例は細胞診で悪性と診断されている例が多いが，転移か原発かは診断できていない．しかし，少数例ながら，超音波像と組み合わせると原発巣の推定まで細胞診で可能と考えられる例もある．自験例3例の乳癌の甲状腺転移例では，2例がびまん性硬化型乳頭癌 diffuse sclerosing variant of papillary carcinoma（DSVP）様の超音波像を示し，細胞診では悪性細胞は認めたが，砂粒体等は認められなかった．ほかに DSVP 様の超音波像を示す転移例は経験していない．図1, 2 に DSVP 様の超音波像を示した乳癌の転移例を示す．

4．組織学的所見

転移性腫瘍の組織像は 1）腺癌，2）扁平上皮癌，3）その他の癌に大別される．以下それぞれの場合に従って診断の手順を述べる

1）腺癌

a）甲状腺特異抗体による染色

甲状腺の悪性腫瘍の大部分は甲状腺原発の腺癌であるので，まず甲状腺原発であるか否かを調べる．甲状腺に特異的な抗原として calcitonin，thyroglobulin（TG），thyroid transfactor-1（TTF-1）が知られているが，筆者は，thyroid peroxidase（TPO）も甲状腺に特異的な抗原として診断に利用している．

calcitonin（CT）陽性の甲状腺腫瘍なら髄様癌と診

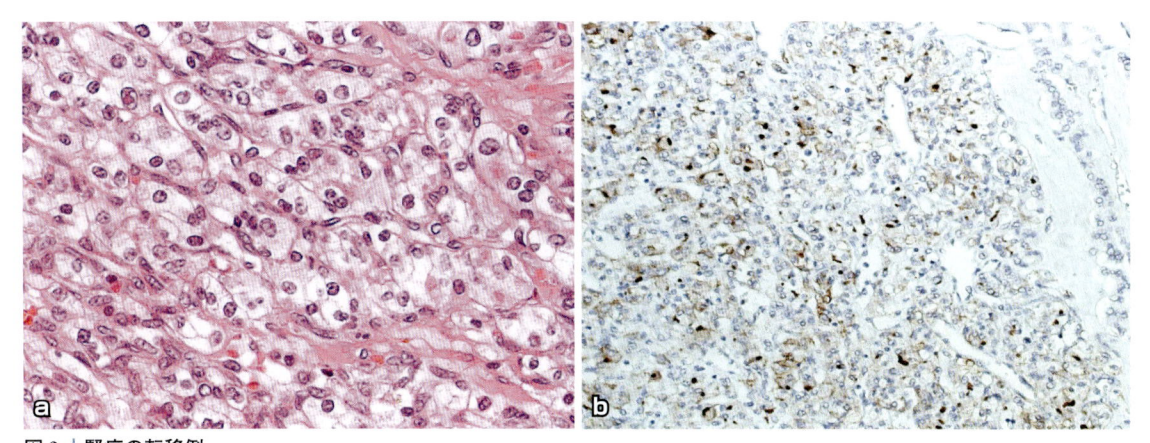

図3 | 腎癌の転移例
a：HE染色．clear cellからなる腫瘍．b：CD10免疫染色．CD10陽性を示す．

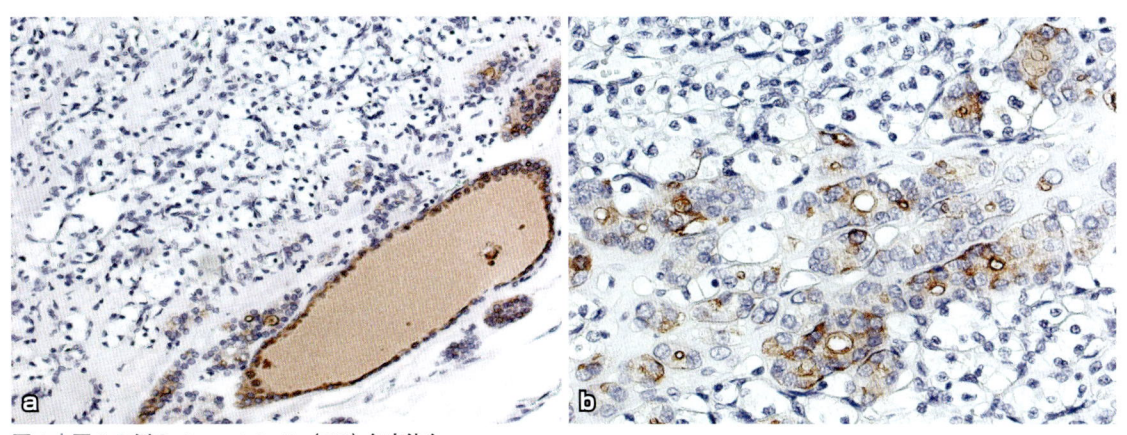

図4 | 図3の例のthyroglobulin（TG）免疫染色
a：転移結節周囲でTG陽性を示す．b：転移結節内部でも共存する濾胞上皮がTG陽性を示す．

断してよい．ただし，稀ではあるがCT陰性の髄様癌もある．自験例で原発巣はCT陰性であったが組織像とchromogranin A陽性，癌胎児性抗原carcino-embryonic antigen（CEA）陽性から髄様癌とした例がある．この例はリンパ節再発部の組織像が原発巣と同様であり，さらにCT陽性であった．

thyroglobulin（TG）は甲状腺濾胞上皮に陽性であるのでTG陽性の甲状腺病変は濾胞上皮性病変である．髄様癌，未分化癌，転移性腫瘍は通常TG陰性である．しかし髄様癌[19]，転移性腫瘍でTG陽性の報告がある[20,21]．非濾胞上皮性腫瘍でTG陽性の場合は，①腫瘍内に非腫瘍性の濾胞上皮が存在する，②非濾胞上皮性の腫瘍細胞がTGを吸収する，の2通りが考えられる．①の場合はTG陽性の細胞が非腫瘍性の濾胞上皮であることを見出す必要がある．

②の場合はTPOあるいはTTF-1による免疫染色が陰性であることが診断に有効であることがある．

図3，4にTG陽性の転移例を示す．この例は明細胞性腎癌の転移でCD10陽性であり，局所的にTG陽性であった．これは共存する濾胞上皮によるものである．

逆に濾胞上皮性の病変でもTG陰性の例があり[22]，中でも明細胞性濾胞癌では通常TGは陰性である[23]．この場合もTPOまたはTTF-1の免疫染色が有効である．TPOは甲状腺の正常濾胞細胞，慢性炎，腺腫様甲状腺腫，濾胞腺腫，濾胞癌で陽性であり，乳頭癌でも陽性の場合がある[24]．自験例でTPO陽性の転移性腫瘍はない．TTF-1は甲状腺以外にも肺腺癌，肺外発生の小細胞癌でも陽性である．さらに卵巣腫瘍でも陽性と報告されている．したがって

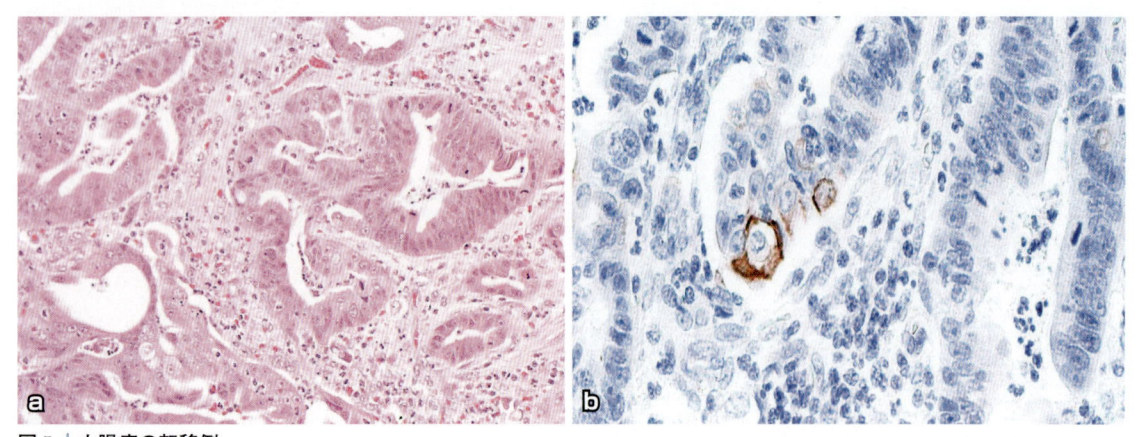

図5 | 大腸癌の転移例
a：HE染色．組織像は腺癌である．b：CK20免疫染色．CK20陽性を示す．

TTF-1単独陽性では甲状腺原発とはいえない．HBME-1は甲状腺乳頭癌で陽性である．TG, TTF-1, TPOともに陰性で，HBME-1のみ陽性の乳頭癌もある．ただし，この抗体は唾液腺腫瘍や中皮腫等も陽性に染める．

b) CK7, CK20による原発巣の推定

上記の抗体に陰性で甲状腺原発が否定された腺癌の場合はCK7, CK20によって原発巣を推定する．もちろん臨床情報や組織像等によって，原発巣が推定できるなら，この過程は省略できる．甲状腺腫瘍はCK7陽性であり[25]，甲状腺未分化癌もCK7陽性を発現している例がある．CK20は通常，陰性である[25]．自験例で一例のCK20陽性例を経験したが，その例はCK7も陽性であった．したがってCK7陰性CK20陽性ならば，転移性腫瘍と考えてよい．図5にCK20陽性の大腸癌の転移例を示す．

c) 原発巣を特定するための検索

臨床情報，組織像と甲状腺特異抗体，CK7, CK20の免疫染色から，原発巣の推定がついたら臨床的に原発巣を精査すると同時に，免疫染色でも原発巣を特定する．

腎癌の転移ではCD10陽性 renal cell carcinoma marker（RCC ma）陽性，Pax-2陽性等が報告されている．図3はCD10陽性の腎癌の転移である．CD10は濾胞性リンパ腫，原発性転移性の癌で陽性である．しかし，肝癌，皮膚腫瘍でも陽性である．RCCma（PN-15抗体）は原発性，転移性腎癌で陽性であるが，乳癌の転移例，副甲状腺腺腫，胎児性癌でも陽性である．

肺癌は上記のTTF-1以外にsurfactant apoprotein, napsin Aで陽性に染まる．しかし，napsin Aは乳腺，膵，甲状腺乳頭癌でも陽性のことがある．

乳癌の転移に有効な抗体としてgross cystic disease fluid protein-15（GFPD-15），mammaglobinがある．GFPD-15はapocrine上皮のマーカーであるが，non-apocrine typeの細胞や唾液腺腫瘍でも陽性に染まる．mammaglobinは汗腺や汗腺の腫瘍，婦人科の腫瘍でも陽性である．estrogen receptor（ER），progesterone receptor（PgR），Her-2/Newも乳癌の転移例で陽性に染まる例もある．図2はER陽性の乳癌の転移例である．

2）扁平上皮癌

通常では正常甲状腺には扁平上皮はないので，甲状腺に扁平上皮癌が原発する場合は，先行病変があり，そこに扁平上皮化生が起こり，そこから，扁平上皮癌が発生すると考えられる．したがって，先行病変や手術歴のない甲状腺で扁平上皮癌を認めた場合は転移あるいは浸潤の可能性が高い．甲状腺原発と考えた4例の扁平上皮癌が他臓器からの浸潤であったとの報告がある[26]．甲状腺に転移する扁平上皮癌の原発巣として肺，喉頭，気管が報告されている[27,28]．稀な例として子宮頸癌の転移例もある[29]．

免疫染色で甲状腺原発の扁平上皮癌で局所的な，あるいは染色強度の低い，TG陽性，TTF-1陽性を示す例があるが，TG陰性，TTF-1陰性でも甲状腺原発は否定できない[28]．扁平上皮癌の原発巣を特定できる抗体は胸腺癌に染まるCD5以外はない．

3）その他

稀ではあるが肉腫や白血病の転移例もある[30]．甲状腺原発の肉腫様の悪性腫瘍は通常未分化癌の一部あるいは全部が肉腫様に変化したものである．したがって，未分化癌成分のない肉腫をみた場合は転移を考える必要がある．

（山下裕人）

文　献

1) Calzolari F, Sartoli PV, Talarico C et al：Surgical treatment of intrathyroid metastases：Preliminary results of a multicentric study. Anticancer Res 28：2885-2888, 2008
2) Schmid KW, Hittmair A, Ofner C et al：Metastatic tumors in fine needle aspiration biopsy of the thyroid. Acta Cytol 35：722-724, 1991
3) Berge T, Lundberg S：Cancer in Malmo 1958-1969. An autopsy study. Acta Pathol Microbiol Scand Suppl 260：1-235, 1977
4) Shimaoka K, Sokal JE, Pickren JW：Metastatic neoplasms in the thyroid gland. Pathological and clinical findings. Cancer 15：557-565, 1962
5) Haugen B, Nawaz S, Cohn A et al：Secondary malignancy of the thyroid gland：a case report and review of the literature. Thyroid 4：297-300, 1994
6) Lin JD, Weng HF, Ho YS：Clinical and pathological characteristics of secondary thyroid cancer. Thyroid 8：149-153, 1998
7) 末久友梨，丸田淳子，橋本裕信 他：甲状腺への乳癌転移例の検討．日臨細胞九州会誌 40：119-123, 2009
8) Elliot RH, Franz VK：Metastatic carcinoma masquerading as primary thyroid cancer：a report of authors' 14 cases. Ann Surg 151：551-561, 1960
9) 大塚健司，本田亮紀，遠藤荘平 他：転移性甲状腺癌の一例と本邦報告例について．日気食道会報 45：468-477, 1994
10) Brierre JT Jr, Dickson LG：Clinically unsuspected thyroid disease. General Practitioner 30：94-98, 1964
11) Kini SR, Smith MJ, Miller JM：Fine needle aspiration cytology of tumours metastatic to the thyroid gland. Acta Cytol 26：743, 1982
12) Chacho MS, Greenebaum E, Moussouris HF et al：Value of aspiration cytology of the thyroid in metastatic disease. Acta Cytol 31：705-712, 1987
13) Fanning TV, Katz RL：Evaluation of thyroid nodules in cancer patients. Acta Cytol 30：572, 1986
14) Janser JC, Rodier C, Pusel J：Métastases intrathyroïdiennes du néphro-épithéliome. J Chir（Paris）123：574-577, 1986
15) Heffess CS, Wenig BM, Thompson LD：Metastatic renal cell carcinoma to the thyroid gland：a clinicopathologic study of 36 cases. Cancer 95：1869-1878, 2002
16) Lennard TW, Wadehra V, Farndon JR：Fine-needle aspiration biopsy in diagnosis of metastases to thyroid gland. J R Soc Med 77：196-197, 1984
17) Hedinger C, Corbat F, Egloff B：Schilddrfisenmetastasen hypernephroider Nierencarcinome. Schweiz Med Wochenschr 97：1420-1426, 1967
18) 藤原正親，堀口三和，稲毛芳泳 他：腺様囊胞癌様の細胞所見を示した甲状腺癌の一例．J Jpn Soc Clin Cytol 42：244-247, 2003
19) Holm R, Sobrinho-Simões M, Nesland JM et al：Medullary thyroid carcinomas with thyreoglobulin immunoreactivity. A special entity? Lab Invest 57：258-268, 1987
20) Carcangiu, ML, Sibley RK, Rosai J：Clear cell change in primary thyroid tumors. A study of 38 cases. Am J Surg Pathol 9：705-722, 1985
21) Dayal Y, Ucci AA, Safaii H et al：Thyroglobulin in clear-cell tumors. Am J Surg Pathol 10：70-72, 1986
22) Bejarano PA, Nikiforov YE, Swenson ES et al：Thyroid transcription factor-1, thyroglobulin, cytokeratin 7, and cytokeratin 20 in thyroid neoplasms. Appl Immunohistochem Mol Morphol 8：189-194, 2000
23) Harach HR, Fransilla KO：Thyroglobulin immunostaining in follicular thyroid carcinoma：Relationship to the degree of differentiation and cell type. Histopathology 13：43-54, 1988
24) Yamashita H, Nguchi S, Murakami N et al：Immunohistological differentiation of benign thyroid follicular-cell tumors from malignant ones：usefulness of antiperoxidase and JT-95 antibodies. Acta Pathol Jpn 43：670-673, 1993
25) Fonseca E, Nesland JM, Hoie J et al：Pattern of expression of intermediate cytokeratin filaments in the thyroid gland：an immunohistochemical study of simple and stratified epithelial-type cytokeratins. Virchows Arch 430：239-245, 1997
26) Watanabe I, Tsuchiya A：Secondary carcinoma of the thyroid gland. Jpn J Surg 10：130-136, 1980
27) Dequanter D, Lothaire P, Larsimont D et al：Intrathyroid metastasis：11 cases. Ann Endocrinol 65：205-208, 2004
28) Booya F, Sebo TJ, Kasperbauer JL et al：Primary squamous cell carcinoma of the thyroid：report of ten cases. Thyroid 16：89-93, 2006
29) Martino E, Bevilacqua G, Nardi M et al：Metastatic cervical carcinoma presenting as primary thyroid cancer. Case report. Tumori 63：25-30, 1977
30) Vane D, King DR, Thomas Boles E Jr：Secondary thyroid neoplasms in paediatric cancer patients：increased risk with improved survival. J Ped Surg 19：855-860, 1984

第2部　組織型と診断の実際

Ⅱ．その他の腫瘍および関連病変

1　濾胞腺腫

1．定義・概念

　濾胞腺腫 follicular adenoma は，線維性被膜により被包化され，被膜浸潤，脈管侵襲，転移などがみられない濾胞上皮由来の良性腫瘍である．組織学的には濾胞腺腫であっても，臨床的に転移が確認された場合は濾胞癌と診断され，従来，転移性甲状腺腫 metastasizing goiter，悪性腺腫 malignant adenoma などと呼ばれていた病変がこれに相当する[1]．したがって，組織学的に濾胞腺腫と診断された症例の中には，転移する能力をもった非浸潤性（前浸潤段階）濾胞癌が含まれている．

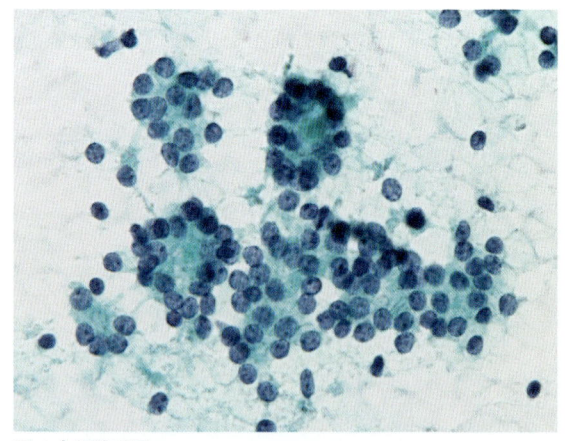

2．臨床的事項

　腺腫様結節と濾胞腺腫の鑑別が厳密にできないことに加えて，臨床的に小さい結節は経過観察されるため，濾胞腺腫の正確な頻度を出すことは難しい[2-4]．剖検例では，成人の3～5％に濾胞腺腫がみられると報告されている．男女比は1：4～1：6で，どの年齢層にも発生するが，40～50歳代に頻度が高い．放射性ヨードのシンチグラフィーでは，ほとんどの場合結節に取り込みがみられない（cold nodule）が，稀に集積がみられる（hot nodule，中毒性腺腫）こともある．

　濾胞腺腫の原因としてよく知られているのは放射線とヨード不足である．小児期に放射線に被曝すると濾胞腺腫の危険性が15倍まで上がり，少なくとも50年間は持続するとされており，多くは被曝後10年から15年後に発症する[2]．ヨード不足地域における触診可能な結節の頻度は，ヨード充足地域に比べて2～3倍多く，そのかなりの症例が濾胞腺腫と考えられている．この傾向は動物実験でもみられる．正確な機序は不明であるが，甲状腺刺激ホルモン thyroid stimulating hormone（TSH）の上昇が関与していると推測されている．Cowden病，Carney complex，ホルモン合成異常症などの遺伝性疾患に本腫瘍が合併する症例もある．

3．細胞学的所見

　穿刺吸引時に出血を伴いやすいことが特徴で，検体はしばしば組織塊として採取される．採取細胞量

図1│細胞所見
N/C比の高い異型細胞が小濾胞状に出現している．腺腫様甲状腺腫と比べて，濾胞の大きさや出現細胞が均一である．

図2 | 肉眼所見
a：結合組織性の被膜で囲まれた充実性腫瘤で，割面は均一である．
b：好酸性細胞型濾胞腺腫の割面は暗褐色調で，"mahogany brown"と称される．
c：穿刺吸引によると思われる出血と壊死がみられる好酸性細胞型濾胞腺腫．

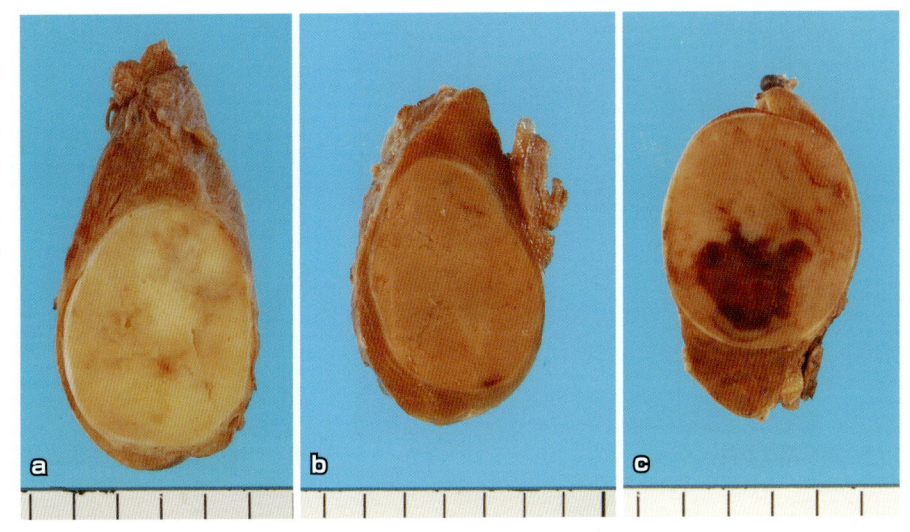

は多く，腫瘍細胞は小濾胞状，索状に配列する（図1）[5]．腺腫様結節に比べて出現細胞は一様で，結合性は弱く，背景に炎症細胞がみられない．小濾胞内あるいは背景に濃縮したコロイド球（硝子様コロイド）をみることがあり，その大きさで腫瘍細胞が形成する濾胞腔の大きさを推し量ることができる．核は類円形で，軽度腫大し，小さな核小体がみられる．乳頭癌を示唆する核内細胞質封入体，核溝，核形不整などはみられない．細胞質は比較的豊富であるが，N/C比は高い．細胞境界は不明瞭である．組織塊が採取された場合には小濾胞間に毛細血管網が観察される．甲状腺癌取扱い規約では，細胞所見から濾胞腺腫と濾胞癌を区別するのは困難であるため，「鑑別困難，濾胞性腫瘍」と報告するとしている[1]．甲状腺細胞診ベセスダシステムでは，「濾胞性腫瘍あるいは濾胞性腫瘍の疑い」として報告し，悪性の危険性が15〜30%あるとしている[6]．富細胞性腺腫様結節との鑑別もしばしば困難である．出現細胞が多彩，核が小さい，N/C比が低い，平面的な細胞集塊，シート状・乳頭状配列，炎症細胞の混在などの所見は濾胞性腫瘍よりも腺腫様結節を示唆する．

4．肉眼所見

単発性で，結合組織で被包化された結節である（図2a）．稀に，多発性のことがあるが，その場合は遺伝性疾患の可能性を考えるべきである．大きさは1〜3cmのことが多い．割面は充実性で，色調は細胞密度により異なる．細胞密度の高い小濾胞状，索状の場合は白色調で，コロイドを含む濾胞状の場合は褐色調である．好酸性細胞型は暗褐色調で，"mahogany brown"と称される（図2b）．自然に，あるいは穿刺吸引細胞診の影響により，出血，梗塞，嚢胞化，線維化，石灰化などの二次的変化を伴うことがある．穿刺吸引による出血や梗塞は特に好酸性細胞型でみられやすい（図2c）．

5．組織学的所見

線維性被膜により被包され，周囲甲状腺組織に対して圧排性に増生する（図3）．被膜周囲の甲状腺組織には，血管が豊富で，非常に拡張した血管が血管腫様にみられることがある（図4）．血管の多くは毛細血管であるが，静脈性で，内腔に内皮細胞の乳頭状増殖がみられることもある．被膜は結合組織からなり，全周にわたって存在し，定義上被膜浸潤や脈管侵襲はみられない．被膜の厚さは症例により様々であるが一般的に厚い．被膜内部に，石灰化，粘液腫様変性 myxoid degeneration，貫通する血管などがみられることがある．取り残された濾胞が存在する場合は，濾胞癌の被膜浸潤像との鑑別が重要である（第3部Ⅳ「被膜浸潤」を参照）．被膜から腫瘍内へ分け入るような隔壁状結合織の形成は通常認められない．

増殖パターンとして，索状 trabecular，小濾胞状 microfollicular，正濾胞状 normofollicular，大濾胞状 macrofollicular などがあり，これらはしばしば混在

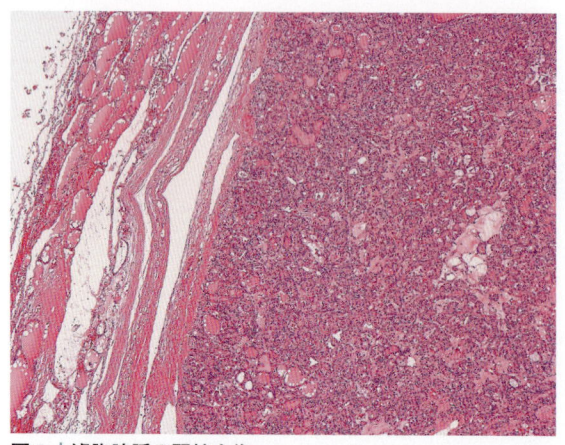

図3｜濾胞腺腫の弱拡大像
腫瘍は拡張した血管を含む結合組織性被膜で囲まれ，周囲甲状腺を圧排している．

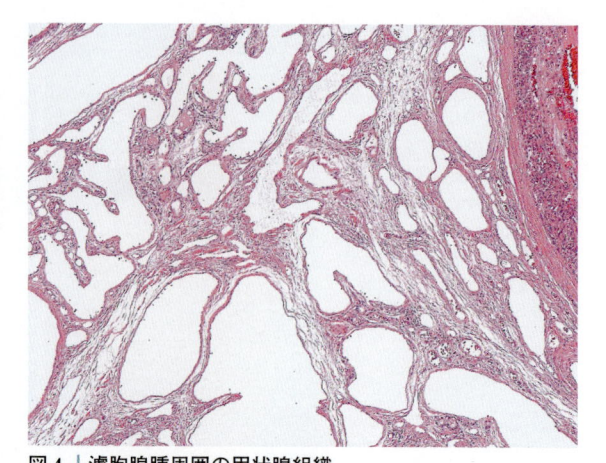

図4｜濾胞腺腫周囲の甲状腺組織
濾胞腺腫の周囲は血管が豊富で，非常に拡張した血管網があたかも血管腫のようにみえる．

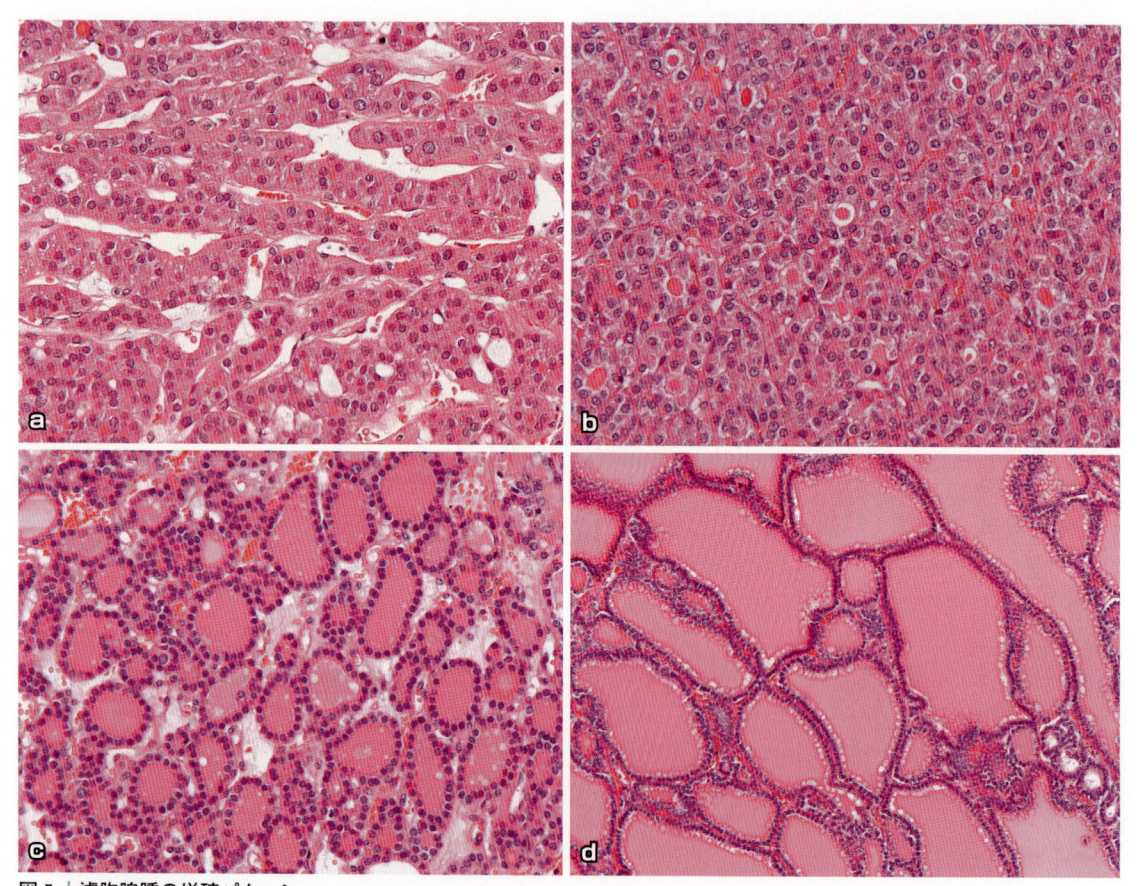

図5｜濾胞腺腫の増殖パターン
a：索状，b：小濾胞状，c：正濾胞状，d：大濾胞状．

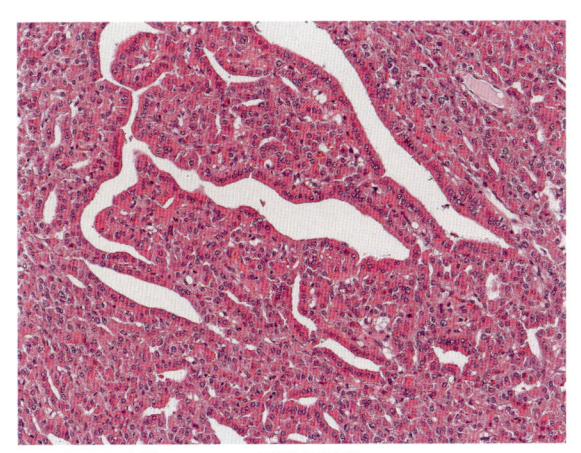

図6 濾胞腺腫にみられる乳頭状増殖
乳頭癌の核所見はみられない．

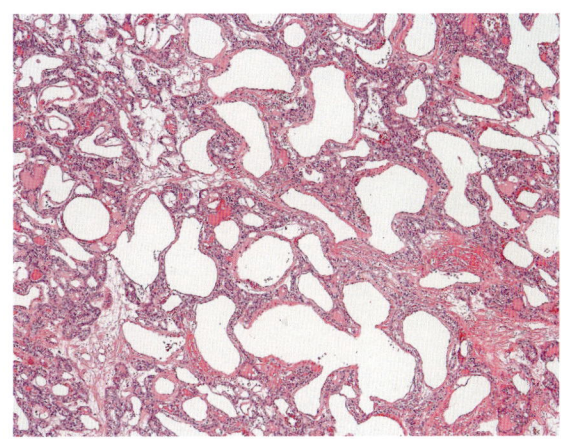

図7 拡張した血管が目立つ濾胞腺腫

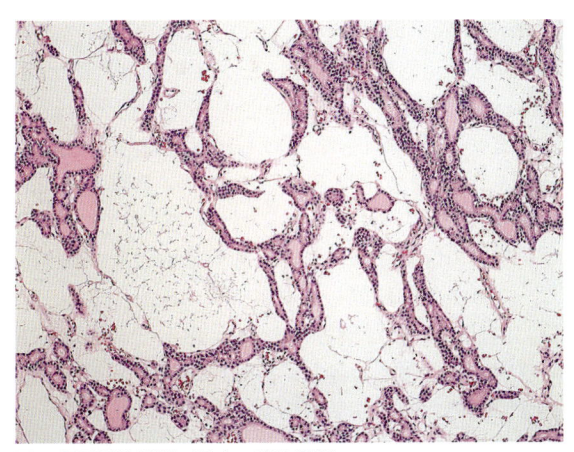

図8 浮腫性間質が目立つ濾胞腺腫

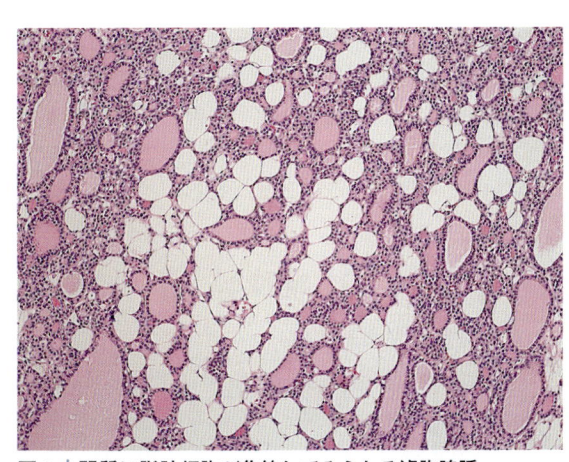

図9 間質に脂肪細胞が集簇してみられる濾胞腺腫

してみられる（**図5**）．索状パターンは胎生期の甲状腺の構造に似ていることから胎芽性 embryonal とも称される．索状パターン部では細胞密度が高く，コロイドがほとんどみられず，低分化癌に類似する．小濾胞状パターンは胎児期の甲状腺に類似していることから胎児性 fetal といわれ，コロイドを入れた小型の円形配列を示す．好酸性細胞型では，コロイドが濃縮し，同心円状の石灰化（偽砂粒小体）をきたすことがある．正常とほぼ同大の濾胞構造からなる正濾胞状（単純性 simple）や大濾胞状（コロイド状 colloid）は腺腫様結節との鑑別が難しく，加えて，一部に乳頭状構造がみられる症例では腺腫様結節と診断する専門家もいる（**図6**）．

腫瘍細胞は立方形，低円柱形，多稜形など多彩な形態を示しうるが，1つの腫瘍内ではその大きさ，形は比較的一様で，異型性は乏しい．印環細胞型をした腫瘍細胞が目立つ症例もある．核は円形～類円形で，不整形は示さない．核小体は通常小さく，目立たない．稀に，非常に大型の過染性不整形核が散見されるが，悪性の指標にはならない．淡明なクロマチン，核内細胞質封入体，核溝などの乳頭癌を示唆する所見はみられないか，わずかである．細胞質は淡好酸性から両染性で，細胞境界は明瞭である．核分裂像をみることはほとんどないので，もしみられる場合は穿刺吸引部位の周囲か，悪性の可能性を考慮する．

間質は通常少なく，濾胞間には毛細血管が豊富である（**図7**）．浮腫（**図8**），線維化，硝子化，出血，石

図10 | 好酸性細胞型濾胞腺腫
腫瘍細胞の細胞質は広く，好酸性で，顆粒状である．大型異型核，目立つ核小体，二核細胞などがみられる．

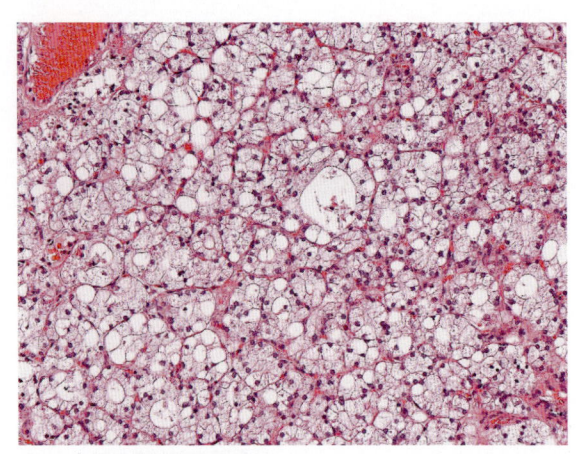

図11 | 明細胞型濾胞腺腫
細胞質は淡明で広く，N/C比は低い．

灰化，軟骨化生，骨化生，脂肪化生（図9），囊胞形成などの二次的変化を局所的に伴うことがある．穿刺吸引細胞診により肉芽組織，出血，梗塞などを来たすことがある．特に，好酸性細胞型では，梗塞が腫瘍のほとんどを占めることがある．

6. 特殊型

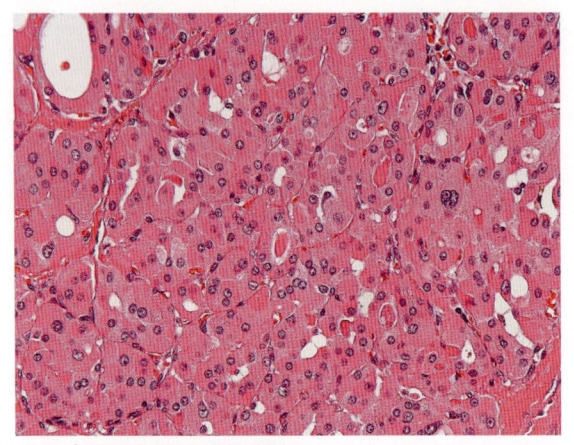

1) 好酸性細胞型濾胞腺腫

好酸性細胞型濾胞腺腫 oxyphilic cell variant of follicular adenoma は，腫瘍の75％以上が好酸性細胞で占められる濾胞腺腫で，濾胞腺腫の10～15％を占め，濾胞腺腫で最も多い特殊型である[1-4]．

肉眼的に暗褐色調で，"mahogany brown"と称されるが，固定後では色調が薄くなる（図2b）．中央に瘢痕を有することがある．組織学的に，腫瘍細胞は多形性で，細胞境界は明瞭である．細胞質は豊富で，顆粒状，好酸性を示す（図10）．この特徴は細胞質に充満するミトコンドリアの存在に由来する．電顕的には，しばしばミトコンドリアの形態的な異常がみつかる．核は円形で，ほぼ中心性に位置している．核クロマチンは粗く，過染色性である．時に核小体が大きく目立ち，多形性の大型核をもつことがあるが，悪性の指標にはならない．好酸性細胞型乳頭癌とは乳頭癌に特徴的な核がみられないことで鑑別される．この亜型は穿刺吸引により二次的変化を伴いやすく，しばしば出血や壊死がみられる．腫瘍全体が梗塞に陥ることもある．

2) 明細胞型濾胞腺腫

明細胞型濾胞腺腫 clear cell variant of follicular adenoma は，腫瘍の全部ないし大部分が淡明な細胞質を有する腫瘍細胞で占められる濾胞腺腫である（図11）．明細胞化はミトコンドリアの風船化（図12），脂肪あるいはグリコーゲンの蓄積，サイログロブリンの貯留などによる．腫瘍細胞の核は類円形で，ほぼ中央に位置し，細胞質は比較的豊富で，淡明，泡沫状，淡好酸性顆粒状と様々である．PAS染色陽性の症例もあるし，陰性の症例もある．明細胞型濾胞癌，副甲状腺の腺腫，あるいは腎細胞癌の転移などとの鑑別に注意を要する．

3) 異型腺腫

異型腺腫 atypical adenoma は，強い構造異型および強い核異型・細胞異型を呈する濾胞腺腫である（図13）．紡錘形細胞からなる濾胞腺腫も本症に属する．高い細胞密度（図14），核分裂像の増加，壊死，高MIB-1標識率（図15）などを示す濾胞腺腫も含まれる．これらの異型所見がみられても，被膜浸潤および脈管侵襲がみられない限り，診断的意義や予後に影響を及ぼさないことから，良性腫瘍の範疇である異型腺腫として扱われている．したがって，異型腺腫と診断された症例の中には，まだ被膜浸潤や脈管侵襲をきたしていない濾胞癌（非浸潤性濾胞癌），あるいは組織学的に検出できなかった濾胞癌が含まれている可能性がある．

通常の濾胞腺腫を背景に，奇怪な大型異型細胞が散見される場合は，奇怪核を伴った濾胞腺腫 follic-

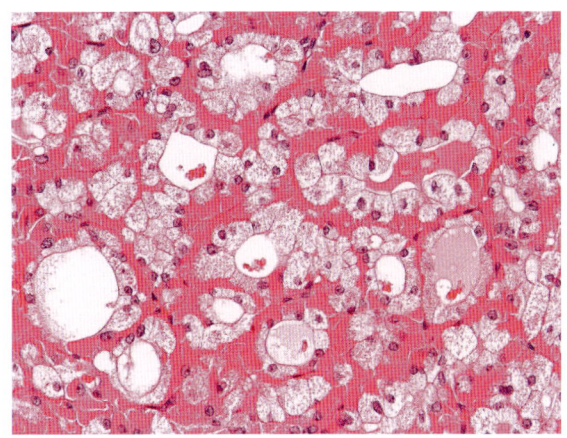

図12｜好酸性細胞型濾胞腺腫にみられる細胞質の淡明化
内腔側の細胞質が淡明化し，基底膜側の細胞質は好酸性である．

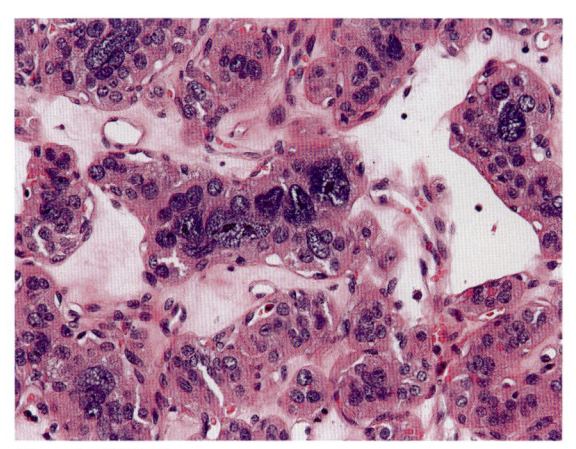

図13｜異型腺腫
大型核小体と過染性核クロマチンを示す大型異型細胞がみられるが，悪性の指標にはならない．

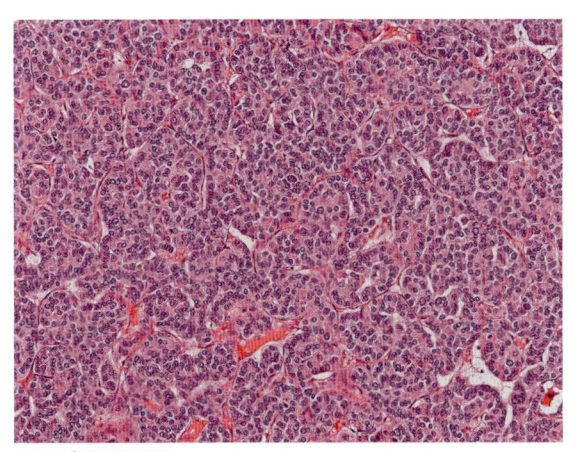

図14｜異型腺腫
腫瘍細胞は索状に増殖し，低分化癌を示唆するが，脈管侵襲や被膜浸潤がみられない場合は，腺腫と診断される．

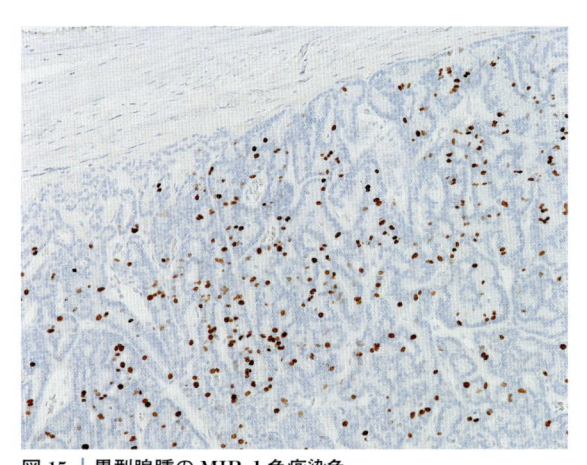

図15｜異型腺腫のMIB-1免疫染色
MIB-1標識率が非常に高く，悪性を示唆するが，脈管侵襲や被膜浸潤がみられない場合は，腺腫と診断される．

ular adenoma with bizarre nucleiと称する．この奇怪な細胞は変性によると解釈されており，その出現頻度は濾胞癌よりも濾胞腺腫のほうが高い．また，好酸性細胞型濾胞腺腫や放射性ヨード治療を受けた患者に多いとされている．未分化癌でも同様の異型細胞をみるが，奇怪核を伴った濾胞腺腫では，異型細胞がシート状に出現することはなく，核分裂像や壊死もみられない．

4）機能亢進性濾胞腺腫（中毒性腺腫）

機能亢進性濾胞腺腫 hyperfunctioning follicular adenoma（中毒性腺腫 toxic adenoma）は，甲状腺機能亢進症を伴う濾胞腺腫で，濾胞腺腫の約1％を占める．患者は腫瘍によって産生される過剰な甲状腺ホルモンによって種々の甲状腺機能亢進症状をきたす．放射性ヨードのシンチグラフィーで結節に一致した集積がみられる．多くの症例はTSH受容体遺伝子や$Gs\alpha$遺伝子の活性型変異を有しており，TSH刺激に類似したサイクリックAMPシグナル経路の慢性的な発現上昇より，TSH非依存性の亢進状態が起きる．

結節は正濾胞状から小濾胞状で，濾胞の大小不同が目立ち，乳頭状増殖もしばしばみられる．濾胞上皮は高円柱状で，核は基底側に位置し，細胞質は淡明もしくは空胞状である．コロイドは薄く，吸収空胞 peripheral scalloping がみられる．非結節部に，

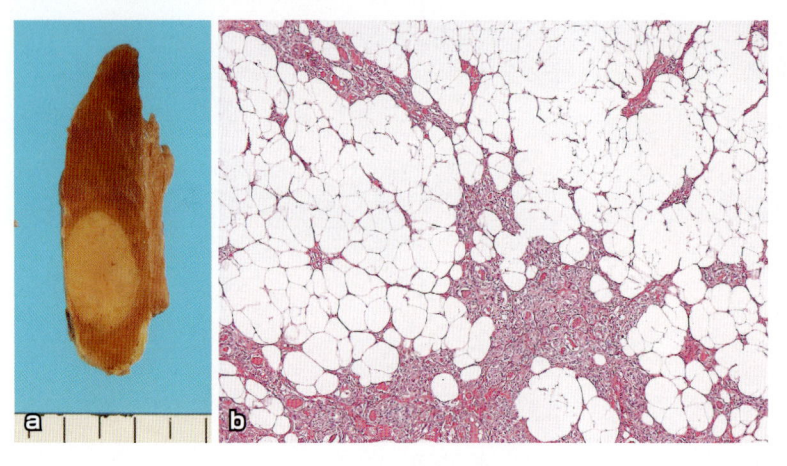

図 16 | 脂肪腺腫
a：肉眼所見．通常の濾胞腺腫より軽度黄色調である．b：小濾胞状に増殖する濾胞上皮と脂肪細胞が種々の割合で混在している．

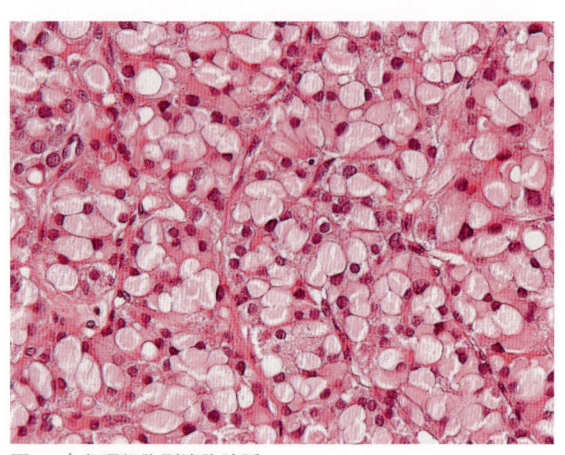

図 17 | 印環細胞型濾胞腺腫
細胞質が淡明で空胞状になり，核を辺縁に圧排している．

濾胞の拡大，濃く染色されるコロイド，扁平な濾胞上皮などの機能低下症を示唆する所見がみられることもある．

5) 脂肪腺腫（腺脂肪腫）

脂肪腺腫 lipoadenoma（腺脂肪腫 adenolipoma, thyrolipoma）は，成熟脂肪細胞と甲状腺濾胞からなる濾胞腺腫である（図16）．腫瘍は被包化され，黄色調で，脂肪腫の割面のようにやや油ぎっている．脂肪細胞と濾胞の割合は症例により様々である．脂肪組織内に髄外造血がみられた症例報告もある．本腫瘍が，脂肪細胞と濾胞上皮の両方が腫瘍性なのか，脂肪細胞化生を示す濾胞腺腫なのか，結論は出ていない．乳頭癌や濾胞癌に成熟脂肪細胞が含まれることがあるので，後者の可能性は十分に考えられる．

6) 印環細胞型濾胞腺腫

印環細胞型濾胞腺腫 signet-ring cell variant of follicular adenoma は，細胞質が空胞状になり，核を辺縁に圧排している腫瘍細胞が目立つ濾胞腺腫で，mucin-producing adenoma としても報告されている（図17）．空胞は淡明あるいは淡染性で，PAS 染色やサイログロブリンの免疫染色に陽性を示す．Alcian blue 染色，mucicarmine 染色はしばしば陰性である．この染色結果からは，サイログロブリンが変化した物質と考えられる．電顕的には，微絨毛で囲まれた細胞質内小腺腔がみられる．印環細胞の出現と悪性度や臨床像との関連は示されていない．胃や乳腺からの転移と間違わないことが重要で，甲状腺原発である証には，サイログロブリンや TTF-1 の免疫染色を行う．

7) 乳頭状過形成を伴う濾胞腺腫

濾胞腺腫の一部に乳頭状構造がみられることがあるが，稀に乳頭状構造が目立つ症例があり，乳頭状過形成を伴う濾胞腺腫 follicular adenoma with papillary hyperplasia と称される．10～20歳代に好発し，被包化されている．乳頭状増殖部の細胞は立方状から円柱状で，乳頭癌の核所見はみられない．間質は浮腫性で，毛細血管は乏しい．かつて乳頭腺腫 papillary adenoma と診断されていた病変は，現在では乳頭状過形成を伴う濾胞腺腫，乳頭状構造が目立つ腺腫様甲状腺腫，被包型乳頭癌のいずれかに診断でき，現在この診断名は用いられない．

8) その他の濾胞腺腫

ミノサイクリンの治療を受けた患者にみられる黒

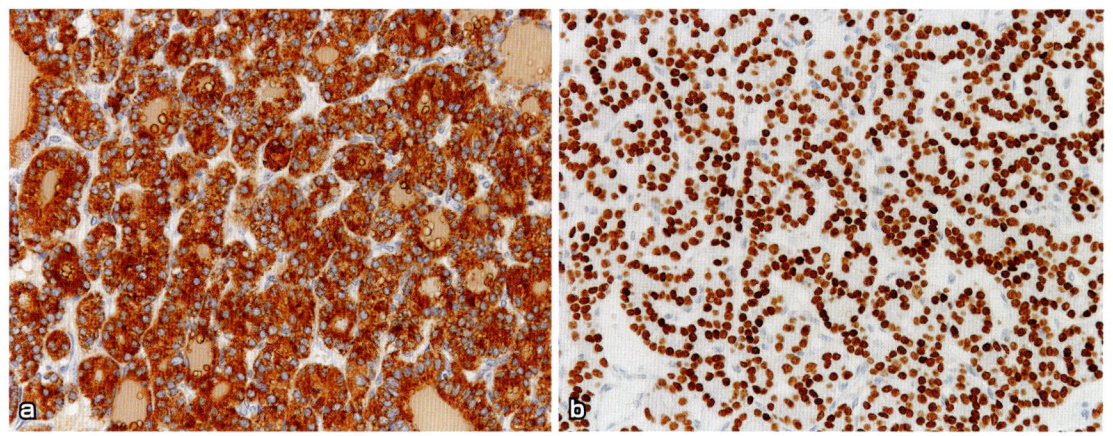

図18 │ 濾胞腺腫の免疫染色
a：サイログロブリン免疫染色．濾胞腺腫の腫瘍細胞は細胞質全体がサイログロブリンに強陽性を示す．b：TTF-1免疫染色．TTF-1 は核に陽性局在がみられる．

色濾胞腺腫 black adenoma，軟骨化生や骨化性を伴う濾胞腺腫，紡錘形細胞が主体の濾胞腺腫 spindle cell adenoma，間質に多量の粘液貯留がみられる粘液産生性濾胞腺腫 follicular adenoma, mucinous type などの報告がある．

7．免疫組織化学的特徴

濾胞腺腫の診断は通常 HE 染色のみで十分であり，免疫染色が診断に利用される頻度は低い．濾胞腺腫の免疫染色結果は濾胞上皮細胞に類似している．サイログロブリンは細胞質全体が強陽性で，甲状腺濾胞上皮細胞および濾胞上皮由来の高分化な腫瘍細胞に特異的である（図18a）．TTF-1 と PAX8 は核に陽性局在を示す（図18b）．TTF-1 は肺癌にも陽性であるが，PAX8 は陰性である．サイトケラチン7（CK7）と CAM5.2 は陽性で，CK20 は陰性である．CK19，HBME-1，ガレクチン3，CITED1 などは稀に陽性を示すこともある．MIB-1 標識率は，ほとんどの症例で5％以下である．MIB-1 標識率が10％以上を示す場合は，濾胞癌の可能性を考え，追加検索すべきである．カルシトニン，CEA，クロモグラニンA，シナプトフィジンなどは陰性である．CD34 の染色を行うと，間質に毛細血管が豊富であることがわかる．好酸性細胞型濾胞腺腫はミトコンドリア特異抗体が強陽性であるが，診断目的で染色する意義は低い．この亜型では，様々な抗体に対して非特異的に弱陽性を示すことがあるので，注意を要する．

表1 │ 濾胞腺腫と腺腫様結節との鑑別

	濾胞腺腫	腺腫様結節
被膜	厚い・連続的	薄い・非連続的
周囲組織の圧排像	あり	なし
被膜外の血管網	豊富	乏しい
濾胞の大きさ	均一	大小不同
索状配列	時にあり	稀
乳頭状構造	稀	頻
Sanderson polster	なし	時にあり
濾胞上皮細胞	均一	多彩な形態
N/C 比	大きい	小さい
核形不整	なし	あり
コロイド量	少ない	豊富
結節外との類似性	なし	あり
変性所見	稀	頻
リンパ球浸潤	なし	時にあり

8．分子病理

濾胞腺腫と診断された症例の中には，濾胞癌の特徴とされる PAX8/PPARγ 再構成が稀にみられることがある．このような症例では，濾胞癌の可能性を考えて，追加検索するべきである．RAS 遺伝子変異は濾胞腺腫の約30％にみられ，特に小濾胞状パターンを示す症例でみられやすく，好酸性細胞型での頻度は低い[2]．RAS 遺伝子変異の存在は，腫瘍性であることを意味するだけで，濾胞癌との鑑別には役立たない．

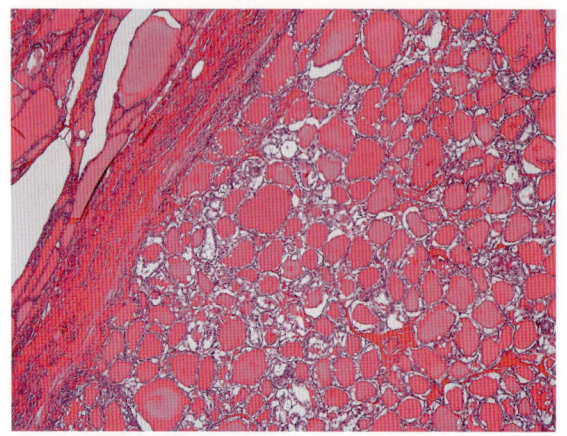

図19 | 濾胞型・被包型乳頭癌
腫瘍は被膜で囲まれ、正から大濾胞状に増殖し、乳頭状構造がみられない。

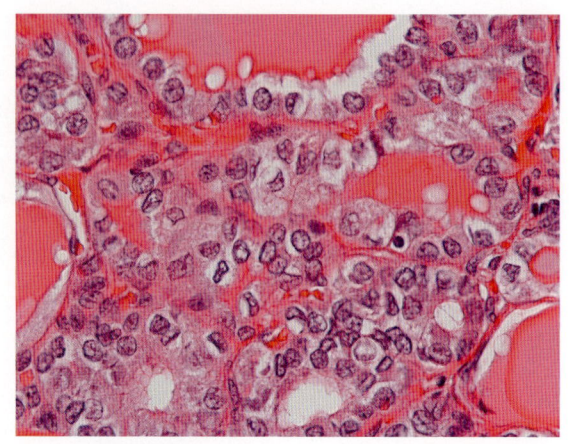

図20 | 濾胞型乳頭癌
核の変形が非常に目立つ場合は、乳頭癌を考える。淡明核、核溝、濃く染まるコロイド、コロイドの吸収空胞などもみられる。

表2 | 濾胞型・被包型乳頭癌を示唆する所見

1) 明るい核
2) 吸収空胞（scalloping）を伴う、濃縮したコロイド
3) 円形ではなく、卵円形の核
4) 重畳核
5) 核形不整（三日月形、ヘルメット形、金平糖状核）
6) 核の極性の乱れ
7) 砂粒体
8) 不明瞭な乳頭状構造
9) 細長く伸びた濾胞構造
10) 濾胞内腔の多核組織球

表3 | 乳頭癌の診断基準

主項目	1. 卵円形核 2. 核重畳 3. すりガラス状核、もしくは目立つ核溝 4. 砂粒小体
副項目	1. 不完全な乳頭状構造 2. 細長い、もしくは不規則な形の濾胞 3. 濃く染色されるコロイド 4. 核内細胞質封入体 5. 濾胞内腔の多核組織球

※主項目3つ以上、あるいは主項目2つ以上＋副項目4つ以上。

9. 鑑別診断

1）腺腫様結節

腺腫様甲状腺腫は多発性であることから腺腫の鑑別は通常は容易である。単発性である腺腫様結節と濾胞腺腫の鑑別はしばしば困難で、病理医間の観察者間変動が大きい。表1に主な鑑別点を示す。これらの項目を総合的に判断して、鑑別する。

2）濾胞癌

上記に述べたように、組織学的に被膜浸潤か脈管侵襲のいずれかが明らかに存在すれば濾胞癌であり、これらの所見が不確実な場合、濾胞腺腫か濾胞癌かの判断に苦慮する。疑わしい切片を深切りし、さらに、残りの材料から追加標本を作製して、追加検索する。最終的に判断できない場合は、あえてどちらかに決めるよりは、Williamsによって提唱された濾胞性腫瘍、悪性度不明 follicular tumor of uncertain malignant potential（FT-UMP）の名称を用いることを推奨する[7]（第2部Ⅰ-2「濾胞癌」を参照）。

3）濾胞型・被包型乳頭癌

濾胞状に増殖し、かつ、厚い被膜で完全に囲まれている濾胞型・被包型乳頭癌 papillary carcinoma, follicular and encapsulated variant は、時に濾胞腺腫と間違って診断されることもある（図19）。特に、定型的なすりガラス状核や核内細胞質封入体がみられない場合の鑑別は難しい。濾胞腺腫と診断する際は、濾胞型・被包型乳頭癌を常に鑑別に挙げて、表2に示す10項目の有無を確認し総合的に判断する（図20）[3]。あるいは、表3のような診断基準を用いる方法もある[3]。主項目3つ以上、あるいは主項目2つ以上＋副項目4つ以上の場合に乳頭癌と診断するが、これらの基準に満たない症例を全て濾胞性

腫瘍とするには問題がある．免疫染色にて，通常型乳頭癌に陽性を示すCK19，高分子量ケラチン（34βE12），HBME-1などが陰性の場合は濾胞腺腫の診断を支持する．なお，濾胞型・被包型乳頭癌では，通常の乳頭癌にみられる*RET/PTC*遺伝子の再構成や*BRAF*遺伝子変異の頻度が少なく，濾胞性腫瘍でみられる*PAS*遺伝子変異や*PAX8/PPARγ*再構成が存在することがあり[2,3]，正確な診断がなされているのか，濾胞型・被包型乳頭癌の発生は濾胞性腫瘍に類似しているのか議論の余地がある．

4）副甲状腺腺腫

副甲状腺腺腫 adenoma of the parathyroid が甲状腺内にみられた場合，明細胞型濾胞腺腫との区別が困難であることもある（**図21**）．濾胞腺腫はTTF-1とサイログロブリンに陽性，副甲状腺ホルモンに陰性で，副甲状腺腺腫は反対の染色性を示すことから，免疫染色を行えば鑑別は容易である．

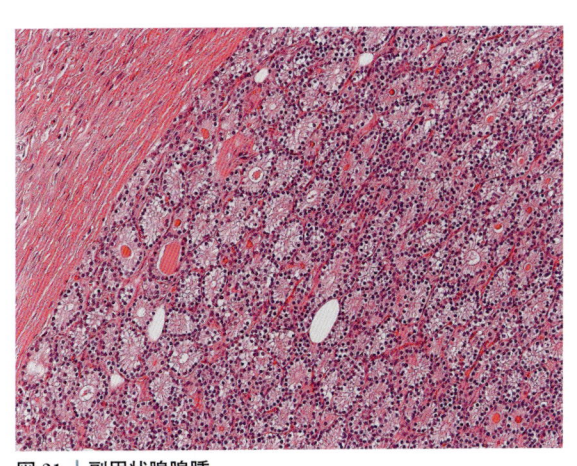

図21 ｜ 副甲状腺腺腫
主細胞が小腺管状に増殖し，一部にコロイドがみられる場合は明細胞型濾胞腺腫との鑑別が難しい．

10．治療・予後

濾胞腺腫は細胞診にて濾胞癌と区別が困難なことから，外科的切除（葉切除）が考慮される．特に，細胞診で悪性が疑われる，徐々に大きくなる，結節が大きい（4cm以上），血清サイログロブリン値が高値である，などの場合に適応となり，病変の完全切除により治癒する．非常に稀ではあるが，術後肺や骨へ転移を起こす症例があることから，長期の経過観察が必要である．

たとえ，浸潤前の濾胞癌の可能性があったり，異型腺腫であったりしても，病変が被膜外に及んでいない限り，臨床的には良性の経過をとる．ただし，非常に稀ではあるが，術後に遠隔転移が出現することがある（悪性腺腫と呼ばれてきた）ため，長期経過観察が必要である．

（廣川満良）

文　献

1) 甲状腺外科研究会（編）：甲状腺癌取扱い規約．第6版．金原出版，2005
2) Nikiforov YE, Biddinger PW, Thompson LDR (eds)：Diagnostic Pathology and Molecular Genetics of the Thyroid. Lippincott Williams & Wilkins. Philadelphia, 2009, pp103-122
3) Fletcher CDM (ed)：Diagnostic Histopathology of Tumors, 3rd ed. Churchill Livingstone, London, 2007, 997-1079
4) DeLellis RA, Lloyd RV, Heitz PU et al (eds)：WHO Classification of Tumours, Pathology & Genetics. Tumours of Endocrine Organs. IARC Press, Lyon, 2004, pp93-103
5) Kini SR (ed)：Thyroid Cytopathology. Lippincott Williams & Wilkins, Philadelphia, 2008, pp53-99
6) Ali SZ, Cibas ES (eds)：The Bethesda System for Reporting Thyroid Cytopathology. Springer, New York, 2010, pp1-3
7) Williams ED, Abrosimov A, Bogdanova TI, et al：Two proposals regarding the terminology of thyroid tumors. Int J Surg Pathol 8：181-183, 2000

第2部　組織型と診断の実際

Ⅱ．その他の腫瘍および関連病変

2　好酸性細胞腫瘍

1．定義・概念

　甲状腺濾胞上皮細胞に由来する腫瘍で，腫瘍細胞の大部分（75％以上）がエオジン好性顆粒状の好酸性細胞からなるものである．

　好酸性細胞はHürthle細胞という名前でも広く用いられているが，もともとHürthleが記載した細胞はイヌのC細胞で，Hürthle細胞という名前は誤称misnomerである．しかしながら，現在では国際的にもHürthle細胞という呼称が定着しているので，この用語を用いても差し支えない．その他，Askanazy cell，oncocytic cell，eosinophilic cellなども同義語である．

　好酸性細胞は加齢や放射線照射などにより正常甲状腺組織にも出現し，橋本病（慢性甲状腺炎），Basedow病，腺腫様甲状腺腫にもしばしば出現する（表1）．一方，腫瘍では好酸性細胞が75％以上を占めるものを好酸性細胞腫瘍と呼ぶ．好酸性細胞腫瘍には，良性の好酸性細胞腺腫，悪性の濾胞癌好酸性細胞亜型や乳頭癌好酸性細胞亜型などが含まれる

（表1）．さらに，稀ではあるが好酸性細胞からなる髄様癌も報告されている．

　好酸性細胞からなる甲状腺腫瘍を独立した腫瘍群として扱うこともある．それは好酸性細胞からなる腫瘍が，通常のものより悪性の可能性が高いとの見地からである．実際，米国では1970〜1980年代に好酸性細胞腫瘍の全てが悪性性格をもつとみなされて治療されていた[1-3]．しかし，現在では好酸性細胞腫瘍の良悪性の判定は，通常の濾胞性腫瘍と同様に被膜・血管侵襲像の有無によるか，乳頭癌細胞の核所見の有無によるというのが一般的である[4]．

2．臨床的事項

　好酸性細胞腫瘍は中年に好発し，男性よりも女性に多く発生する．好酸性細胞癌は甲状腺原発の悪性腫瘍の3〜4％を占めるとされているが，本邦では欧米での報告に比較してかなり少ないようである．通常型の濾胞癌ではリンパ節転移は5％以下であるが，好酸性細胞癌ではより高頻度（30％）にリンパ節転移を認めることが報告されている．また血行性に骨や肺に転移することがある．

3．肉眼所見

　好酸性細胞腫瘍の大部分は被膜に被包され，腫瘍組織は充実性である．腫瘍の割面では赤褐色調（マホガニー色 mahogany brown）を呈するのが特徴で，好酸性細胞腫瘍であるか否かは，腫瘍割面の色によって判定しうる（図1, 2）．

表1　好酸性細胞が出現する甲状腺疾患

正常	加齢，放射線照射，抗甲状腺剤投与など
炎症	橋本病 Basedow病
過形成	腺腫様甲状腺腫
腫瘍	濾胞腺腫（好酸性細胞腺腫） 濾胞癌好酸性細胞亜型 乳頭癌好酸性細胞亜型 髄様癌好酸性細胞亜型

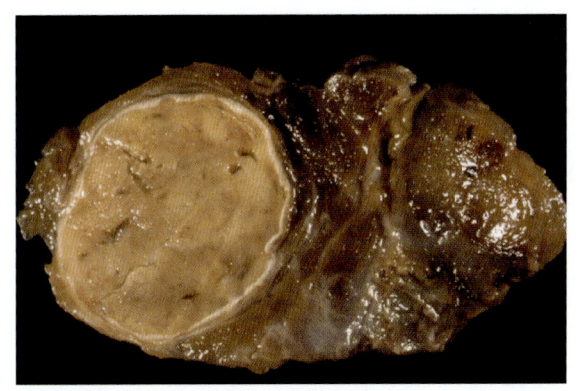

図1｜濾胞癌好酸性細胞亜型の肉眼所見
好酸性細胞腫瘍はいわゆるマホガニー色（赤茶色）を示す．

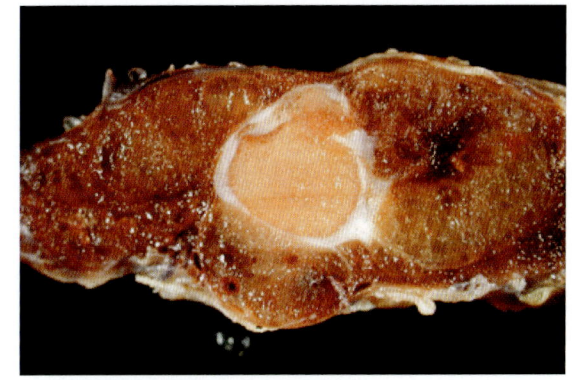

図2｜乳頭癌好酸性細胞亜型の肉眼所見
マホガニー色を呈する好酸性細胞腫瘍．

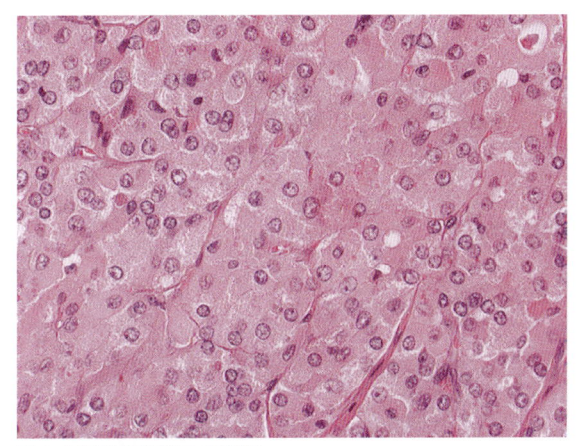

図3｜好酸性細胞の典型例
好酸性細胞の形態はほぼ共通で，細胞質は好酸性顆粒状で，核小体が明瞭な円形核をもつ．

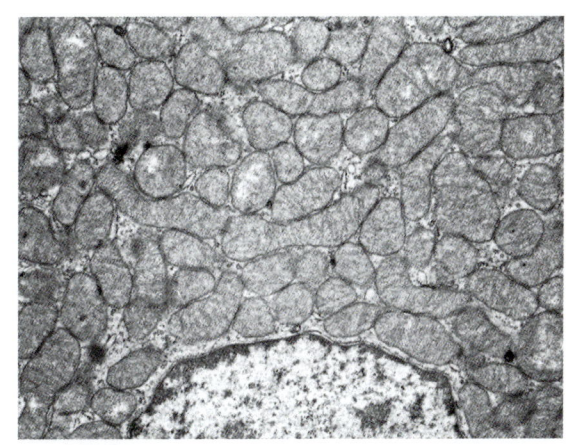

図4｜電顕像
電顕的に好酸性細胞の顆粒はミトコンドリアである．

4. 組織学的所見

　甲状腺にみられる好酸性細胞は，細胞質に多数のエオジン好性顆粒（赤色）を有し，典型的なものでは核は円形で，明瞭な核小体を有するのが特徴である（図3）．また，好酸性細胞の特徴とされるエオジン好性の顆粒は，電顕的には増加したミトコンドリア mitochondria であることが知られている（図4）[5]．

　好酸性細胞は，非腫瘍性疾患である橋本病やBasedow病，腺腫様甲状腺腫でもしばしば認められる．特に橋本病ではその特徴的組織所見の一つに挙げられている（図5）．腺腫様甲状腺腫でも好酸性細胞を認めることも稀ではない（図6）．これら非腫瘍性の好酸性細胞でも，核の大小不同性などの異型性がみられることがあり，細胞形態のみで腫瘍性か非腫瘍性かを識別することは，はなはだ困難といえ

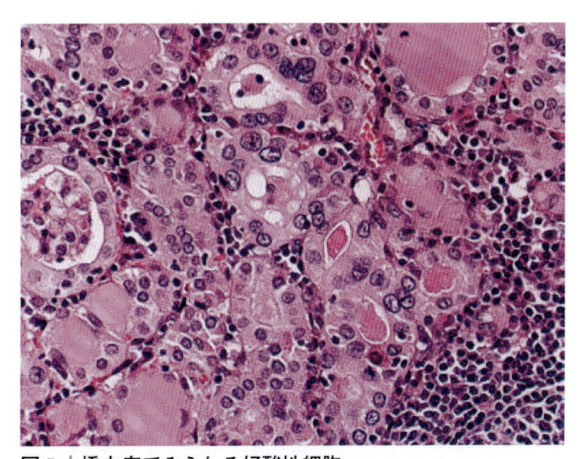

図5｜橋本病でみられる好酸性細胞

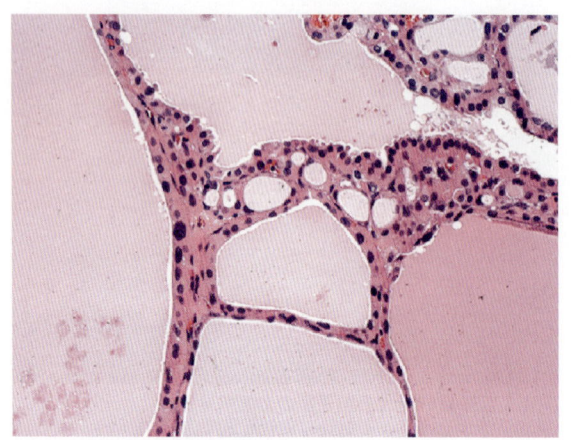

図6│腺腫様甲状腺腫の結節
濾胞上皮細胞は好酸性細胞からなる.

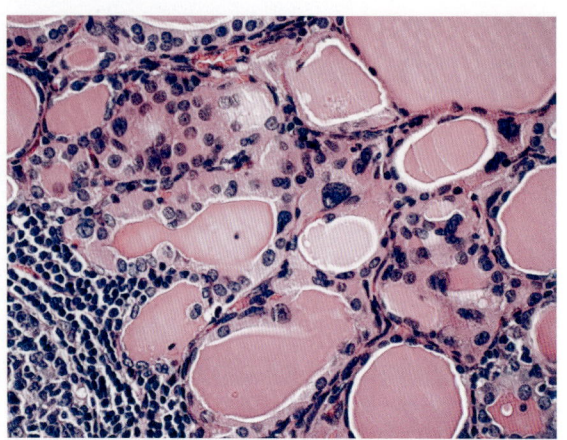

図7│橋本病でみられる好酸性細胞
辺縁が不整な大型の核も出現している.

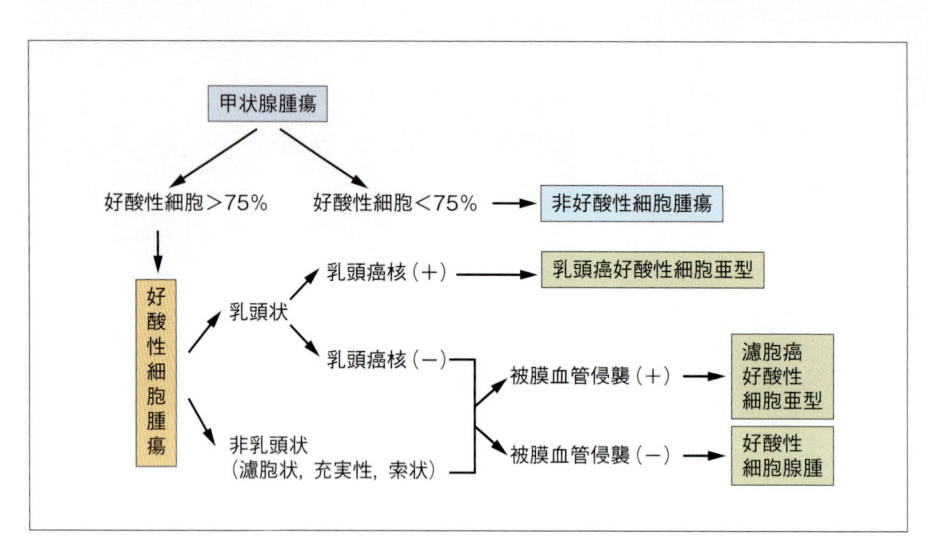

図8│好酸性細胞腫瘍診断のアルゴリズム

る（図7）.

　好酸性細胞が出現した結節における組織診断学的アルゴリズムを図8に示した. 好酸性細胞腫瘍という組織診断は, 好酸性細胞が腫瘍細胞の大部分（75％）を占めるものをいう. 以前に筆者らは好酸性細胞腫瘍（169例）を一括して検討したことがあるのでその結果を踏まえて解説することにする. 好酸性細胞腫瘍を組織学に分類すると, その代表的な形態から, 濾胞状パターン, 充実性・索状パターン, 乳頭状パターン, の3型に分類することができる（図9）[6]. それぞれの頻度をみると, 濾胞状パターンが51％で最も多く, 次いで充実性・索状パターンが35％, 乳頭状パターンが14％であった（図10）. すなわち, 好酸性細胞腫瘍では, 通常の濾胞性腫瘍に比較して, 濾胞形成性が乏しいことがわかる.

　悪性例（浸潤像あるいは転移が証明された）の割合をみると, 濾胞状パターンの腫瘍では23％であったが, 充実性・索状パターンを示す腫瘍では55％と高値を示した（表2）. 一方, 乳頭状パターンの腫瘍は, 核の形態から好酸性細胞の核からなるものと, 乳頭癌の核所見を示すものに細分類され, 前者の悪性率は33％であったが, 後者では79％を示した.

　好酸性細胞腫瘍は多発することがあり, このような症例では家族性に発生することが報告されており, 単発例に比較して, より若い女性に多く, 橋本病を伴い, 悪性率はより低い.

1）濾胞癌好酸性細胞亜型

　前述したように, 濾胞癌好酸性細胞亜型 follicular

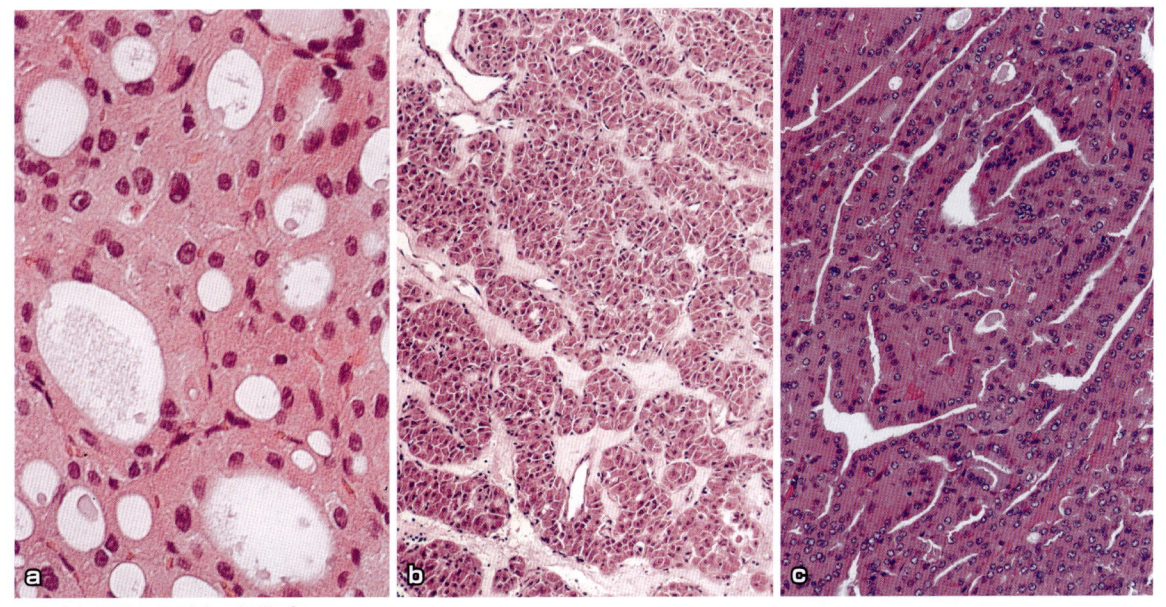

図9 | 好酸性細胞腫瘍の組織パターン
a：濾胞状，b：充実性・索状，c：乳頭状．

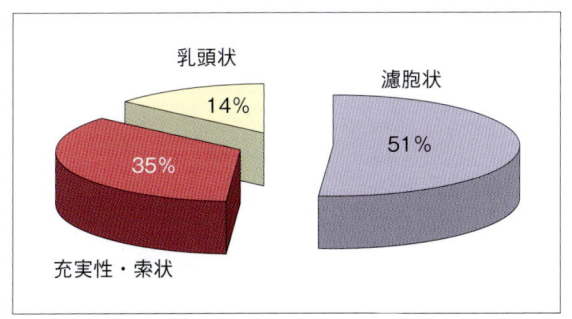

図10 | 好酸性細胞腫瘍の組織パターン別頻度

乳頭状 14%
充実性・索状 35%
濾胞状 51%

表2 | 好酸性細胞腫瘍の悪性例（浸潤像あるいは転移が証明された）の割合

	組織構造	悪性率
好酸性細胞腫瘍	濾胞状パターン	23%
	充実性・索状パターン	55%
	乳頭状パターン 　好酸性細胞核 　乳頭癌細胞核	33% 79%

carcinoma, oncocytic variant とは，乳頭癌細胞の核所見（核の溝，核内細胞質封入体など）をもたない好酸性細胞からなる腫瘍で，被膜浸潤ないしは血管侵襲像が認められたものである（図11）．好酸性細胞腫瘍では乳頭状構造をみることが，通常型よりも多い．実際に腫瘍のかなりの部分を乳頭状構造が占める症例もある．しかしながら，この乳頭状構造所見で乳頭癌としない．

濾胞形成性の腫瘍では，時に濾胞腔内にコロイドが変質したものとみなされる石灰化所見をみることがある（図12）．これは形態学的に乳頭癌にみられる砂粒小体 psammoma body に類似している．ちなみに，乳頭癌では，砂粒小体を濾胞腔内にみることはない．

2）乳頭癌好酸性細胞亜型

乳頭癌好酸性細胞亜型 papillary carcinoma, oncocytic variant は，腫瘍細胞の大部分がいわゆる好酸性細胞 oxyphil cell（Hürthle cell）からなる乳頭癌をいう[7,8]．旧WHO分類では，乳頭癌の好酸性細胞亜型の腫瘍細胞は，乳頭癌の核所見ではなく，好酸性細胞の核所見を示すと記載されていた．一方，現在のWHO分類における乳頭癌好酸性細胞亜型の診断基準では，乳頭癌細胞核（核の溝，核内細胞質封入体，すりガラス状核など）をもつことが条件になっている（図13）．

3）髄様癌好酸性細胞亜型

稀ではあるが，髄様癌の中に好酸性細胞をみることがあり，髄様癌好酸性細胞亜型 medullary carci-

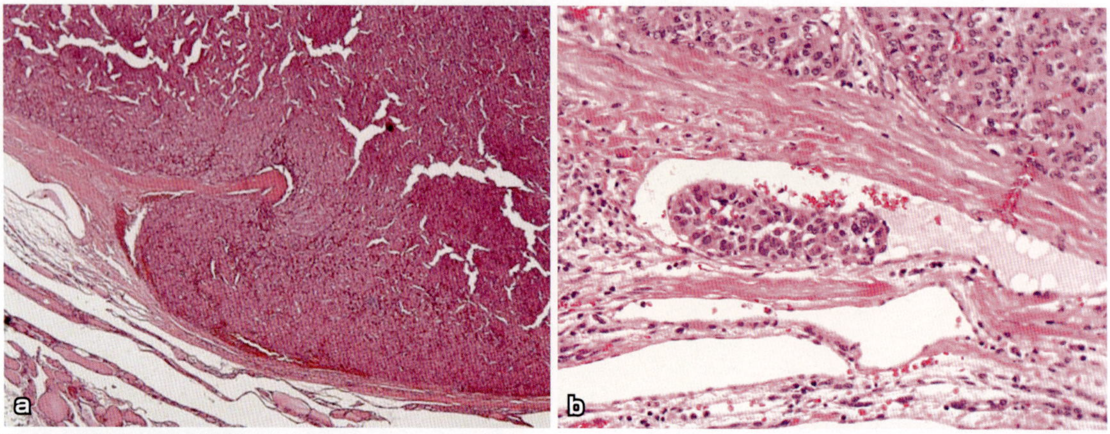

図11 濾胞癌好酸性細胞亜型
a：腫瘍組織の被膜浸潤所見．b：血管侵襲所見．

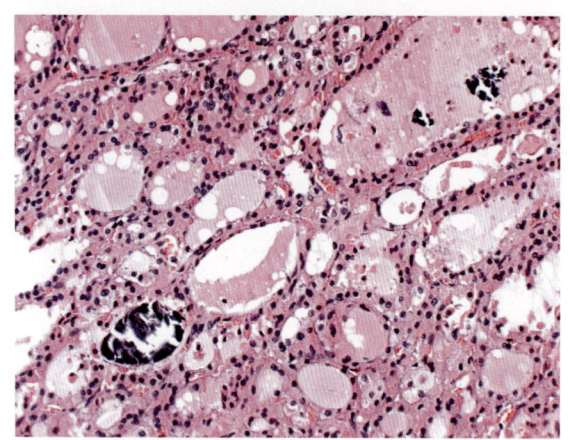

図12 濾胞癌好酸性細胞亜型
濾胞腔内の石灰化所見．

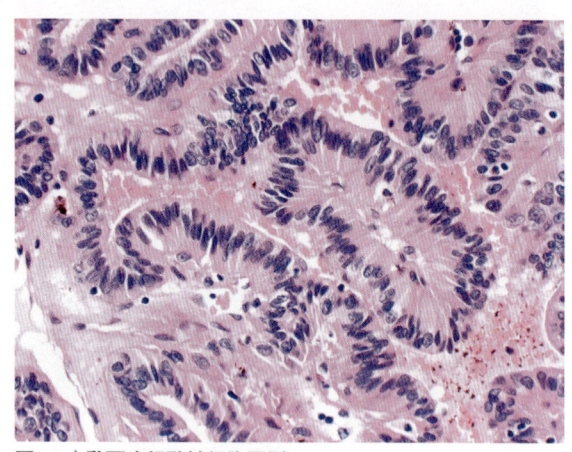

図13 乳頭癌好酸性細胞亜型
好酸性細胞の核に乳頭癌の核所見を認める．

noma, oncocytic variant と呼ばれる（**図14**）[9]．実際，腫瘍細胞の大部分が好酸性細胞からなる髄様癌が報告されている．好酸性細胞腫瘍で，アミロイド様の物質の沈着をみたら，積極的にカルシトニンの免疫染色を行うべきである．

5．鑑別上の問題点

1）低分化癌について

好酸性細胞腫瘍の組織学的特徴として，濾胞形成性が乏しく充実性索状構造を示す傾向が強いが，その構造は必ずしも悪性を示唆しない．それゆえ，低分化癌の診断では，好酸性細胞腫瘍は例外的な扱いになっている．しかしながら，好酸性細胞からなる癌の中にも悪性度が高いものもみられるのも事実である．高悪性の好酸性細胞腫瘍では，腫瘍細胞は結合性が弱くて，充実性に増殖し，核分裂像が多い．また，所々に壊死を認める．このような腫瘍はやはり低分化癌の範疇に入るのかもしれない．

2）乳頭癌について

乳頭癌好酸性細胞亜型では，好酸性の腫瘍細胞に乳頭癌細胞核（核の溝，核内細胞質封入体，すりガラス状核など）を認めることが条件となる．しかしながら，乳頭癌好酸性細胞亜型では，綺麗な乳頭癌核は少なく，やや不明瞭になるのが通常である．一方，乳頭癌の他の亜型とのオーバーラッピングがみられる．例えば，乳頭癌高細胞亜型やWarthin腫瘍様乳頭癌では，腫瘍細胞の細胞質がしばしば好酸性変化を示す．このような場合は，好酸性亜型とは

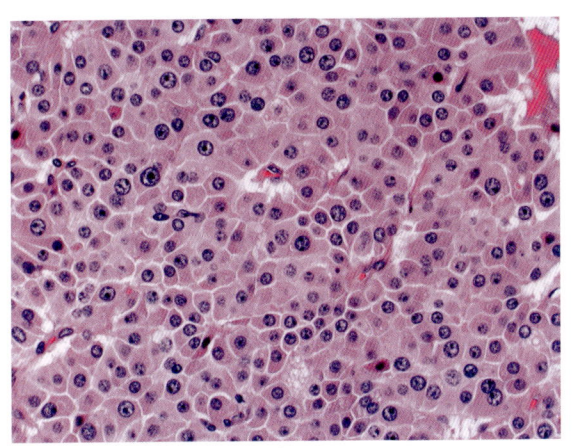

図14 │ 髄様癌好酸性細胞亜型

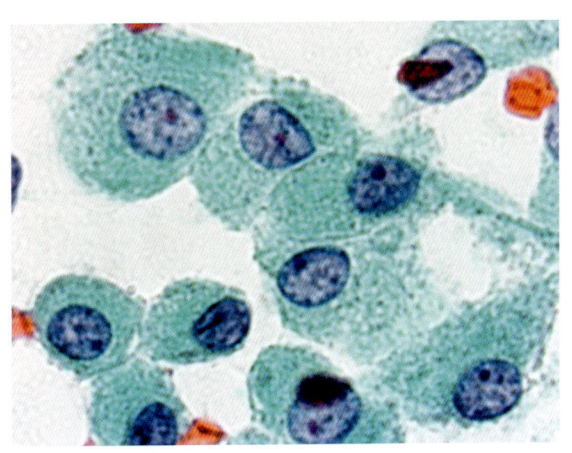

図15 │ 好酸性細胞の細胞診

しないほうが混乱は少ないだろう．

3）細胞診について

　好酸性細胞は前述したように，橋本病や腺腫様甲状腺腫でもしばしば認められる．結節からの吸引細胞診では，これらを腫瘍と区別しなければならない．しかしながら，非腫瘍性の好酸性細胞でも，種々の程度に異型性や多形性が認められ，細胞形態のみで，腫瘍か非腫瘍かを鑑別することが難しい．近年発刊された甲状腺のベセスダシステムでは好酸性細胞はその細胞学的特徴から，通常の濾胞上皮細胞腫瘍と別に扱っている．

〔加藤良平〕

文　献

1）Thompson NW, Dunn EL, Batsakis JG et al：Hürthle cell lesions of the thyroid gland. Surg Gynecol Obstet 139：555-560, 1974
2）Gundry SR, Burney RE, Thompson NW et al：Total thyroidectomy for Hürthle cell neoplasm of the thyroid. Arch Surg 118：529-532, 1983
3）Hundahl SA, Cady B, Cunningham MP et al：Initial results from a prospective cohort study of 5583 cases of thyroid carcinoma treated in the United States during 1996. U.S. and German Thyroid Cancer Study Group. An American College of Surgeons Commission on Cancer Patient Care Evaluation study. Cancer 83：2638-2648, 2000
4）Bondeson L, Bondeson AG, Ljungberg O et al：Oxyphil tumors of the thyroid：follow-up of 42 surgical cases. Ann Surg 194：677-680, 1987
5）Sobrinho-Simoes MA, Nesland JM, Holm R et al：Hürthle cell and mitochondrion-rich papillary carcinomas of the thyroid gland：an ultrastructural and immunocytochemical study. Ultrastruct Pathol 8：131-142, 1985
6）Katoh R, Harach R, Williams ED：Solitary, multiple, and familial oxyphil tumours of the thyroid. J Pathol 186：292-299, 1998
7）Becker ME, Hefess CS, Oertel JE：Oxyphilic papillary thyroid carcinoma. Am J Clin Pathol 103：280-287, 1995
8）Berho M, Suster S：The oncocytic variant of papillary carcinoma of the thyroid：a clinicopathologic study of 15 cases. Hum Pathol 28：47-53, 1997
9）Harach HR, Bergholm U：Medullary（C cell）carcinoma of the thyroid with features of follicular oxyphilic cell tumours. Histopathology 13：645-656, 1988

Ⅱ．その他の腫瘍および関連病変

3 硝子化索状腫瘍

1．定義・概念

索状増殖パターンと索状内硝子化を特徴とする，非浸潤性の濾胞細胞性腫瘍である．本腫瘍はかつて硝子化索状腺腫と呼ばれ濾胞腺腫の一亜型として良性腫瘍に分類されていたが，未だ良悪性に関して結論に至っていないことから，現在では硝子化索状腫瘍 hyalinizing trabecular tumor の名称が使われている．

同義語として paraganglioma-like adenoma of the thyroid（PLAT），hyalinizing trabecular adenoma，hyalinizing trabecular neoplasm，hyaline cell tumor of the thyroid with massive accumulation of cytoplasmic microfilaments などがある．

本腫瘍は，1987 年 Carney らによって 11 例が報告され，hyalinizing trabecular adenoma として命名されたが，それ以前にも同様の腫瘍は数例報告されていた[1-3]．いずれも非浸潤性で，再発・転移がみられなかったことから良性腫瘍とされていたが，その後，リンパ節転移や肺転移症例があること，乳頭癌にて認められる *RET/PTC* 遺伝子再構成があること，乳頭癌に特徴的な核内細胞質封入体や核の溝がみられることなどから，乳頭癌の亜型であるとの報告がなされた[4-6]．現在のところ，良性である濾胞腺腫の亜型か，乳頭癌の亜型か結論が出ていないため，独立した疾患概念として扱われ，硝子化索状腫瘍と呼ばれている．

2．臨床的事項

硝子化索状腫瘍は非常に稀で，当院の経験では過去 5 年間に切除した甲状腺結節を有する 7,243 例中 12 例（0.17％）であった．発症年齢は 20～70 歳代に及び，50 歳代に多い．男女比は 1：6 である．

多くは無痛性腫瘤として，あるいは超音波検診にて発見される．手術や剖検標本にて偶発的にみつかる場合もある（図 1）．腫瘍の大きさは 0.3～7.5 cm であるが，その大半は 3.0 cm 以下である．穿刺吸引細胞診にて乳頭癌と診断される症例が多いことから悪性の診断で切除されるが，転移や再発例は極めて稀である．

超音波では，境界明瞭な，楕円形腫瘤として描出される．通常の濾胞性腫瘍にみられるような厚い被膜構造はなく，正常甲状腺との境界は粗雑である（図 2）．内部エコーレベルは低く，充実性・均一性

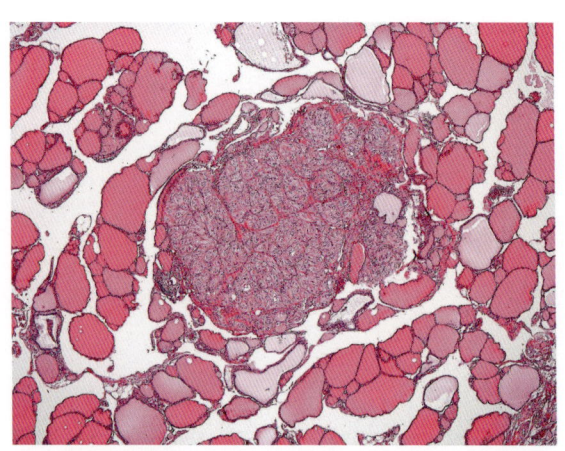

図 1 ｜ 標本作製時に，偶然にみつけられた微小な硝子化索状腫瘍

図2 | 硝子化索状腫瘍の超音波像
正常甲状腺との境界は粗雑で，結節周囲および結節内の血流シグナルが豊富である．

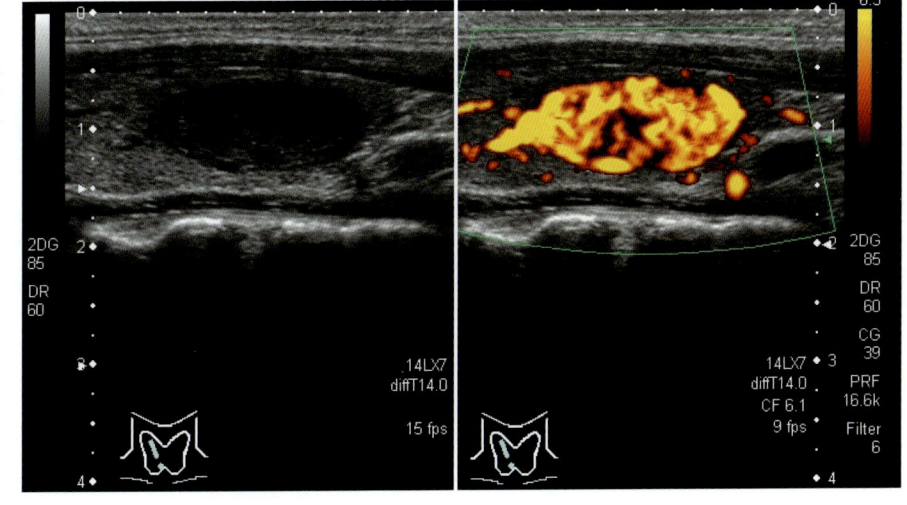

表1 | 硝子化索状腫瘍と乳頭癌の細胞学的鑑別

	硝子化索状腫瘍 hyalinizing trabecular tumor	乳頭癌 papillary thyroid carcinoma
出現様式	硝子物を取り囲むように配列	乳頭状，シート状，濾胞状
核の柵状配列	硝子物の辺縁にて不明瞭に配列	間質成分に接して，あるいは集塊辺縁部で規則正しく配列
細胞形	不明瞭，不定形，類円形，紡錘形	円形，類円形，円柱形
核内細胞質封入体	ほぼ全例に出現，出現数は多い	70〜90％に出現，出現数は少ない
核クロマチン	細顆粒状	すりガラス状，微細顆粒状
核溝	少数	頻繁
細胞境界	極めて不明瞭	明瞭
細胞質	淡染性	ライトグリーン好性
yellow body	あり	なし
間質成分	細線維状の硝子物，紡錘形核を含まない，腫瘍細胞との境界が不明瞭	淡染性からライトグリーン好性，紡錘形核（内皮細胞，線維芽細胞）を含む，腫瘍細胞との境界は明瞭
ロ一ピーコロイド ropy colloid	なし	しばしばあり
砂粒体	非常に稀	時にあり
多核巨細胞，リンパ球，泡沫細胞	なし	しばしばあり

である．中には不均一な内部エコーや石灰化影を示す症例もある．ドプラ法では，結節周囲および結節内の血流シグナルが非常に豊富で，tumor inferno と称される．

3．細胞学的所見

細胞診では，核内細胞質封入体や核の溝がみられることから，しばしば乳頭癌と誤診されるが，それ以外の所見はかなり異なる（表1）[7]．背景は出血性のことが多く，採取細胞量は症例により様々である．

弱拡大では，腫瘍細胞が硝子物を取り囲むように出現する像が特徴的であり，腫瘍細胞と硝子物の境界は不明瞭である（図3）．結合性は乏しく，乳頭状構造，濾胞状構造，シート状配列はみられない．腫瘍細胞は類円形〜紡錘形で，細胞境界は極めて不明瞭で，細胞質は淡染性である（図4）．注意深く観察すると，周囲に明暈を伴った淡染性の球状物（yellow body）が細胞質内に観察されることもある（図5）．ほとんどの症例で，核内細胞質封入体が多数みられる．核の溝も観察されるが，すりガラス状核や核重畳はみられない．

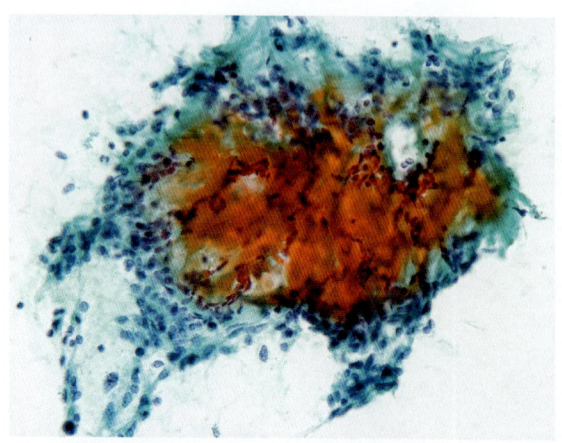

図3｜細胞所見
腫瘍細胞が硝子物を取り囲むように配列している．

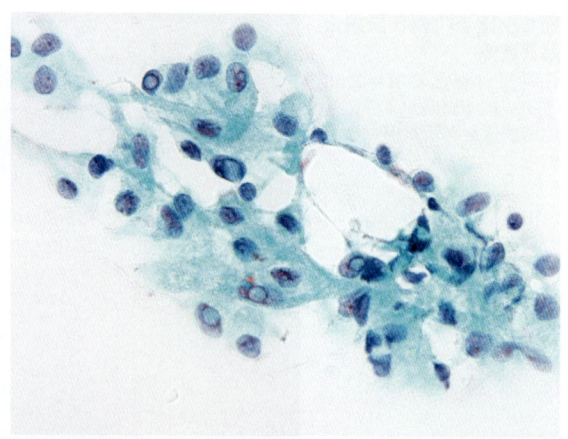

図4｜細胞所見
結合性は乏しく，細胞境界は不明瞭である．核内細胞質封入体が目立つ．

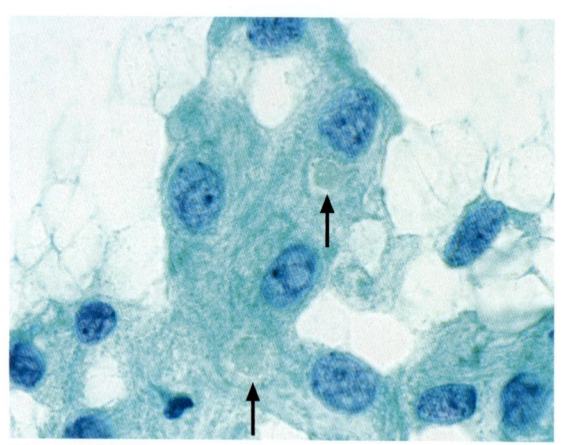

図5｜細胞所見
細胞内に明暈を伴ったライトグリーン淡染性の球状物（yellow body）（矢印）がみられる．

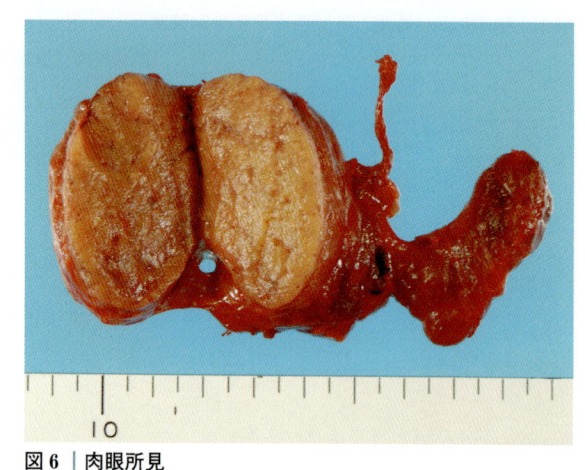

図6｜肉眼所見
境界明瞭な充実性結節で，厚い被膜はみられない．

4．肉眼所見

　境界明瞭な充実性腫瘤で，浸潤性増殖はみられない（図6）．被膜を有する症例もあるが，通常の濾胞腺腫のような厚い被膜を形成することはない．割面は均一，あるいは不明瞭な分葉状で，色調は淡黄色～灰白色である．

5．組織学的所見

　境界明瞭な腫瘍で，辺縁は周囲組織を圧排し，膨張性に増殖している．薄い被膜がみられることもあるが，通常は濾胞性腫瘍のような厚い被膜は存在しない．被膜浸潤や脈管侵襲はみられない．増殖パターンは索状が主体で，腫瘍細胞2～4個分の厚さがあり，直線的，あるいはカーブ状の索状構造を形成している（図7）．核や細胞にはしばしば極性がみられ，索状構造の長軸に対して，核や細胞の長軸方向は直角になっており，柵状配列を示す（図8）．胞巣状構造や濾胞構造もみられ，濾胞腔内に砂粒体に類似した石灰化物が観察される症例もある（図9）．この腫瘍の所以である，膜状の硝子物が腫瘍胞巣を取り囲むように観察される（図7）．硝子物は基底膜物質であり，PAS染色陽性（図10），ジアスターゼ抵抗性，Congo red染色陰性である．硝子物は胞巣周囲のみならず，胞巣内の細胞間にも存在するのが特徴で，時として胞巣内にて結節状になる．

　腫瘍細胞は紡錘形，多角形，卵円形と様々で，

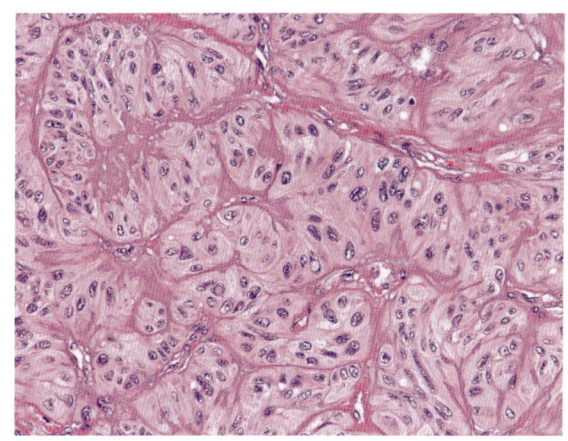

図7 | 索状構造
腫瘍細胞は索状に配列し，間質には好酸性の硝子物がみられる．

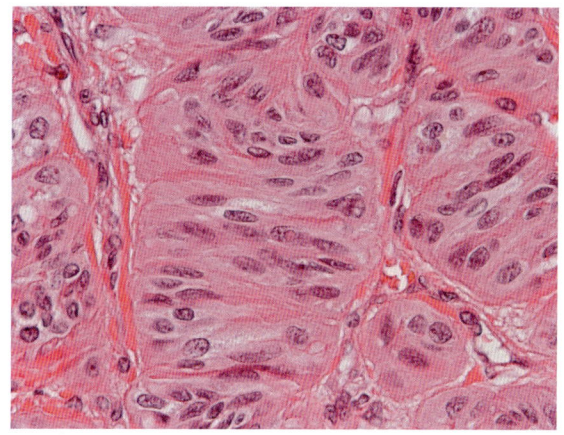

図8 | 索状構造
細胞や核には極性がみられ，細胞や核の長軸方向か索状構造の長軸に対して直角である．

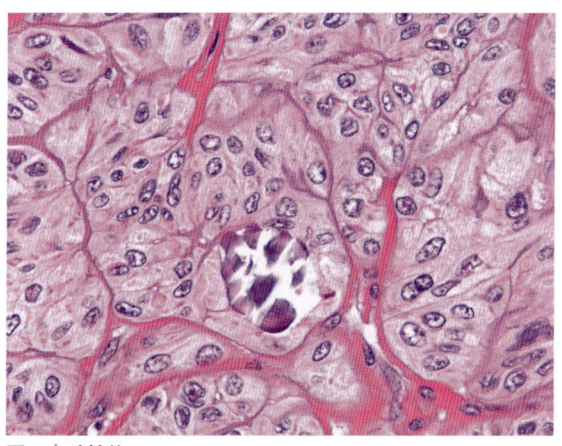

図9 | 砂粒体
胞巣内に石灰化がみられる．形態的には砂粒体に類似しているが，乳頭癌の砂粒体とは発生機序が異なる．

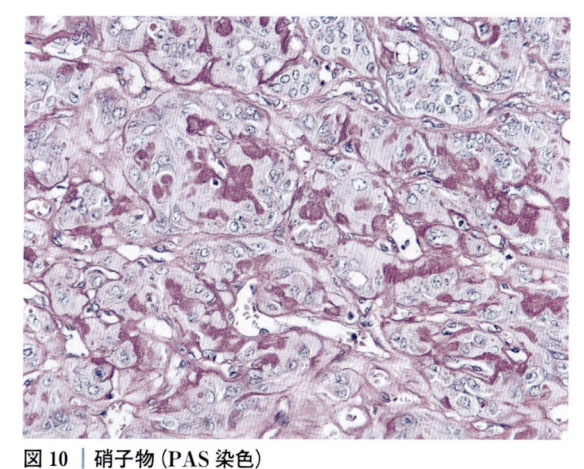

図10 | 硝子物（PAS染色）
間質の硝子物はPAS染色に陽性である．硝子物は胞巣周囲のみならず，胞巣内にも存在する．

N/C比は比較的低い．細胞質はやや好酸性〜両染性で，顆粒状あるいは線維状を示すことがある．細胞境界は不明瞭である．特徴的な所見として，淡染性の顆粒（yellow body）が細胞質に認められる（図11）[8,9]．yellow bodyは大型リソソームと考えられており，核周囲に出現しやすい．yellow bodyの周囲には淡明域が存在している．この構造物はほぼ全例で観察される．yellow bodyは1/3の症例では豊富に存在するが，2/3の症例では数が少ないためみつけにくいこともある．yellow bodyはPAS染色陽性であることから，硝子物の胞巣内蓄積とyellow bodyの両方を確認するためには，PAS染色が有用である（図12）．

核は円形，卵円形，紡錘形で，しばしば核縁の不整がみられる．クロマチンは細顆粒状で，乳頭癌のようなすりガラス状は呈さない．核の溝や核内細胞質封入体はしばしば観察される．核内細胞質封入体の出現頻度は乳頭癌より高く，ほとんどの症例で容易に観察できる．

周囲の甲状腺組織にしばしば慢性甲状腺炎（橋本病）をみるが，本腫瘍との関係は明らかでない．同様に，腺腫様甲状腺腫，濾胞腺腫，乳頭癌が併発していることもある．

6. 免疫組織化学的特徴

腫瘍細胞はサイログロブリン（図13）とTTF-1（図14）に陽性で，甲状腺濾胞上皮への分化があると考

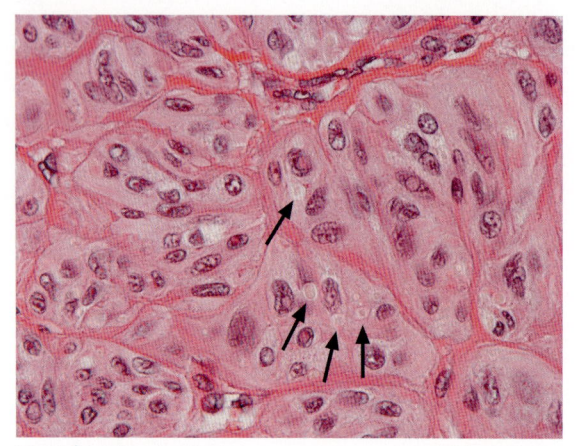

図 11 | yellow body
核内細胞質封入体が目立つ．細胞質には，周囲に明暈を伴った淡染性の顆粒（yellow body）（矢印）がみられる．

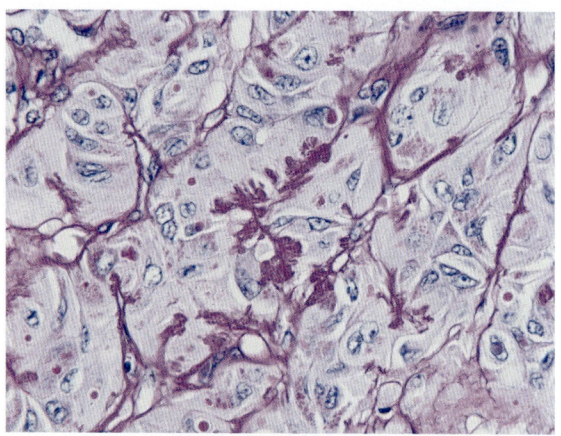

図 12 | yellow body（PAS 染色）
yellow body は PAS 染色に陽性である．

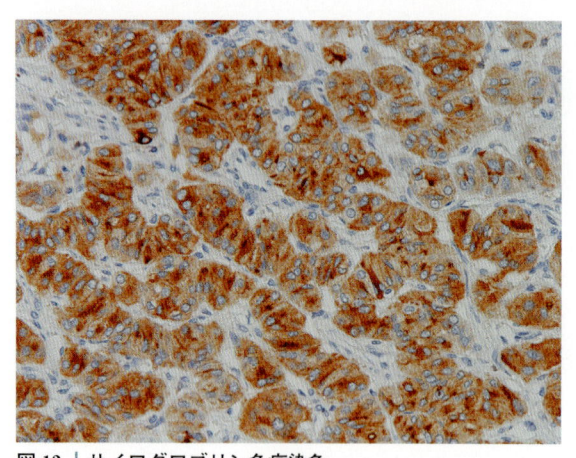

図 13 | サイログロブリン免疫染色
腫瘍細胞の細胞質はサイログロブリンに陽性である．特に，細胞間の空隙や細胞膜に強い陽性局在がみられる．

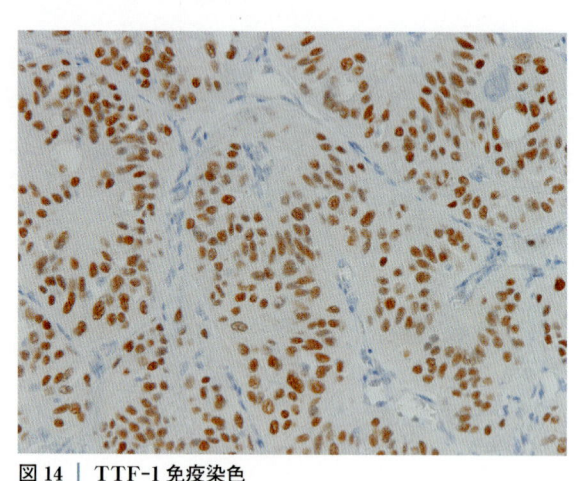

図 14 | TTF-1 免疫染色
腫瘍細胞の核は TTF-1 に陽性である．周囲の正常濾胞上皮細胞と比べると，染色性は弱い．

えられる．サイログロブリンは細胞間の空隙や細胞膜に強い陽性局在を示す．TTF-1 は周囲の正常濾胞上皮細胞と比べると，染色性が弱い．カルシトニン，CEA，クロモグラニン A は陰性である．通常分裂期に入った細胞の核に陽性局在を示す Ki-67（MIB-1）では，ほとんど全ての腫瘍細胞の細胞膜および細胞質辺縁に強い陽性反応がみられる（図 15）．その原因は明らかにされていないが，この異所性反応は本腫瘍に特徴的であり，診断に極めて有用とされている[10-12]．硝子物はⅣ型コラーゲン（図 16）およびラミニンに陽性で，硝子物が胞巣内に存在する所見や結節状に沈着した所見を容易に認識することができる．

7．分子病理

RET/PTC 遺伝子の再構成が報告されている[4-6]が，乳頭癌と比べるとその頻度は低く，腫瘍発生に関与しているか否か未だ明らかではない．乳頭癌でみられる BRAF 遺伝子変異や，濾胞性腫瘍でみられる RAS 遺伝子変異はこの腫瘍ではみられず，乳頭癌の亜型か，濾胞性腫瘍の亜型か，あるいは独立した疾患概念か，現在まで結論は出ていない．

8．鑑別診断

1）乳頭癌，濾胞腺腫，濾胞癌

乳頭癌（図 17），濾胞腺腫，濾胞癌などが索状配

3. 硝子化索状腫瘍

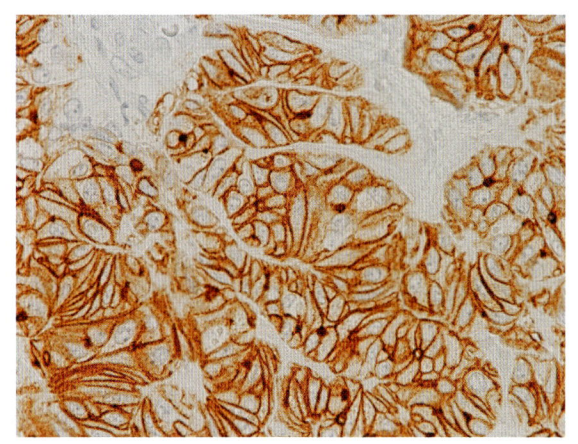

図15 | MIB-1免疫染色
腫瘍細胞の細胞膜はMIB-1に強陽性を示す.

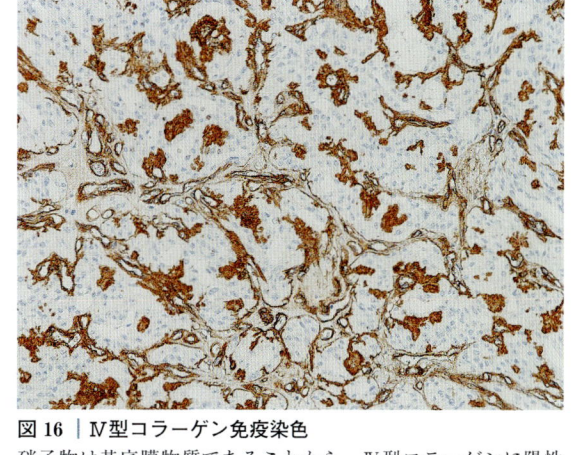

図16 | Ⅳ型コラーゲン免疫染色
硝子物は基底膜物質であることから，Ⅳ型コラーゲンに陽性を示す．胞巣内に結節状に沈着した基底膜が明瞭である．

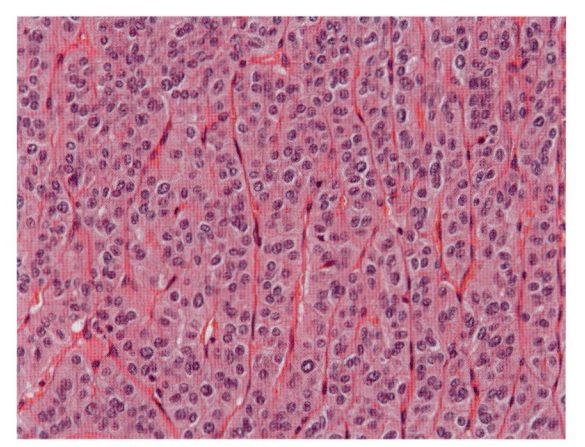

図17 | 索状増殖を示す乳頭癌
過剰な基底膜物質はみられず，核や細胞質の柵状配列もみられない．

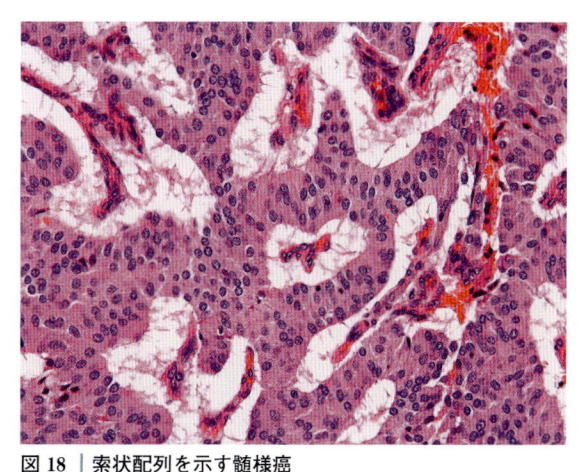

図18 | 索状配列を示す髄様癌
アミロイドがみられない症例では，硝子化索状腫瘍との鑑別が必要である．

列を示すことがあり，しばしば硝子化索状腫瘍との鑑別が余儀なくされるが，核や細胞質の極性が索状方向に対して直角になっていないことと，細胞境界が明瞭であること，基底膜物質が胞巣内にはみられないことで区別される．核内細胞質封入体がみられることでしばしば乳頭癌との異同が問題となる．硝子化索状腫瘍はサイトケラチン19（CK19），34βE12，HBME-1に陰性で，MIB-1が細胞膜に強陽性に染まり，Ⅳ型コラーゲン陽性物質が細胞間にも存在する[10,11,13,14]（**表2**）．一方，乳頭癌はCK19，34βE12，HBME-1に陽性で，MIB-1は少数の核のみに染まり，Ⅳ型コラーゲンは蜂窩状構造を示し，胞巣内部に結節状の陽性局在を示さない．

表2 | 硝子化索状腫瘍と乳頭癌の免疫組織化学的鑑別

	硝子化索状腫瘍	乳頭癌
CK7	+	+
CK14	−	−
CK16	−	−
CK17	−	−
CK18	+	+
CK19	+/−	+
CK20	−	−
34βE12	−	+
HBME-1	−	+
MIB-1（細胞膜）	+	−
Ⅳ型コラーゲン（細胞間）	+	−

CK：サイトケラチン．

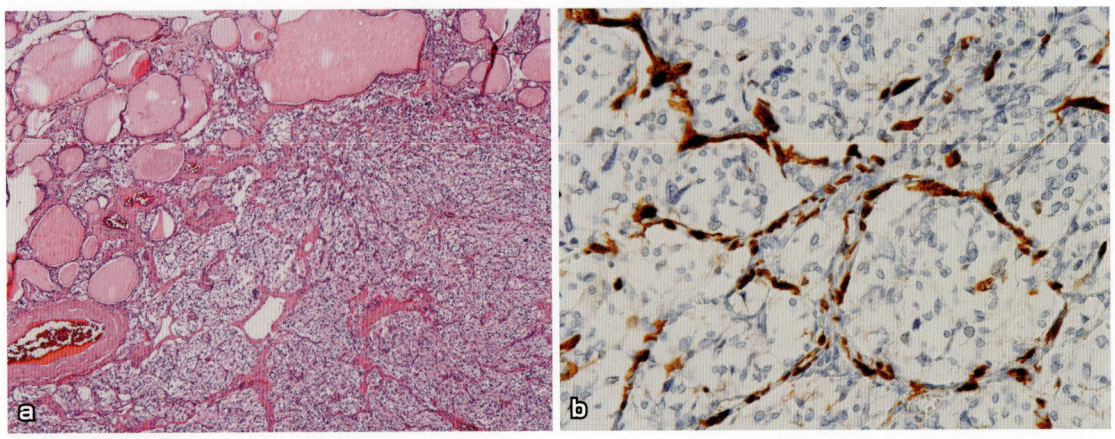

図19 │ 傍神経節腫
a：形態的に硝子化索状腫瘍に非常に類似している．b：S-100蛋白免疫染色．S-100蛋白陽性の sustentacular cell が胞巣を取り囲んでいる．

2）髄様癌

髄様癌はしばしば索状に増殖し，硝子様のアミロイドを産生するため，硝子化索状腫瘍に似ていることがある（図18）．アミロイドの確認は Congo red 染色で行うが，アミロイド陰性の髄様癌症例では免疫染色が必要となる．髄様癌細胞はカルシトニン，CEA，クロモグラニンA陽性で，硝子化索状腫瘍はそれらの抗体に陰性である．

3）傍神経節腫

硝子化索状腫瘍は paraganglioma-like adenoma of the thyroid（PLAT）とも称され，傍神経節腫に類似している（図19a）．免疫染色では，クロモグラニンA，シナプトフィジンに陽性で，サイログロブリン，カルシトニン，CEA は陰性である[15]．また，S-100蛋白陽性の sustentacular cell の存在が特徴的である（図19b）．

（廣川満良）

文　献

1) Carney JA, Ryan J, Goellner JR：Hyalinizing trabecular adenoma of the thyroid gland. Am J Surg Pathol 11：583-591, 1987
2) Carney JA：Hyalinizing trabecular tumors of the thyroid gland：quadruply described but not by the discoverer. Am J Surg Pathol 32：622-634, 2008
3) Carney JA, Hirokawa M, Lloyd RV et al：Hyalinizing trabecular tumors of the thyroid gland are almost all benign. Am J Surg Pathol 32：1877-1889, 2008
4) Lloyd RV：Hyalinizing trabecular tumors of the thyroid：a variant of papillary carcinoma? Adv Anat Pathol 9：7-11, 2002
5) Papotti M, Volante M, Giuliano A et al：RET/PTC activation in hyalinizing trabecular tumors of the thyroid. Am J Surg Pathol 24：1615-1621, 2000
6) Cheung CC, Boerner SL, MacMillan CM et al：Hyalinizing trabecular tumor of the thyroid：a variant of papillary carcinoma proved by molecular genetics. Am J Surg Pathol 24：1622-1626, 2000
7) Kuma S, Hirokawa M, Miyauchi A et al：Cytologic features of hyalinizing trabecular adenoma of the thyroid. Acta Cytol 47：399-404, 2003
8) Rothenberg HJ, Goellner JR, Carney JA：Prevalence and incidence of cytoplasmic yellow bodies in thyroid neoplasms. Arch Pathol Lab Med 127：715-717, 2003
9) Rothenberg HJ, Goellner JR, Carney JA：Hyalinizing trabecular adenoma of the thyroid gland：recognition and characterization of its cytoplasmic yellow body. Am J Surg Pathol 23：118-125, 1999
10) Hirokawa M, Shimizu M, Manabe T et al：Hyalinizing trabecular adenoma of the thyroid：its unusual cytoplasmic immunopositivity for MIB1. Pathol Int 45：399-401, 1995
11) Hirokawa M, Carney JA：Cell membrane and cytoplasmic staining for MIB-1 in hyalinizing trabecular adenoma of the thyroid gland. Am J Surg Pathol 24：575-578, 2000
12) Leonardo E, Volante M, Barbareschi M et al：Cell membrane reactivity of MIB-1 antibody to Ki67 in human tumors：fact or artifact? Appl Immunohistochem Mol Morphol 15：220-223, 2007
13) Hirokawa M, Carney JA, Ohtsuki Y：Hyalinizing trabecular adenoma and papillary carcinoma of the thyroid gland express different cytokeratin patterns. Am J Surg Pathol 24：877-881, 2000
14) Katoh R, Kakudo K, Kawaoi A：Accumulated basement membrane material in hyalinizing trabecular tumors of the thyroid. Mod Pathol 12：1057-1061, 1999
15) LaGuette J, Matias-Guiu X, Rosai J：Thyroid paraganglioma：a clinicopathologic and immunohistochemical study of three cases. Am J Surg Pathol 21：748-753, 1997

第2部 組織型と診断の実際

Ⅱ．その他の腫瘍および関連病変

4 腺腫様甲状腺腫

1．定義・概念

腺腫様甲状腺腫 adenomatous goiter は，非腫瘍性・結節性増殖により腫大する多発性病変で，甲状腺濾胞上皮に過形成と出血，囊胞形成などの退行変性を特徴とした病変である[1]．

非腫瘍性，過形成性変化と定義されているが，後述するように腫瘍性変化を否定しているものではなく，甲状腺癌取扱い規約では腫瘍様病変に分類されている．甲状腺全体がびまん性あるいは多結節性に大きく腫大している例と甲状腺の中に1〜数個の結節あるいは腫瘤を形成している例がある．腺腫様甲状腺腫と呼ばれることが多いが，結節性過形成 nodular hyperplasia，結節性甲状腺腫 nodular goiter，多結節性甲状腺腫 multinodular goiter，腺腫様過形成 adenomatous hyperplasia など同義語が多い[2]．

腺腫様甲状腺腫は非機能性の例がほとんどであるが，機能性もみられる．

2．成因・頻度

ヨード不足などの外因性要因とホルモンの代謝異常などの内因性要因が挙げられている．ホルモン欠乏に対する甲状腺刺激ホルモン thyroid stimulating hormone（TSH）刺激による反応性過形成，TSH以外の増殖因子の刺激，ヨード腎クリアランスの増加，自己免疫，タバコや炭酸リチウムなどの環境因子など様々な原因が考えられているが，まだ不明である[2]．

明らかなヨード不足が原因となる例があり，住民の10％程度に甲状腺腫をみる地域がある．ヨーロッパのアルプス，ヒマラヤ山脈周辺，南アメリカのアンデス地方，東南アジアの一部などで認められる[3]．地方病性甲状腺腫と呼ばれるが，ヨードの補充で発生頻度は減少している．稀に先天的な甲状腺ホルモン合成障害による甲状腺腫もみられる[4]．

本疾患は肉眼的および組織学的にも多彩な形態を示すため過形成性病変で，多クローン性と考えられていた．最近の研究ではX染色体上の *PGK* 遺伝子や human androgen-receptor（*HUMARA*）遺伝子の制限酵素断片長多型（RFLP）を利用したクローン解析により，腺腫様甲状腺腫でみられる種々の結節が単クローン性であることが示されている[5]．取扱い規約では腫瘍様病変に分類されているのはこのような理由による．

加齢とともに頻度は増し，30〜50歳代にピークがある．男女比は1：10と女性に多い．剖検例において16〜50％程度みられる[2]．頻度に大きなバラツキがあるが，小さな結節性病変も腺腫様甲状腺腫とすればかなりの頻度となる．

3．臨床的事項

非機能性の例がほとんどで，血清ホルモン値の異常を認めない．機能性の場合はPlummer病と呼ばれる[4]．Plummer病には機能性腺腫もみられるが，腺腫様甲状腺腫が比較的多い．びまん性の甲状腺腫大あるいは結節形成増大で，頸部に圧迫症状をきたすことがある．しかしながら，無症状に経過し，剖検で偶然発見されることも多い．

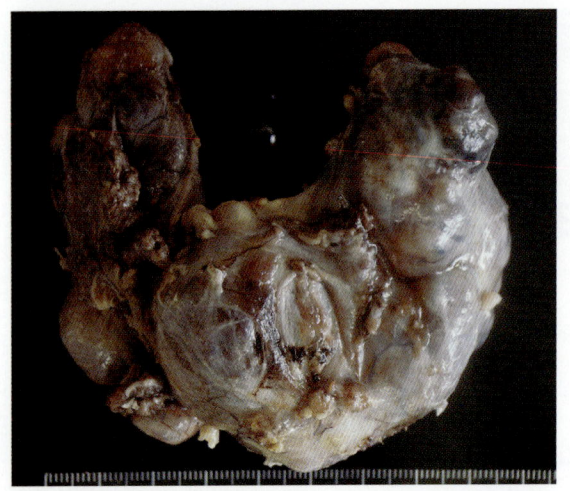

図1｜腺腫様甲状腺腫の肉眼所見
大小の凹凸を伴って甲状腺の腫大がみられる．

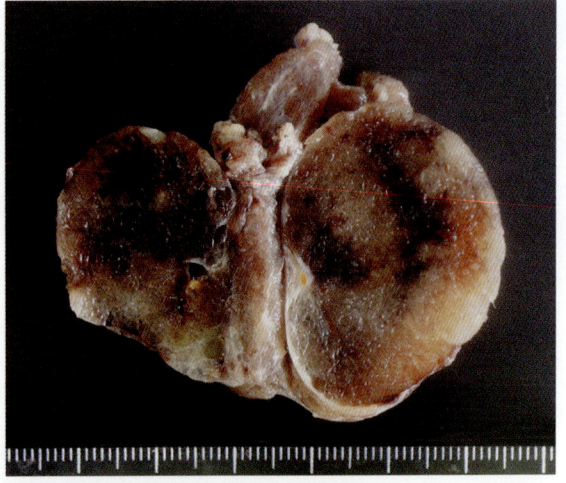

図3｜単発性腺腫様甲状腺腫の割面所見
線維性被膜がはっきりしない単発の結節をみる．

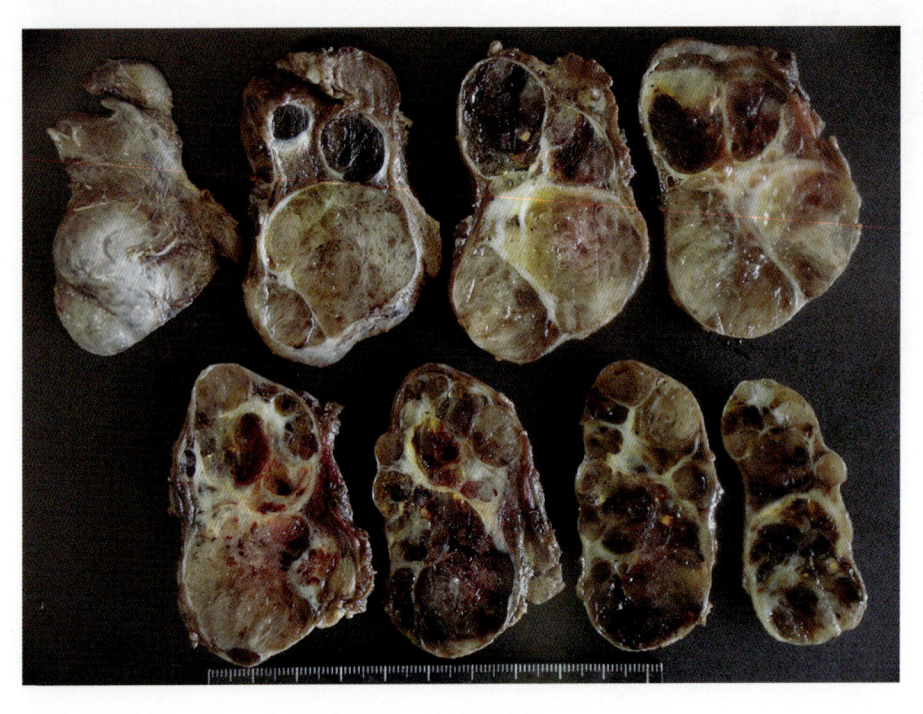

図2｜腺腫様甲状腺腫の割面所見
線維性被膜，線維性隔壁をもつ大小の結節を多数認め，部分的には被膜がはっきりしない．割面像も多彩である．

　高度の先天的ホルモン合成障害を示す場合は発育障害や精神発達遅延などのクレチン病の症状が出現する[4]．
　一般的に手術適応としては，①美容上問題になる大きな甲状腺腫，②気管・食道など周囲組織の圧迫，③甲状腺腫が縦隔に入り込んでいる，④機能性甲状腺腫である，⑤癌の合併をみるなどである[2]．

4．肉眼所見

　典型的な例では甲状腺は不規則に腫大して結節状の凹凸を示す（図1）．割面では甲状腺全体に大小の結節がみられ，結節の境界が不明瞭で，明らかな被膜を形成する結節と形成していない結節がみられる（図2）．結節が単発の例も多く（図3），腺腫との鑑別を要する．結節はしばしば出血，変性壊死，嚢胞形成，結合織増生，石灰沈着などの二次的変化を示

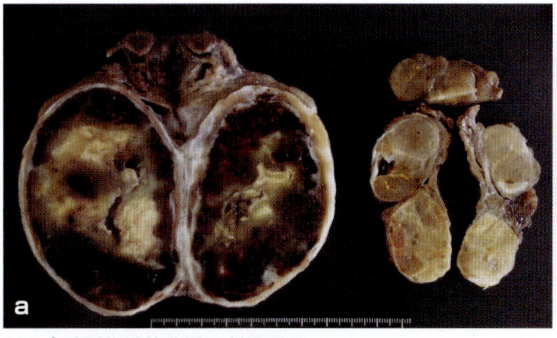

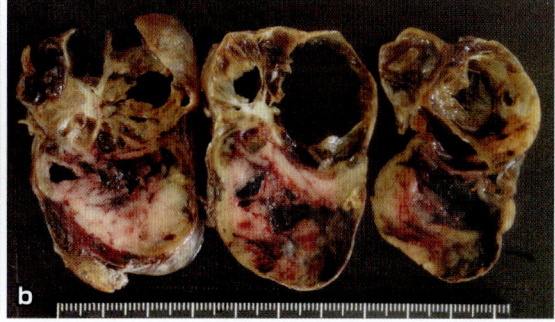

図4 | 腺腫様甲状腺腫の割面所見
a：右葉には被膜形成をみる大きな結節と上極には小さな結節がみられる．大きな結節では変性に伴う出血，壊死をみる．左葉には被膜形成がはっきりしない結節を複数個みる．b：変性に伴う嚢胞化や出血をみる．

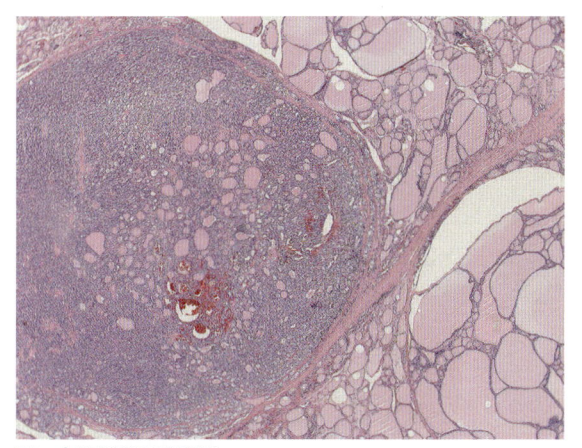

図5 | 腺腫様甲状腺腫
小型の濾胞の充実性増生をみる腺腫様の結節と大小の濾胞からなる結節がみられる．

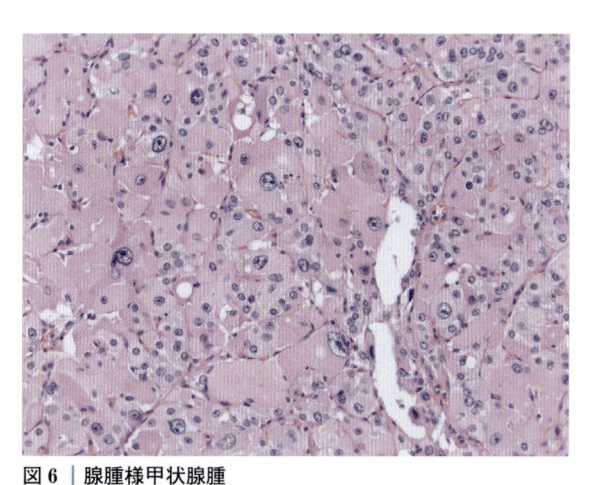

図6 | 腺腫様甲状腺腫
結節の一部に大小不同の好酸性濾胞細胞の充実性増生をみることがある．

す（図4a, b）．

5．組織学的所見

　肉眼像が多彩であるように組織像も多彩である．結節を構成する濾胞および濾胞上皮の構造は多様である．コロイドが充満し，拡張する濾胞から，ほとんどコロイドを欠く小さな濾胞まで様々である（図5）．腺腫とほぼ同様の組織像を示す結節を含むこともしばしばある．上皮も扁平なものから円柱状のもの，好酸性のもの（図6）までみられる．大きな濾胞腔内に小濾胞が集積した集塊がみられ，Sanderson polster（SP）と呼ばれている（図7）．通常結節は被膜を欠くが，線維性被膜に囲まれるものも混在することがある．しかし，被膜は部分的であったり，瘢痕状で，厚さが不規則であることが多い（図8）．結節

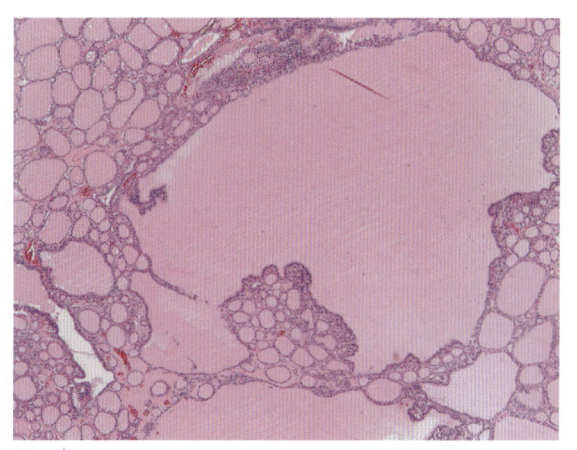

図7 | Sanderson polster
拡張した濾胞内に小型の濾胞が集積し，突出している．

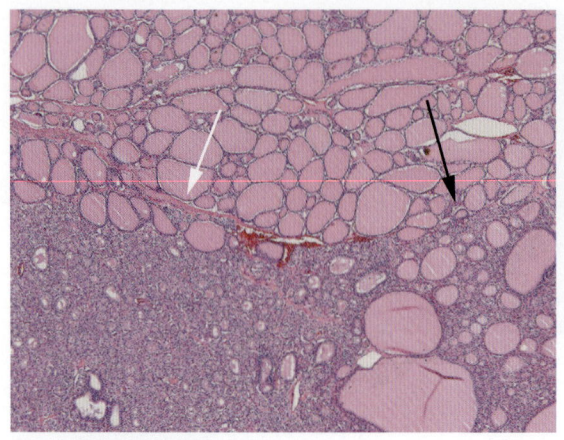

図8 | 腺腫様甲状腺腫
結節の周りには不規則な被膜形成をみる．白矢印では薄い線維性被膜をみるが，黒矢印では被膜形成はみない．

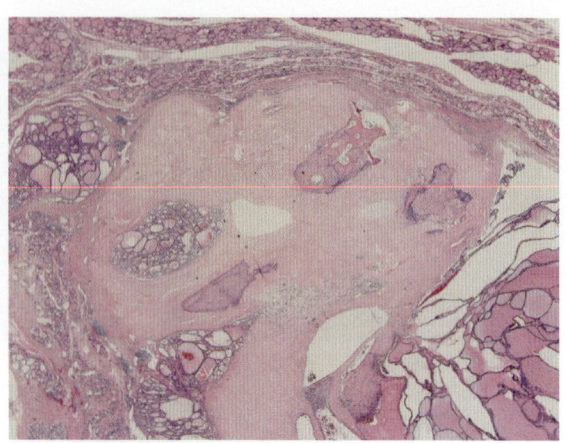

図9 | 腺腫様甲状腺腫
結節内には瘢痕形成，石灰化，骨形成もみられる．

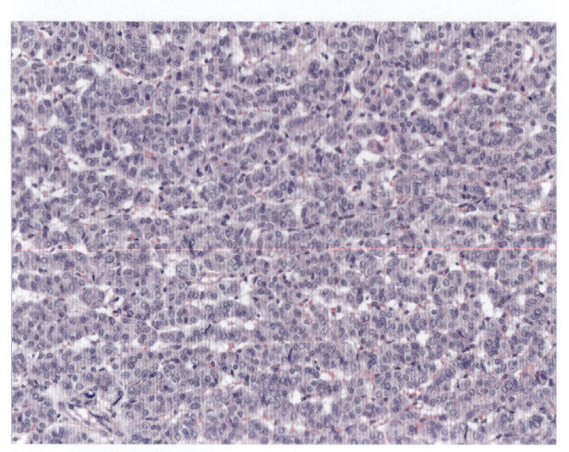

図10 | 腺腫様甲状腺腫
結節の中には索状構造を示す濾胞の密な増生がみられ，一見腺腫様である．

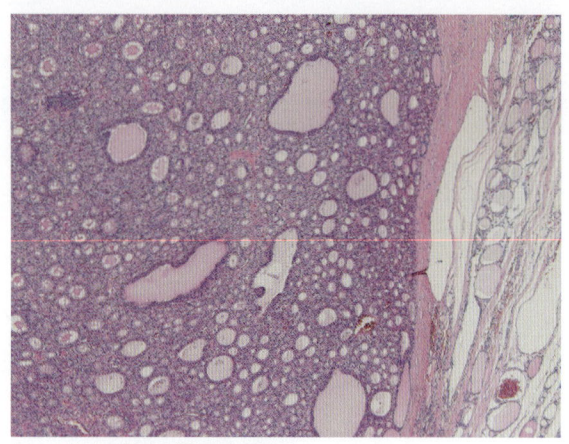

図11 | 単発性腺腫様甲状腺腫
明らかな線維性被膜をもち，小型の濾胞が増生し，一見腺腫様である．

に出血などの二次的変性が加わると，コロイド内に多数の組織球が出現し，コレステリン結晶をみることがある．また，ヘモジデリン沈着を伴った肉芽組織形成や瘢痕，石灰化，骨形成もみる（図9）．

中毒性甲状腺腫は組織学的には腺腫様甲状腺腫とほぼ同様の所見であるが，過機能性結節では濾胞上皮の背が高いことが多く，コロイドの染色性も薄い[4]．しかし，甲状腺シンチグラムでhotな部分と対応しているかどうかを判断するのは難しい．

6. 癌の合併

一般に過形成性変化が前癌病変とは考えられていないが，前述のように腺腫様甲状腺腫は単クローン性結節を示すことから，癌の合併はありうる．腺腫様甲状腺腫に乳頭癌が合併する頻度は4〜20％と報告されている．当院の経験では腺腫様甲状腺腫に乳頭癌が合併した症例は14.2％である．

7. 鑑別診断

1）濾胞腺腫

単発の腺腫様甲状腺腫と腺腫の鑑別は容易ではない．腺腫様甲状腺腫の結節でも小型濾胞が密に増殖するものや濾胞上皮の細胞密度が高い充実性増殖をするものは組織上，腺腫と変わりがない（図10）．被膜形成の有無を参考にするが，前述のように被膜形成をみる腺腫様甲状腺腫の結節もあるので，難し

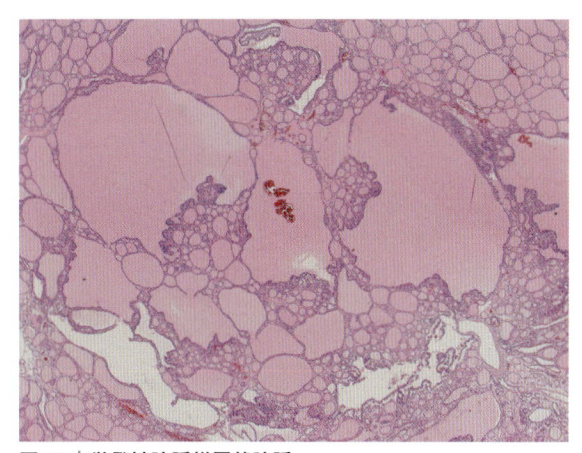

図 12 | 単発性腺腫様甲状腺腫
被膜付近では腺腫様の濾胞をみるが，内部に Sanderson polster をみる．

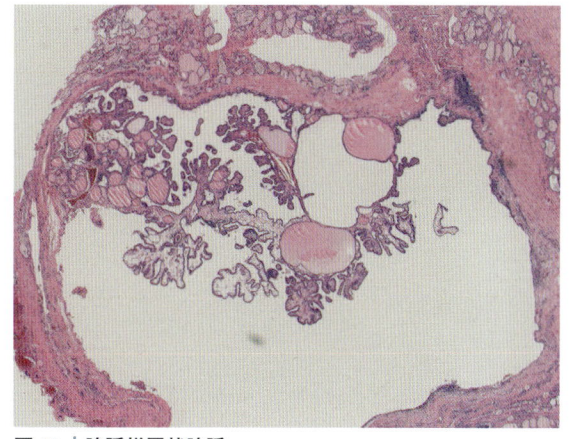

図 13 | 腺腫様甲状腺腫
囊胞病変内に間質を有する濾胞の乳頭状増生をみる．一見，乳頭癌様である．

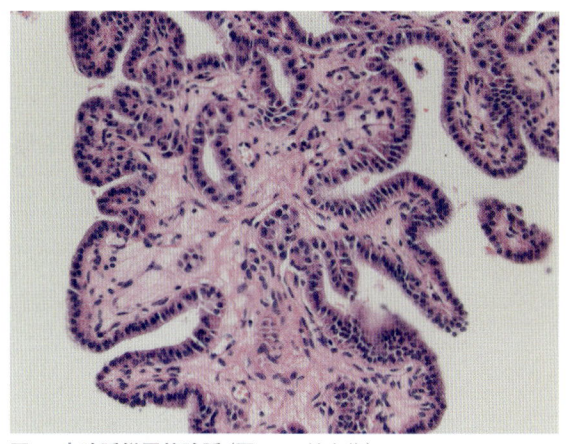

図 14 | 腺腫様甲状腺腫（図 13 の拡大像）
濾胞細胞の核は均一で，異型はみられず，腺腫様甲状腺腫の像である．

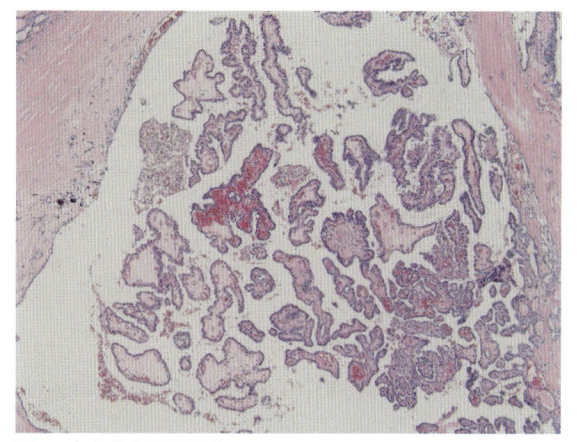

図 15 | 高分化型乳頭癌
囊胞病変内に濾胞の乳頭状構造をみる．

い場合がある．腫瘍内部に SP を認めれば，腺腫様甲状腺腫と診断できる（**図 11, 12**）．結節周囲の甲状腺にリンパ球浸潤がみられ，結節内にも同様の像がある場合は，腺腫様甲状腺腫と考えたほうがよい．

2）高分化型乳頭癌

腺腫様甲状腺腫ではしばしば濾胞上皮に乳頭状増生が出現する．囊胞内に突出した場合は乳頭癌のようにみえる（**図 13**）が，核の異型がない（**図 14**）．時に清明核や核異型をみることがあり，高分化型乳頭癌（**図 15**）と鑑別を要するが，核の重積，三日月核の出現，核溝，核内封入体をしっかり確認する（**図 16**）ことで鑑別が可能である．免疫染色では CK19，HBME-1, galectin-3 が鑑別に有用である．

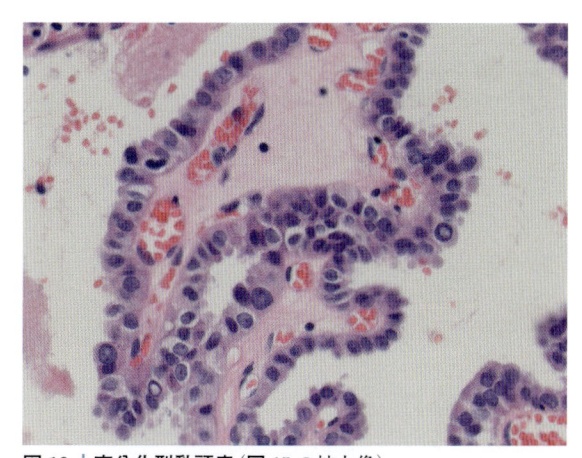

図 16 | 高分化型乳頭癌（図 15 の拡大像）
胞細胞の核異型，核溝，核内封入体を認め，高分化型乳頭癌の像である．

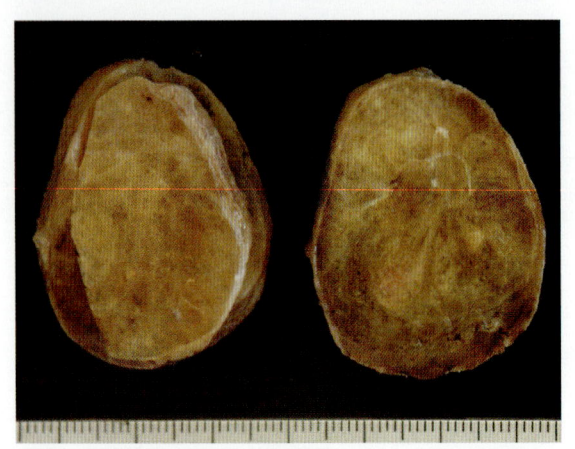

図17 大濾胞型乳頭癌の肉眼所見
単発の軟らかい腫瘤で，肉眼的には単発の腺腫様甲状腺腫と類似している．

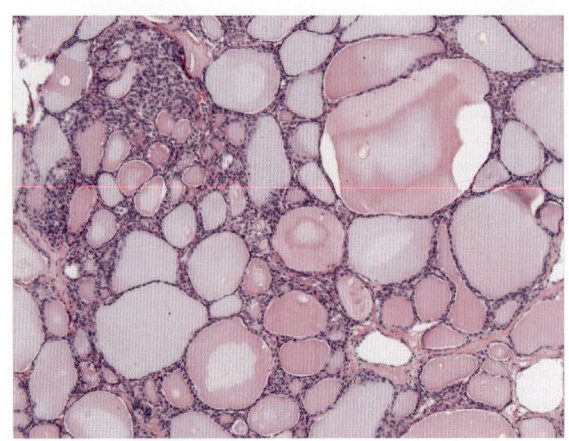

図18 大濾胞型乳頭癌
弱拡大では大小不同の濾胞の増殖がみられ，核異型，核溝，核内封入体を認める．

3）大濾胞型乳頭癌

大濾胞型乳頭癌は肉眼像も腺腫様甲状腺腫と類似し（**図17**），弱拡大で一見腺腫様甲状腺腫様である（**図18**）．明らかな乳頭癌の核をもつ場合のみ大濾胞型乳頭癌と診断するが，多少の核異型をみる場合は鑑別を要する．

（長沼　廣）

文　献

1）甲状腺外科研究会（編）：甲状腺癌取扱い規約，第6版．金原出版，2005，p29
2）深田修司：腺腫様甲状腺腫のとらえ方―概念・成因・治療方法―．日本臨牀 65：2106-2111，2007
3）Kelly FC, Snedden WW：Prevalence and geographical distribution of endemic goiter. in "Endemic Goitre, World Health Organization Monograph Series no.44". WHO, Geneva, 1960, pp27-233
4）加藤良平：過形成．向井　清，真鍋俊明，深山正久（編）：外科病理．文光堂，2006，pp757-760
5）大河戸光章，坂本穆彦，海野みちる 他：腺腫様甲状腺腫のクローン解析．診断病理 22：87-93，2005

第2部 組織型と診断の実際

Ⅱ．その他の腫瘍および関連病変

5 その他

1．奇形腫

1）定義・概念

奇形腫 teratoma は，三胚葉に由来する様々な組織成分からなる腫瘍である．

他臓器に発生するものと同様に成熟奇形腫，未熟奇形腫に分類される．

2）臨床的事項

頸部腫瘤として発見される．多くは新生児であり，それらの大半は成熟型である．一方，成人に発生するものでは未熟成分の優位な未熟奇形腫の報告が多い[1,2]．

3）肉眼所見

構成される組織成分により，様々な形態，色調を示す（図1）．多くは分葉状の腫瘍を形成する．成熟型の割面には角化物や粘液を容れた囊胞が観察される．未熟型では囊胞形成は少ない傾向にあり，中枢神経に類似した割面を示す．

4）組織学的所見

成熟型では重層扁平上皮や円柱上皮で裏打ちされた囊胞の形成がみられ，周囲に皮膚付属器，中枢神経組織，脂肪，軟骨，骨などが認められる（図2～4）．消化管組織をみる例もあるが，膵組織は認められない．未熟型ではロゼットパターンを呈する未熟神経組織が観察される．未熟成分の割合により少ないものから Grade 1～3 に分類される．

5）免疫組織化学的特徴

奇形腫の診断は HE 染色で可能であり，特に有用な免疫染色はない．

6）鑑別診断

甲状腺原発の他の腫瘍との鑑別が問題となることは少ないと思われる．

2．傍神経節腫

1）定義・概念

傍神経節腫 paraganglioma は，甲状腺内に発生する傍神経節細胞由来の腫瘍である．

甲状腺内に存在する傍神経節細胞から発生すると考えられており，かなり稀な腫瘍である．

2）臨床的事項

頸部腫瘤で発見されることが多い．術後は良性の経過をとる．他部位に発生する傍神経節腫のような悪性例は知られていない．

3）肉眼所見

境界明瞭で，被包化された腫瘍を形成する．割面は灰白色〜茶褐色調を示す（図5）．

4）組織学的所見

顆粒状の細胞質を有する多角形細胞（主細胞）が，毛細血管に囲まれた小胞巣を形成し増殖する（図6，7）[3,4]．胞巣辺縁には支持細胞が存在する．

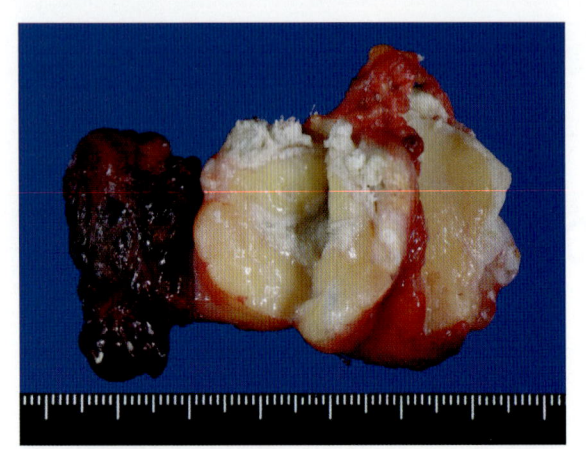

図1 | 成熟奇形腫の肉眼所見
境界明瞭な黄色調の脂肪組織に混在し，白色の角化物と毛髪が認められる．

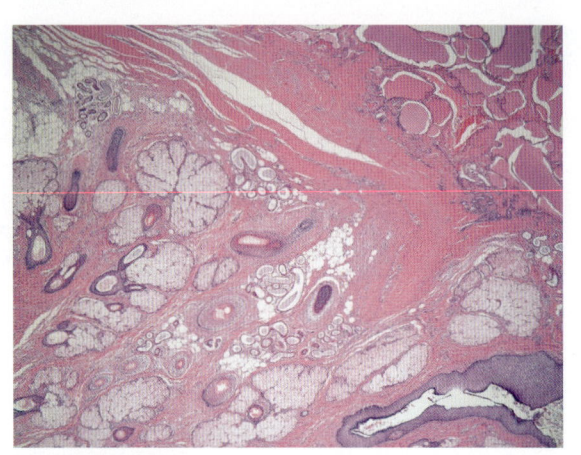

図2 | 成熟奇形腫
皮膚付属器，重層扁平上皮が観察される．

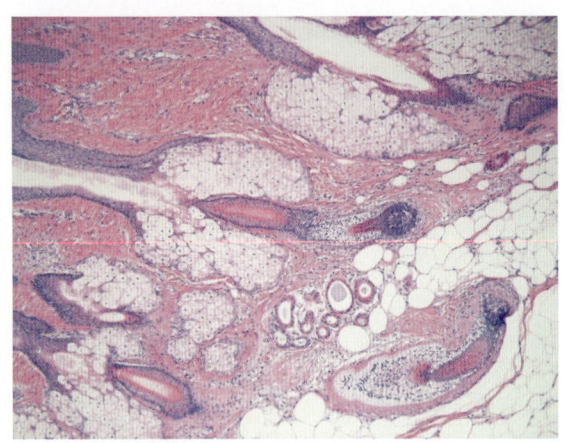

図3 | 成熟奇形腫
毛根，皮脂腺，脂肪組織がみられる．未熟成分は明らかでない．

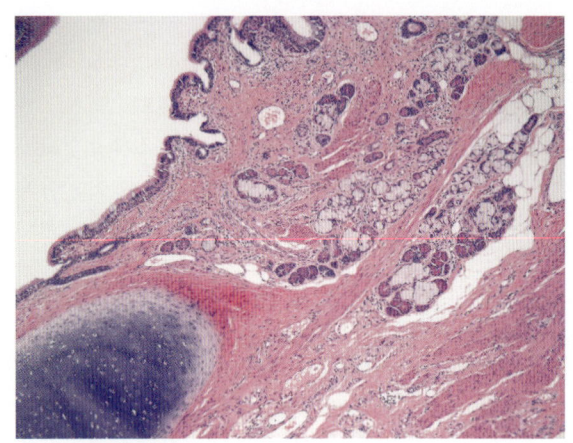

図4 | 成熟奇形腫
線毛円柱上皮，軟骨，気管支腺がみられる．いずれも成熟した組織である．

5）免疫組織化学的特徴

腫瘍細胞は chromogranin A（図8），synaptophysin，NSE が陽性であり[5]，cytokeratin，thyroglobulin，TTF-1，calcitonin は陰性である．支持細胞は S-100 蛋白に染色される．

6）鑑別診断

髄様癌とは，支持細胞が認められることや calcitonin 染色が陰性となることで鑑別する．また，硝子化索状腫瘍とは構造に類似性があるが，thyroglobulin 陰性，MIB-1 が細胞膜に陽性にならないことで鑑別できる．

3．神経鞘腫

1）定義・概念

神経鞘腫 schwannoma は，甲状腺内に発生する末梢神経由来の良性腫瘍である．

甲状腺内の自律神経由来と考えられている．しばしば甲状腺背側に発生する（術前診断が困難である）が，甲状腺内のものは稀である．

2）臨床的事項

頸部腫瘤として発見される．再発や転移の報告はみられないが，そもそも報告例は少ない．

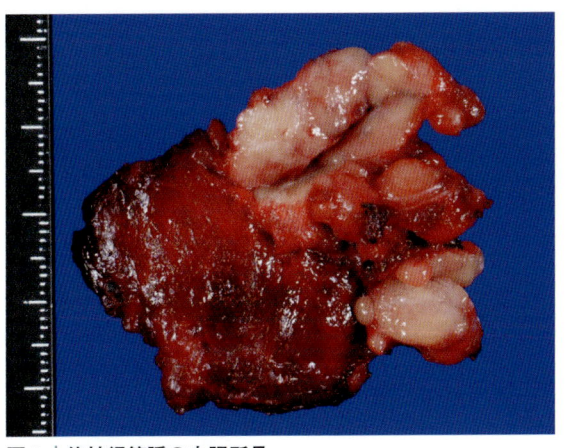

図5 | 傍神経節腫の肉眼所見
境界明瞭で割面は灰白色，分葉傾向を示す．

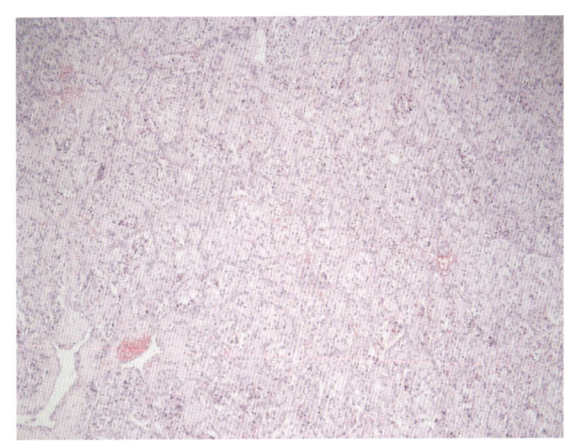

図6 | 傍神経節腫
多角形細胞が，毛細血管に囲まれた小胞巣を形成し増殖している．

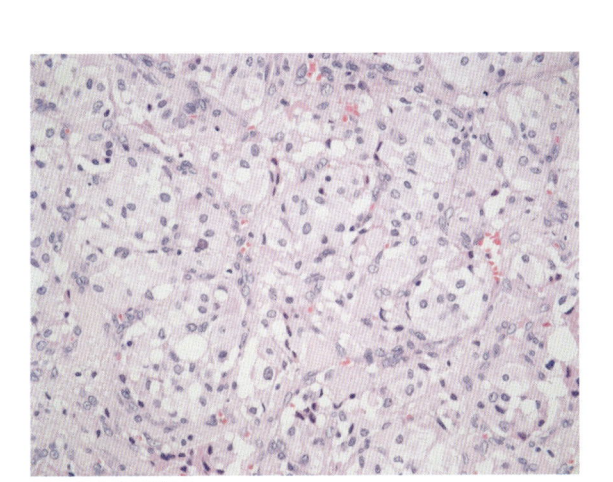

図7 | 傍神経節腫
主細胞の胞巣周囲には支持細胞と毛細血管が取り囲んでいる．主細胞の核は円形で異型性に乏しい．

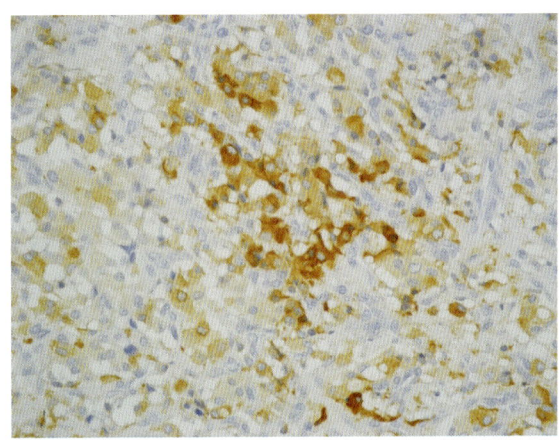

図8 | 傍神経節腫の chromogranin A 免疫染色
主細胞は chromogranin A が陽性である．

3）肉眼所見

境界は明瞭である．割面は白色ないし黄色で光沢がある（図9）．出血，囊胞形成，石灰化といった種々の変性を伴う．

4）組織学的所見

多くは充実性である（図10）が，サイズの大きなものでは囊胞変性，出血，血管拡張がみられる．腫瘍は紡錘形細胞の束状増殖よりなり，核の palisading 配列が特徴的である（図11）[6,7]．核異型は乏しく，核分裂像はみられない．

5）免疫組織化学的特徴

S-100 蛋白が陽性（図12）であり，thyroglobulin，TTF-1，calcitonin は陰性となる．

6）鑑別診断

甲状腺原発の他の腫瘍との鑑別が問題となることは少ないと思われる．悪性末梢神経鞘腫瘍 malignant peripheral nerve sheath tumor（MPNST）も甲状腺に発生することがあるが，これは極めて稀である．

4．甲状腺内（異所性）胸腺腫

1）定義・概念

胸腺由来の上皮性腫瘍が甲状腺内に発生したものである．

様々なタイプの上皮性胸腺腫瘍が発生する．この

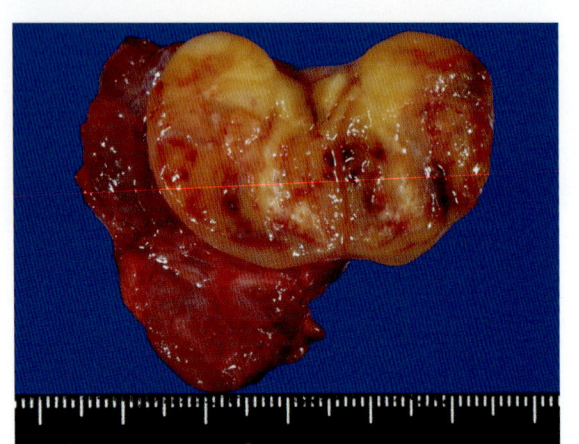

図9 | 神経鞘腫の肉眼所見
黄色ないし赤褐色の割面を呈する境界明瞭な腫瘍である．

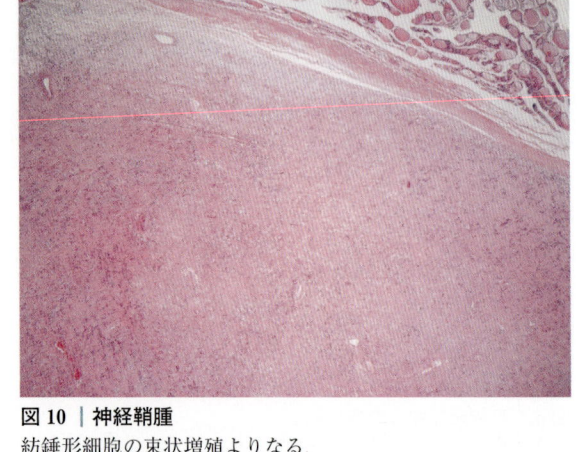

図10 | 神経鞘腫
紡錘形細胞の束状増殖よりなる．

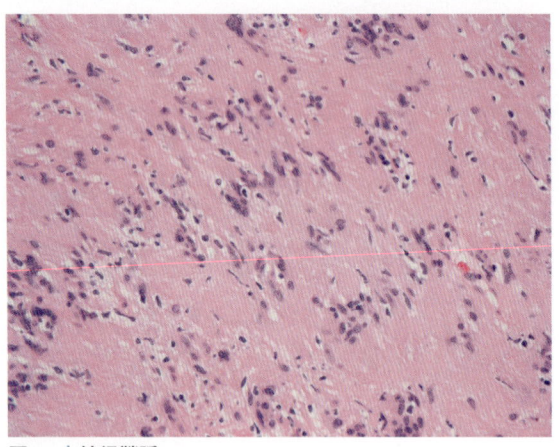

図11 | 神経鞘腫
核のpalisading配列が認められる．細胞異型は乏しい．

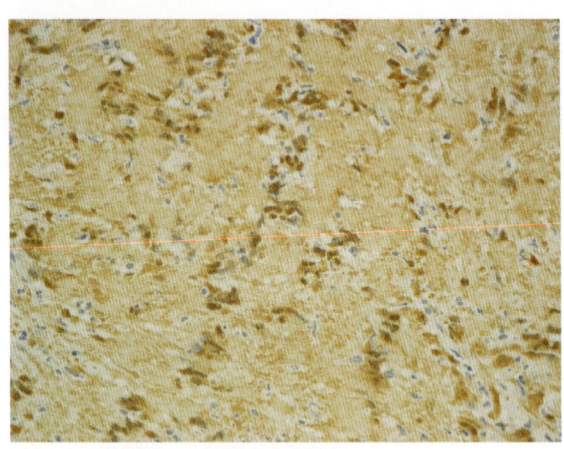

図12 | 神経鞘腫 S-100蛋白免疫染色
腫瘍細胞はS-100蛋白陽性である．

うち，胸腺癌に類似したものは胸腺様分化を示す癌 carcinoma showing thymus-like differentiation（CASTLE）として別に分類する．

2）臨床的事項

頸部腫瘤として発見され，一般的に良性の経過をたどる．重症筋無力症の合併例も報告されている[8]．

3）肉眼所見

境界明瞭な腫瘤を形成し，割面は分葉状を呈する（**図13**）．

4）組織学的所見

緻密な線維結合織の隔壁により，弱拡大では分葉状の構造を示す（**図14, 15**）．紡錘形あるいは多角形の上皮細胞が充実性に増殖し，様々な割合のリンパ球を混在している（**図16**）[9]．周囲に非腫瘍性の胸腺組織が観察されることもある．

5）免疫組織化学的特徴

上皮細胞はcytokeratinが陽性であり，thyroglobulin，TTF-1，calcitoninは陰性である．介在するリンパ球はCD1aなどの未熟なT細胞を認識するマーカーが陽性となる．

6）鑑別診断

CASTLEとの鑑別が必要となるが，CASTLEではCD5が陽性となる点で区別される．

（亀山香織）

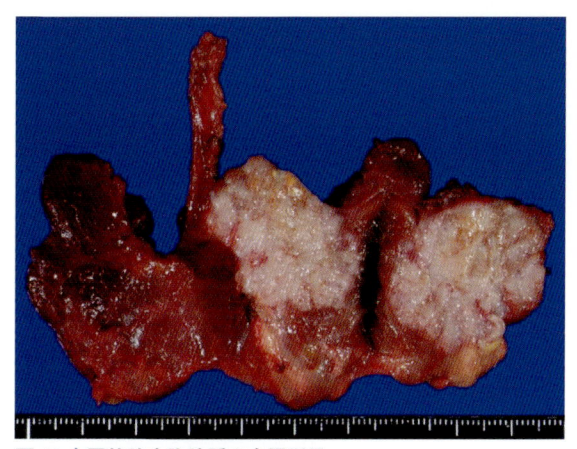

図 13 | 甲状腺内胸腺腫の肉眼所見
分葉状を示す白色腫瘤が甲状腺内に形成されている．

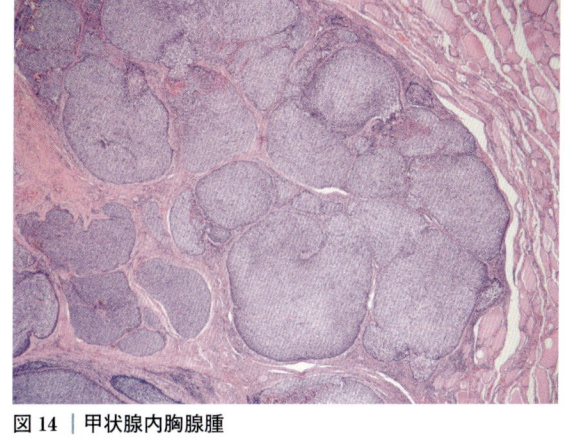

図 14 | 甲状腺内胸腺腫
腫瘍は胞巣状の構造を示し，圧排性に増殖している．

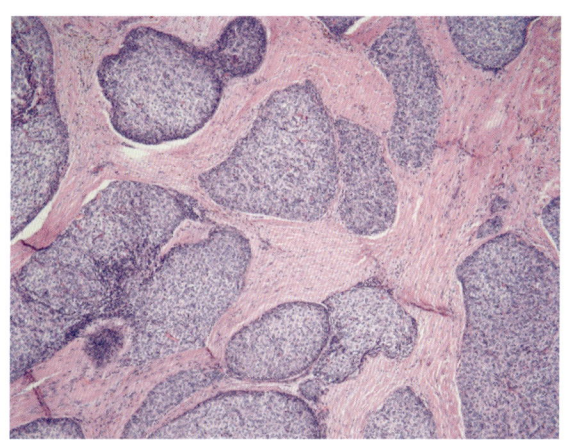

図 15 | 甲状腺内胸腺腫
胞巣間には緻密な結合織が観察される．

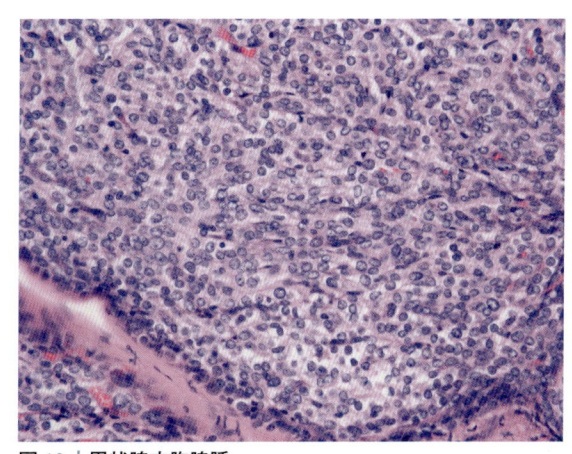

図 16 | 甲状腺内胸腺腫
類円形核を有する細胞が充実性に増殖し胞巣を形づくっている．少数のリンパ球が混在している．

文献

1) Thompson LD, Rosai J, Heffess CS：Primary thyroid teratomas：a clinicopathologic study of 30 cases. Cancer 88：1149-1158, 2000
2) Djalilian HR, Linzie B, Maisel RH：Malignant teratoma of the thyroid：review of literature and report of a case. Am J Otolaryngol 21：112-115, 2000
3) Yano Y, Nagahama M, Sugino K et al：Paraganglioma of the thyroid：report of a male case with ultrasonographic imagings, cytologic, histologic and immunohistochemical features. Thyroid 17：575-578, 2007
4) Ferri E, Manconi R, Armato E et al：Primary paraganglioma of thyroid gland：a clinicopathologic and immunohistochemical study with review of the literature. Acta Otorhinolarymgol Ita 29：97-102, 2009
5) LaGuette J, Matias-Guiu X, Rosai J：Thyroid paraganglioma：a clinicopathologic and immunohistochemical study of three cases. Am J Surg Pathol 21：748-753, 1997
6) Kandil E, Abdel KM, Abdullah O et al：Primary peripheral nerve sheath tumors of the thyroid gland. Thyroid 20：583-586, 2010
7) Uri O, Baron E, Lefel O et al：Primary schwannoma of the thyroid gland presenting as an asymptomatic cold nodule. Am J Otolaryngol 30：427-429, 2009
8) Choi H, Koh SH, Park MY et al：Myasthenia gravis associated with ectopic cervical thymoma. Clin Neurosci 15：1393-1395, 2008
9) Cohen JB, Troxell M, Kong CS et al：Ectopic intrathyroidal thymoma：a case report and review. Thyroid 13：305-308, 2003

第3部
鑑別ポイント

第3部　鑑別ポイント

I. 核内細胞質封入体・すりガラス状核・核の溝

　核内細胞質封入体 intranuclear cytoplasmic inclusion，すりガラス状核 ground glass nuclei，核の溝 nuclear groove などは乳頭癌の特徴的核所見として知られている[1,2]．ここでは，その同定基準や診断的意義について述べる．

1．核内細胞質封入体

1）定義
　細胞質が核膜によって囲まれた状態で核内に存在する偽封入体 pseudoinclusion である（図1）．

2）細胞学的所見
　核内細胞質封入体は核内に存在し，円形〜類円形である．大きさは様々で，通常1つの核に1個であるが，複数みられるものもある．Papanicolaou 染色では細胞質と同様のライトグリーン色もしくはそれよりも淡染性である．May-Giemsa 染色では青色〜淡いピンク色にみられる．封入体を包む核膜の封入体側は平滑で，核質側にはクロマチンの凝集がみられる．

3）組織学的所見
　基本的には細胞診標本と同様の形態を示すが，細胞診標本よりもみつけにくい．封入体は円形〜類円形で，核膜に囲まれており，内部は細胞質とほぼ同様の好酸性あるいはそれより淡い色調を示す．

4）発生機序
　その発生原因は明らかでないが，乳頭癌の核膜は複雑な変形・陥入を示すことから，観察の方向により，細胞質が入り込んだようにみえる可能性がある．しかし，実際には，核膜で完全に囲まれていることから，真の封入体ではなくて，偽封入体である[2]．電顕的に，封入体には変性したミトコンドリアやライソゾームなどの細胞質内小器官が存在しており，陥入した細胞質が時間の経過とともに本来の細胞質との交通が遮断され，形態的・機能的に変化していくと理解されている[3-5]．いかなる原因で核膜の陥入や核形態の異常が起こっているかは，現在まだ解明はされていないが，核膜蛋白の発現異常が関与しているとする報告がある[6,7]．

5）診断的意義
　核内細胞質封入体は乳頭癌の特徴的所見の一つとしてよく知られており，また診断において重要視されている．しかし乳頭癌の全例に観察されるわけではなく，他の腫瘍や非腫瘍性疾患でも出現することがあるため，診断において過大評価されるべきではない．自験例の乳頭癌165結節のHE標本を見直したところ，封入体が存在したのは119結節（約72％）で，ほとんどの症例は全腫瘍細胞中数個であり，出現頻度は意外にも高くない．また後述するすりガラス状核が目立つ症例ほど核内細胞質封入体はみられにくい傾向があった．一方，細胞診標本における核内細胞質封入体の出現率は約84.4％で，組織標本よりも高く，みつけやすい．
　核内細胞質封入体は乳頭癌以外でも観察される．硝子化索状腫瘍（図2a, b）では組織標本上全例にみられ，かつ1症例に出現する数も乳頭癌に比べては

Ⅰ. 核内細胞質封入体・すりガラス状核・核の溝

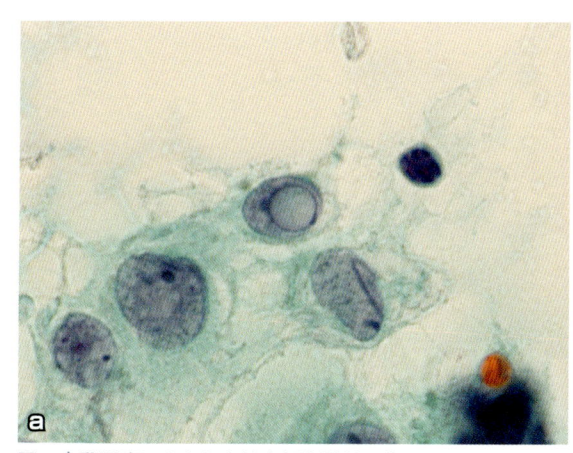

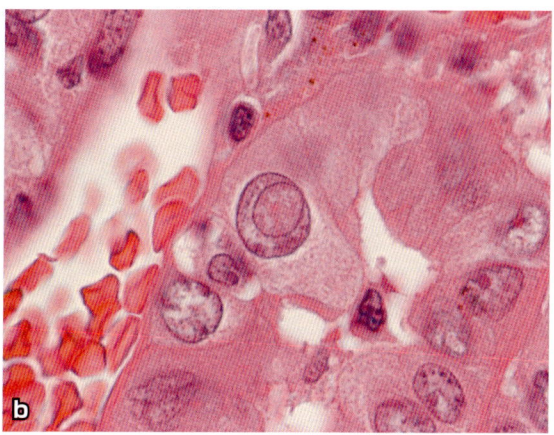

図1 乳頭癌にみられた核内細胞質封入体
a：Papanicolaou 染色，b：HE 染色．

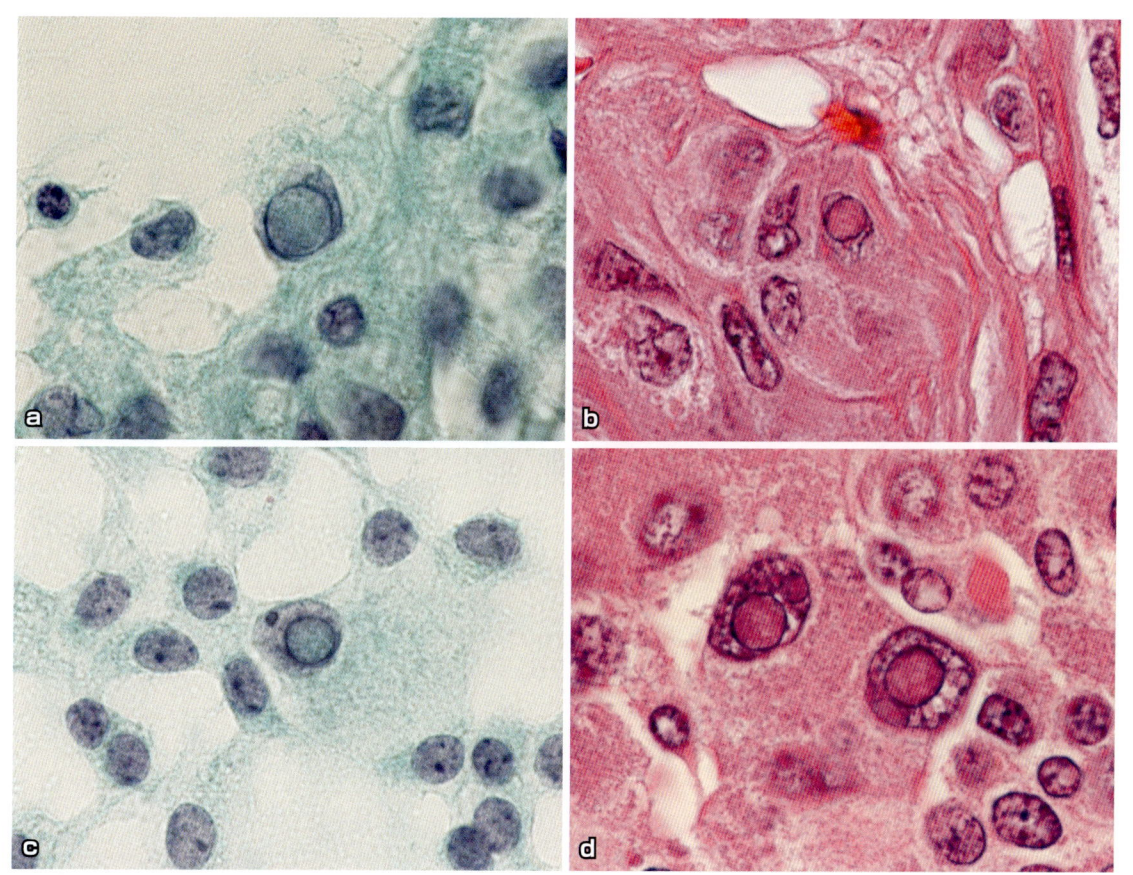

図2 乳頭癌以外での核内細胞質封入体
a, b：硝子化索状腫瘍．c, d：髄様癌．a, c：Papanicolaou 染色．b, d：HE 染色．

るかに多い[8]．細胞診標本で核内細胞質封入体の存在のみで乳頭癌と診断すべきではないし，多くの核内細胞質封入体が観察される場合はむしろ硝子化索状腫瘍を疑うべきである．その他，髄様癌（**図2c, d**），濾胞腺腫，濾胞癌でも核内細胞質封入体がみられることもある．頻度は非常に低いが，Basedow 病，

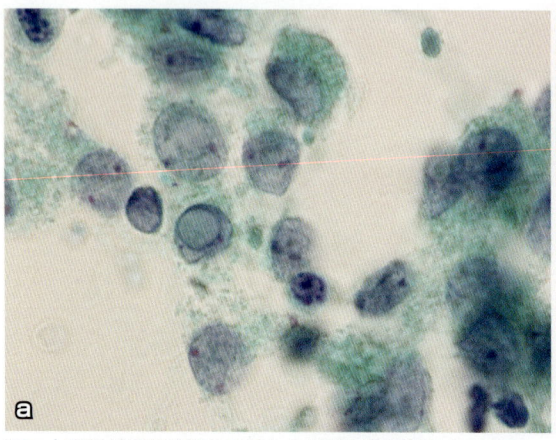

図3｜腺腫様甲状腺腫に出現した核内細胞質封入体
a：Papanicolaou 染色，b：HE 染色．

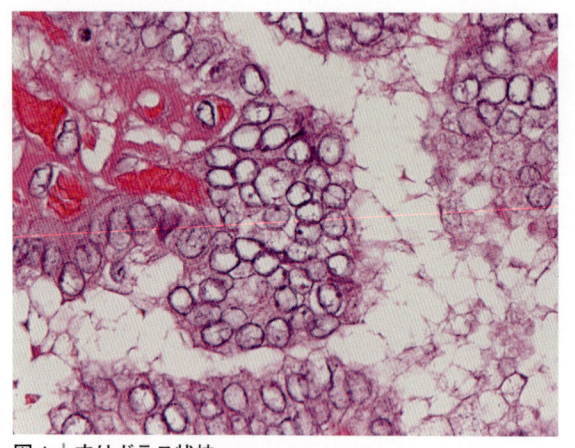

図4｜すりガラス状核
乳頭状構造の先端や核重積部分にみられやすい．

慢性甲状腺炎（橋本病），腺腫様甲状腺腫の細胞でもみられることがある（図3）．甲状腺以外では，脂肪細胞，褐色細胞腫，肝細胞癌，腎細胞癌，肺腺癌，筋上皮細胞，脂肪肉腫，髄膜腫，色素性母斑，悪性黒色腫などで核内細胞質封入体がみられる[9]．

2. すりガラス状核

1）定義

すりガラス状に明るく抜けてみえる核のことで（図4），ヘテロクロマチンと核小体は核膜近くに偏在している．明清 clear，淡明 pale，optical clear，水様 watery，空虚 empty，Orphan Annie's eye などとも称されてきた[10]．

2）細胞学的所見

核の断面を観察する組織標本とは異なり，核を外側から観察する細胞診標本では淡明核として観察することはできない．核全体にユークロマチンが増加し，微細なヘテロクロマチンが核全体にわずかに分布している像として観察され，fine dusty chromatin と表現されている．シート状集塊として出現する細胞にみられやすく，孤在性細胞にはみられにくい．

3）組織学的所見

ヘテロクロマチンと核小体は核膜近くに存在し，核の大部分は完全に淡明で，クロマチンパターンはみられない．1920年代にアメリカの新聞 Chicago Tribune に連載された Little Orphan Annie の登場人物の目に似ていたため，Orphan Annie's eye とも呼ばれている．

4）発生機序

通常，HE 染色の組織標本でみられ，May-Giemsa 染色や Papanicolaou 染色の細胞診標本および凍結迅速標本では観察できないことから，ホルマリン固定やパラフィン包埋などの過程によるアーチファクトの可能性が示唆されている[10]．細胞所見は，組織所見と比べて，標本作製過程が異なるし，核を外側から観察するので，異なる所見として観察することになる．

5）診断的意義

すりガラス状核は乳頭癌に出現する特徴的な核所見ではあるが，全ての乳頭癌にみられるわけではな

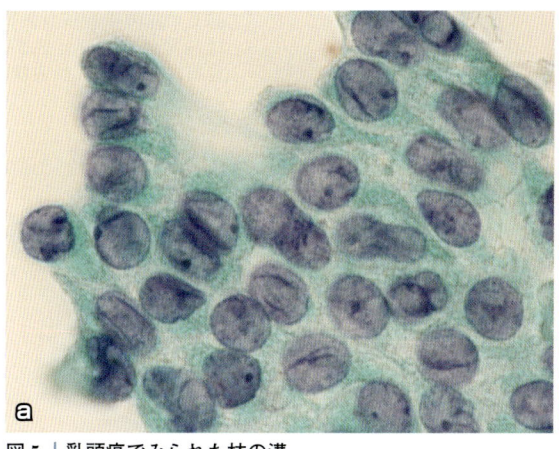

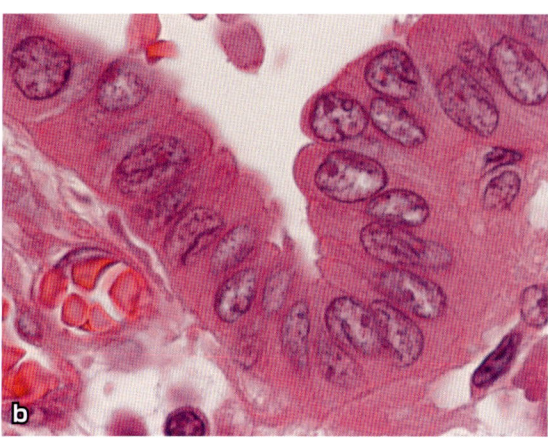

図5 │ 乳頭癌でみられた核の溝
a：Papanicolaou 染色，b：HE 染色．核の溝が1本または2本みられる．

く，報告者によって，その頻度はまちまちであり，50〜80％とされている．また，乳頭癌の全ての腫瘍細胞にみられる所見ではなく，部分的にみられるようである．我々の経験では，乳頭癌165結節中116結節（約70.5％）にすりガラス状核が観察されたが，腫瘍の大部分にみられたのは，約15％で，微小癌，濾胞型乳頭癌，被包型乳頭癌に出現頻度が高いように思われた．また，通常の乳頭癌では乳頭状構造の先端部分や核重積を示す部分に多くみられた．部分的には，濾胞腺腫，濾胞癌，腺腫様甲状腺腫，Basedow病，慢性甲状腺炎（橋本病）でもみられるので，すりガラス状核が広範囲にみられない限り，他の所見も考慮し総合的な判断で乳頭癌の診断を下すべきである．

3．核の溝

1）定義

核内にみられる，ヘマトキシリンに濃染する線状構造のことで，通常，核の長軸方向にみられる．nuclear crease, chromatin ridge とも称される．

2）細胞・組織学的所見

線条構造はヘマトキシリンに濃染し，通常核の長軸方向にみられる．明瞭な線ではなく，ヘテロクロマチンが凝集して1本の線を形成しているかのように観察される．核の溝は1本から数本みられ（図5）る．数本みられる場合は平行していることもあるし，V字状につながっていることもある．核膜から連続している場合，核縁の浅い切れ込みがみられる

こともある[11]．

3）発生機序

乳頭癌の電顕的特徴の一つに，核膜の強い弯曲・弯入 indentation があり[12]，これが要因と考えられている．核クロマチンがアーチファクトで線条に凝集したとする報告もある[13]．

4）診断的意義

乳頭癌の核所見の特徴の一つであり[11]，乳頭癌165結節のHE標本で観察したところ，全例に核の溝はみられた．ただ，甲状腺の他の腫瘍や良性疾患でもみられることがある．濾胞性腫瘍，腺腫様甲状腺腫，慢性甲状腺炎（橋本病）でも不明瞭またはごく少数に出現することがある．1つの核に2本以上の核の溝がみられる場合は，乳頭癌の診断的意義がある．核内細胞質封入体と連続する核の溝も時としてみられることから，発生機序の類似性が示唆されている．核の溝と類似の構造物に coffee bean's nuclei があり，卵巣の Brenner 腫瘍，顆粒膜細胞腫，皮膚 Langerhans 細胞，リンパ節樹状細胞などで観察されるが[9]，甲状腺における核の溝と同一機序によるものかどうか定かではない．

4．鑑別診断 (図6, 表1)

1）核内変性空胞

標本作製過程のアーチファクトとして，核の淡明化あるいは空胞がみられることがある．特に，術中迅速時の凍結組織標本や乾燥固定された細胞診

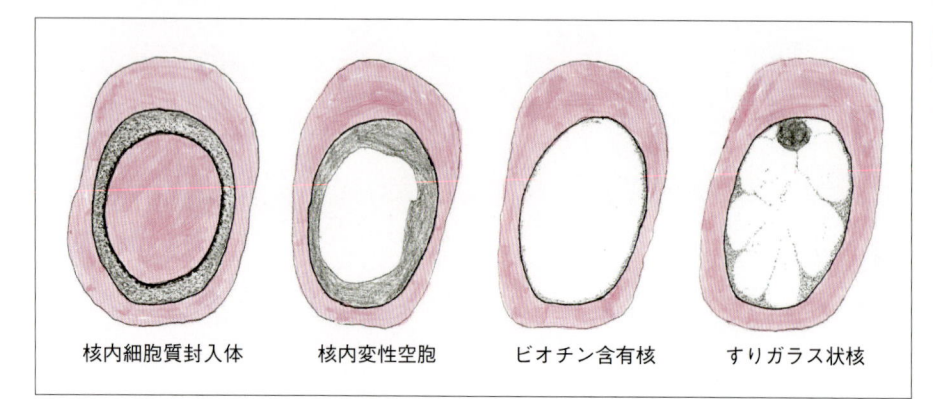

図6 | 核内細胞質封入体，核内変性空胞，ビオチン含有核，すりガラス状核の鑑別点

表1 | 核内細胞質封入体，核内変性空胞，ビオチン含有核，すりガラス状核の鑑別点

	辺縁	内部の色	核クロマチン
核内細胞質封入体	明瞭，核膜	細胞質と同色（または薄い同色，白色）	外側に核クロマチンの凝集がある．
核内変性空胞	やや明瞭	透明または白色	外側に核クロマチンの凝集がない．
ビオチン含有核	不明瞭	透明（レンズ様）	核クロマチンがみられない．
すりガラス状核	不明瞭	透明または白色	核小体とともに核クロマチンは主に辺縁に偏在する．

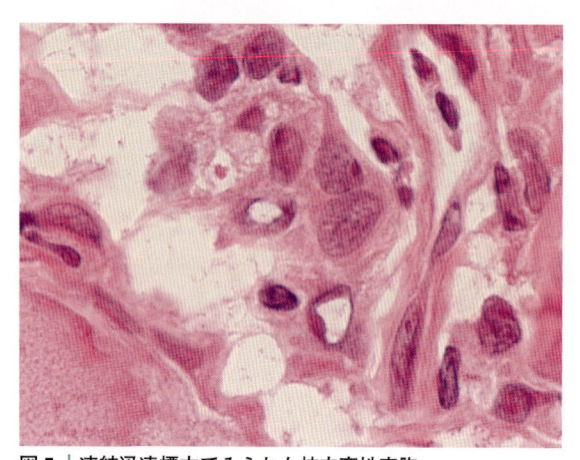

図7 | 凍結迅速標本でみられた核内変性空胞

Papanicolaou染色標本ではしばしば観察される．空胞内には核質は全くみられず，核膜で囲まれてはいない．空胞の辺縁は不明瞭なこともあるし（図7），明瞭なこともある．内部は空虚で，染色性を示さない [14]．

2）ビオチン含有核

ビオチン含有核 biotin-rich nucleus は，peculiar nuclear clearing という名称でも報告されている．

核内に内因性ビオチンが大量に貯留した核で（図8），篩（・モルラ）型乳頭癌 papillary carcinoma, cribriform (-morular) variant に出現し [15]，主にモルラ部分（桑実状構造）にみられやすい．核内部が全体的にレンズ様に透明化し，核内には核クロマチンはみられない．核内細胞質封入体のような核縁の二重構造はみられず，細胞質の色調を示さない．篩（・モルラ）型乳頭癌ではすりガラス状核は一般的にみられにくく，核クロマチンの凝集がないことですりガラス状核と区別される．

ビオチン含有核は，甲状腺以外では子宮内膜過形成，妊娠による子宮内膜変化，胆嚢腺腫，胆嚢腺癌，大腸腺腫，大腸癌，胃ポリープ，卵巣類内膜腫瘍，肺芽腫，膵芽腫などで出現する [16]．ビオチンはビタミンB群に分類される水溶性ビタミンの一種で，糖代謝や脂肪代謝に関与するカルボキシル基転移酵素の補酵素である．核内にある，4つのカルボキシラーゼに何らかの異常が発生すると，ビオチンの代謝異常が起こり，核内に貯留すると考えられているが [17]，その原因はまだ解明されていない．

3）良性疾患でみられる偽明清核（偽すりガラス状核）

Basedow病や腺腫様甲状腺腫でもすりガラス状核が局所的に観察されることがある．この場合，核膜肥厚がより強くみられ，核クロマチンの凝集はよ

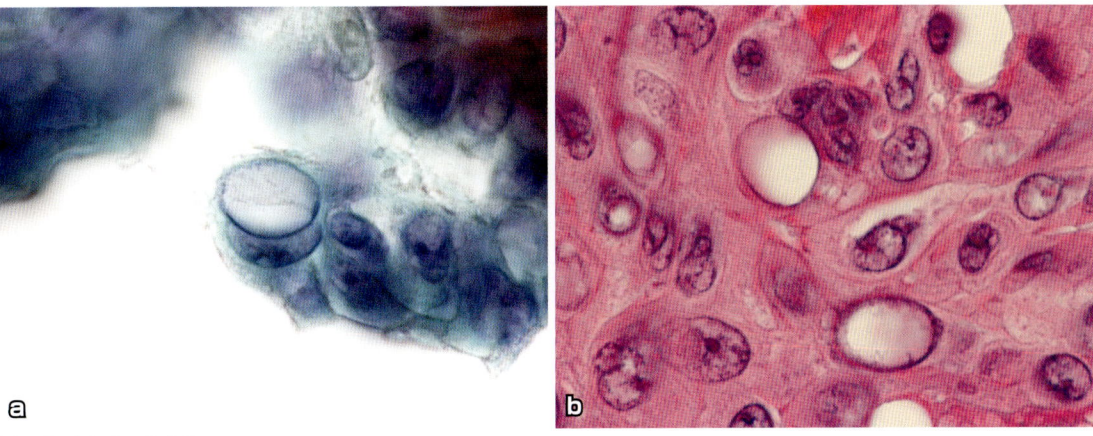

図8 │ ビオチン含有核
a：Papanicolaou 染色．b：HE 染色．核クロマチンが認められず，レンズ様の透明感がある．

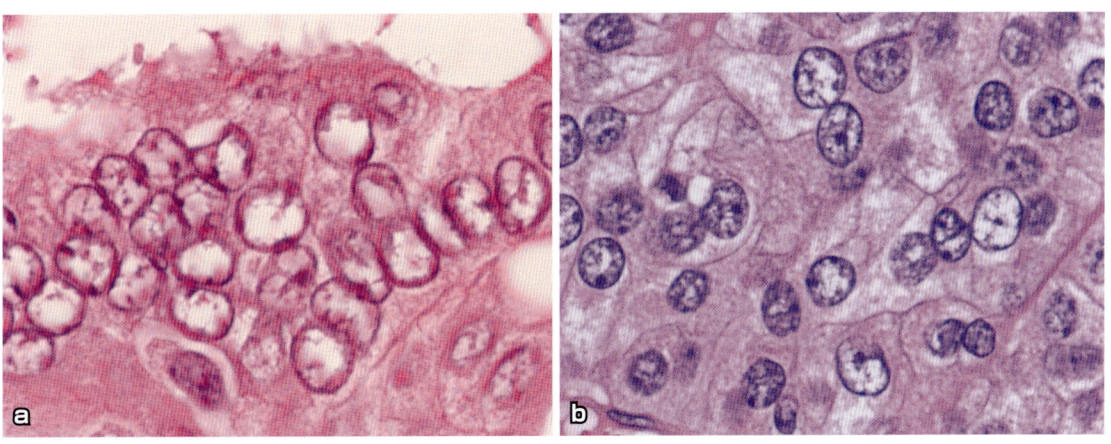

図9 │ すりガラス状核
a：乳頭癌．b：濾胞性腫瘍．乳頭癌では多くの核にすりガラス状核がみられるが，濾胞癌では一部にのみみられることがある．

り粗大であるが，個々の細胞自体での鑑別は困難で，その他の組織像を総合的に加味し，診断することが肝要である．

4）濾胞性腫瘍のクロマチンパターン

濾胞性腫瘍の核クロマチンは粗大顆粒状であるが，一部にすりガラス状核がみられることがある（図9）．どの程度すりガラス状核がみられると乳頭癌とするか明確な基準はない．すりガラス状核がみられる範囲が局所的であり，その他の乳頭癌を示唆する核所見がない場合は濾胞性腫瘍とする．

（隈　晴二，廣川満良）

文　献

1) Lindsay S：Carcinoma of the Thyroid. A Clinical and Pathologic Study of 293 Patients at the University of California Hospital, Charles C Thomas, Springfield, 1960
2) Gray A, Doniach I：Morphology of the nuclei of papillary carcinoma of the thyroid. Br J Cancer 23：49-51, 1969
3) 岩科雅範，望月邦夫，中澤匡男 他：甲状腺乳頭癌細胞における核内細胞質封入体の形態解析と形成機能に関する研究．日本組織細胞化学学会総会プログラムおよび抄録集，2004, p66
4) 岩科雅範，望月邦夫，中澤匡男 他：甲状腺乳頭癌細胞における核内細胞質封入体の形態・機能解析とその形成機能に関する研究．日本組織細胞化学学会総会プログラムおよび抄録集，2005, p96
5) Oyama T：A histopathological, immunohistochemical and ultrastructural study of intranuclear cytoplasmic inclusions in thyroid papillary carcinoma. Virchows Archiv A Pathol Anat 414：91-104, 1989
6) 村田晋一，原田徳子，岩科雅範 他：甲状腺乳頭癌細胞における核膜蛋白の発現異常．日本組織細胞化学学会総会プログラムおよび抄録集，2005, p98
7) Asioli S, Bussolati G：Emerin immunohistochemistry reveals diagnostic features of nuclear membrane arrange-

ment in thyroid lesions. Histopathology, 54 : 571-579, 2009
8) Kuma S, Hirokawa M, Miyauchi A et al : Cytologic features of hyalinizing trabecular adenoma of the thyroid. Acta Cytol 47 : 399-404, 2003
9) Kini SR : Color Atlas of Differential Diagnosis in Exfoliative and Aspiration Cytopathology. Lippincott Williams & Wilkins, Maryland, 1999, pp227-276
10) Hapke MR, Dehner LP : The optically clear nucleus. A reliable sign of papillary carcinoma of the thyroid? Am J Surg Pathol 3 : 31-38, 1979
11) Chan JK, Saw D : The grooved nucleus. A useful diagnostic criterion of papillary carcinoma of the thyroid. Am J Surg Pathol 10 : 672-679, 1986
12) Rupp M, Ehya H : Nuclear grooves in the aspiration cytology of papillary carcinoma of the thyroid. Acta Cytol 33 : 21-26, 1989
13) Gould E, Watzak L, Chamizo W et al : Nuclear grooves in cytologic preparations. A study of the utility of this feature in the diagnosis of papillary carcinoma. Acta Cytol 33 : 16-20, 1989
14) 是松元子：甲状腺細胞診標本における核内細胞質封入体と変性空胞の鑑別点．臨床検査 38：1468-1469, 1994
15) Hirokawa M, Maekawa M, Kuma S et al : Cribriform-morular variant of papillary thyroid carcinoma-Cytological and immunocytochemical findings of 18 cases. Diagn Cytopathol 38 : 890-896, 2010
16) Nakatani Y, Masado K, Nozawa A et al : Biotin-rich, optically clear nuclei express estrogen receptor-β : tumors with morules may develop under the influence of estrogen and aberrant β-catenin expression. Hum Pathol 35 : 869-874, 2004
17) Hymes J, Wolf B : Biotinidase and its roles in biotin metabolism, Clinica Chimica Acta 255 : 1-11, 1996

Ⅱ. 扁平上皮化生とモルラ

扁平上皮化生 squamous metaplasia とは，本来存在しない臓器・部位に非腫瘍性の扁平上皮が出現することであり，扁平上皮の同定は，①上皮性細胞の重層性配列，②角化，③細胞間橋のいずれかがみられる場合に行われる．甲状腺には本来扁平上皮は存在しないことから，扁平上皮細胞の存在は他臓器の異所性遺残，あるいは化生性変化 metaplastic change と解釈されている．腫瘍の一部に異型性の乏しい扁平上皮成分がみられる場合も，扁平上皮化生という表現が用いられることがある．ここでは，扁平上皮成分がみられる甲状腺病変と，その鑑別が必要な扁平上皮類似病変，モルラ，solid cell nests などについて解説する（表1）．

表1 | 扁平上皮成分および扁平上皮様病変がみられる甲状腺疾患

非腫瘍	甲状舌管嚢胞
	胸腺遺残
	梨状窩瘻
	リンパ上皮性嚢胞
	甲状腺嚢胞
	腺腫様甲状腺腫
	慢性甲状腺炎（橋本病）
腫瘍	奇形腫
	乳頭癌
	胸腺様分化を示す癌
	粘表皮癌
	未分化癌
	扁平上皮癌
扁平上皮様病変	モルラ
	solid cell nests

1. 非腫瘍性の扁平上皮病変

1）甲状舌管嚢胞 thyroglossal duct cyst

甲状舌管の遺残が嚢胞化したものが正中頸嚢胞で，舌盲孔から甲状腺に至るまでの正中部に発生する．大きさは平均2.5cmで，粘液稠・ゼラチン様の物質を入れている（図1）．内腔には扁平上皮や多列線毛上皮の被覆がみられる（図2, 3）．舌骨より上の正中頸嚢胞では扁平上皮のことが多く，舌骨より下では円柱上皮の頻度が高い．上皮が剥離し，肉芽組織や組織球の集簇をみることもある．約半数の症例では，嚢胞壁に甲状腺組織が観察される．非常に稀ではあるが，正中頸嚢胞の合併症として乳頭癌や扁平上皮癌が発生することがある[1]．

2）胸腺遺残

甲状腺癌患者にて切除されたⅡ・Ⅲリンパ節を検索する際，しばしば胸腺が見出される．稀ではあるが，甲状腺内に胸腺をみることもある[2]（図4）．胸腺は第3鰓弓から発生し，胎生期に甲状腺とともに下行するため，甲状腺周囲に遺残していると解釈される．胸腺は上皮性細胞とリンパ球からなり，上皮性細胞はしばしば角化を伴った扁平上皮細胞を含む Hassall 小体を形成する．胸腺様分化を示す癌（CASTLE）は胸腺遺残 thymic remnant から発生すると考えられている．

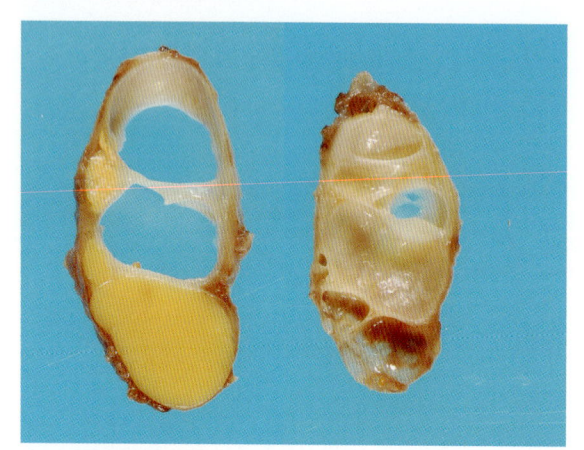

図1｜甲状舌管囊胞
粘液様物質を入れた囊胞性病変がみられる．

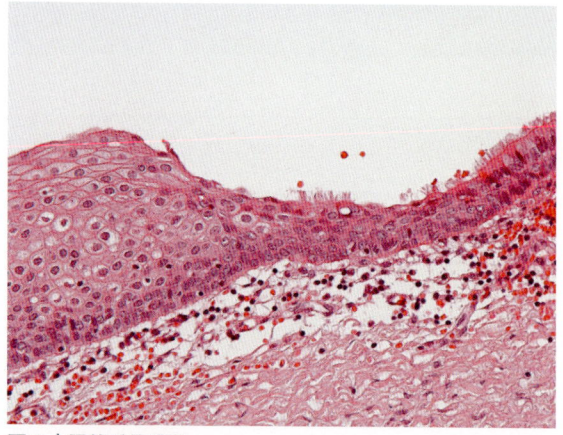

図3｜甲状舌管囊胞
内腔面を被覆する上皮は扁平上皮と多列線毛上皮からなる．

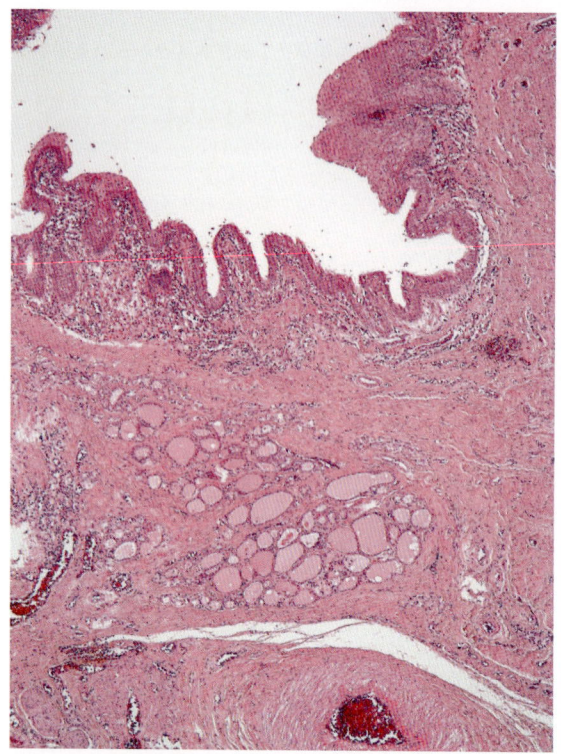

図2｜甲状舌管囊胞
囊胞壁周囲に甲状腺組織が存在する．

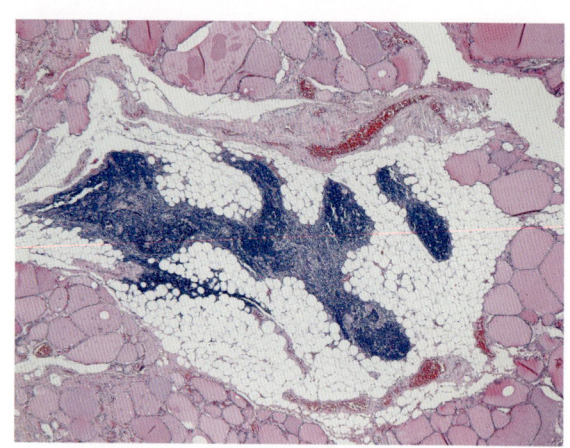

図4｜胸腺遺残
胸腺が脂肪組織とともに甲状腺内に存在する．

（図6）や多列線毛上皮（図7）で被覆された管腔が甲状腺内にみられ，周囲にリンパ球浸潤や線維化を伴う．また，しばしば瘻孔の周囲にC細胞が散見される．

3）梨状窩瘻

梨状窩瘻 piriform sinus fistula は，梨状窩の先端から甲状腺に向かう内瘻で（図5），輪状甲状間節付近で下咽頭収縮筋を貫通し，甲状腺側葉の近傍で盲端に終わるか，上極から1/4の部位で甲状腺内に入り，分岐する[3]．小児の左側に好発し，急性化膿性甲状腺炎の原因となる．組織学的には，扁平上皮

4）リンパ上皮性囊胞

リンパ上皮性囊胞 lymphoepithelial cyst は，扁平上皮の被覆とリンパ濾胞の形成を伴う密なリンパ球浸潤からなる囊胞性病変である[4-6]．リンパ球は扁平上皮層内にも存在する（図8）．約半数の症例で，周囲の甲状腺に橋本病や慢性甲状腺炎の像がみられる．組織像が頸部に発生する鰓性囊胞 branchial cyst に類似していることから，鰓囊に由来する病変と考えられている．

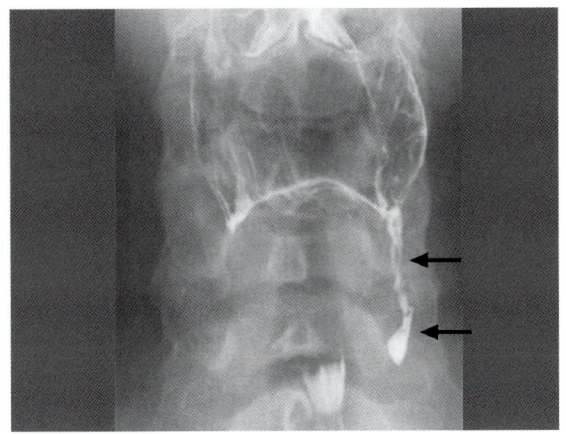

II．扁平上皮化生とモルラ　135

図5｜梨状窩瘻
咽頭食道透視にて，左梨状陥凹の先端に細い瘻孔が認められる（矢印）．

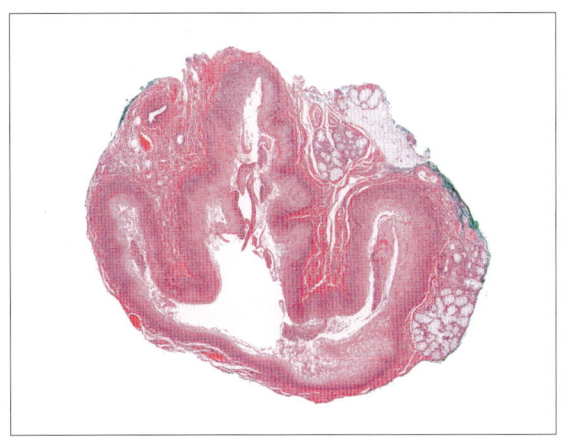

図6｜梨状窩瘻
甲状腺に入る前の瘻孔は扁平上皮で被覆されている．

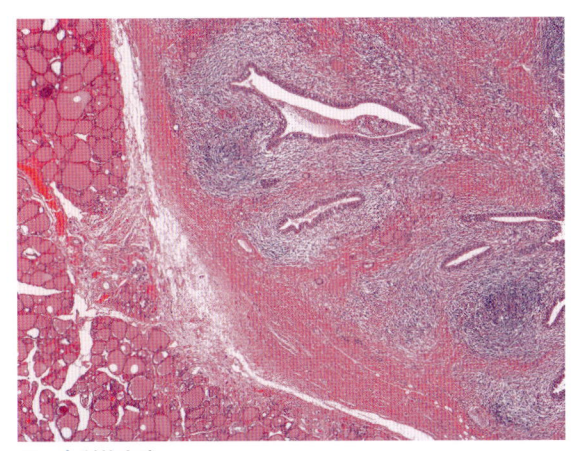

図7｜梨状窩瘻
甲状腺内の瘻孔は，枝分かれし，多列線毛上皮で覆われている．

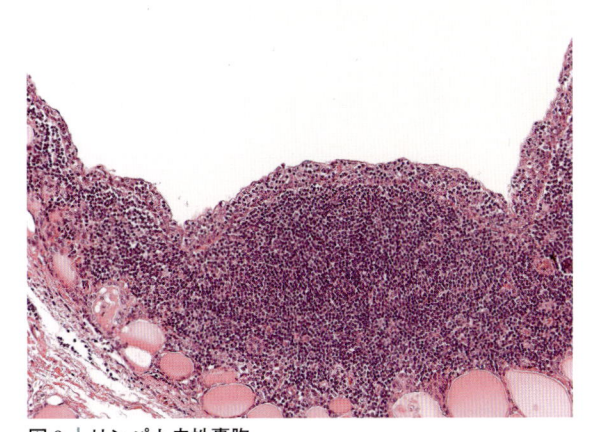

図8｜リンパ上皮性嚢胞
リンパ球と扁平上皮からなる嚢胞で，リンパ球は扁平上皮層内にも存在する．

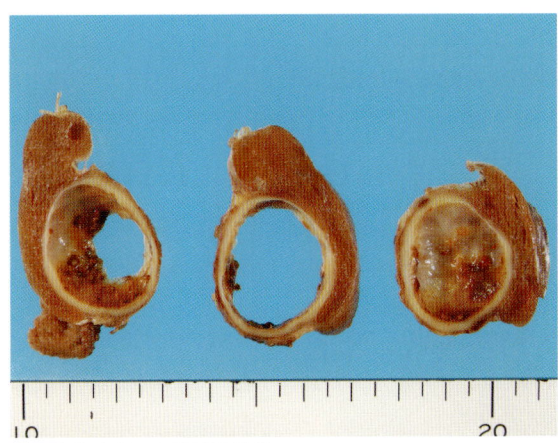

図9｜嚢胞化した腺腫様結節
結節のほとんどが嚢胞化している．

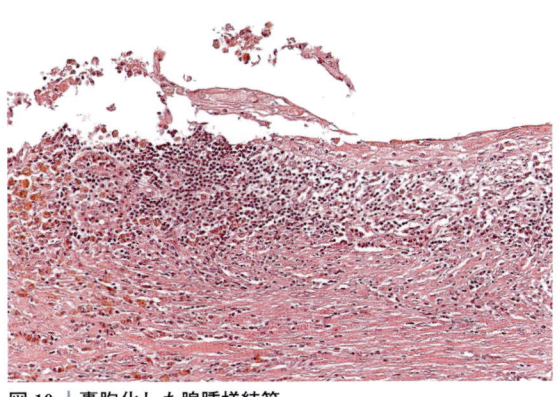

図10｜嚢胞化した腺腫様結節
嚢胞壁は線維性結合組織や肉芽組織からなり，内腔面は扁平上皮で被覆されている．

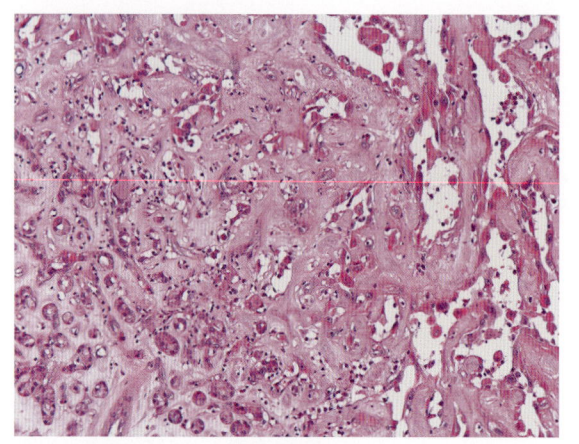

図11 梗塞をきたした腺腫様結節
梗塞部（写真右上）には，核小体が目立つ扁平上皮化生がみられる．写真左下には梗塞を免れた小型濾胞が残存している．

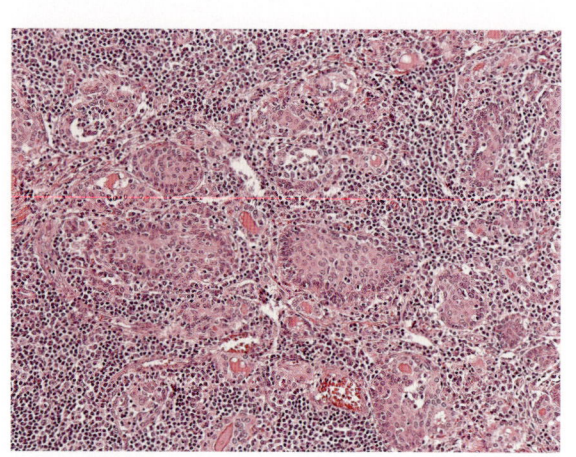

図12 橋本病
強い慢性炎症細胞浸潤部に，扁平上皮の胞巣が島状に形成されている．

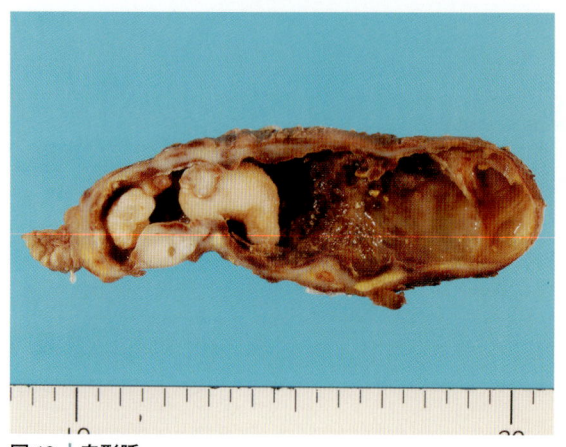

図13 奇形腫
被膜を有する囊胞性病変で，一部に充実性結節もみられる．周囲に炎症性の癒着がみられる．

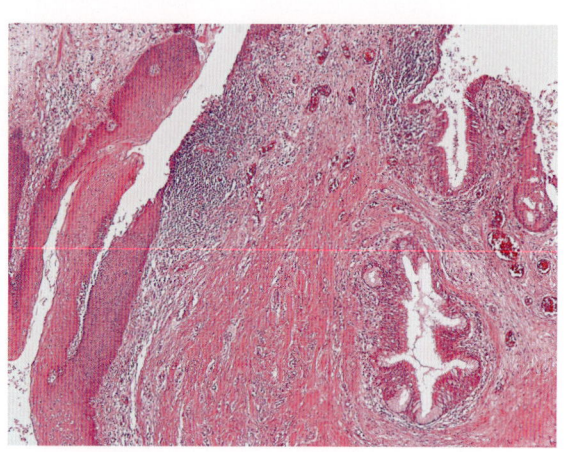

図14 奇形腫
扁平上皮や多列線毛上皮がみられる．

5）腺腫様甲状腺腫/腺腫様結節

腺腫様甲状腺腫 adenomatous nodule や腺腫様結節 adenomatous goiter が炎症，線維化，囊胞化（図9, 10），梗塞（図11），などを伴った場合に扁平上皮化生がみられることがある[7]．

6）橋本病

橋本病 Hashimoto disease の組織学的特徴は，①甲状腺濾胞の破壊と小型化，②濾胞上皮細胞の好酸性変化，③リンパ球・形質細胞の浸潤，④リンパ濾胞の形成，⑤間質の線維化である．通常の橋本病に比べて，非常に線維化が強く，濾胞の萎縮が目立つものを線維性亜型 fibrous variant という．線維亜型や慢性炎症細胞浸潤が強い症例では扁平上皮化生を伴うことがある[8]（図12）．

2. 腫瘍性の扁平上皮病変

1）奇形腫

他の臓器に発生する奇形腫 teratoma と同様の組織像を呈し，胸腺遺残から発生すると考えられている[9]（図13, 14）．

2）乳頭癌

乳頭癌 papillary carcinoma の約20％に扁平上皮化生がみられるとされている．特に，びまん性硬化型乳頭癌では全例に扁平上皮化生がみられる．びまん性硬化型は小児，若年の女性に好発し，境界明瞭

Ⅱ．扁平上皮化生とモルラ

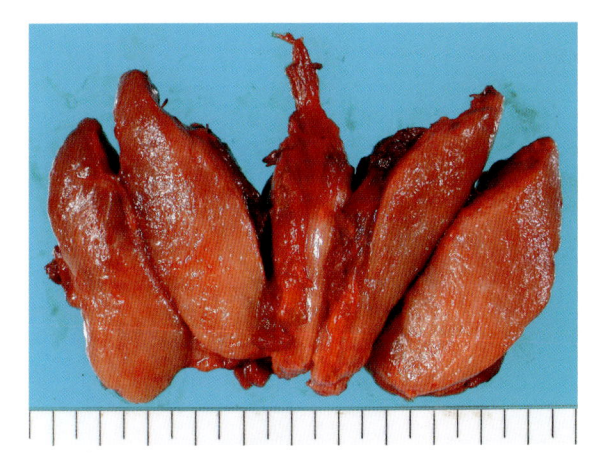

図 15｜びまん性硬化型乳頭癌
甲状腺は硬く，びまん性に腫大し，肉眼的に結節性病変を形成していない．

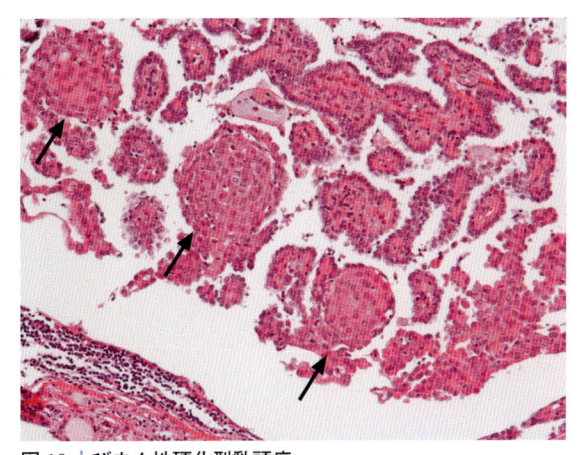

図 16｜びまん性硬化型乳頭癌
リンパ管内に浸潤した乳頭癌細胞が乳頭状に増生している．球状の扁平上皮化生細胞巣が 3 ヵ所みられる（矢印）．

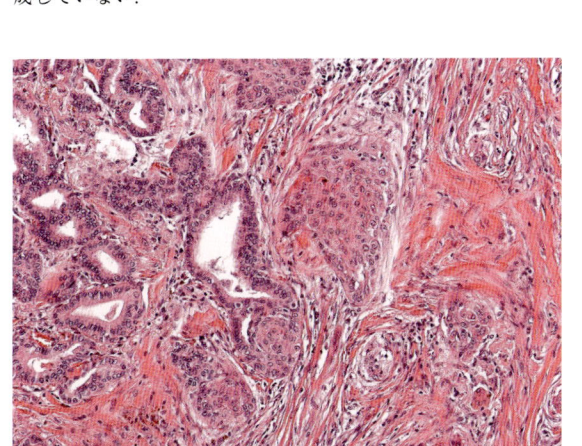

図 17｜乳頭癌
扁平上皮化生は乳頭癌が desmoplastic change を伴って浸潤する部にみられやすい．

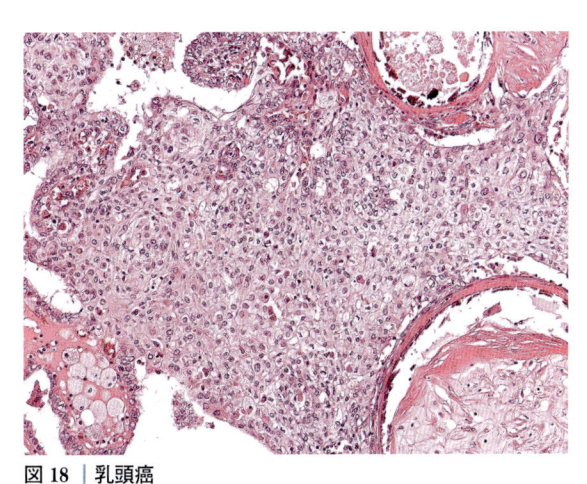

図 18｜乳頭癌
シート状・充実性に扁平上皮化生がみられる．低分化癌成分とは考えない．

な結節性病変を形成せず，片側性あるいは両側性に甲状腺腫大をきたす乳頭癌である[10]（図 15）．組織学的には，腫瘍細胞の小型胞巣とびまん性の浸潤，扁平上皮化生，間質の硝子化，慢性炎症細胞浸潤，リンパ管侵襲，多数の砂粒体，広範なリンパ節転移などを特徴とする．扁平上皮化生細胞は渦巻き状の胞巣を形成し，甲状腺全体に，特にリンパ管内に観察される（図 16）．通常型乳頭癌にみられる扁平上皮化生には 2 つのパターンがある．一つは線維性結合組織内に出現するもので，梗塞や炎症を起こした部位，あるいは desmoplastic change を伴って増殖を示す浸潤の先端部にみられる（図 17）．このパターンは細胞異型を伴うため扁平上皮癌成分と混同されやすい．もう一つは結合組織の増生を伴わず，通常型乳頭癌細胞から移行して扁平上皮化生の胞巣が形成されるもので，モルラ様の球状に，あるいはシート状・充実性に増殖する（図 18）．このパターンでは細胞異型は乏しい．充実性増殖巣がみられても低分化癌と診断してはいけないことに留意する．

3）胸腺様分化を示す癌（CASTLE）

CASTLE（carcinoma showing thymus-like differentiation）は，胸腺癌に類似する甲状腺原発の悪性腫瘍で，下極に好発する．組織学的に，腫瘍細胞は大型の充実性胞巣を形成して増生し，胞巣間にはリンパ球浸潤が目立つ帯状の結合組織が介在する[11]（図 19）．免疫染色にて，CD5，高分子量サイトケラチン，c-kit，p63 などが陽性を示す[12]．腫瘍細

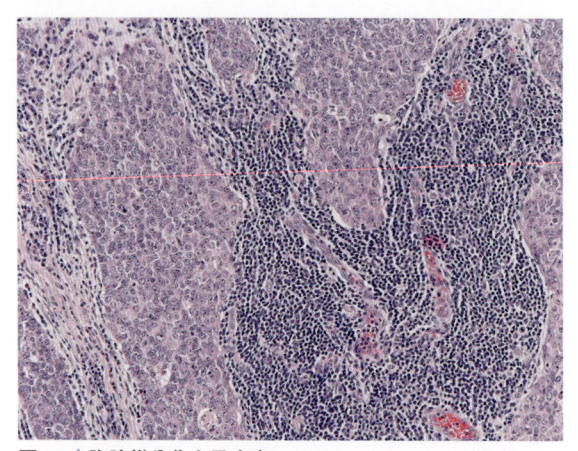

図 19 胸腺様分化を示す癌
腫瘍細胞は大型の充実性胞巣を形成して増生し，胞巣間にはリンパ球浸潤が目立つ．

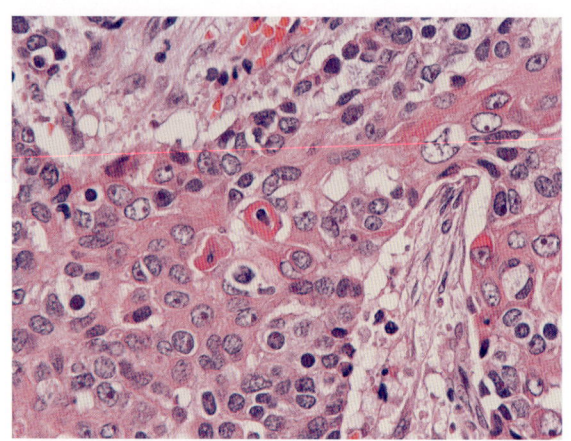

図 20 胸腺様分化を示す癌
腫瘍細胞の一部に角化を示す細胞が存在する．

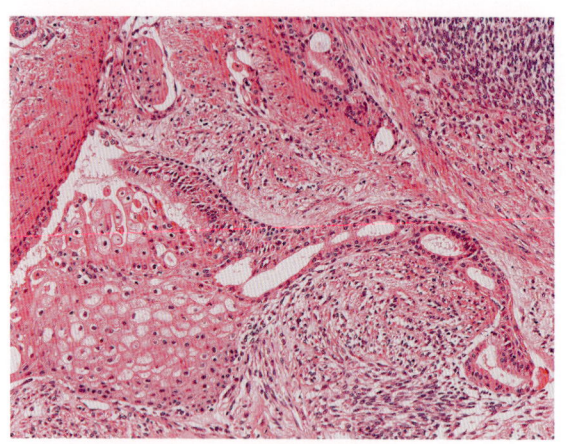

図 21 胸腺様分化を伴う紡錘形細胞腫瘍
腫瘍は紡錘形細胞，腺上皮細胞，扁平上皮細胞からなる．

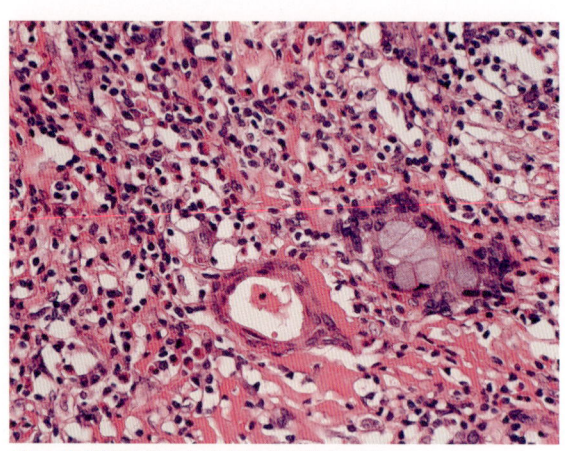

図 22 好酸球増多を伴う硬化性粘表皮癌
粘液産生細胞と扁平上皮様細胞からなる胞巣，リンパ球・好酸性細胞浸潤，硝子化した間質がみられる．

胞の一部に角化や Hassall 小体様の構造がみられることがある（図 20）．

4）胸腺様分化を伴う紡錘形細胞腫瘍（SETTLE）

SETTLE（spindle cell tumor with thymus-like differentiation）は，若年者に発生する悪性腫瘍で，紡錘形細胞に加えて，異型性の乏しい腺上皮や扁平上皮成分がみられる[13]（図 21）．

5）粘表皮癌

唾液腺にみられる粘表皮癌 mucoepidermoid carcinoma に類似した組織像を示す低悪性度の癌で，粘液産生細胞・中間型細胞・扁平上皮系細胞からなる．扁平上皮系細胞は通常細胞異型が乏しく，角化を示す症例は少ない．好酸球や慢性炎症細胞の浸潤，間質の著明な線維化がみられる場合は好酸球増多を伴う硬化性粘表皮癌 sclerosing mucoepidermoid carcinoma with eosinophilia と診断され，背景に橋本病を伴うことが多い[13]（図 22）．

6）未分化癌

未分化癌 anaplastic carcinoma の約 20％に扁平上皮癌成分がみられる[14]．通常は非角化型であるが，明らかな角化を示す症例もある（図 23）．腫瘍細胞は胞巣状に増殖し，間質には desmoplastic change がみられる．

Ⅱ. 扁平上皮化生とモルラ

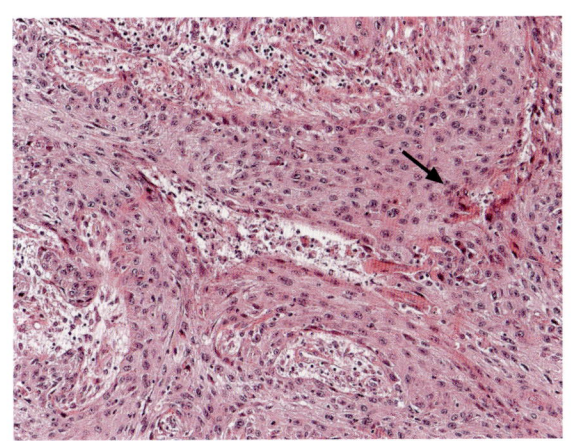

図23｜未分化癌
腫瘍細胞は大型胞巣を形成し，一部で角化を示す腫瘍細胞がみられる（矢印）．

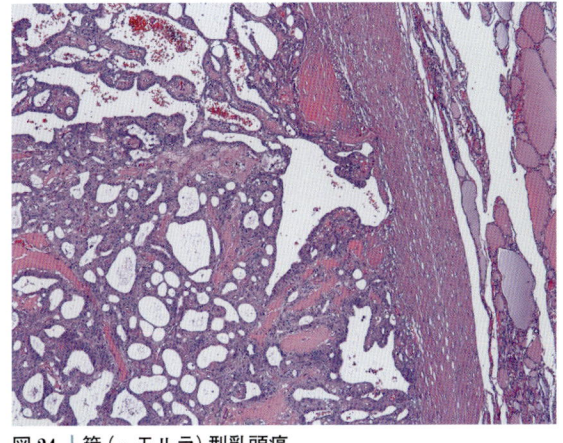

図24｜篩（・モルラ）型乳頭癌
腫瘍は被膜で囲まれている．腫瘍細胞は乳頭状，篩状に増殖し，腔内にはコロイドがみられない．

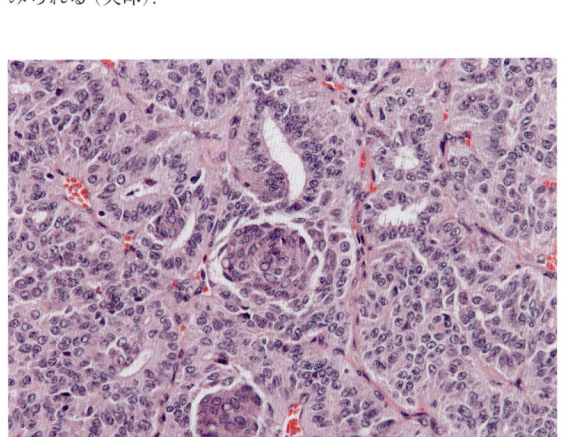

図25｜篩（・モルラ）型乳頭癌
腫瘍細胞が桑の実に類似した球形の胞巣（モルラ）を形成している．

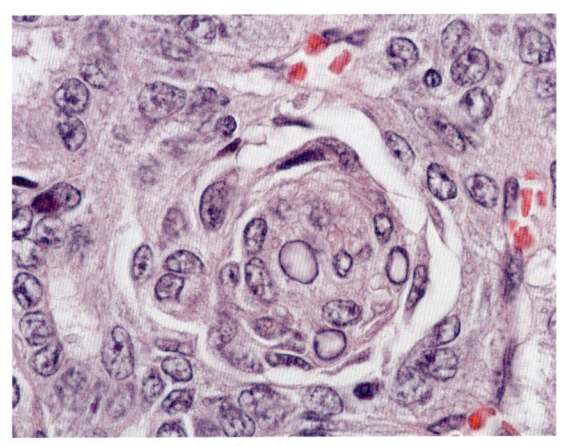

図26｜篩（・モルラ）型乳頭癌
モルラを形成する細胞の一部に，淡明な核（peculiar nuclear clearing）が観察される．

7）扁平上皮癌

　扁平上皮癌 squamous cell carcinoma は，扁平上皮への分化を示す腫瘍細胞のみからなる悪性腫瘍である[13]．甲状腺原発の扁平上皮癌は極めて稀で，詳しく検索すると，扁平上皮癌成分を含む甲状腺腫瘍のほとんどは未分化癌か扁平上皮癌成分を含む乳頭癌であることが判明する．また，食道の扁平上皮癌の浸潤を否定する必要がある．

3. 扁平上皮様病変

1）モルラ

　モルラ morules（squamoid corpuscles, squamoid morules）は桑の実に類似した小さな細胞巣で，篩（・モルラ）型乳頭癌 papillary carcinoma, cribriform (-morular) variant（PC-CMV）に特徴的な所見である．乳頭癌，特にびまん性硬化型乳頭癌にみられる扁平上皮化生もよく似た形態を示すが，全く異なるものとして認識すべきである[15]．

　PC-CMV は若年女性に発生し，境界明瞭な結節を形成する．組織学的には，コロイドを含まない篩状構造とモルラの形成を特徴とし（図24〜26），*APC* 遺伝子異常を有する家族性大腸ポリポーシス患者にみられる乳頭癌として知られているが，約半数は *APC* 遺伝子異常のない散発例である[16]．また，家族性大腸ポリポーシス患者にみられる乳頭癌は必ずしも PC-CMV ではなく，通常型のこともある．モルラは甲状腺では PC-CMV のみにみられる所見

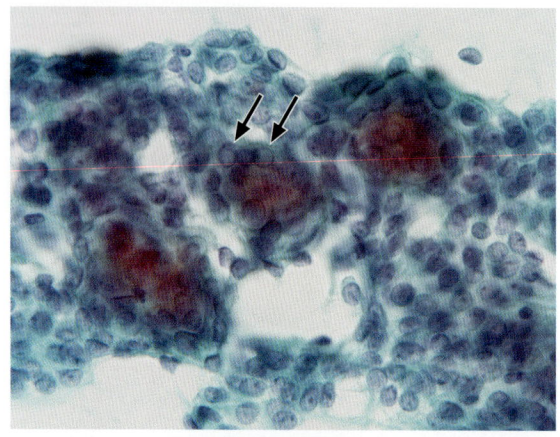

図27 篩（・モルラ）型乳頭癌の細胞像
モルラに相当すると思われる球状集塊が3ヵ所みられる．一部の核に淡明な peculiar nuclear clearing が観察される（矢印）．

表2 モルラと扁平上皮化生の免疫組織化学的比較

	モルラ	扁平上皮化生
サイログロブリン	−	−
TTF-1	−	−
サイトケラチン19	−	＋
サイトケラチン34βE12	−	＋
p63	−	＋
β-カテニン	核・細胞質	細胞膜
ER/PgR	−	−
bcl-2	＋	−
ビメンチン	＋/−	＋/−
S-100蛋白	−	樹状細胞

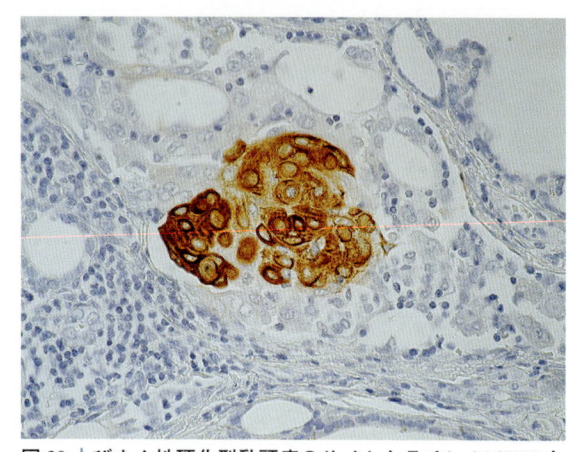

図28 びまん性硬化型乳頭癌のサイトケラチン34βE12免疫染色
扁平上皮化生細胞はサイトケラチン34βE12に陽性である．

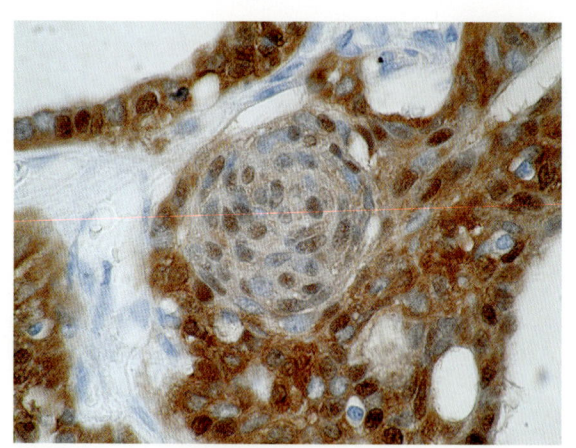

図29 篩（・モルラ）型乳頭癌のβ-カテニン免疫染色
β-カテニンは乳頭癌細胞の核と細胞質に陽性である．モルラの核も弱陽性を示す．

で，50〜200μm大の渦巻き状，円形細胞集塊として観察される．扁平上皮化生様であるが，細胞間橋や角化はみられない．また，モルラを構成する細胞にはしばしば peculiar nuclear clearing と呼ばれるビオチンを含んだ淡明な核がみられる[15, 17, 18]（**図26, 27**）．

モルラと扁平上皮化生との免疫組織化学的な相違を**表2**に示す[15]．いずれも甲状腺濾胞上皮由来を示唆するサイログロブリンとTTF-1が陰性である．モルラはサイトケラチン34βE12とp63が陰性のことから扁平上皮の性格（**図28**）を有していないと考えられる．PC-CMVでは，β-カテニンの陽性局在が腫瘍細胞の核と細胞質にみられることが特徴的であり，モルラの核も染色性は弱いが陽性を示す（**図29**）．扁平上皮化生細胞では細胞膜のみ陽性である（**図30**）．一方，ERとPgRはほとんどの腫瘍細胞で強陽性であるが，モルラを構成する細胞は陰性である（**図31**）．HE染色にてモルラを見つけにくいときでも，これらの染色を行うと容易に見つけ出すことができる．

2) solid cell nests

solid cell nests は扁平上皮あるいは移行上皮に類似した細胞からなる小さな細胞集塊で，稀に正常甲状腺の間質に単独で，あるいは数個集簇して観察される[2]（**図32**）．特に，甲状腺外側の中1/3にみられやすい傾向がある．solid cell nests の大きさは50〜1,000μmで，境界は明瞭であるが，不規則な形

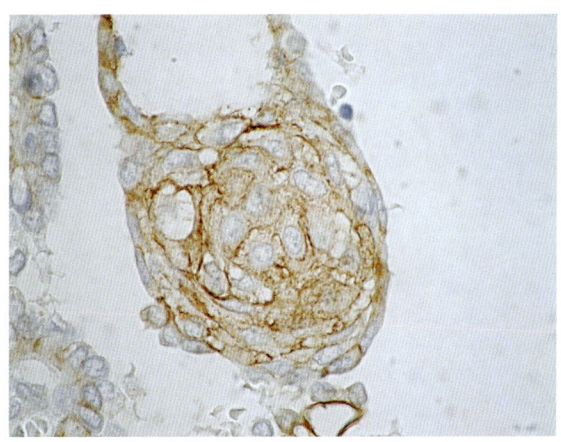

II．扁平上皮化生とモルラ　　141

図30 | びまん性硬化型乳頭癌のβ-カテニン免疫染色
β-カテニンは腫瘍細胞および扁平上皮化生細胞の細胞膜に陽性局在を示す．

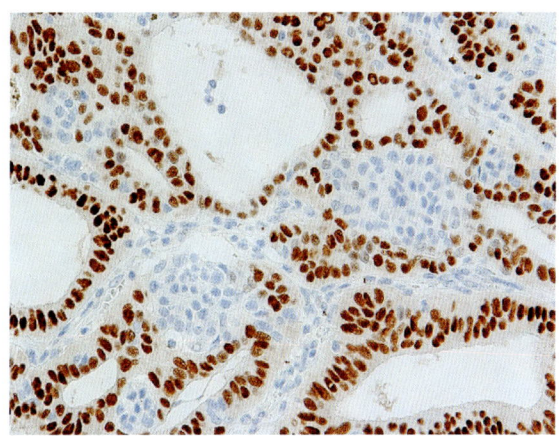

図31 | 篩（・モルラ）型乳頭癌のER免疫染色
腫瘍細胞はERに強陽性で，モルラを形成する細胞は陰性である．

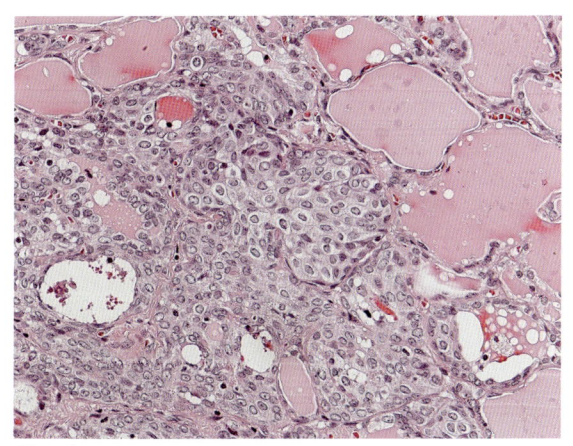

図32 | solid cell nests
扁平上皮・移行上皮様細胞からなる胞巣が集簇してみられる．一部に管腔の形成も観察される．

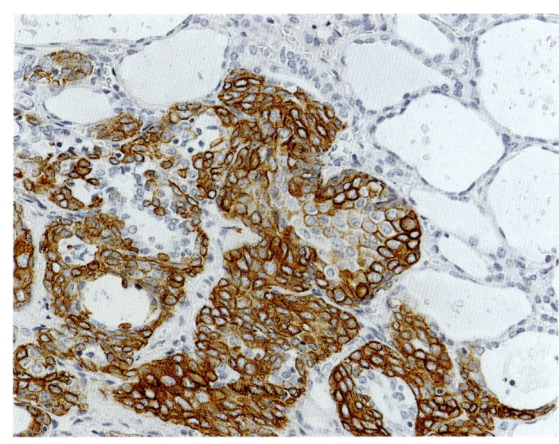

図33 | solid cell nestsの34βE12免疫染色
構成細胞はサイトケラチン34βE12に陽性である．

をした島状集塊を形成する．構成細胞の主体は多角形，紡錘形，類円形の小型細胞で，異型性，角化，細胞間橋などはみられない．細胞質は通常両染性で乏しいが，淡明で広い細胞質を有する細胞がみられることもある．核は類円形〜紡錘形で，核溝がみられるものもある．内腔が形成され，粘液物質を含むこともある．

免疫染色では，低分子量および高分子量サイトケラチン（図33），p63（図34），CEA，bcl-2などが陽性で，サイログロブリン，CD5は陰性である．TTF-1やカルシトニンに陽性の細胞が少数含まれる症例も報告されている[19,20]．

solid cell nestsの由来については未だ明らかではないが，その形態的特徴およびC細胞の存在と分

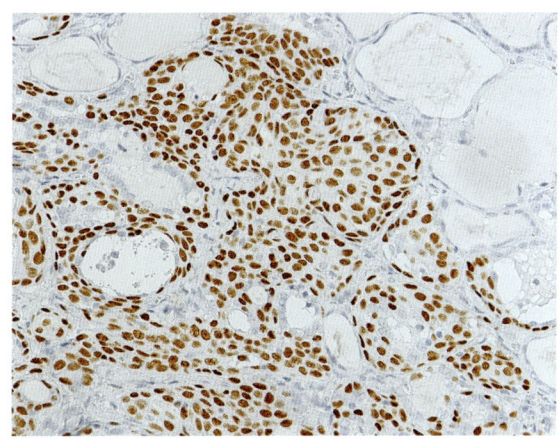

図34 | solid cell nestsのp63免疫染色
構成細胞はp63に陽性である．

布の類似性から，鰓後体 ultimobranchial bodies の遺残と考えている研究者が多い．Reimann ら[20]は，solid cell nests と胸腺との免疫組織化学的類似性から，胸腺様分化を示す癌は solid cell nests に由来するかもしれないと述べている．また，solid cell nests は粘表皮癌の発生母地としても考えられている[2,21]が，いずれも腫瘍の発生部位と solid cell nests の分布が一致していない．

(廣川満良)

文　献

1) Van Vuuren PA, Balm AJ, Gregor RT et al：Carcinoma arising in thyroglossal remnants. Clin Otolaryngol Allied Sci 19：509-515, 1994
2) Nikiforov YE, Biddinger PW, Thompson LDR (eds)：Diagnostic Pathology and Molecular Genetics of the Thyroid. Lippincott Williams & Wilkins. Philadelphia, 2009, pp1-10
3) Miyauchi A, Matsuzuka F, Kuma K et al：Piriform sinus fistula and the ultimobranchial body. Histopathology 20：221-227, 1992
4) Apel RL, Asa SL, Chalvardjian A et al：Intrathyroidal lymphoepithelial cysts of probable branchial origin. Hum Pathol 25：1238-1242, 1994
5) Carter E, Ulusarac O：Lymphoepithelial cysts of the thyroid gland. A case report and review of the literature. Arch Pathol Lab Med 127：205-208, 2003
6) Louis DN, Vickery AL, Rosai J et al：Multiple branchial cleft-like cysts in Hashimoto's thyroiditis. Am J Surg Pathol 13：45-49, 1989
7) Niveditha SR, Geethamani V, Suguna BV et al：Squamous metaplasia in a multinodular goiter：a case report. Indian J Pathol Microbiol 46：100-101, 2003
8) Ryska A, Ludvíková M, Rydlová M et al：Massive squamous metaplasia of the thyroid gland－report of three cases. Pathol Res Pract 202：99-106, 2006
9) Nishihara E, Miyauchi A, Hirokawa M et al：Benign thyroid teratomas manifest painful cystic and solid composite nodules：three case reports and a review of the literature. Endocrine 30：231-236, 2006
10) DeLellis RA, Lloyd RV, Heitz PU et al (eds)：WHO Classification of Tumours. Pathology & Genetics. Tumours of Endocrine Organs. IARC Press, Lyon, 2004, pp57-66
11) Miyauchi A, Kuma K, Matsuzuka F et al：Intrathyroidal epithelial thymoma：an entity distinct from squamous cell carcinoma of the thyroid. World J Surg 9：128-135, 1985
12) 廣川満良，宮内　昭：胸腺様分化を示す癌．病理と臨床 27：453-459，2009
13) 甲状腺外科研究会(編)：甲状腺癌取扱い規約．第6版．金原出版，2005
14) Nikiforov YE, Biddinger PW, Thompson LDR (eds)：Diagnostic Pathology and Molecular Genetics of the Thyroid. Lippincott Williams & Wilkins. Philadelphia, 2009, pp228-248
15) Hirokawa M, Kuma S, Miyauchi A et al：Morules in cribriform-morular variant of papillary thyroid carcinoma：Immunohistochemical characteristics and distinction from squamous metaplasia. APMIS 112：275-282, 2004
16) Tomoda C, Miyauchi A, Uruno T et al：Cribriform-morular variant of papillary thyroid carcinoma：clue to early detection of familial adenomatous polyposis-associated colon cancer. World J Surg 28：886-889, 2004
17) Hirokawa M, Maekawa M, Kuma S et al：Cribriform-morular variant of papillary thyroid carcinoma－cytological and immunocytochemical findings of 18 cases. Diagn Cytopathol 38：890-896, 2010
18) Kuma S, Hirokawa M, Xu B et al：Cribriform-morular variant of papillary thyroid carcinoma. Report of a case showing morules with peculiar nuclear clearing. Acta Cytol 48：431-436, 2004
19) Ríos Moreno MJ, Galera-Ruiz H, De Miguel M et al：Immunohistochemical profile of solid cell nest of thyroid gland. Endocr Pathol 22：35-39, 2011
20) Reimann JD, Dorfman DM, Nosé V：Carcinoma showing thymus-like differentiation of the thyroid (CASTLE)：a comparative study：evidence of thymic differentiation and solid cell nest origin. Am J Surg Pathol 30：994-1001, 2006
21) Ando M, Nakanishi Y, Asai M et al：Mucoepidermoid carcinoma of the thyroid gland showing marked ciliation suggestive of its pathogenesis. Pathol Int 58：741-744, 2008

第3部 鑑別ポイント

III. 脈管侵襲

1. 定 義

脈管侵襲 vascular invasion とは，腫瘍細胞が血管内腔に直接浸潤し，腫瘍病巣を形成している所見である．侵入を受けた血管は多少なりとも組織学的な変化を示す．

2. 観察方法

侵襲を受ける血管には，毛細血管，細静脈，静脈などがあり，さらにリンパ管侵襲も加わり，その頻度や同定方法は腫瘍により，侵襲を受ける血管のサイズにより異なる．また血管内に浸潤した腫瘍が中枢側に向かって成長し，肉眼的に確認できるくらいの大きさになることがある（図1）．さらに，頸静脈に達する症例もある[1,2]．

血管は内皮細胞で裏打ちされた腔として認識されるが，アーチファクトによる空隙，リンパ管，乳頭癌による微小嚢胞など類似の構造との区別が HE 染色のみでは難しい場合がある．また，浸潤によって血管壁の変形や内腔の消失をきたし，血管そのものの認識ができない場合もある．毛細血管および細静脈の同定には，CD34，CD31，第VIII因子関連抗原などの血管内皮細胞に対する免疫染色を行う．血管かリンパ管か区別が難しい場合は，D2-40 の免疫染色を加える．静脈の同定には，Victoria-blue HE 染色が有用である[3]．

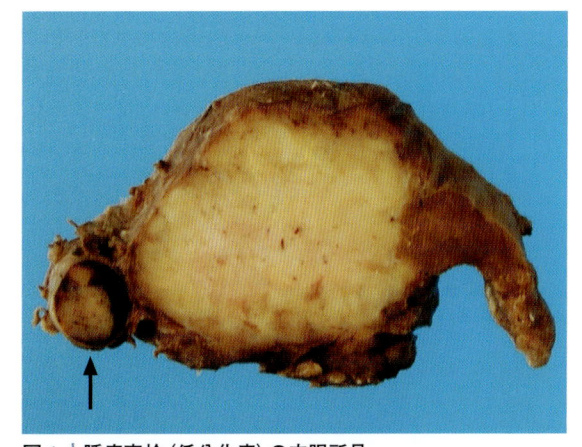

図1 | 腫瘍塞栓（低分化癌）の肉眼所見
中甲状腺静脈は著明に拡張し，内腔は腫瘍で充満している（矢印）．

3. 静脈侵襲の診断的意義

静脈侵襲は悪性腫瘍にみられる所見の一つであり，濾胞癌，乳頭癌，低分化癌，未分化癌，リンパ腫などいずれの悪性腫瘍でも観察される可能性があるが，一般的に悪性度が高い腫瘍ほどみられやすい．

濾胞性腫瘍においては，静脈侵襲が悪性基準の一つであることから，その有無を観察することは濾胞腺腫と濾胞癌の鑑別に必須であり，甲状腺病理では濾胞癌における静脈侵襲の判定を正確に行わなければならない．また，静脈侵襲部位が3個以下と3個以上では明らかに予後が異なることから[4,5]，静脈侵襲部位数を報告用紙に記載すべきである．あるい

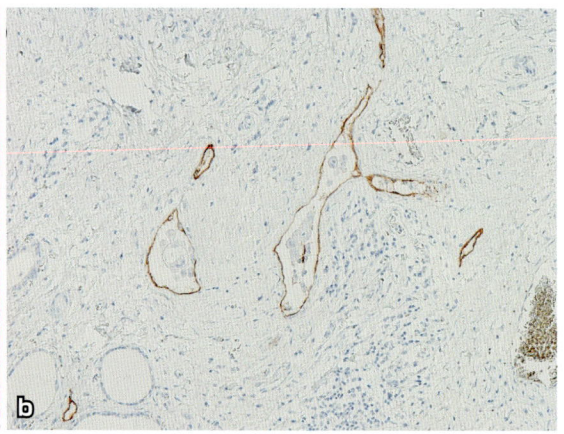

図2｜びまん性硬化型乳頭癌のリンパ管侵襲
a：HE染色，b：D2-40の免疫染色．拡張した脈管内に乳頭癌細胞が浮遊した状態で存在する．脈管の内皮細胞はD2-40に陽性（b）で，リンパ管侵襲であることがわかる．

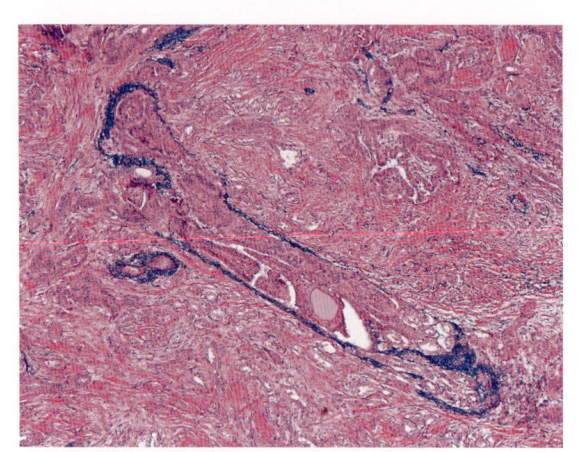

図3｜乳頭癌の脈管侵襲（Victoria-blue HE染色）
脈管侵襲は線維化が強い間質内にみられやすい．

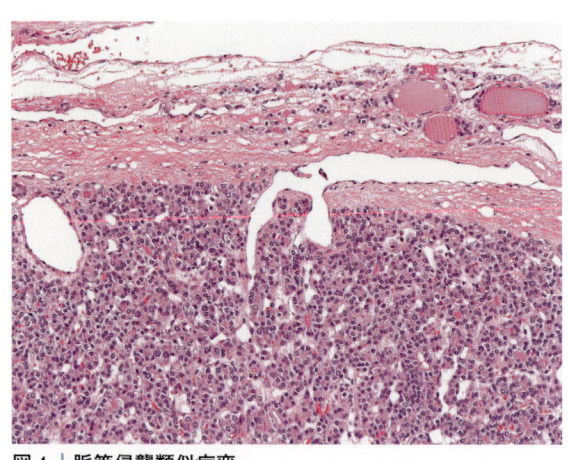

図4｜脈管侵襲類似病変
血管内腔にポリープ状に飛び出した腫瘍塊がみられるが，腫瘍内の血管であることから，判定対象とはしない．

は，3個以下の場合をminimally invasive follicular carcinoma with limited vascular invasion，3個以上をminimally invasive follicular carcinoma with extensive vascular invasion，非常に多い場合をwidely invasive follicular carcinomaと分類する[3]．

4．乳頭癌

乳頭癌papillary carcinomaの転移は血行性よりもリンパ行性が多く，濾胞癌に比べリンパ節転移の頻度が高い．しかし，実際に甲状腺組織にてリンパ管侵襲をみることは，びまん性硬化型乳頭癌を除いては稀である（図2）．一方，乳頭癌における血管浸潤の頻度は高く，我々の経験では乳頭癌の約70％に血管浸潤が確認される．血管浸潤は腫瘍内の線維化・硝子化した部に存在する静脈にみられやすいが，血管内腔が閉塞して，変形した血管と腫瘍細胞が一体となっていることが多く，HE染色のみでは血管の存在を認識することが困難である．乳頭癌の脈管侵襲を同定するための最もよい方法は，Victoria-blue HE染色を行うことである（図3）．

5．濾胞癌

濾胞癌follicular carcinomaにて脈管侵襲を判定する場合は，被膜内および被膜近くの非腫瘍部に存在する血管を観察する[4-7]．腫瘍内部の血管は対象としない（図4）．血管として同定するには，その内壁

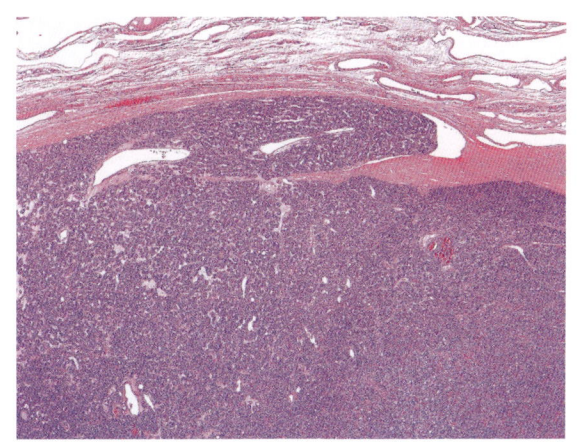

図5│濾胞癌の脈管侵襲
脈管侵襲を示す腫瘍塊が血管内腔にポリープ状に飛び出している．

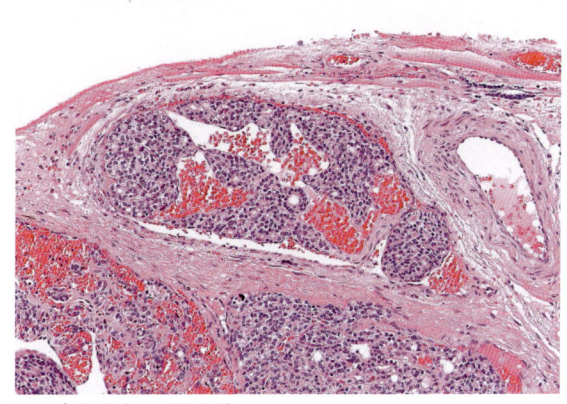

図6│濾胞癌の脈管侵襲
腫瘍細胞胞巣の外縁は内皮細胞で覆われ，一部が血管壁に付着している．

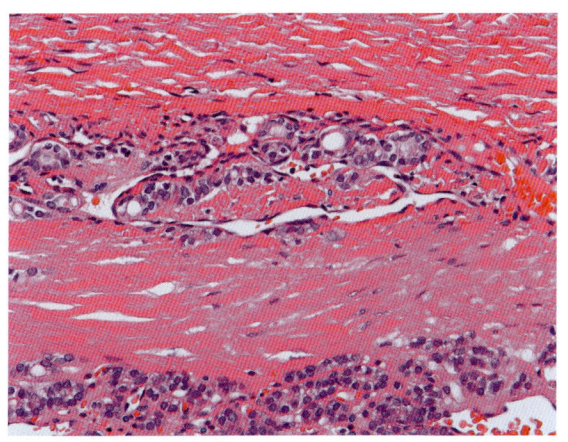

図7│濾胞癌の脈管侵襲
腫瘍塊にフィブリン血栓が付着しており，それを取り囲むように内皮細胞の被覆がみられる．

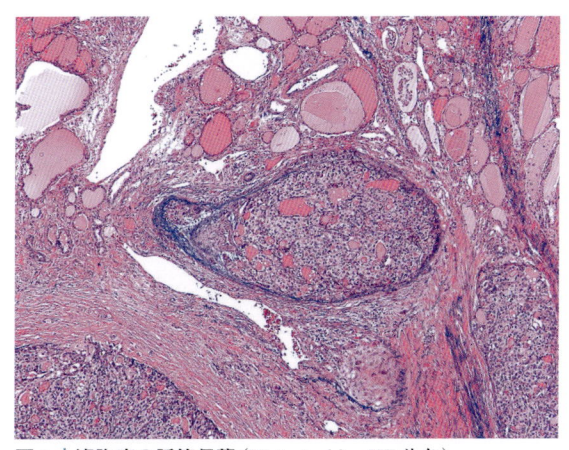

図8│濾胞癌の脈管侵襲（Victoria-blue HE染色）
中型静脈への浸潤では，被膜形成を伴った衛星結節 satellite nodule との区別が困難なため，Victoria-blue HE染色にて血管の同定を行う．

が内皮細胞で覆われていなければならないし，血管内部に存在する腫瘍集塊は血管壁に付着し，ポリープ状に内腔に飛び出しているべきである（図5）．さらに，集塊の辺縁は平滑，あるいは鋳型状で，表面は内皮細胞で覆われている（図6）か，血栓の付着（図7）があるものを脈管侵襲と断定する．腫瘍細胞集塊を直接覆う内皮細胞は扁平で，反応性増生は示さない．また，中型静脈内における脈管侵襲（図8）は，被膜浸潤の一つと考えられている衛星結節 satellite nodule（娘結節 daughter nodule）が被膜で覆われている場合に非常に紛らわしい．このような場合は，Victoria-blue HE染色を行って血管の同定を行う．脈管侵襲部が被膜内腫瘍部と連続している場合に，脈管侵襲か，被膜浸潤か，あるいは両方か，判断が難しいが，腫瘍部の外縁が周囲被膜の外縁より突出していない限り，被膜浸潤とはしない（図9）．我々の経験では，濾胞癌における脈管侵襲の出現率は 15.2％（171例中26例）であった．

被膜内にて毛細血管，腫瘍細胞集塊，リンパ球などが混在している場合（図10），脈管侵襲とは断定せず，追加検索を行う．なお，通常，被膜浸潤がみられない結節にて脈管侵襲をみることは稀である．

6. その他の悪性腫瘍

低分化癌，未分化癌（図11），髄様癌（図12）における脈管侵襲の頻度は，我々の経験では，それぞれ 20.9％（115例中24例），25.0％（16例中4例），3.8％

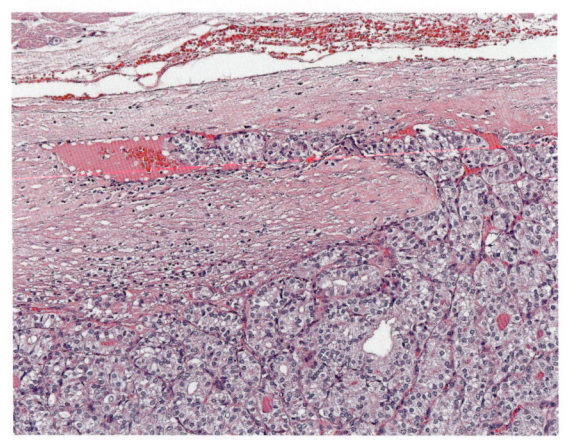

図 9 濾胞癌の脈管侵襲
脈管侵襲部が内部の腫瘍と連続している場合，被膜浸潤のようにみえるが，腫瘍部の外縁が周囲被膜の外縁より突出していない限り，被膜浸潤とはしない．

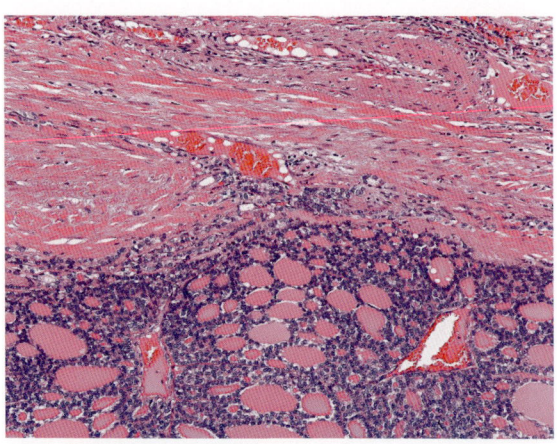

図 10 脈管侵襲を疑う病変
被膜内で，腫瘍細胞，毛細血管，リンパ球が混在している場合は，脈管侵襲とは断定せず，追加検索を行う．

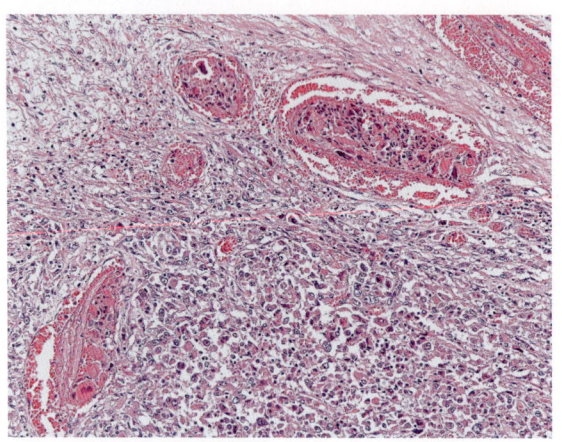

図 11 未分化癌の脈管侵襲
腫瘍細胞は結合性が弱く，変性を伴い，内皮細胞の被覆がないことが多く，アーチファクトによる混入と間違いやすい．

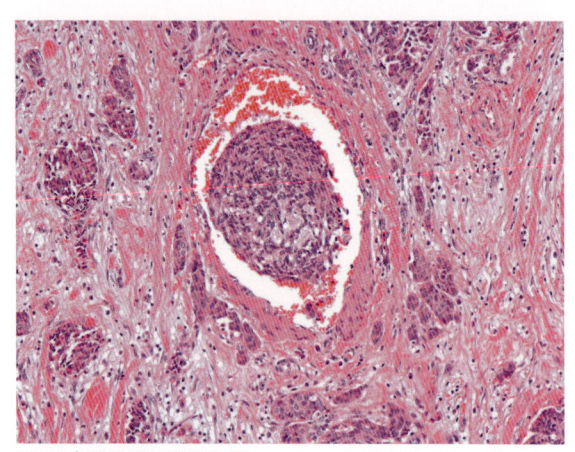

図 12 髄様癌の脈管侵襲
浸潤性の強い髄様癌や MIB-1 labeling index の高い髄様癌にてみられる．

（79例中3例）であった．未分化癌の脈管侵襲は，腫瘍細胞の結合性が弱く，変性を伴いやすく，内皮細胞の被覆がないことが多いため，アーチファクトによる混入と間違いやすい．髄様癌の脈管侵襲は，浸潤性増殖の強い症例，MIB-1 が高い症例にみられやすい．リンパ腫では，びまん性大細胞型リンパ腫にて，稀に脈管侵襲がみられる（**図 13**）．

7．鑑別診断

1）偽脈管侵襲

標本作製過程のコンタミネーションによって，腫瘍細胞が血管内に入り込むことがあり（偽脈管侵襲 vascular pseudo-invasion），真の脈管侵襲との鑑別が必要とされる（**図 14**）[4]．①腫瘍集塊が血管壁に付着していない，②腫瘍集塊の表面に内皮細胞がみられない，③フィブリンが付着していない，④結合性が乏しく，鋳型状でない，⑤集塊内に赤血球やリンパ球が混在している，⑥変性所見を示唆する細胞質の好酸性化がみられる，などの場合は偽脈管侵襲を疑う．

2）リンパ管侵襲

びまん性硬化型乳頭癌では，甲状腺全体にリンパ管侵襲 lymphatic invasion が目立つ（**図 2**）[7]．リンパ管は拡張し，その中に浮いているように腫瘍集塊がみられ，所見的には上記の偽脈管侵襲に類似している．リンパ管侵襲の場合は，管腔壁の付着，内皮細

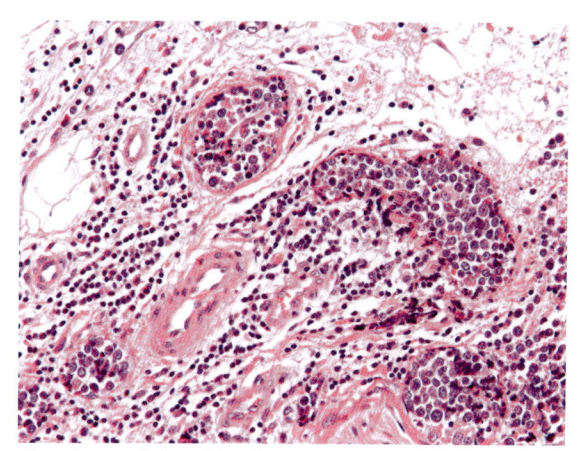

図13 | リンパ腫の脈管侵襲
甲状腺周囲組織への浸潤が目立つびまん性大細胞型リンパ腫でみられやすい．

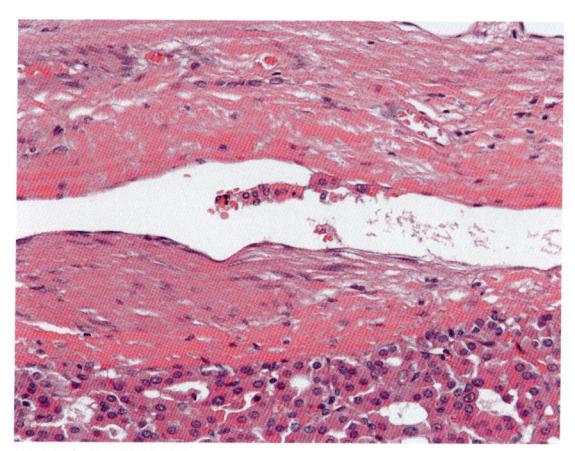

図14 | 偽脈管侵襲
腫瘍細胞は結合性が乏しく，鋳型状でない．また，内皮細胞の被覆がみられない．標本作製過程で入り込んだコンタミネーションと考えられる．

胞の被覆，フィブリンの析出などが通常みられないことに留意する．リンパ管の同定にはD2-40の免疫染色を行う．

3) 脈管侵襲類似病変

標本作製過程で形成された亀裂に腫瘍細胞が入り込み，あたかも脈管侵襲のようにみえることがあるが，亀裂に内皮細胞の被覆がないことで鑑別できる．

乳頭癌ではしばしば囊胞化がみられる．囊胞部を被覆する乳頭癌細胞は扁平化するため，その一部に乳頭状増殖がみられると脈管侵襲に類似した組織像を示すことがある（脈管侵襲類似病変 vascular invasion-like lesion）(**図15**)．内皮細胞のマーカーと乳頭癌細胞のマーカーであるサイトケラチン19（CK19）の免疫染色により容易に判別できる．

（廣川満良）

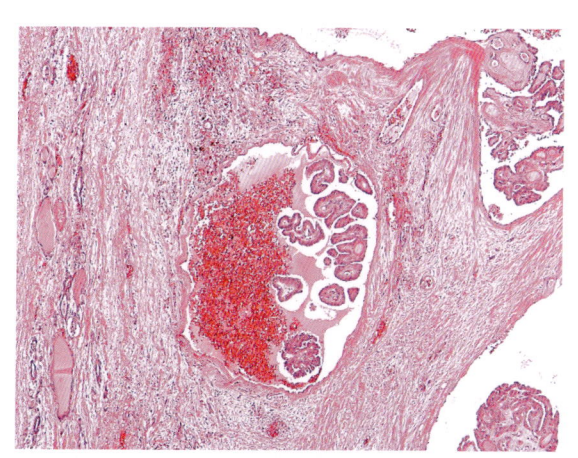

図15 | 乳頭癌にみられる脈管侵襲類似病変
囊胞を形成する部では，囊胞壁を被覆する乳頭癌細胞が扁平になり，あたかも内皮細胞のようにみえることがある．

文献

1) 横澤　保，廣川満良：甲状腺・副甲状腺超音波診断アトラス．ベクトル・コア，2007
2) Fotis T, Konstantinou E, Mariolis-Sapsakos T et al：Solitary internal jugular vein invasion by thyroid carcinoma：resection and reconstruction. J Vasc Nurs 27：46-47, 2009
3) Nishida T, Katayama S, Tsujimoto M：The clinicopathological significance of histologic vascular invasion in differentiated thyroid carcinoma. Am J Surg 183：80-86, 2002
4) Nikiforov YE, Biddinger PW, Thompson LDR (eds)：Diagnostic Pathology and Molecular Genetics of the Thyroid. Lippincott Williams & Wilkins, Philadelphia, 2009, pp132-159
5) DeLellis RA, Lloyd RV, Heitz PU et al (eds)：WHO Classification of Tumours. Pathology & Genetics. Tumours of Endocrine Organs. IARC Press, Lyon, 2004, pp67-72
6) Lin X, Zhu B, Liu Y et al：Follicular thyroid carcinoma invades venous rather than lymphatic vessels. Diagn Pathol 5：8, 2010
7) Fletcher CDM (ed)：Diagnostic Histopathology of Tumors, 3rd ed. Churchill Livingstone, London, 2007, 997-1079
8) Chebib I, Opher E, Richardson ME：Vascular and capsular pseudoinvasion in thyroid neoplasms. Int J Surg Pathol 17：449-451, 2009

IV. 被膜浸潤

1. 定　義

　被膜浸潤 capsular invasion とは，被膜を形成する腫瘍性病変において，被膜を越えて，外部へ向かって増殖・浸潤する像であり，悪性の指標の一つである．

2. 被膜の組織学的所見

　結節性病変と正常甲状腺組織の境界部に形成された膠原線維性結合織が被膜である．被膜の厚さは症例により様々で，石灰化を伴うこともある．濾胞性腫瘍では被膜内に中型の血管がみられることが多い．濾胞性腫瘍の被膜は全周性で，均一に厚く，腺腫様結節（腺腫様甲状腺腫）の被膜は一般的に薄く，しばしば非連続的である．

3. 判定を行う前に

　(1) 被膜浸潤の判定を行う前に，まず大切なことは，結節が腫瘍であるか，腫瘍でないかを判断することである．被膜浸潤に相当すると思われる組織所見があっても，その結節が腺腫様甲状腺腫や腺腫様結節であれば悪性を意味する被膜浸潤と判断してはいけない．
　(2) 被膜形成がみられる甲状腺腫瘍として，濾胞性腫瘍，乳頭癌（被包型乳頭癌，濾胞型乳頭癌，篩型乳頭癌，微小癌），髄様癌などがある．これらの中で，被膜浸潤が良悪性の判定に重要なのは濾胞性腫瘍である．濾胞性腫瘍の診断の良性・悪性の区別は細胞の異型度によってなされるものでなく，腫瘍細胞の被膜浸潤，脈管侵襲あるいは甲状腺外への転移の，いずれか少なくとも一つが組織学的に確認されることが濾胞癌の診断基準である[1]．
　(3) 被膜浸潤の判断はしばしば困難であるため，肉眼的に被膜形成がみられる単発性腫瘤では，標本作製時から注意を払う．検索には以下のように甲状腺癌取扱い規約 第6版に従って切開・標本作製を行う[1]．まず，最大割面を出すように割を入れ，厚さ3〜5mm 間隔に放射状にスライスする（図1）．診断に重要なのは被膜部分であり，被膜部分が等間隔になるように切り出し，組織標本を作製する[2,3]．

4. 判定基準

　被膜の評価では，①被膜浸潤がある，②被膜浸潤が疑わしい，③被膜浸潤ではない，の3つに区分する．
① 被膜浸潤がある：被膜が途切れ，腫瘍胞巣が完全に本来の被膜の外縁から突出している場合（図2-I，図3〜6）は明らかな被膜浸潤である．腫瘍胞巣が被膜本来の外縁よりも突出しているが，その外側に被膜様の薄い線維性結合織が連続性にみられる場合も被膜浸潤ありとされる．これは浸潤胞巣に対して反応性に線維性結合織が再形成された，あるいは被膜浸潤を示すもかろうじて被膜の連続性が保たれている段階の像であると解釈されている．
② 被膜浸潤が疑わしい：被膜に対して垂直方向に長い腫瘍胞巣を形成している，または茸状に増

IV. 被膜浸潤　149

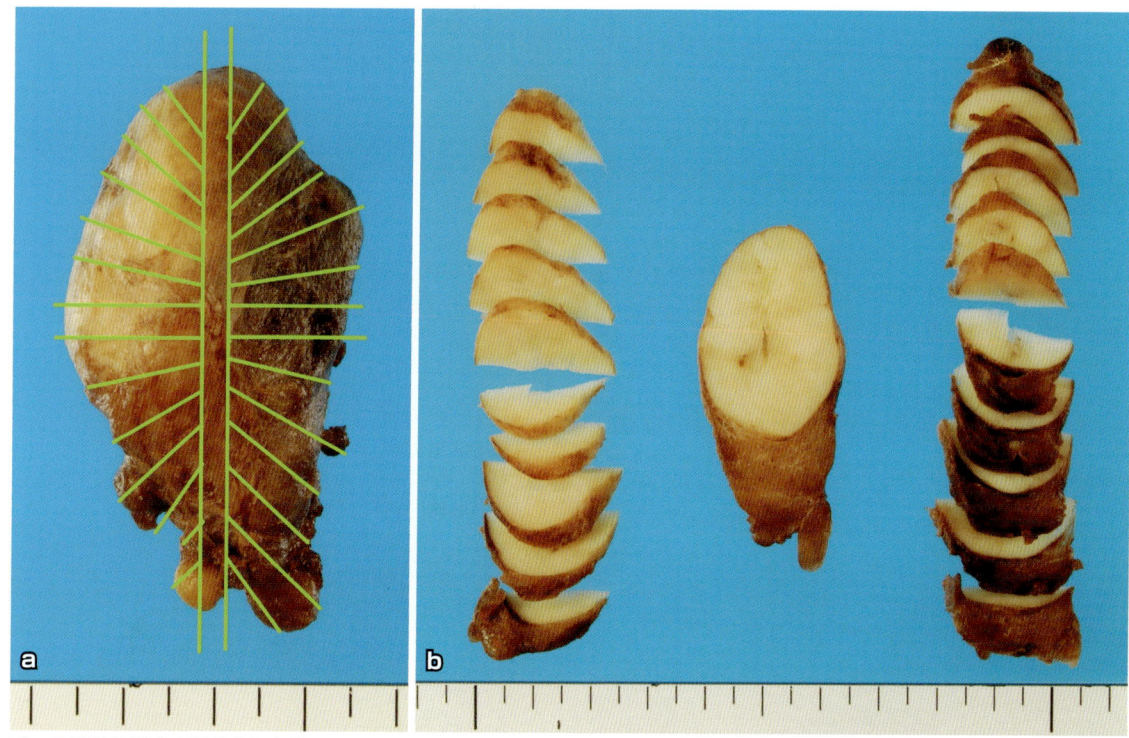

図1 | 濾胞性腫瘍の切り出し方法

図2 | 被膜浸潤の評価

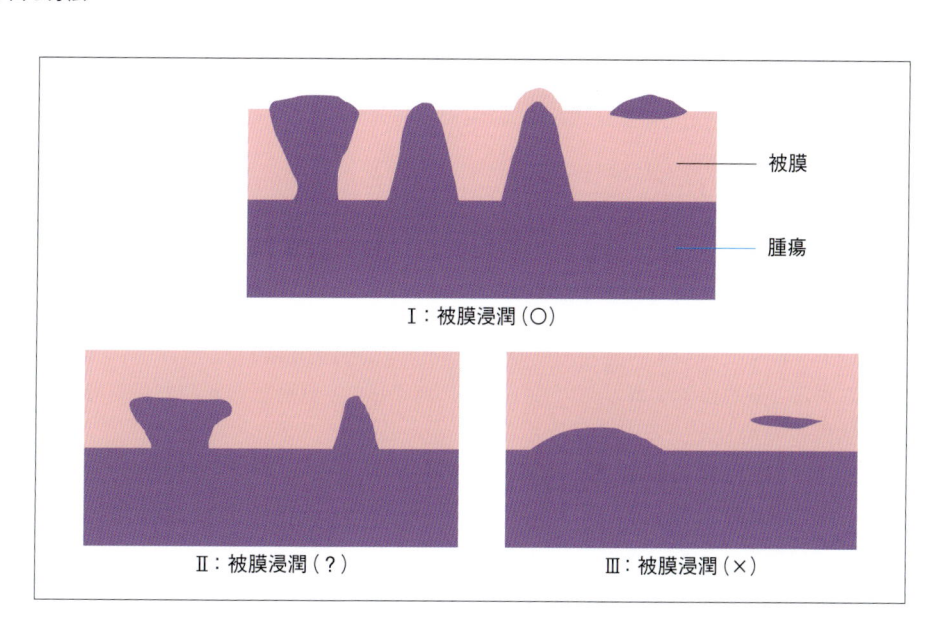

Ⅰ：被膜浸潤（○）
Ⅱ：被膜浸潤（？）
Ⅲ：被膜浸潤（×）
被膜
腫瘍

殖しているが，被膜内にとどまっているとき（図2-Ⅱ，図7，8）は，被膜浸潤が疑わしい（不完全被膜浸潤）と評価する[4-6]．

③ 被膜浸潤ではない：被膜に対して水平方向に長い腫瘍胞巣を形成している場合（図2-Ⅲ，図9，10）は，被膜浸潤ではないと判断する．腫瘍細胞が被膜形成時に取り残されたか，埋没したと考えられている．

5. 鑑別診断

1）腺腫様結節の被膜浸潤様所見

腺腫様結節にみられる被膜は一般的に厚さが不均一で，途切れたり，二重になったりする部がしばし

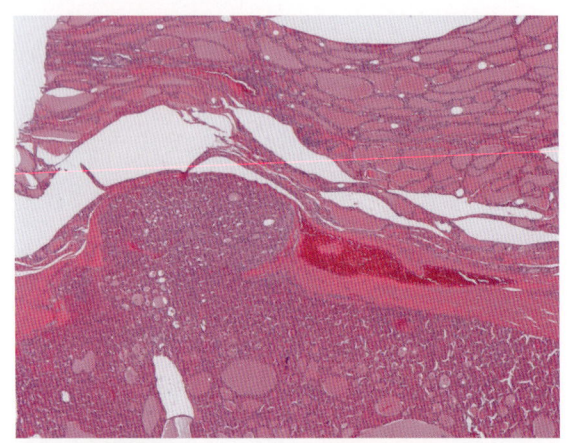

図3｜被膜浸潤像
腫瘍細胞が本来の厚さの被膜を突破している．茸状の増殖がみられる．

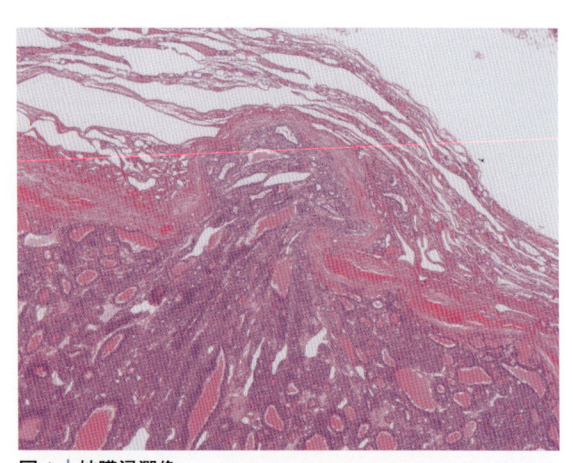

図4｜被膜浸潤像
腫瘍細胞が本来の厚さの被膜を突破しているが，その外側に線維性結合織の形成がみられる．

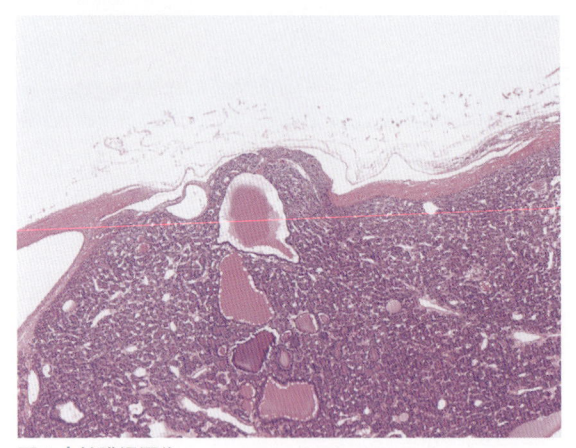

図5｜被膜浸潤像
腫瘍細胞が本来の厚さの被膜を突破している．

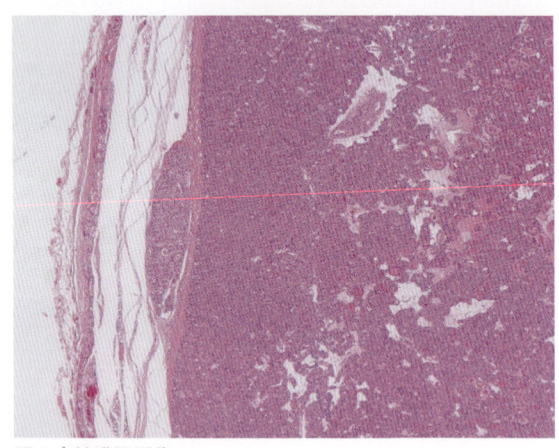

図6｜被膜浸潤像
薄い被膜の外側に小結節性に腫瘍細胞の増殖がみられる．

ばみられる．被膜が途切れた部では，外部に向かって圧排性に増殖しているようにみえることがある．あるいは，被膜内部に細胞が取り残され，あたかも浸潤しているようにみえることもある．しかし，被膜浸潤の判定はあくまでも腫瘍性病変にて行うものであり，被膜浸潤像があるから悪性腫瘍であるとは必ずしもならないことに留意しておくべきである．腺腫様結節か濾胞性腫瘍かは内部の濾胞構造が均一な大きさかどうか，均一な細胞で構成されているかどうかで判断する．均一な濾胞構造を示す，あるいは構成細胞が均一なら濾胞性腫瘍，大小様々な濾胞構造からなる場合や濾胞上皮が様々な形態を示すなら腺腫様結節と診断する．ただし，上記の判定基準で明らかな被膜浸潤の所見が存在するなら，結節内部が腺腫様結節を示唆したとしても，微小浸潤型濾

胞癌と考えた方が妥当である．

2）穿刺吸引による偽被膜浸潤

術前に穿刺吸引細胞診が行われた際，検査にて穿刺針で開いた被膜の穴に腫瘍細胞が入り込み，被膜浸潤様にみえることがあり（偽被膜浸潤 pseudo-capsular invasion），真の被膜浸潤との鑑別が重要である．被膜内外の周囲組織に出血，炎症細胞浸潤，フィブリンの析出，ヘモジデリン沈着などの所見があれば偽被膜浸潤を示唆する．

6．鑑別困難例への対応

被膜浸潤が疑わしい（不完全被膜浸潤）と判断した場合，再薄切で標本を複数作製し，再検討すべきで

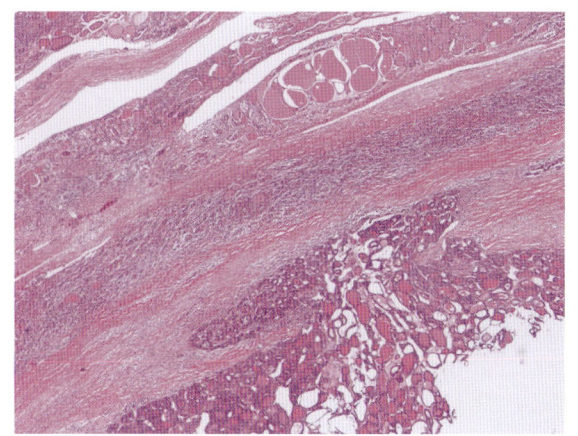

図7｜被膜浸潤が疑わしい像
茸状の増殖がみられるが，被膜途中で止まっている．

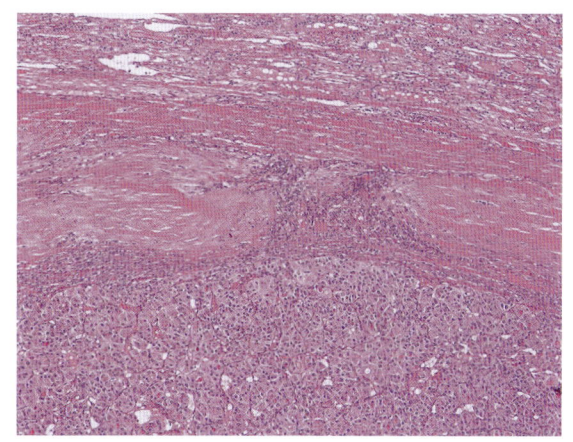

図8｜被膜浸潤が疑わしい像
腫瘍細胞が被膜に対して鋭角に増殖しているが，被膜途中で止まっている．

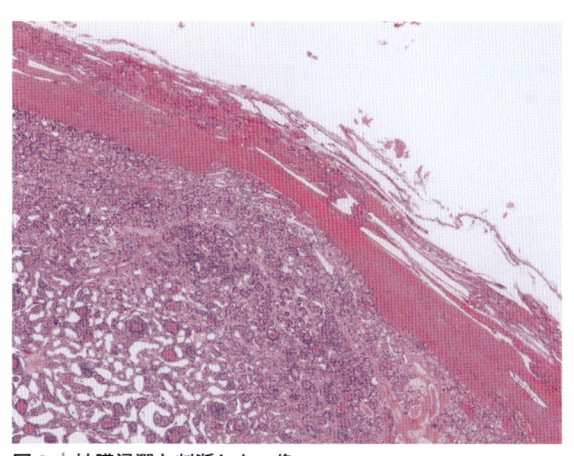

図9｜被膜浸潤と判断しない像
腫瘍細胞が被膜に対して圧排しているように増殖する．

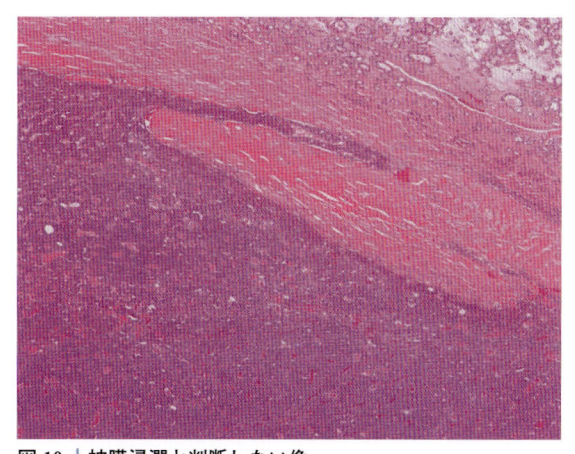

図10｜被膜浸潤と判断しない像
被膜内に腫瘍細胞が取り残されているようにみえる．

ある．再検討で被膜浸潤が確認できたら，微小浸潤型濾胞癌とするが，再検討によっても，確実な被膜浸潤が確認できなかった場合は，濾胞腺腫と単純に診断するよりは，近年提唱された follicular tumors of uncertain malignant potential (FT-UMP) の疾患名を用い[5-7]，臨床医の注意を喚起すべきである．

（隈　晴二，廣川満良）

文　献

1) 甲状腺外科研究会（編）：甲状腺癌取扱い規約，第6版．金原出版，2005，pp17-19
2) 唐衛華，森一郎，中村靖司他：内分泌臓器の早期癌・境界病変（甲状腺）．早期癌・境界病変．病理と臨床 19（臨増）：174-180, 2001
3) 廣川満良，前川観世子，森田新一：甲状腺・副甲状腺．外科病理マニュアル．病理と臨床 26（臨増）：232-237, 2008
4) Chan JKC：Follicular neoplasms：Tumors of the thyroid and parathyroid glands. in Fletcher CDM (ed)："Diagnostic Histopathology of Tumors, 3rd ed, volume 2". Churchill Livingstone, Elsevier, 2007, pp1015-1029
5) Rosai J：Handling of thyroid follicular patterned lesions. Endocr Pathol 16：279-284, 2005
6) Fonsera E, Soares P, Cardoso-Oliveira M et al：Diagnostic criteria in well-differentiated thyroid carcinomas. Endocr Pathol 17：109-118, 2006
7) Sobrinho Simoes M, Asa SL, Kroll TG et al：Follicular carcinoma, Tumours of the thyroid and parathyroid. in DeLellis RA, Lloyd RV, Heitz PU et al (eds)："WHO Classification of Tumours. Pathology & Genetics. Tumours of Endocrine Organs". IARC Press, Lyon, 2004, pp67-72

V. 被膜形成を伴う病変

被膜形成を伴う代表的な甲状腺腫瘍は濾胞腺腫 follicular adenoma と濾胞癌 follicular carcinoma であるが，それ以外の甲状腺腫瘍性疾患および腫瘍様病変でも被膜形成を伴うことがある．

1. 濾胞腺腫および濾胞癌

濾胞腺腫は濾胞上皮由来の良性腫瘍で，線維性被膜により被包され，腫瘍細胞はほぼ均一な大きさおよび形を呈し，主として濾胞状増殖を示すと定義されている[1]．濾胞腺腫の被膜は全周にわたって存在し，その厚さは症例により様々であるが厚いことが多い（図1, 2）．微小浸潤（被包）型濾胞癌も全周性の線維性被膜を有しており，濾胞腺腫より厚い傾向がある．一方，広汎浸潤型濾胞癌では全周性の線維性被膜が不明瞭な症例も存在する．

2. 腺腫様甲状腺腫

腺腫様甲状腺腫 adenomatous goiter は甲状腺が非腫瘍性・結節性増殖により腫大する多発性病変である．通常は結節周囲に被膜形成を伴うことはないが，被膜形成のみられることがあり，また結節が少数（腺腫様結節）で被膜を認める場合は濾胞性腫瘍との鑑別が問題となる．腺腫様甲状腺腫にみられる被膜は不完全でかつ厚さが不均一であることが多い（図3, 4）．

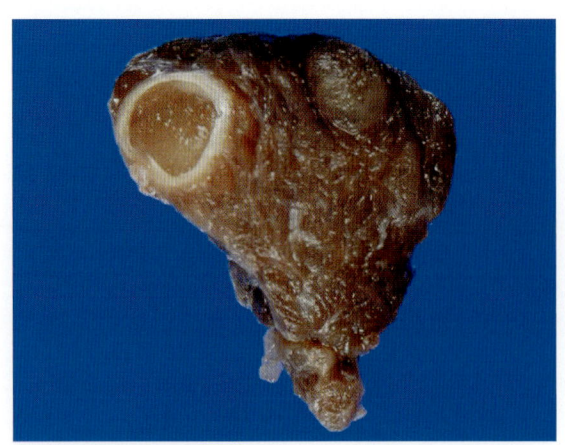

図1 | 濾胞腺腫の肉眼所見
全周性に均一な厚い被膜で覆われた結節がみられる．

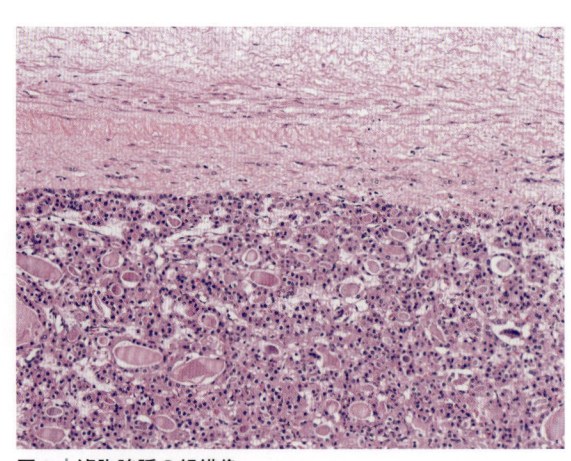

図2 | 濾胞腺腫の組織像
組織学的にも厚い線維性被膜で囲まれている．腫瘍は比較的均一な濾胞の増生からなっている．

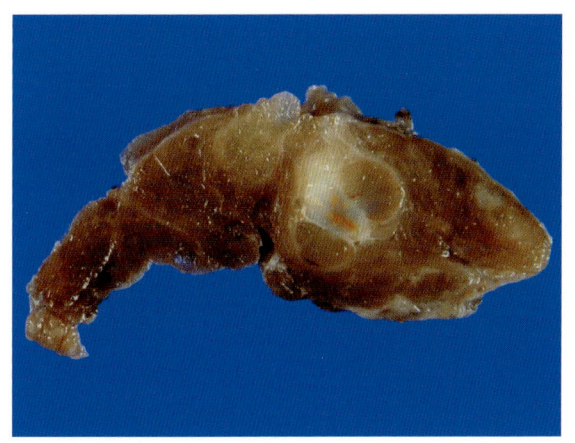

図3 | 腺腫様甲状腺腫の肉眼所見
結節が散見され，その一部は厚さが不均一な被膜で部分的に囲まれている．

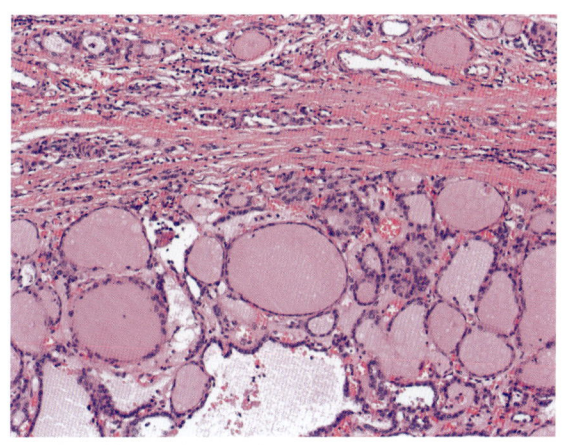

図4 | 腺腫様甲状腺腫の組織像
結節内の濾胞は拡張しているが，上方の背景甲状腺との組織学的相違は目立たない．両者間には薄い線維性被膜が認められる．

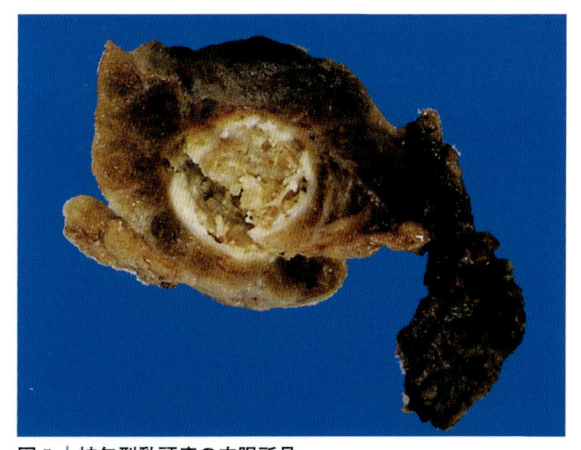

図5 | 被包型乳頭癌の肉眼所見
比較的均一な厚い被膜で覆われた結節がみられるが，結節内には乳頭状構造が認められる．

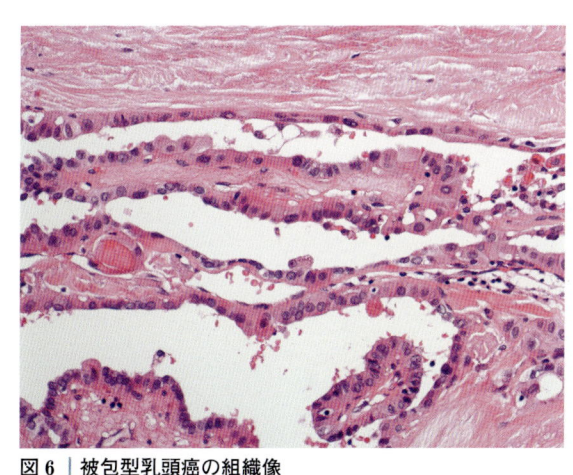

図6 | 被包型乳頭癌の組織像
上方に線維性被膜がみられる以外は，通常の乳頭癌と同様の組織学的所見である．

3. 被包型乳頭癌

乳頭癌は通常浸潤性発育を示し，線維性被膜を有さないことが多いが，全周性に線維性被膜で囲まれた特殊型が存在し，被包型乳頭癌 papillary carcinoma, encapsulated type と呼ばれている[1]．この特殊型は乳頭癌の10％程度を占めるとされている[2]が，乳頭状構造を示すものと濾胞構造のみからなるものとがあり，後者は被包性濾胞型乳頭癌 encapsulated follicular variant of papillary carcinoma と呼ばれる[3]．前者（図5, 6）は通常の乳頭癌と同様の組織学的所見を呈するため，診断に難渋することはないが，後者は濾胞腺腫や腺腫様結節との鑑別がしばしば問題となり，免疫組織化学的検討が必要なことがある（図7, 8）[4]．核に乳頭癌の特徴があるかどうかがHE標本での鑑別のポイントである．

4. 低分化癌と未分化癌

低分化癌も通常浸潤性発育を示すが，被膜を有する例も稀に経験される（図9）[6]．その場合は索状・充実性あるいは島状構造を腫瘍内に確認すること（図10）と，悪性としての組織学的根拠（周囲組織への浸潤性発育や脈管侵襲など）が必要である．

未分化癌は通常先行病変の未分化転化によって起こるため，先行病変が残存している症例ではその部

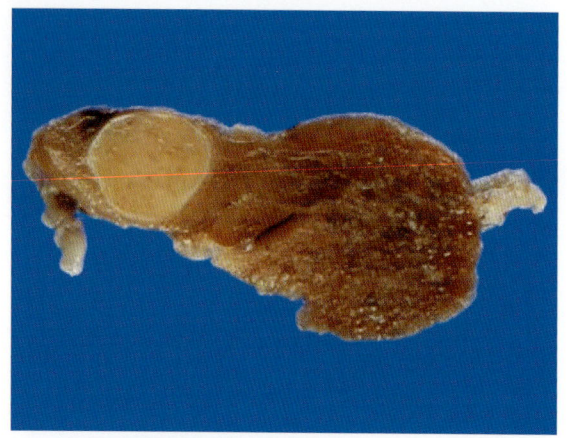

図7 | 被包性濾胞型乳頭癌の肉眼所見
全周性に薄い被膜で覆われた結節がみられるが，内部は充実性で均一である．

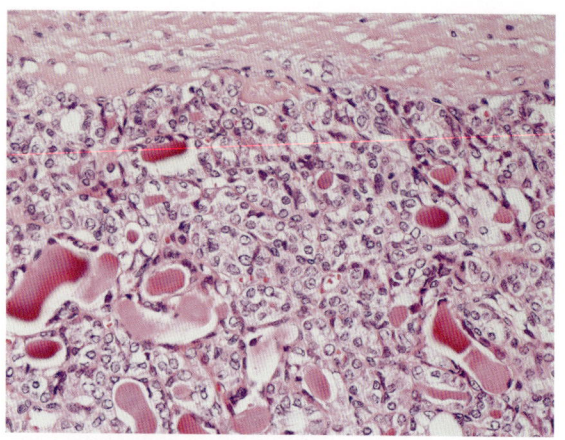

図8 | 被包性濾胞型乳頭癌の組織像
上方に線維性被膜がみられ，腫瘍は濾胞構造のみからなっているが，腫瘍細胞核には乳頭癌の特徴がみられる．

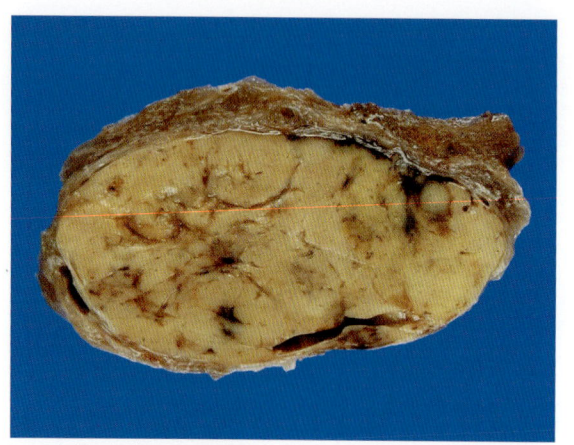

図9 | 低分化癌の肉眼所見
浸潤性発育は明らかでなく，部分的に被膜形成を伴っている．

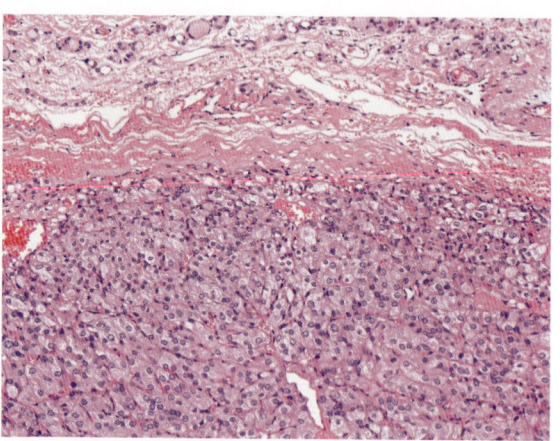

図10 | 低分化癌の組織像
線維性被膜を有しており，腫瘍は索状構造からなっている．

位に被膜形成がみられることがある．最近被包化された未分化癌が報告された[5]が，例外的症例と思われる．

5. 髄様癌

髄様癌 medullary carcinoma は周囲との境界が比較的明瞭な腫瘍であるが，被膜形成がないのが通常である[6]．しかしながら被包化された髄様癌の報告[7,8]があり，我々も被包型髄様癌を経験している（図11, 12）．したがって，髄様癌も被膜形成を伴う病変の鑑別診断の一つとして挙げる必要がある．

6. その他の腫瘍（硝子化索状腫瘍）

その他の腫瘍で被膜形成を伴う病変の代表的疾患は硝子化索状腫瘍 hyalinizing trabecular tumor である．硝子化索状腫瘍でみられる被膜は全周性で薄いことが多い（図13, 14）[6]．

甲状腺の代表的な腫瘍および腫瘍様病変では，程度の差はあるものの多くの症例で被膜形成を伴う可能性があることを常に念頭に置くべきである．それゆえ被膜の性状に加え，結節内はもちろんのこと，結節外の組織もよく観察して鑑別診断を進めることが極めて重要である．

（今村好章）

V. 被膜形成を伴う病変　155

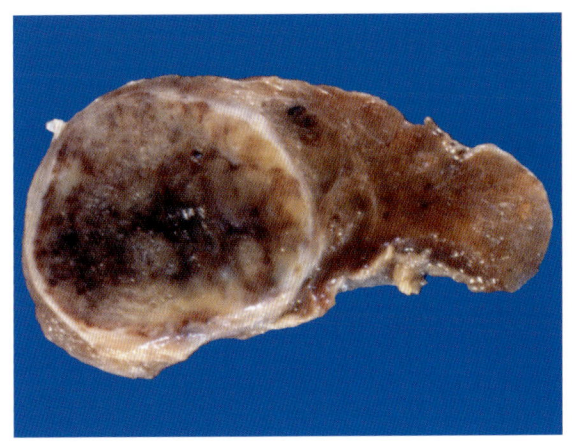

図11 | 髄様癌の肉眼所見
全周性に厚さがやや不均一な被膜形成がみられる．

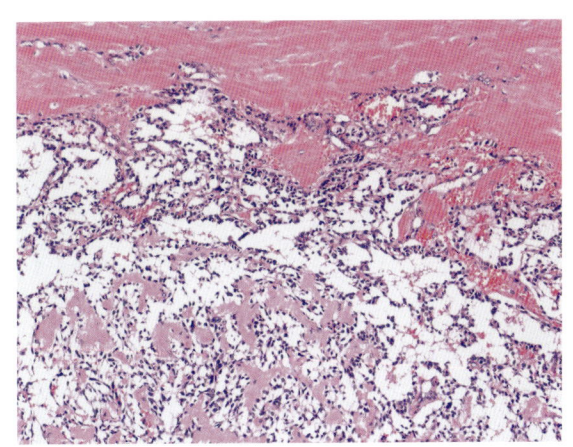

図12 | 髄様癌の組織像
好酸性の厚い線維性被膜を上方に認める．腫瘍内には弱好酸性のアミロイド沈着がみられる．

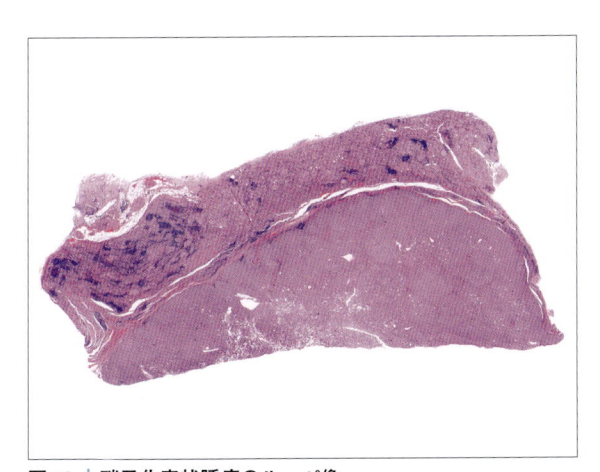

図13 | 硝子化索状腫瘍のルーペ像
薄い線維性被膜で囲まれた結節を下方に認める．

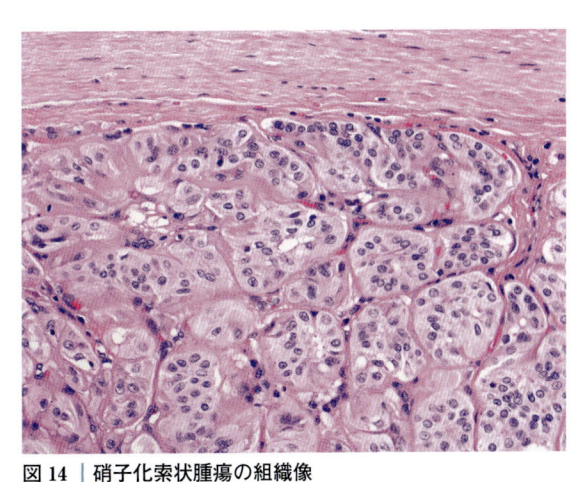

図14 | 硝子化索状腫瘍の組織像
上方に線維性被膜，腫瘍内には硝子様間質がみられる．腫瘍細胞は索状構造を示す．

文献

1) 甲状腺外科研究会(編)：甲状腺癌取扱い規約，第6版．金原出版，2005
2) Evans HL：Encapsulated papillary neoplasms of the thyroid. A study of 14 cases followed for a minimum of 10 years. Am J Surg Pathol 11：592-597, 1987
3) Baloch ZW, Livolsi VA：Encapsulated follicular variant of papillary carcinoma with bone metastases. Mod Pathol 13：861-865, 2000
4) 今村好章：甲状腺濾胞性病変の診断．病理と臨床 27：442-447, 2009
5) Rapkiewicz A, Roses D, Goldenberg A et al：Encapsulated anaplastic thyroid carcinoma transformed from follicular carcinoma. Acta Cytol 53：332-336, 2009
6) DeLellis RA, Lloyd RV, Heitz PU et al (eds)：World Health Organization Classification of Tumours. Pathology & Genetics. Tumours of Endocrine Organs. IARC Press, Lyon, 2004
7) Huss LJ, Mendelsohn G：Medullary carcinoma of the thyroid gland：an encapsulated variant resembling the hyalinizing trabecular (paraganglioma-like) adenoma of thyroid. Mod Pathol 3：581-585, 1990
8) Driman D, Murray D, Kovacs K et al：Encapsulated medullary carcinoma of the thyroid. A morphologic study including immunohistochemistry, electron microscopy, flow cytometry, and in situ hybridization. Am J Surg Pathol 15：1089-1095, 1991

VI. 明細胞の評価

はじめに

HE染色された組織標本を検鏡したときに，淡明〜明清な胞体をもつ細胞を明細胞 clear cell と呼ぶ．したがって，明細胞には種々の細胞が含まれる．脂肪細胞は，明細胞の一例である．

本章では，明細胞を含む腫瘍を明細胞性腫瘍として論を進める．

1. 明細胞性変化

明細胞性変化を起こす機構には細胞内小器官の異常と細胞質内への物質の異常蓄積がある．細胞内小器官の異常としてミトコンドリア mitochondria や粗面小胞体 rough endoplasmic reticulum (RER) の内腔の風船化（内腔の拡大はあるが，そこに物質の蓄積は認められない状態），細胞内小器官の減少，さらに細胞内小器官由来，あるいは，標本作製時の artifact とも考えられる空胞の形成がある．細胞質空間あるいは細胞内小器官に異常に蓄積される物質として thyroglobulin (TG)，lipid, mucin 等がある．TG の蓄積以外は，他の臓器でも起こりうるので，明細胞性変化はどの臓器でも起こりうる．

2. 甲状腺に出現する明細胞腫瘍の由来

明細胞がその大部分を占める甲状腺腫瘍は，その組織像の類似性から parastruma と呼ばれて副甲状腺原発と考えられていたが，1957年に Chesky らは甲状腺原発であると主張した[1]．現在では，甲状腺の明細胞腫瘍は甲状腺原発の腫瘍，甲状腺へ転移あるいは浸潤してきた他臓器原発の悪性腫瘍，甲状腺に内在する，あるいは近傍に存在する非甲状腺組織から発生する明細胞性腫瘍の3種類に大別される．これらの鑑別には免疫染色が有用である（**表1**）．

免疫染色では甲状腺濾胞上皮由来の腫瘍は明細胞化を起こしても通常は TG 染色が陽性である．しかし，明細胞化が著明になればなるほど TG は染め出されにくくなる[2]．明細胞からなる濾胞癌では，通常は TG 陰性であり[3]，脂質に富む濾胞癌では non-clear cell は TG 陽性であるが clear cell の多くは TG 陰性である[4]．mucoepidermoid carcinoma では TG 陰性と陽性の報告がある．TG 陰性の明細胞腫瘍では thyroid transcription factor-1 (TTF-1) 陽性や thyroid peroxidase (TPO) 抗体陽性が甲状腺濾胞上皮性腫瘍の根拠となる．TTF-1 については第2部 I-8「転移性腫瘍」を参照していただくことにして，ここでは TPO について述べる．

TPO は膜結合性の酵素で甲状腺ホルモンの産生に不可欠である．電子顕微鏡による観察では TPO の活性は主に RER 等の内腔に認められる[5]．したがって TPO は RER 等の内腔に膜と結合した形で存在している．

甲状腺濾胞上皮由来の明細胞性腫瘍で TG 陰性になる機構の一つとして押し出し効果がある[4]．腫大した細胞内小器官や蓄積した各種物質のために，細胞質の空間が狭くなり，そのために TG が細胞内から，いわば，押し出されてしまう．TG と TPO を比較すると TG が細胞外へ分泌される蛋白であるのに対し，TPO は RER 等の内膜に結合して存在する

表1 | 甲状腺に発生する主な明細胞性腫瘍とその鑑別

甲状腺髄様癌	Calcitonin＋，TTF-1＋
甲状腺濾胞上皮性腫瘍	TG＋，TPO＋，TTF-1＋
副甲状腺腫瘍	Chromogranin A＋，Parathyroid hormone＋
転移性腎癌	CD10＋，RCC Ma＋，Pax-2＋

陽性例のみを示した．略語の意味は本文参照．

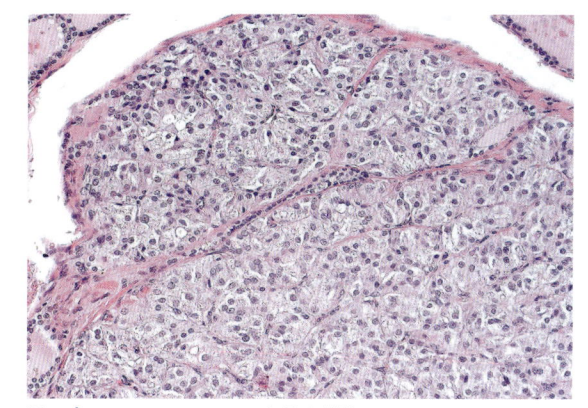

図1 | clear cell change を示す結節

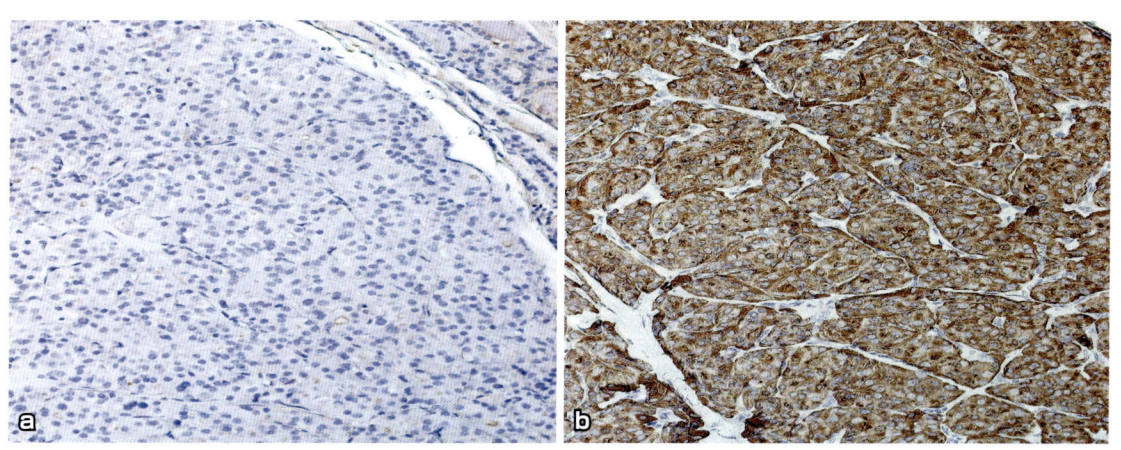

図2 | clear cell change を示す結節の免疫染色
a：TG染色，b：TPO免疫染色．濾胞上皮性腫瘍の証明にTGよりもTPOが有用であった症例である．

非分泌蛋白であるために，上記の押し出しの影響を受けにくいのである．図1，2にTG陰性であるがTPO陽性の例を示す．

3. 甲状腺原発の明細胞性腫瘍

1985年にCarcangiuらが，明細胞性甲状腺腫瘍を38例集め，通常の病理診断（濾胞癌や乳頭癌など）で明細胞性甲状腺腫瘍を分類すると，明細胞性甲状腺腫瘍には，色々な腫瘍が含まれており，明細胞も一種類ではなく，さらに通常の病理診断のもとでは，明細胞の有無は，その予後に影響を与えないことから明細胞性甲状腺腫瘍は，独立した疾患単位ではないと述べた[6]．現在では明細胞性甲状腺腫瘍という診断名はなく，2004年のWHOの分類には乳頭癌，濾胞癌，濾胞腺腫の特殊型variantとしてclear cell tumorが取り上げられている[7]．2005年の甲状腺癌取扱い規約も前述のWHOと同様であるが乳頭癌の特殊型としてのclear cell variantの記載はない．なお上述の甲状腺癌取扱い規約では，濾胞腺腫あるいは濾胞癌の診断基準を満たす腫瘍の中で，淡明細胞質を有する腫瘍細胞が腫瘍の全部ないしは大部分を占めているものを，それぞれ，濾胞腺腫と濾胞癌のclear cell variantと定義している[8]．

甲状腺腫瘍の中で，高頻度に明細胞性変化を起こす疾患は好酸性腫瘍である．好酸性腫瘍で，50％以上の明細胞性変化がみられた例は5％（10/200）であった．一方，乳頭癌では1.7％（7/400）であった[6]．

また濾胞癌で明細胞性と診断されたものは0.14％である[9]．好酸性腫瘍ではミトコンドリアの風船化が明細胞性変化の原因とされている[10]．

甲状腺原発の稀な明細胞性腫瘍としてsignet-ring

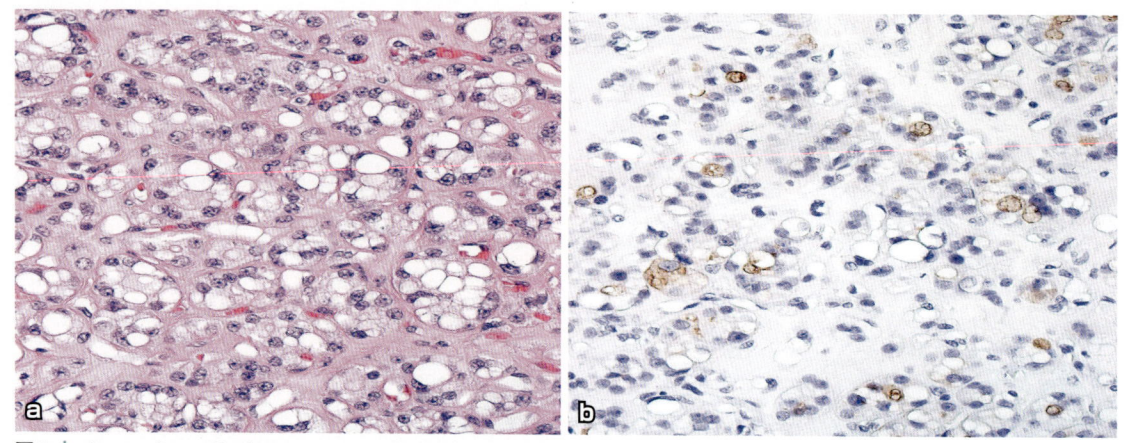

図3 | signet-ring cell adenoma
a：HE 染色．b：TG 免疫染色．本例は TG 陽性であるので甲状腺濾胞性腫瘍と診断できた．良悪性の判定は通常の濾胞性腫瘍と同様である．

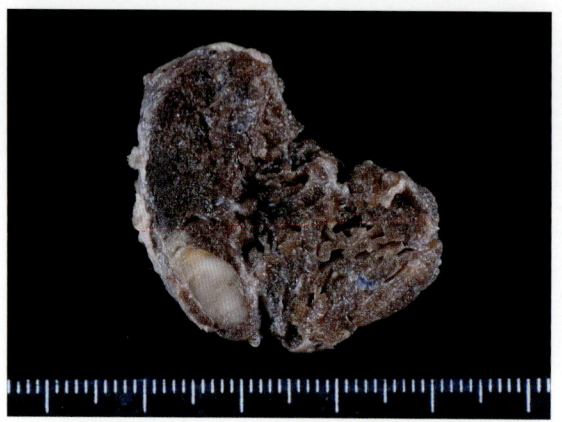

図4 | 甲状腺内に発生した副甲状腺腺腫 parathyroid adenoma の肉眼所見

cell adenoma がある．この腫瘍は腫瘍細胞が淡明でかつ signet-ring 状の胞体を有するものであり，核も辺縁に圧排されている．この変化は TG の胞体内蓄積による[11]．図3に signet-ring cell adenoma の自験例を示す．この腫瘍で TG が蓄積する機構として濾胞形成の停止が考えられている[12]．つまり濾胞腔内に蓄積されるべき TG が，濾胞腔がないために，胞体内に蓄積されるという考えである．signet-ring cell adenoma では，TG だけではなく mucin 陽性例もある[13,14]．この mucin に関しては腫瘍細胞が TG と mucin を別々に産生しているという考えと[13]，TG が変化したものとする考えがある[15]．

4．甲状腺原発の明細胞性腫瘍と鑑別すべき疾患

甲状腺へ転移する明細胞性の腫瘍として腎癌がよく知られている．腎癌以外にも amelanotic melanoma や，他臓器原発の明細胞癌の転移もある．転移性癌については第2部 I-8「転移性腫瘍」を参照していただきたい．

甲状腺に内在する，あるいは甲状腺近傍に存在する非甲状腺組織には副甲状腺，胸腺，唾液腺組織がある．これらの組織から発生する明細胞性腫瘍も，その局在部位によっては甲状腺原発の明細胞性腫瘍との鑑別を要する場合がある．図4,5に甲状腺内副甲状腺腺腫を示す．この腫瘍は HE 染色で明細胞腫瘍であり免疫染色では TG，TPO ともに陰性であり chromogranin A 陽性であった．

（山下裕人）

文　献

1) Chesky VE, Hellwig CA, Barbosa E：Clear cell tumors of the thyroid. Surgery 42：282-289, 1957
2) Civantos F, Albores-Saavedra J, Nadji M et al：Clear cell variant of thyroid carcinoma. Am J Surg Pathol 8：187-192, 1984
3) Harach HR, Fransilla KO：Thyroglobulin immunostaining in follicular thyroid carcinoma：Relationship to the degree of differentiation and cell type. Histopathology 13：43-54, 1988
4) Yang GCH, Yao JL, Feiner HD et al：Lipid-rich follicular carcinoma of the thyroid in a patient with McCune-Albright syndrome. Mod Pathol 12：969-973, 1999
5) Yamashita H, Noguchi S, Murakami N et al：Ultrastructural localization of endogenous peroxidase in the human thyroid gland under normal and hyperfunctioning condi-

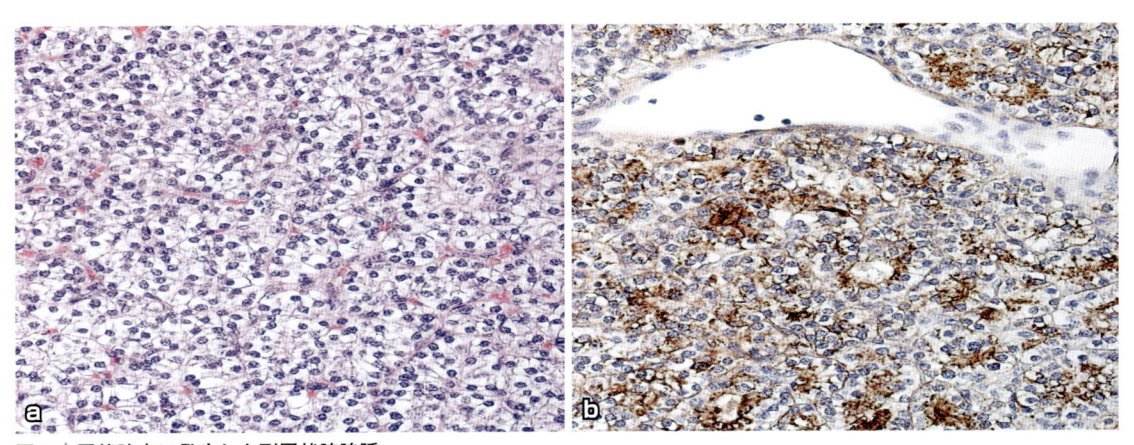

図5 甲状腺内に発生した副甲状腺腺腫
a：HE 染色．b：chromogranin A 免疫染色．免疫染色では，TG 陰性，TPO 陰性，CT 陰性であり chromogranin A が陽性であった．

tions. Acta Pathol Jpn 34：553-561, 1984
6) Carcangiu, ML, Sibley RK, Rosai J：Clear cell change in primary thyroid tumors. A study of 38 cases. Am J Surg Pathol 9：705-722, 1985
7) DeLellis RA, Lloid RV, Heitz PU et al (eds)：World Health Organization Classification of Tumours. Pathology & Genetics. Tumours of Endocrine Organs, IARC Press, Lyon, 2004, p61
8) 甲状腺外科研究会（編）：甲状腺癌取扱い規約，第6版．金原出版，2005，p21，p24
9) Koike A, Naruse T, Kanemitsu T et al：Clear cell carcinoma of the thyroid. A case report. Jpn J of Surg 19：237-240, 1989
10) Dickersin GR, Vickery AL, Smith SB：Papillary carcinoma of the thyroid, oxyphilic cell type, "clear cell" variant. A light- and electron-microscopic study. Am J Surg Pathol 4：501-509, 1980
11) Mendelsohn G：Signet-cell-simulating microfollicular adenoma of the thyroid. Am J Surg Pathol 8：705-708, 1984
12) Schroder S, Bocker W：Signet-ring-cell thyroid tumors. Follicle cell tumors with arrest of folliculogenesis. Am J Surg Pathol 9：619-629, 1985
13) Rigaud C, Peltier F, Bogomoletz WV：Mucin producing microfollicular adenoma of the thyroid. J Clin Pathol 38：277-280, 1985
14) Yoshida J, Tanimura A, Tanimura A et al：Signet ring cell adenoma of the thyroid with mucin predominance. Thyroid 9：401-404, 1999
15) Gherardi G：Signet ring cell 'mucinous' thyroid adenoma：a follicle cell tumour with abnormal accumulation of thyroglobulin and a peculiar histochemical profile. Histopathology 11：317-326, 1987

VII. 囊胞の評価

　甲状腺に生じる囊胞性疾患には，幾つかの腫瘍性および非腫瘍性疾患が知られている．ここでは日常遭遇する機会のあると思われる4疾患を取り上げる．

1. 腺腫様甲状腺腫

　腺腫様甲状腺腫 adenomatous goiter は，肉眼的に多発結節を形成し，しばしばコロイドや血液を容れた囊胞を形成する（図1）．結節の大部分が囊胞で占められている例もみられる．囊胞形成は変性所見と考えられ，囊胞周囲には他の二次的な変性像，すなわち出血，壊死，炎症細胞浸潤，硝子化，石灰化，コレステリン沈着などが観察されることが多い．囊胞内面は濾胞上皮で裏打ちされる（図2）が，線維化を伴うようなものでは扁平上皮化生も認められる（図3）．囊胞腔に向かい，濾胞上皮の乳頭状の増殖をみる場合がある．こうした時は核の形態で乳頭癌と鑑別する必要がある．穿刺吸引細胞診では，コロイドや出血背景にマクロファージが観察される．シート状の上皮集塊をつくるが，上皮は得られないことも多い．

2. 乳頭癌

　乳頭癌 papillary carcinoma では，分化度の高いもので囊胞形成がより多く認められる．腫瘍細胞が囊胞内面を覆う（図4）．原発巣で囊胞を形成していなくとも，転移先のリンパ節で囊胞を形成する例が多

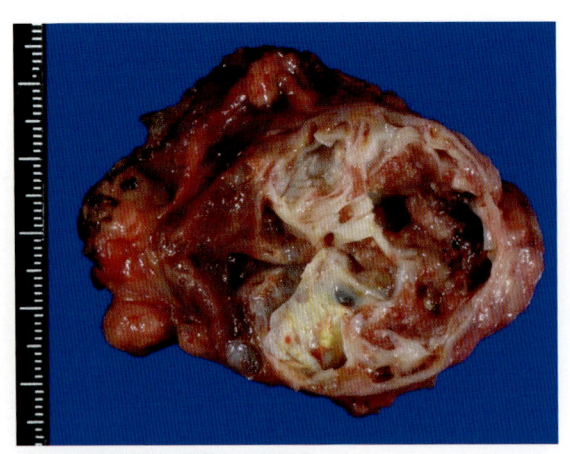

図1｜腺腫様甲状腺腫の肉眼所見
多房性囊胞が形成されている．囊胞内面に線維化，石灰化がみられる．

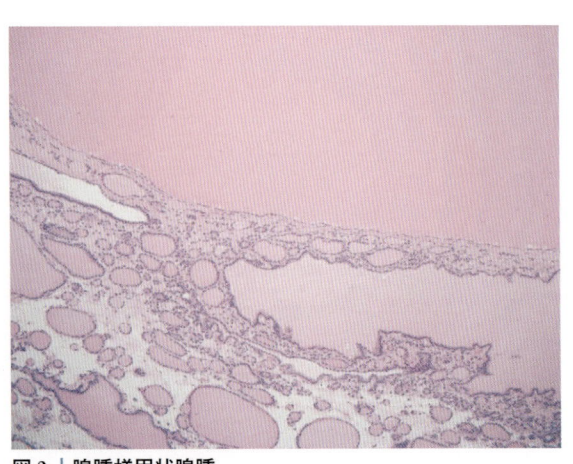

図2｜腺腫様甲状腺腫
囊胞にはコロイドを容れている．立方形〜扁平な濾胞上皮が内面を覆っている．

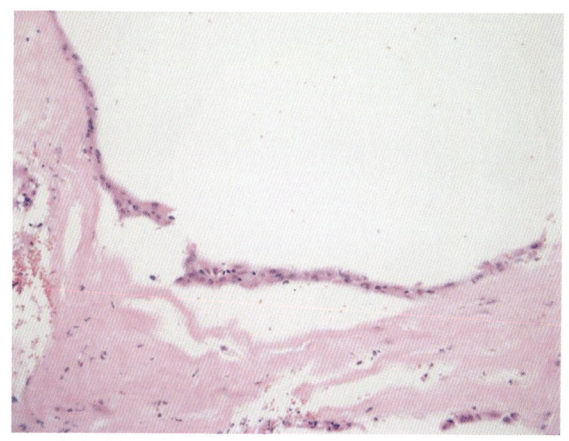

図3 │ 腺腫様甲状腺腫
壁に線維化のみられるところでは扁平上皮化生を生じている．

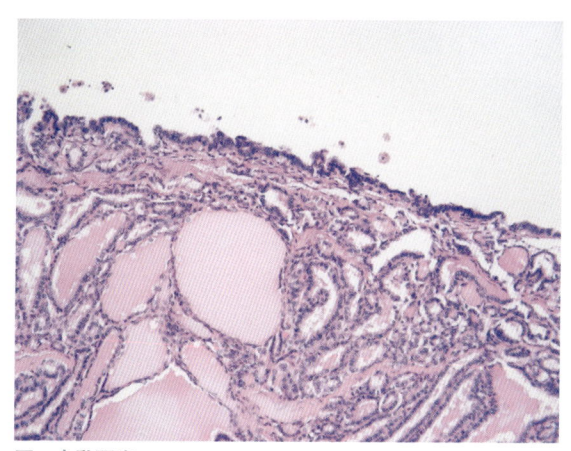

図4 │ 乳頭癌
囊胞内面には乳頭癌の腫瘍細胞が認められる．

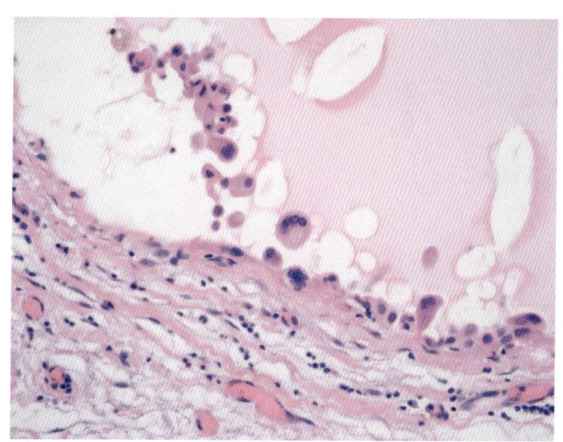

図6 │ 乳頭癌のリンパ節転移（図5と同一症例）
転移リンパ節で，囊胞内面は腫大した乳頭癌細胞で覆われている．

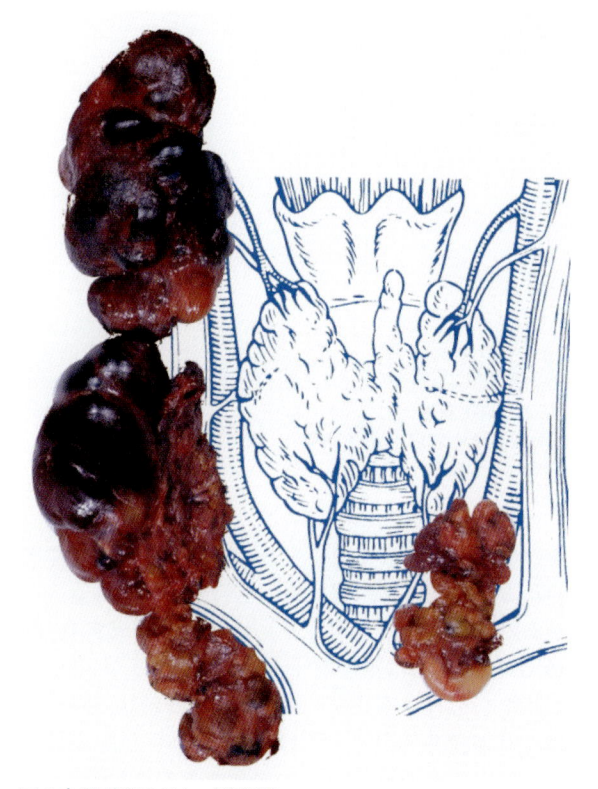

図5 │ 乳頭癌のリンパ節転移
甲状腺乳頭癌術後，数年してリンパ節への再発を認めた例．リンパ節は囊状に拡大している．

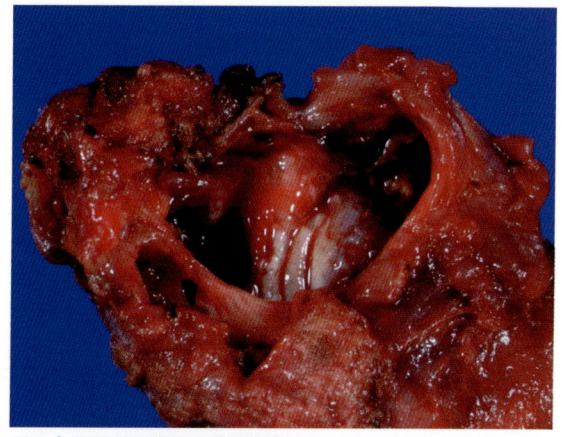

図7 │ 甲状舌管囊胞の肉眼所見
舌骨とともに切除された．単房性の囊胞が形成されている．

い（**図5**）．頸部リンパ節に囊胞形成の所見がみられた場合，乳頭癌の転移が疑われる．こうした場合は腫瘍細胞に変性が生じており，核の膨化や小空胞など通常の乳頭癌細胞とは異なる所見がみられる（**図6**）ため，穿刺吸引細胞診では注意が必要である．

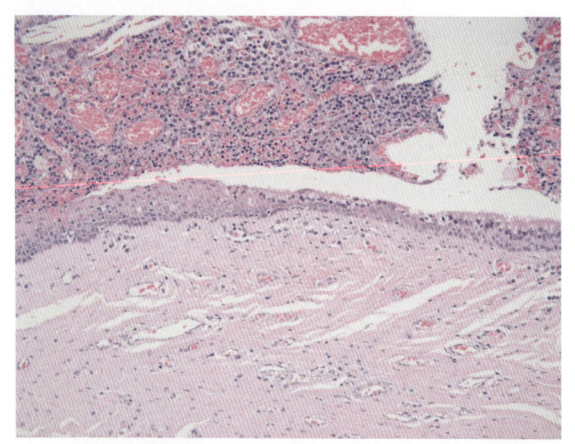

図8│甲状舌管嚢胞
壁は線維性で，嚢胞内面には重層扁平上皮（左半分）と線毛円柱上皮（右半分）が裏打ちしている．

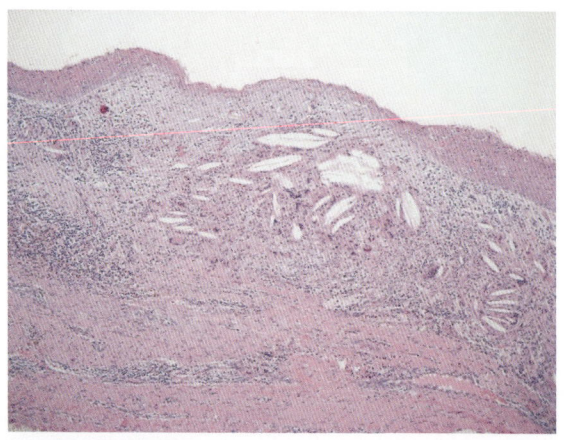

図9│甲状舌管嚢胞
重層扁平上皮下にはリンパ球浸潤とコレステリンの沈着が観察される．

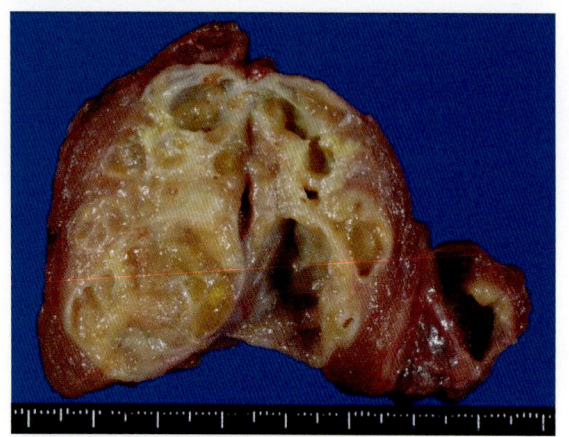

図10│側頸嚢胞の肉眼所見
甲状腺内に多房性嚢胞が認められる．内面は黄白色を呈する．

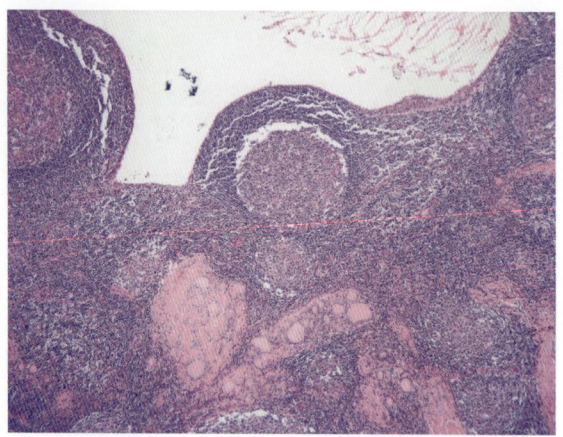

図11│側頸嚢胞
嚢胞内面は重層扁平上皮が覆い，周囲には胚中心を伴うリンパ球浸潤をみる．

3. 甲状舌管嚢胞

甲状舌管嚢胞 thyroglossal duct cyst は甲状舌管の遺残から生じるため，正中部に発生する．舌骨近傍，特に下部に生じる頻度が高い．肉眼的には，粘稠な液体を容れた単房性嚢胞である（図7）．嚢胞壁は線維結合織よりなり，内面は異型性の乏しい重層扁平上皮，円柱上皮，線毛上皮などで裏打ちされる（図8）．周囲には炎症細胞浸潤やコレステリン沈着がみられることがある（図9）．甲状腺乳頭癌を合併する例があるが，癌は嚢胞内面ではなく，嚢胞外に生じる．

4. 側頸嚢胞

側頸嚢胞 lateral cervical cyst は，主として第2鰓嚢の形成異常により発生する．胸鎖乳突筋辺縁に生じることが多いが，甲状腺内部にも認められることがある．泥状物を容れた多房性嚢胞を形成する（図10）．嚢胞内面は重層扁平上皮で覆われ，上皮下には胚中心を有するリンパ濾胞を伴った帯状のリンパ球浸潤が認められる（図11）．周囲の甲状腺組織には慢性甲状腺炎（橋本病）の変化をみることが多い．

5. その他

稀に濾胞腺腫や濾胞癌（特に好酸性細胞型）が嚢胞性変化を示すことがある．また，甲状腺近傍では副甲状腺，胸腺に嚢胞がみられるケースがあり，画像上，甲状腺由来のものとの鑑別が問題になることがある．

（亀山香織）

第3部 鑑別ポイント

VIII. 微小癌

はじめに

2004年のWHOの記載では微小癌 microcarcinomaという用語は，その径が10mm以下の乳頭癌の偶発癌にのみに使うべきであるとされている[1]．この定義によれば，その径が10mm以下の濾胞癌や髄様癌，さらに10mm以下の乳頭癌であっても臨床癌やオカルト癌は微小癌とは呼べないことになる．偶発癌とは臨床的には気づかれないまま，手術後の病理検索で見出される癌である．一方，臨床癌とは臨床的に甲状腺癌と診断され病理組織検索でも癌が確認される癌であり，オカルト癌とは転移巣が先に診断されたのちに見出される癌である．しかし，我が国の甲状腺癌取扱い規約では微小癌を甲状腺原発の悪性腫瘍で，その長径が10mm以下の癌と定義し，微小癌の多くは乳頭癌であると記載されている[2]．したがって，今後，微小癌の議論をする場合にはWHOによるのか，取扱い規約によるのか，明確にする必要がある．

本章では，組織型に関係なく，また偶発癌，臨床癌，オカルト癌等の発見の動機の如何を問わず，固定後の組織割面で，その長径が10mm以下の癌を全て微小癌とした．その理由として以下の3点を挙げる．

① 濾胞癌，髄様癌にも，その径が10mm以下の癌がある．乳頭癌のみを10mm以下の微小癌と10mmを超える癌（以下：非微小癌）とに分ける明確な理由がない．
② 偶発癌と臨床癌の違いは，術前診断法の違いによるものであり，病理形態像に差はない．
③ 2004年のWHOによる微小癌の定義に基づいた報告は少ない．

なお，癌が多発している場合についての取り決めはないので，同一の組織像のうちで最大の結節が10mm以下であれば微小癌とした．逆に，非微小な乳頭癌と10mm以下の乳頭癌が共存する場合は腺内転移との鑑別が問題であるので微小癌には含めなかった．濾胞癌，髄様癌も同様である．

1. 微小癌は臨床癌である

主に触診によって甲状腺腫瘍が診察されていた時代には，微小癌は偶発癌やオカルト癌として診断されることが多く，微小癌には臨床的にみつからない，あるいはみつけくい癌という意味合いがあったと思われる．微小癌と非微小癌が10mmで分けられたのは，この大きさが甲状腺癌を触知できる下限付近であるのが，その理由であろう．しかし，現在ではPET-CT，超音波，細胞診の組み合わせにより，5mm前後の癌がルーチンに臨床的に診断できるようになっている．径1mmの乳頭癌でさえ術前に疑ったとの報告もある[3]．したがって以前，偶発癌とされた例の多くは，現在の診断技術では術前に診断可能と考えられる．最近経験した100例の微小癌（全例乳頭癌）を発見の動機別に分類してみると臨床癌が90例（臨床的に甲状腺癌が疑われたが細胞診で悪性とは診断できなかった7例を含む），偶発癌が8例，オカルト癌はわずか2例であった．オカルト癌を，微小癌の意味で使っている発表や論文があるが，これは現在では誤りであろう．

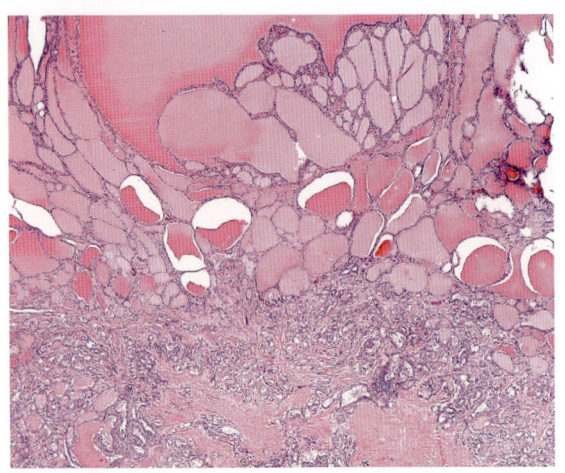

図1 微小な乳頭癌（図下部）と腺腫様甲状腺腫の良性結節（図上部）が共存している症例

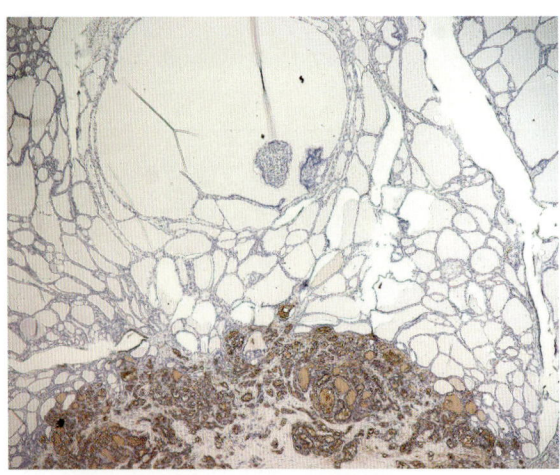

図2 図1と同一部位のHBME-1免疫染色
乳頭癌はHBME-1陽性，良性結節性はHBME-1陰性を示す．

2. 組織型別の非微小癌，微小癌の頻度，ならび微小癌の用語

非微小癌の組織型別頻度は，野口病院のデータでは乳頭癌が82％，濾胞癌が11％，悪性リンパ腫が3％，未分化癌が2％，髄様癌が1％であり，ほとんどが乳頭癌である．微小癌も同様で乳頭癌が93％，濾胞癌が7％，髄様癌が0.5％で悪性リンパ腫，未分化癌の微小癌は認められなかった[4]．

上述のごとく微小癌のほとんどは組織学的には乳頭癌である．乳頭癌の微小癌の意味で微小乳頭癌という用語が用いられている．しかし，微小乳頭癌という言葉は"微小な乳頭を形成する癌"とも"微小な大きさの乳頭癌"とも解釈できる．乳癌では，微小乳頭癌とは微小な乳頭を形成する癌であり，その大きさが微小な癌を意味しない．また乳頭状微小癌という用語も使われることがある．しかし，1mm以下の乳頭癌では，乳頭構造を示さない例が多い[5]．そこで本章では無用な混乱を避けるために，微小癌を意味する場合は"微小な乳頭癌"，"微小な濾胞癌"等の用語を用いる．

3. 微小な乳頭癌

微小な乳頭癌では，非微小な乳頭癌よりも乳頭構造のない乳頭癌や硬化性癌が多い[5,6]．また低分化成分を含む[7,8]微小な乳頭癌はない．組織診断では，微小な乳頭癌も，非微小な乳頭癌と同様に核所見で診断される．したがって，いわゆるclear nucleusを示す乳頭癌以外の病変との鑑別が問題となり，また，時には乳頭構造の著明な腺腫様甲状腺腫などとの鑑別が問題となることがある．

筆者は乳頭癌の診断あるいは診断の確認のためにthyroid peroxidase（TPO）[9]とHBME-1[10]とによる免疫染色を行っている．乳頭癌のほとんどが，TPOは陰性，あるいは弱陽性に染まる[9,11]．TPO弱陽性の判定は周辺の非癌部との染色性との比較により容易に判定できる．乳頭癌の症例によっては癌結節のTPOが陽性の場合もある．その場合でも核周囲やapical membrane，basal membraneのみが陽性に染まっていることが多く，良性結節のTPOの染まり方とは異なっている場合が多い．正常の甲状腺組織，腺腫様甲状腺腫あるいは腺腫ではTPOは通常結節全体に陽性であり，細胞内では核を除いた細胞質内にびまん性に染まる．多くの症例ではTPO染色のみで乳頭癌と良性結節の判別は可能である．

しかしTPOの染色性だけでは判定できない場合もある．そのときにはHBME-1が有用な場合もある．HBME-1は乳頭癌細胞のapical surfaceに陽性であり乳頭癌結節の一部あるいは全体を陽性に染める．非癌組織は通常陰性である．HBME-1は，微小な腺内転移巣の検出にも有用である．ただし例外的な症例もある．腺腫様甲状腺腫でHBME-1が乳頭構造部に染まる例もある．そのような症例でも，自験例ではTPOがより広範囲に染まることが多い．両染色の染まり方を簡単に要約すると乳頭癌では

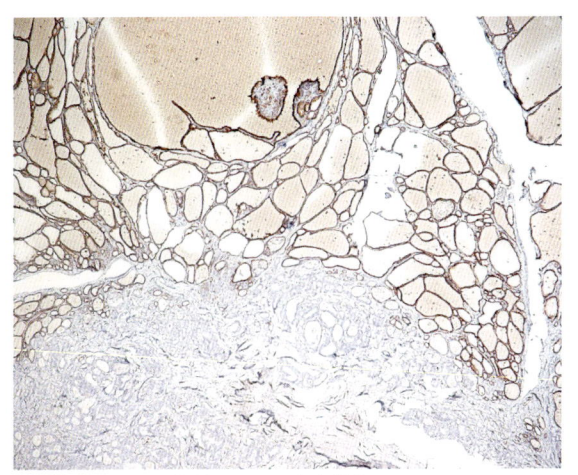

図3 図1と同一部位のTPO免疫染色
乳頭癌はTPO陰性，良性結節はTPO陽性を示す．

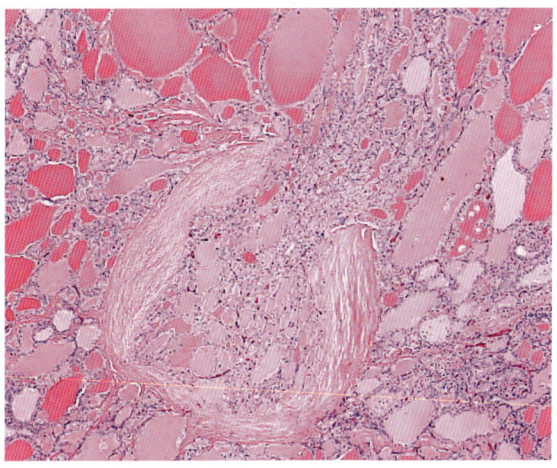

図4 微小な濾胞癌の浸潤：type 1
癌細胞は被膜を貫通し，連続性に被膜外へと浸潤している．

HBME-1は陽性，TPOは陰性～弱陽性．良性結節ではHBME-1は陰性～弱陽性であり，TPOは陽性である．両染色とも陽性の場合は，乳頭癌ではHBME-1がTPOより広範囲に染まり，良性結節ではその逆である．濾胞癌の両抗体に対する染色性は不良であり，染色される場合でも局所的にのみ染色される．その場合は良性結節と同様にTPOがHBME-1より広範囲に染まることが多い．**図1**に微小な乳頭癌と腺腫様甲状腺腫の結節が共存している症例を示す．**図2**に同一部位のHBME-1染色，**図3**にTPO染色を示す．

甲状腺乳頭癌では，癌結節が多発している場合も多い．癌結節が多発する場合は，1個の癌結節が腺内に転移した場合（腺内転移巣群＝単クローン群）[12]と結節ごとに異なるクローンからなる腫瘍が同時性に発生した場合（多クローン群）[13]の2通りがある．腺内転移巣は小型のことが多いので，微小癌との鑑別が問題となる．両者の鑑別には，分子生物学的手法を用いた遺伝子レベルでの検索が必要である．しかし，現時点での日常の病理診断業務では，両者を厳密に区別する必要はないと考えている．なぜなら，術後の病理診断によって単クローン群か多クローン群かがわかっても，それによって追加治療方針が変更されないからである．

筆者は両者の鑑別のために便宜的に以下のようなcriteriaを用いている．
① 被膜もなく，硬化性変化や細胞を支持する結合組織もない癌結節が，周囲組織へ圧排性や浸潤性の発育を示さない．
② main tumor（と思われる腫瘍）から，甲状腺辺縁に向かう，リンパ流を想定した場合，その流れに沿って，癌結節が点在している．

①②の所見が揃えば腺内転移の診断は容易と思われる．結節数が少ないときは所見①だけでも腺内転移巣と診断している．それ以外の場合は多クローン群としている．ただし，被膜や，硬化性変化，間質結合組織を有する結節でも，main tumor（と思われる腫瘍）と同様な組織像であれば腺内転移巣としている．

微小な乳頭癌は，その大多数が極めて良好な予後を示す．しかし，全ての微小な乳頭癌の予後が良いわけではない．4mmの乳頭癌で急激な経過をとって死亡した例や1.5mmの乳頭癌で遠隔転移を起こした例がある[14,15]．野口病院の微小な乳頭癌3,783例のデータでは原病死は17例（0.45%）であった[16]．

2010年版の甲状腺腫瘍診療ガイドライン[17]では推奨グレードC1で（エビデンスは少ないが，診療に利用・実践することを勧める），微小な乳頭癌の治療方針を手術適応群と経過観察可能群とに大別している．同書では術前検査により明らかなリンパ節転移や遠隔転移，甲状腺外浸潤を伴う微小な乳頭癌が絶対的手術適応であり，これら以外の微小な乳頭癌は経過観察の適応となりうるとしている．

経過観察群の中には，手術なしで一生を終わる群（手術不要群）と後で手術が必要になる群（要手術群）が混在していると考えられる．微小癌の時期に得ら

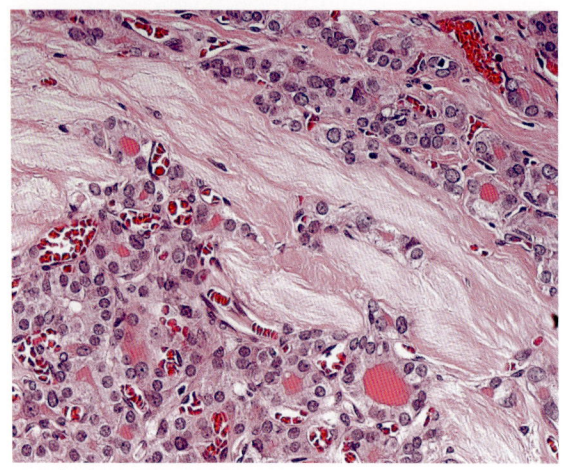

図5｜微小な濾胞癌の浸潤：type 2
癌細胞は被膜結合組織への浸潤と被膜外への浸潤を示すが両者には連続性はない．

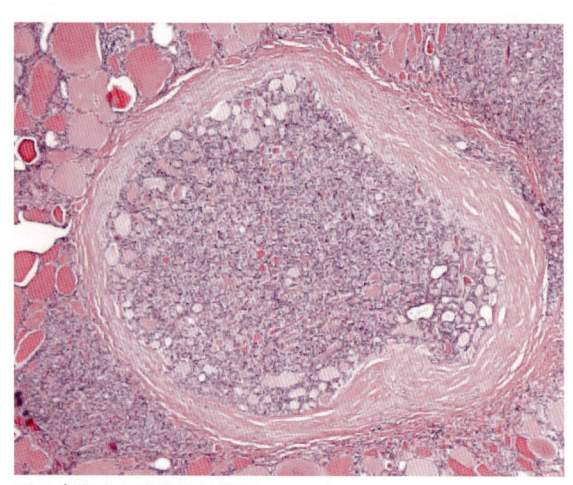

図6｜微小な濾胞癌の浸潤：type 3
癌細胞の被膜結合組織への浸潤は認められないが，被膜外への浸潤は認められる．

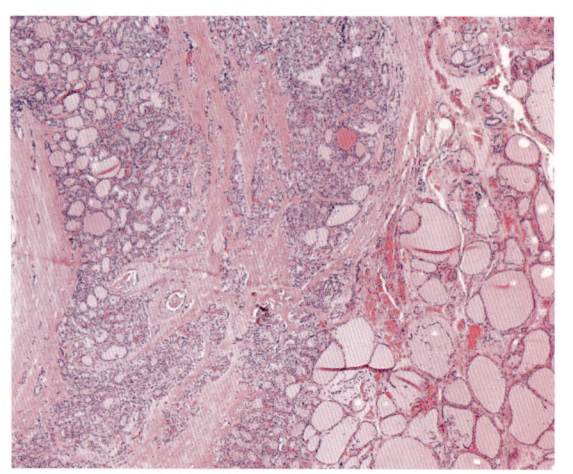

図7｜微小な濾胞癌の浸潤：type 4
再度被包化された被膜外への浸潤を認める．

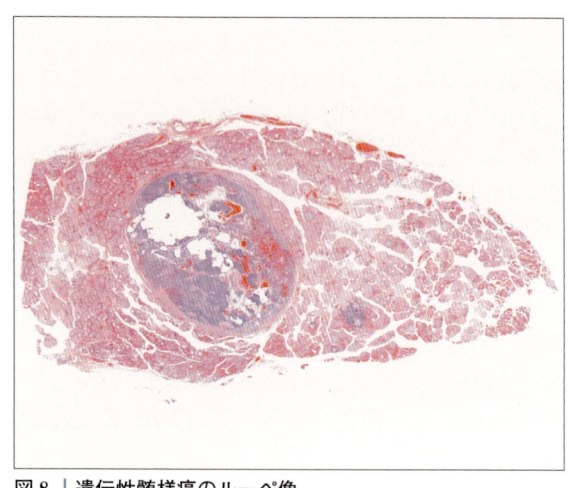

図8｜遺伝性髄様癌のルーペ像
径7mmと径1mmの結節を認める．

れた超音波や細胞診から手術不要群と要手術群の鑑別が可能かどうか，を明らかにすることが今後の課題である．

4．微小な濾胞癌

かつては微小な濾胞癌は存在せず，腺腫，あるいは腺腫様甲状腺腫などが悪性転化を起こして非微小な濾胞癌となると考えられていた．しかし，微小な濾胞癌が存在するとの報告[4,18,19]や，遠隔転移から発見された微小な濾胞癌も報告[20,21]されており，微小な濾胞癌の存在は，現在ではいわば公認されている．

微小な濾胞癌の病理診断も非微小な濾胞癌の診断と同様である．濾胞上皮からなる腫瘍で，乳頭癌が否定できる腫瘍に被膜浸潤，脈管浸潤，遠隔転移のいずれかがあれば濾胞癌である．筆者の経験例には微小な濾胞癌には，低分化成分[7,8]を含む例はなく，また，全例，被膜浸潤で悪性と診断された．したがって，被膜浸潤のとらえ方が微小な濾胞癌を診断する上で極めて重要な要素となる．被膜浸潤の様式には4通りある．腫瘍細胞が連続性に被膜を破壊し，さらに被膜外にまで達している連続性浸潤（type 1），腫瘍細胞が被膜に浸潤し，さらに被膜外にも認められるが両者に連続性がない非連続性浸潤（type 2），腫瘍細胞が被膜の結合組織内にはない

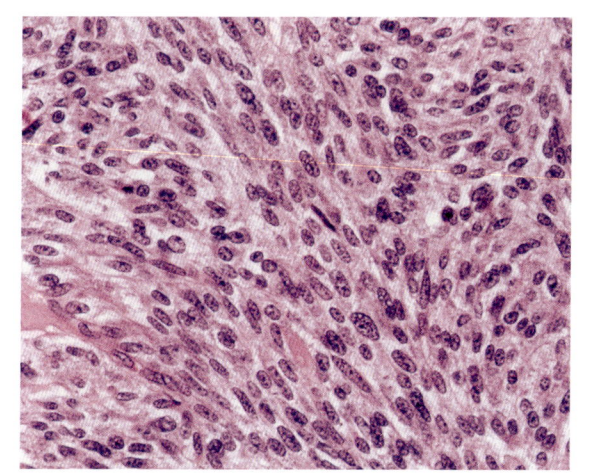

図9 | 遺伝性髄様癌
組織像は spindle cell tumor である.

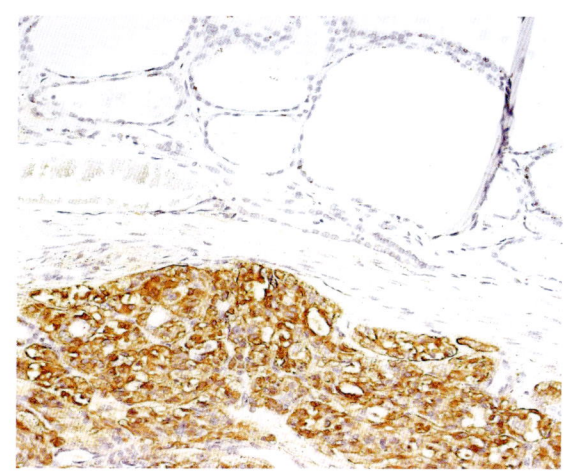

図10 | calcitonin 免疫染色
calcitonin 陽性を示す.

が，被膜外には認められる，いわばトンネル型の浸潤（type 3），いったん，被膜外へ出た腫瘍細胞を，結合組織が再度，あるいは再々度取り囲んでいる，いわば再被包型浸潤（type 4）の4通りである[4]．図4～8に浸潤の4タイプを示す．type 1，type 2は浸潤として問題はないと思われる．type 3では被膜内は濾胞腺腫であり，被膜外は腺腫様甲状腺腫の結節である可能性もある．その際，TPO染色が有用なことがある．腺腫や腺腫様甲状腺腫の結節ではTPOは結節全体に，また細胞内では核を除く胞体内全体にびまん性に染まり，局所的に染まる濾胞癌とはよい対照を示すことが多い．type 4に関しては，このtypeがmalignant potentialがあるかどうか，まだわかっていない．

筆者は濾胞癌を診断する際にはHE染色以外に必ずHE＋VB，silver，EvG，CD34，CD31染色を行い被膜浸潤や脈管浸潤を確認し，さらに必要に応じてTPO，HBME-1染色により腺腫様甲状腺腫，乳頭癌との鑑別を行っている．HE染色のみでは濾胞癌の診断，特にminimally invasiveの濾胞癌の病理診断は，困難な場合が多いことを日頃痛感している．濾胞癌診断に有用な抗体の開発が待たれるところである．

微小な濾胞癌のほとんどが脈管浸潤や低分化成分をもたないことから，微小な濾胞癌の予後は，極めて良いものと考えられる[22,23]．しかし，微小な濾胞癌のほうが非微小な濾胞癌よりも遠隔転移の頻度が高いとの報告もある[17]．今後の症例の集積が待たれる．

5. 微小な髄様癌

髄様癌には遺伝性と散発性の2種類がある．野口病院では現在までに初回手術例で30例の微小な髄様癌を経験しているが，そのうち17例が遺伝性，13例が散発性であった．17例の遺伝性髄様癌の中で発端者（ある遺伝性疾患を有する家系で最初にその病変が見出された人）は7名であった．したがって発端者と散発性の微小な髄様癌の患者数は7：13で散発性の髄様癌が多いとの結果であった．遺伝性の例では，発端者以外は無症状でも，あるいは，術前に甲状腺に腫瘍が認められない場合でも甲状腺が摘除されることがあるために，全体としては遺伝性髄様癌に微小な髄様癌が多いとの結果が得られたと解釈している．

微小な髄様癌の組織診断は非微小な髄様癌と同じであり，HE染色で疑いさえすれば，免疫染色でcalcitoninが腫瘍全体に強く陽性であるので診断は容易である．自験例では全例calcitonin陽性であった．図8にscreeningで見出された遺伝性髄様癌の肉眼像を示す．図9に示すように組織像ではspindle cell tumorであったがcalcitonin免疫染色は陽性であり（図10），診断は容易であった．

微小な髄様癌の組織診断上の問題点はC細胞過形成 C-cell hyperplasia（CCH）との鑑別である．CCHには遺伝性髄様癌と関連したneoplastic CCHと遺伝性髄様癌とは関係のないphysiologic CCHがある[24]．両者ともにcalcitonin陽性である．この両者のうち組織診断で問題となるのはneoplastic CCH

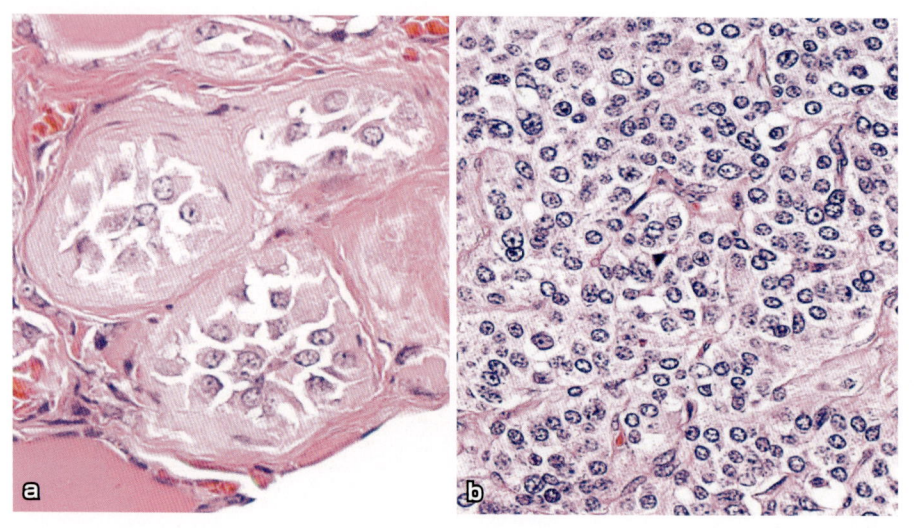

図11 | CCH（a）と髄様癌（b）
両者の細胞像は異なっている.

である．neoplastic CCH では，周囲の甲状腺濾胞上皮細胞とは異なる細胞が異型性を示しながら，周囲に浸潤することなく，濾胞内にとどまって存在している．Perry らは髄様癌の細胞と neoplastic CCH の細胞は，形態的には区別できないとしている[24]．しかし，図11 に示すように両者が明らかに異なっている場合もある．この例ではリンパ節に転移巣があり，そこでの細胞像は髄様癌（図11b）と同様であったので図11a の像を甲状腺内転移ではなく CCH と診断した．

6．微小な悪性リンパ腫

微小な悪性リンパ腫の報告は少なく，報告された例ではリンパ球の単クローン性が証明されていない．通常，甲状腺の悪性リンパ腫は慢性甲状腺炎と共存しているので，腫瘍と炎症の境界が明瞭でない場合が多く，腫瘍の大きさから微小な悪性リンパ腫を定義することは困難な場合が多い．したがって微小な悪性リンパ腫の報告は少ないと考えられる．

そこで見方を変えて，組織像のみでは慢性甲状腺炎（橋本病）か悪性リンパ腫かの鑑別が難しいが，他の手段により悪性リンパ腫と診断できた例を微小な悪性リンパ腫と定義してみると，術前診断では悪性リンパ腫，あるいは悪性リンパ腫疑いで手術され，組織診では慢性甲状腺炎としか診断できなかった40例の中に，flow cytometer，G-band 分析，免疫グロブリンの重鎖の再構成のいずれかの少なくとも一つで，単クローン性を証明できた MALToma が9例あった．小島は橋本病と診断された53症例に免疫グロブリンの重鎖の再構成の有無を含む再検査を行い5例の MALToma を見出している[25]．D'Antonio らは1例の橋本病の組織を laser microdissection によって切り取り，PCR 増幅後に免疫グロブリンの重鎖の再構成を認め MALToma と診断した例を報告している[26]．これらの報告は病理組織像のみでは，慢性甲状腺炎としか診断できない悪性リンパ腫が存在することを示している．甲状腺悪性リンパ腫の診断にも flow cytometer 等による診断がルーチン化すれば，慢性甲状腺炎と甲状腺悪性リンパ腫の鑑別がより正確になり，さらに，甲状腺悪性リンパ腫の頻度，特に MALToma の頻度が増加すると考えられる．

7．微小な未分化癌

野口病院では，手術例，生検例で現在までに64例の未分化癌があるが（穿刺細胞診例，針生検例を除く）微小な未分化癌はない．文献的には径8mm の未分化癌が報告されているが，この例は分化癌と共存している[27]．微小な未分化癌の頻度は極めて稀であり，稀に認められる微小な未分化癌は，分化癌と共存している．一方，乳頭癌，濾胞癌，あるいは髄様癌は微小癌として他の癌との共存なしに単独で認められる．このことは未分化癌が分化癌の未分化転化によるものとする従来の説を支持する所見と考えている．

未分化癌には，多種多様の遺伝子異常等が報告さ

れ[28]．どのような遺伝子やその他の異常が未分化転化をもたらすのか，まだわかっていない．微小な，あるいは小型の未分化癌を調べることにより，未分化転化の最初のステップが解明されるのではないかと期待している．

（山下裕人）

文　献

1) DeLellis RA, Lloid RV, Heitz PU et al (eds)：World Health Organization Classification of Tumours. Pathology & Genetics. Tumours of Endocrine Organs, IARC Press, Lyon, 2004, p64
2) 甲状腺外科検討会（編）：甲状腺癌取扱い規約．第6版．金原出版，2005，p23
3) Kim DW, Kim SH, Jung SJ：Successful sonography-guided fine-needle aspiration biopsy of a 1-millimeter-diameter papillary thyroid microcarcinoma. Am J Neuroradiol 31：1082-1084, 2010
4) Yamashita H：Occult microcancer and clinical cancer. in Clark OH, Noguchi S (eds)："Thyroid Cancer Diagnosis and Treatment". Quality Medical Publishing, St. Louis, 2000, pp105-126
5) Harach HR, Franssila KO, Wasenius VM：Occult papillary carcinoma of the thyroid. A "normal" finding in Finland. A systematic autopsy study. Cancer 56：531-538, 1985
6) Yamashita H, Nakayama I, Noguchi S et al：Minute carcinoma of the thyroid and its development to advanced carcinoma. Acta Pathol Jpn 35：377-383, 1985
7) Sakamoto A, Kasai N, Sugano H：Poorly differentiated carcinoma of the thyroid. A clinicopathologic entity for a high-risk group of papillary and follicular carcinomas. Cancer 52：1849-1855, 1983
8) Carcangiu ML, Zampi G, Rosai J：Poorly differentiated ("insular") thyroid carcinoma. A reinterpretation of Langhans' "wuchernde Struma". Am J Surg Pathol 8：655-668, 1984
9) De Micco C, Ruf J, Chrestian MA et al：Immunohistochemical study of thyroid peroxidase in normal, hyperplastic, and neoplastic human thyroid tissues. Cancer 67：3036-3041, 1991
10) Miettinen M, Kärkkäinen P：Differential reactivity of HBME-1 and CD15 antibodies in benign and malignant thyroid tumours. Preferential reactivity with malignant tumours. Virchows Arch 429：213-219, 1996
11) Yamashita H, Noguchi S, Murakami N et al：Ultrastructural localization of endogenous peroxidase in the human thyroid gland under normal and hyperfunctioning conditions. Acta Pathol Jpn 34：553-561, 1984
12) Katoh R, Sasaki J, Kurihara H, et al：Multiple thyroid involvement (intraglandular metastasis) in papillary thyroid carcinoma. A clinicopathologic study of 105 consecutive patients. Cancer 70：1585-1590, 1992
13) Shattuck TM, Westra WH, Ladenson PW, et al：Independent clonal origins of distinct tumor foci in multifocal papillary thyroid carcinoma. N Engl J Med 352：2406-2412, 2005
14) Marcy PY, Thariat J, Peyrottes I et al：Fulminant lethal spread of occult papillary microcarcinoma of the thyroid. Thyroid 20：445-448, 2010
15) Simmons JD, Pinson TW, Donnellan KA et al：A rare case of a 1.5 mm papillary microcarcinoma of the thyroid presenting with pituitary metastasis. Am Surg 76：336-338, 2010
16) 渋谷　寛，内野眞也，高橋　弘 他：当院における甲状腺微小乳頭癌3783症例の検討．第42回 日本甲状腺外科学会学術集会予稿集，2009，p44
17) 日本内分泌外科学会，日本甲状腺外科学会（編）：甲状腺腫瘍診療ガイドライン2010年版．金原出版，2010，p82
18) 山下裕人，野口志郎：甲状腺微小癌　甲状腺微小癌の病理（乳頭癌以外の癌を含めて）．内分泌外科 14：209-213, 1997
19) 亀山香織：甲状腺濾胞性腫瘍の病理学的特徴からみた臨床家への提言．第11回 日本内分泌病理学会，2007，S-5
20) Satge D, Grob JC, Pusel J et al：Microcarcinoma thyroidien d'evolution fatal. Arch Anat Cytol Pathol 38：143-151, 1990
21) 井上博之，宮　章博，桝岡裕雄 他：微小濾胞癌骨転移の一例．第42回 日本甲状腺外科学会学術集会予稿集，2009，p80
22) van Heerden JA, Hay ID, Goellner JR et al：Follicular thyroid carcinoma with capsular invasion alone：A non threatening malignancy. Surgery 112：1130-1138, 1992
23) Yamashita H, Noguchi Y, Noguchi S et al：Significance of an insular component in follicular thyroid carcinoma with distant metastasis at initial presentation. Endocr Pathol 16：41-48, 2005
24) Perry A, Molberg K, Albores-Saaveda J：Physiologic versus neoplastic C-cell hyperplasia of the thyroid：separation of distinct histologic and biologic entities. Cancer 77：750-756, 1996
25) 小島　勝：高度の形質細胞への分化を示す甲状腺のMALTリンパ腫IgG4関連疾患との鑑別も含めて．第13回 日本内分泌病理学会学術総会，講演プログラム・予稿集，2009，pp43-44
26) D'Antonio A, Caleo A, Licci S et al：A minute focus of extranodal marginal zone B-cell lymphoma arising in Hashimoto thyroiditis diagnosed with PCR after laser capture microdissection：a case report. Thyroid Res 2：1-4, 2009
27) Tschawrakow G, Welkow M：Uber das Graham-Karzinome. Zentralbl Pathol 137：78-81, 1991
28) Smallridge RC, Marlow LA, Copland JA：Anaplastic thyroid cancer：molecular pathogenesis and emerging therapies. Endocr Relat Cancer 16：17-44, 2009

IX. 異所性甲状腺組織

はじめに

　甲状腺は峡部でつながれる左右の葉からなる約20 gの導管のない内分泌腺で，気管の前部で喉頭の輪状軟骨直下に正所性に位置している．異所性甲状腺 ectopic thyroid gland (aberrant thyroid tissue) は通常，発生学的な見地から，舌盲孔から甲状舌管の下降経路に沿う部位に認められ，心臓を含む縦隔内に見出される場合もある．複数ヵ所の異所性甲状腺組織が認められる場合や異所性甲状腺組織が正所性甲状腺組織と同時に存在することもある．甲状腺機能は多くの場合正常範囲に保たれるが，低下することや稀に亢進を示す例もある．
　本章ではまず甲状腺の発生と代表的な異所性甲状腺組織である舌甲状腺と甲状舌管嚢胞に伴う異所性甲状腺組織について概説し，頸部の側方に認められるリンパ節内を含む異所性（迷入）甲状腺組織の鑑別および付随する問題点について述べる．卵巣奇形腫に認められる甲状腺組織に関しては成書に譲る．

1. 甲状腺の発生

　甲状腺の原基は胎生3週頃に第1鰓溝の高さで，後に舌盲孔となる点で咽頭底の上皮増殖として出現し，2葉に分かれた憩室となり，甲状舌管と連結したまま頸部の中心線に沿って下降する．甲状腺は舌骨と喉頭軟骨の前方を下降し，第7週には正中部の峡部と左右の両葉を生じ気管前方の最終位置に到達する[1]．この頃までに甲状舌管は消失し，胎生3ヵ月末には機能し始める（図1）．
　また胎生5〜7週頃に甲状腺C細胞の原基である鰓後体が第4あるいは第5咽頭嚢から出現し，胎生8〜9週頃に下降した甲状腺と結合する[2]．一方，副甲状腺原基は胎生5週頃より第3（後に下部副甲状腺となる），第4咽頭嚢（後に上部副甲状腺となる）から発生して下降し，胸腺は第3咽頭嚢から発生し副甲状腺原基とともに下降し，胸腔内に達する[1]（図2）．

2. 舌および舌下の異所性甲状腺組織

　舌（根）甲状腺 lingual thyroid および舌下甲状腺 sublingual thyroid は，甲状腺原基の下降障害に由来する．嚥下困難や呼吸障害を呈する例から臨床症状を呈さない顕微鏡レベルの例がみられ，腫大例は思春期以降の女性に発見されることが多く，75％以上の例で正所性の甲状腺を欠いているといわれてい

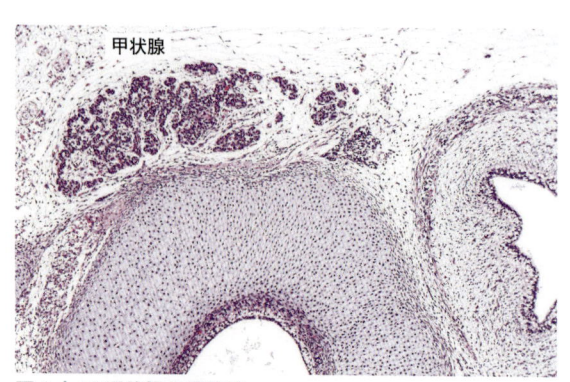

図1 ｜ 10週胎児の甲状腺

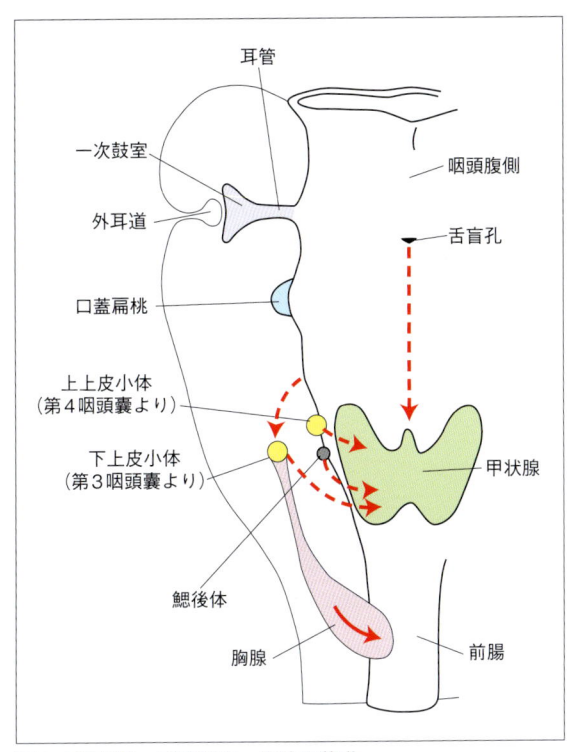

図2 | 甲状腺，副甲状腺，胸腺の移動

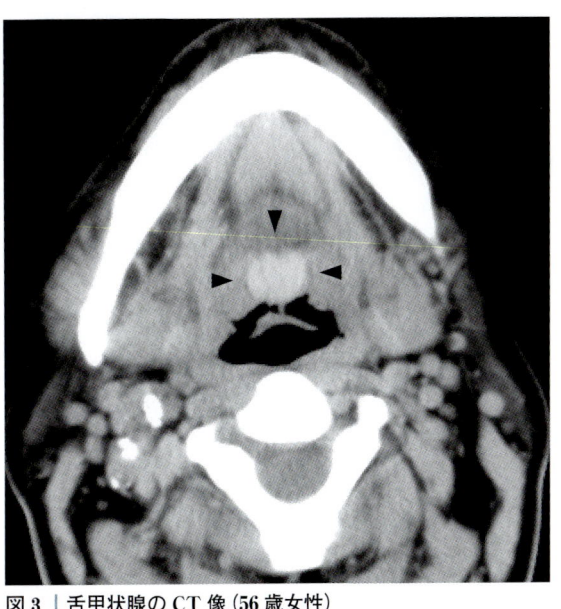

図3 | 舌甲状腺のCT像（56歳女性）
矢頭は異所性甲状腺．

る．そのため潜在的な甲状腺機能低下がみられる場合が多く，これら異所性甲状腺組織が甲状腺機能を維持していることより，切除後に甲状腺機能低下症をきたす例が報告されており注意が必要である．

組織学的には腺腫様甲状腺腫を思わせる像や被膜を欠き舌筋内を小型濾胞が浸潤発育しているようにみえる例があり，癌との鑑別が必要になることがあるが，悪性化は稀と考えられている[3]．舌盲孔部の直下や下部に一致して腫瘤を認めた場合には，異所性甲状腺組織の可能性を考慮し，核医学検査等で正所性の頸部甲状腺の欠損の有無を確認し，総合的に判断することが必要である（図3）．

3. 甲状舌管嚢胞にみられる異所性甲状腺組織

甲状舌管嚢胞 thyroglossal duct cyst は，発生学的に甲状舌管の遺残が嚢胞化したものであるが，舌盲孔から喉頭に至る下降路に沿った正中線 midline 近傍のどの部位にも認められ（図4），正中頸嚢胞 median cervical cyst とも呼ばれる．単房性から多房性でゼリー状の内容を入れることが多く（図5），嚢胞腔は腺毛円柱上皮や重曹扁平上皮あるいは両者で覆

われるが，上皮が炎症の合併により脱落していることも多い．標本作製を細かく行えば，かなりの頻度で異所性甲状腺組織が嚢胞壁内に認められる（図6）．甲状舌管嚢胞の約50％は舌骨体に密着するか，その直下に位置し，嚥下の際に上方へ動くのが特徴とされる．そのため切除の際には取り残しや再発を防ぐため，舌骨の合併切除が行われることが多い．甲状舌管嚢胞が瘻管を形成（甲状舌管瘻 thyroglossal fistula）して外界と交通することもある．

甲状舌管嚢胞の癌化が稀にみられるが，組織学的には乳頭癌が多く，嚢胞内に乳頭状腫瘍が形成される（図7）．

4. 側頸部の異所性甲状腺組織について

発生学的な甲状腺の下降路からはずれた位置に認められる異所性甲状腺組織は稀である．甲状腺の術後や外傷後に移植性と思われる甲状腺組織を認めることがあり，既往歴を十分吟味する必要がある（図8）．また Basedow 病や腺腫様甲状腺腫，慢性甲状腺炎（橋本病）では，甲状腺と分離してみえる結節状の甲状腺組織を認める場合がある．腺腫様甲状腺腫

図4 甲状腺原基の下降路と甲状舌管囊胞の好発部位

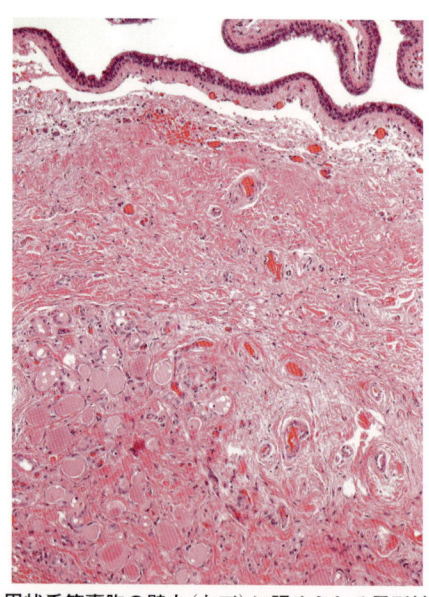

図6 甲状舌管囊胞の壁内（左下）に認められる異所性甲状腺組織

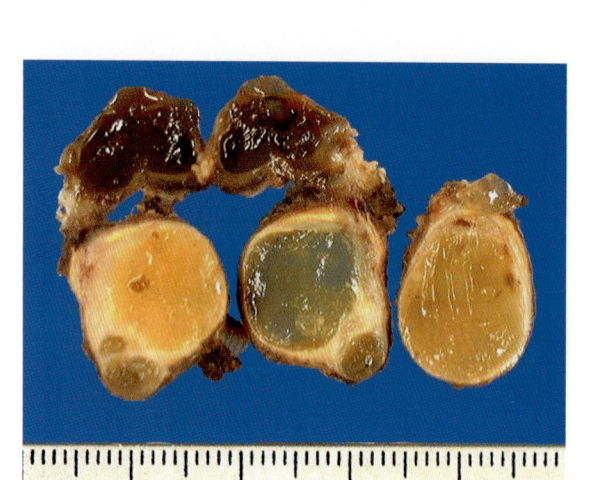

図5 甲状舌管囊胞の割面所見
多房性でゼリー状内容を入れている．

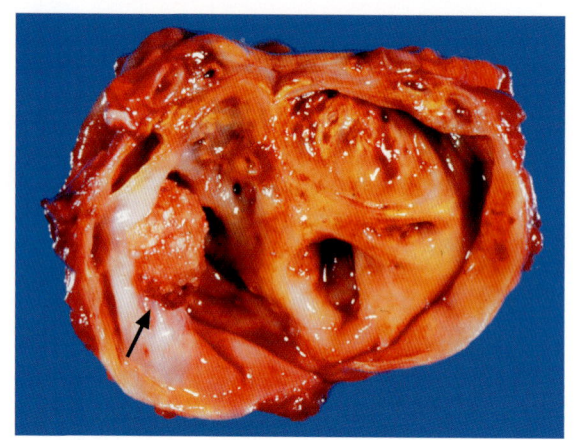

図7 甲状舌管囊胞（悪性化例）の割面所見
甲状舌管囊胞の悪性化で囊胞内に乳頭状腫瘍（乳頭癌）が認められる（矢印）．

で所属リンパ節と肉眼的に思われた結節が娘結節様の腺腫様結節であったことはよく経験されるところで"parasitic nodule"あるいは"sequestered nodule"と呼ばれている[4]（図9）．慢性甲状腺炎では混在する濾胞上皮に異型を認めることもあり，リンパ節様にみえるので，リンパ節転移と混同しないように注意する．

移植性や分離性とは言い難い側頸部の異所性甲状腺組織の由来に関しては議論の余地があるが，顎下や頸部皮下に発生した例が欧米，本邦で報告されている[5-9]．顎下腫瘍や側傾囊胞のなどの診断で切除される例が多く，組織学的には腺腫様甲状腺腫を思わせる過形成所見を示す例が多い．正所性の甲状腺を欠く例[8]や，癌化例の報告も認められる[9]．

5. 乳頸部リンパ節内に認められる甲状腺組織（thyroid inclusions）と"lateral aberrant thyroid tissue"について

以前に"lateral aberrant thyroid tissue"と呼ばれ報告された症例の中には甲状腺癌（そのほとんどは乳頭癌と思われる）の転移が多く含まれていたと考え

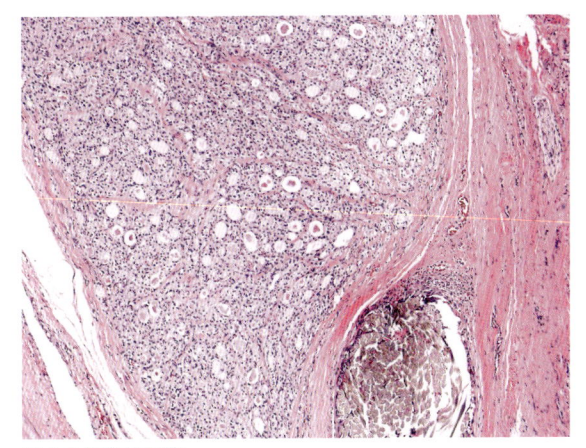

図8 | 腺腫様結節
腺腫様甲状腺腫の術後に認められた顎下部の腺腫様結節で，手術糸（右下）が認められる．

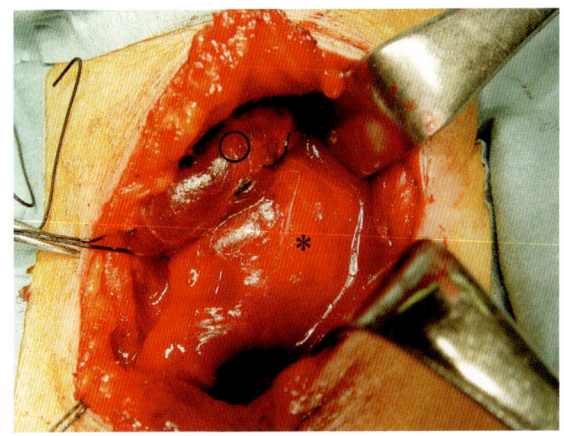

図9 | 腺腫様結節
甲状腺左葉（○印）の後方に認められた腺腫様結節の像を呈した"sequestered nodule"（＊印）．

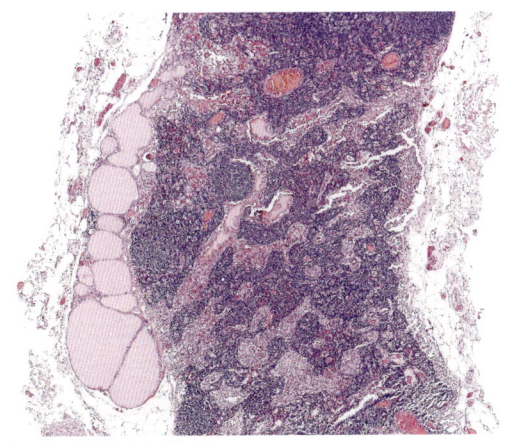

図10 | 異所性甲状腺組織
頸部リンパ節内に認められた異所性甲状腺組織．

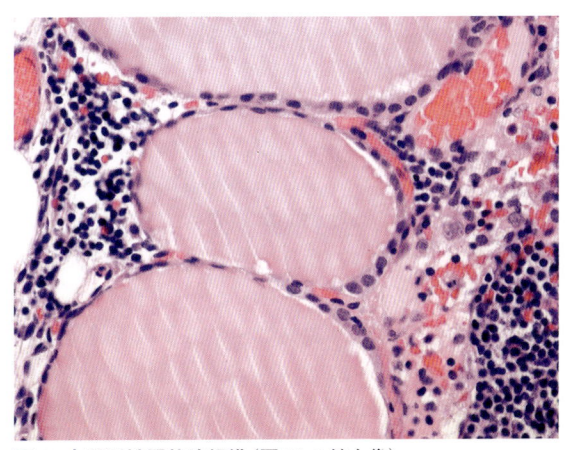

図11 | 異所性甲状腺組織（図10の拡大像）
濾胞上皮に重積性や核異型は認めない．

られている[4]．甲状腺乳頭癌ではリンパ節転移がよく認められ，頸部リンパ節転移巣から甲状腺乳頭癌が発見されることも多い．進行が遅く，生物学的性状やその組織像の特徴が十分理解されていなかったことより，転移性ではなく異所性と解釈されたためである．乳頭癌の原発巣はリンパ節転移と同側葉に見出されることが多いが，臨床的に指摘の困難な微小癌の場合もあり，原発巣の検索には多数の割面を作製して標本を観察する必要がある．

頸部リンパ節内甲状腺組織が全て甲状腺癌の転移ではないという主張が従来よりあり，頭頸部の悪性腫瘍の手術で郭清された頸部リンパ節や剖検例で検索された頸部リンパ節内の良性甲状腺組織の存在が指摘されており，thyroid inclusions[10]やbenign thyroid follicule[11]の名称が使用されている．その頻度は1.5％前後といわれている[12]．

教科書的には甲状腺の原基の主体は前記の甲状舌管に沿って下降する"midline anlage"からなるとされているが，鰓後体が甲状腺C細胞のみならず，甲状腺濾胞を形成するとの指摘がされており[13]，側頸部の異所性甲状腺組織の由来を鰓後体に関連した"lateral anlage"に求める考えもある[14]．リンパ路に沿ったリンパ節内の異所性甲状腺組織の存在はリンパ行性の迷入の可能性も想起させるが，その成因については諸説があり定まっていない．頸筋内や頸部リンパ節を含めた側頸部に認められる異所性甲状腺例の中には，正所性甲状腺を欠く例も認められることから甲状腺原基の発育，形成過程における遺伝子制御の異常も可能性の一つとして挙げられるだろう．

リンパ節転移か否かの判定は慎重に行う必要があ

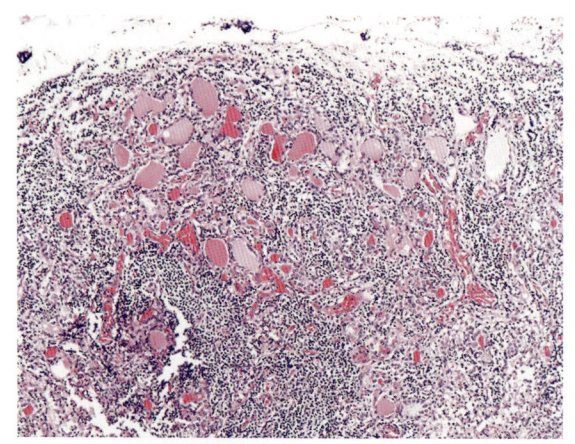

図12 異所性甲状腺組織
リンパ節内に認められた散在性に分布する異所性甲状腺組織.

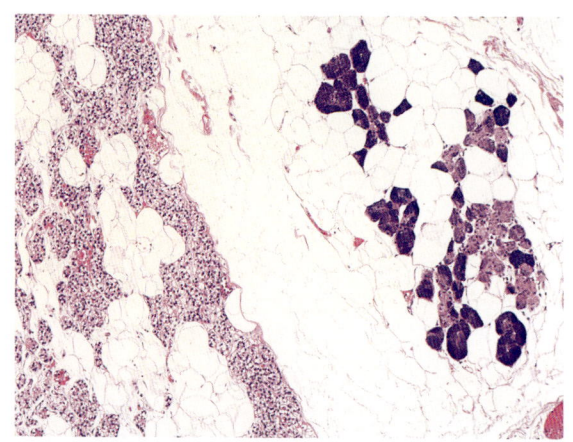

図13 甲状腺近傍にみられた異所性唾液腺(耳下腺様)組織(右)と副甲状腺組織(左)

る. 異所性組織の場合は顕微鏡大でリンパ節の被膜内外に少数の濾胞が認められる. リンパ節が異所性甲状腺組織で置換される割合は1/3以下であることが多く, 数個以上のリンパ節にみられることは稀である. 乳頭癌のリンパ節転移は乳頭状構造が明らかな場合はその判定は比較的容易であるが, 濾胞構造が主体のときにはコロイドの性状, 濾胞上皮が核溝や封入体などの乳頭癌の核所見を欠いていることを確認する. 索状構造や組織球由来の多核巨細胞が乳頭癌で認められるので参考になる. 図10は良性と考えられた深頸リンパ節内の異所性甲状腺組織で, リンパ節被膜直下に異型の乏しい小〜中型濾胞の小結節状集簇が認められる. 濾胞はコロイドを入れ, 扁平から立方状の核異型の乏しい濾胞上皮に覆われ, 核腫大や核重畳, 乳頭状構造や, 砂粒小体は認めない(図11). また甲状腺濾胞がリンパ節内に埋没するように認められる場合もある(図12). 甲状腺以外の頭頸部癌の手術で郭清されたリンパ節に異所性甲状腺組織が認められた場合には, 過剰な手術を避ける意味で甲状腺乳頭癌の転移と区別しなければならないが, その判定が微妙な場合は経過観察も選択肢の一つで, たとえ潜在性の微小癌が存在したとしても進行することは稀と考えられるからである.

甲状腺周囲には異所性唾液腺組織(図13)や異所性胸腺組織(図14)が稀に認められる[15]. 咽頭嚢由来の腺組織は発生途上で遊走することがあるため, 上皮小体の過剰腺や胸腺組織の遺残等が頸部に認められることがある[1]. 異所性胸腺組織内に甲状腺組織が認められた例もあり[17], Hassall小体由来の石灰化がみられる場合には, 乳頭癌の砂粒小体と区別する必要がある.

鰓原性嚢胞(側頸嚢胞)の異所性甲状腺から発生した乳頭癌の報告[17]もあるが, 乳頭癌ではリンパ節の転移巣が嚢胞状を呈することがよく経験されるので, 乳頭癌の嚢胞状孤立性リンパ節転移巣(図15)との鑑別が必要である. 異型のない異所性甲状腺組織の併存や, 少なくとも同側甲状腺に原発巣が認められないことなどが条件となる.

異所性甲状腺と乳頭癌の転移の鑑別に, clonal analysis[18]による検討が有用であったとの報告やCD15, CK19, HBME-1, galectin-3などの免疫染色が乳頭癌の判定に有用であるとされている[19-21]. 異所性甲状腺組織およびその癌化の鑑別を含め, これらを組み合わせて判定することも参考になると思われるが, 常に安定した結果が得られるとは言い難く, 組織所見と併せ総合的に判定することが重要である.

6. その他の異所性甲状腺組織

肺, 肝臓, 副腎などの遠隔例の報告もあるが, 高分化型甲状腺癌の転移との鑑別がどの程度厳密になされていたかどうか検証する必要があろう.

おわりに

異所性甲状腺は比較的稀な病態であるが, 頸部腫瘤の鑑別として常に念頭に置くべきである. また稀に悪性化も認められることから注意する必要がある. 舌甲状腺では, 切除による甲状腺機能の低下を

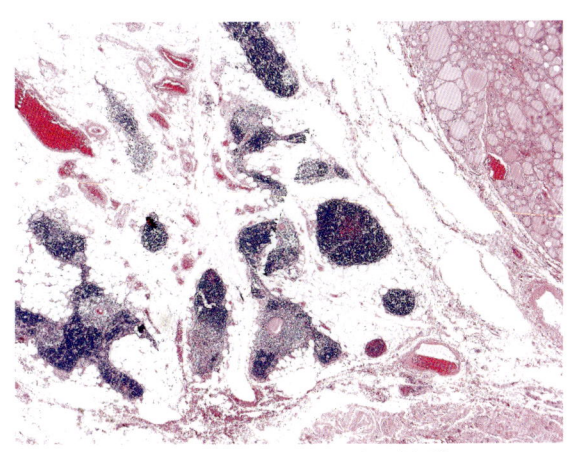

図14 | 甲状腺近傍に認められた異所性胸腺組織

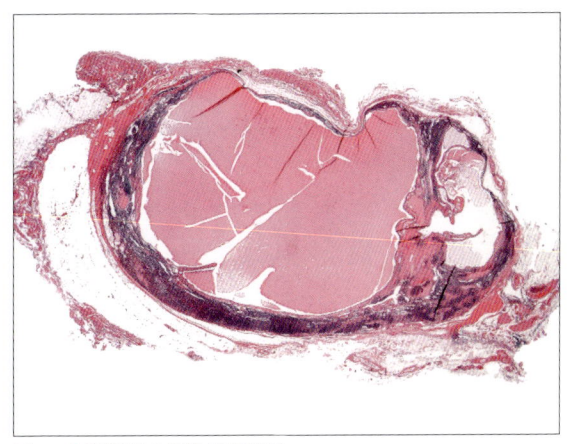

図15 | 乳頭癌の嚢胞状転移巣
側頸嚢胞に類似している.

招くことが多いため慎重な対応を要する．側頸部の異所性甲状腺組織は顎下腺腫瘍や側頸嚢胞，リンパ節腫脹等の臨床診断がなされることが多い．その判定に際しては，甲状腺組織が移植性や分離性の可能性がないかどうかも考慮し，既往歴のチェックや内分泌検査も含め，正所性の甲状腺の検索を同時に行う必要がある．リンパ節内の異所性甲状腺組織（thyroid inclusion）は比較的稀な所見で，甲状腺癌の転移の可能性をまず除外する必要があるが，過剰な手術侵襲を避けるため認識しておくことが重要である．

（寺畑信太郎）

文献

1) 安田峯生, 沢野十蔵（訳）：頭・頸部. ラングマン人体発生学, 第10版, メディカル・サイエンス・インターナショナル, 2010, pp277-303
2) Biddinger PW, Ray M：Distribution of C cells in the normal and diseased thyroid gland. Pathol Annu 28：205-229, 1993
3) Massine RE, Duming SJ, Koroscil TM：Lingual thyroid carcinoma：a case report and review of the literature. Thyroid 11：1191-1196, 2001
4) Rosai J, Carcangiu ML, Delellis RA：Tumor of the thyroid gland. in Rosai J, Sobin LH (eds)："Atas of Tumor Pathology, 3rd Series, Fascicle 5". AFIP, Washington, DC, 1992, pp317-324
5) Maino K, skeltonton H, Yeager J et al：Benign ectopic thyroid tissue in a cutaneous location. A case report and review. J Cutan Pathol 31：195-198, 2004
6) Amoodi HA, Makki F, Trites J et al：Lateral ectopic thyroid goiter with a normally located thyroid. Thyroid 20：217-220, 2010
7) 嶋津苗胤, 前川武雄, 門野岳史 他：側頸部異所性甲状腺の1例. 皮膚臨床 48：679-682, 2006
8) 藤垣聖雄, 浅野幸一郎, 加藤雅也 他：右顎下部に認めた異所性甲状腺腫例. 耳鼻臨床 93：669-674, 2000
9) 土屋松実, 関 敦郎, 三澤 清 他：側頸部に発生した異所性甲状腺乳頭癌例. 耳鼻臨床 100：919-922, 2007
10) Nicastri AD, Foote FW Jr, Frazell EL：Benign thyroid inclusions in cervical lymphnodes. JAMA 194：1-4, 1965
11) Meyer JS, Steinberg LS：Microscopically benign thyroid follicles in cervical lymph nodes. Serial section study of lymph node inclusions and entire thyroid gland in 5 cases. Cancer 24：302-311, 1969
12) Leon X, Sancho FJ, Garcia J et al：Incidence and significance of clinically unsuspected thyroid tissue in lymph nodes found during neck dissection in head and neck carcinoma patients. Laryngoscope 115：470-474, 2005
13) Williams ED, Toyn CE, Harach HR：The ultimobranchial gland and congenital thyroid abnormalities in man. J Pathol 159：135-141, 1989
14) Soscia A, Guerra G, Cinelli MP et al：Parapharyngeal ectopic thyroid：the possible persistence of the lateral thyroid anlage. Surg Radiol Anat 26：338-343, 2004
15) Carney JA：Salivary heterotopia, cysts, and the parathyroid gland：branchial pouch derivatives and remnants. Am J Surg Pathl 24：837-845, 2000
16) Balasubramaniam GS, Stillwell RG, Kennedy JT：Papillary carcinoma arising in ectopic thyroid tissue within a branchial cyst. Pathology 24：214-216, 1992
17) Hwang I, Lee SK, Cho KJ et al：Heterotopic intrathymic thyroid tissue. Pathol Int 56：629-632, 2006
18) Kakudo K, Shan L, Nakamura Y et al：Clonal analysis helps to differentiate aberrant thyroid tissue from thyroid carcinoma. Hum Pathol 29：187-190, 1998
19) Imamura Y, Fukuda M：CD15 (C3D-1) Immunoreactivity in normal, benign, and malignant thyroid lesions. Appl Immunohistochem 6：181-186, 1998
20) Hirokawa M, Horiguchi H, Wakatsuki S et al：Intranodal benign thyroid tissue：significance of HBME-1 in differentiation from metastatic papillary thyroid carcinoma. APMIS 109：875-880, 2001
21) Cabibi D, Cacciatore M, Guamotta C et al：Immunohistochemistry differentiates papillary thyroid carcinoma arising in ectopic thyroid tissue from secondary lymph node metastases. Thyroid 17：603-607, 2007

第3部　鑑別ポイント

X．診断に有用な免疫染色

はじめに

今日，免疫染色は病理診断に汎用されているが，あくまでもHE染色の補助手段である．免疫染色の特性と限界を十分理解して用いることが重要である．免疫染色は組織・細胞標本中に分布する抗原を抗体を用いて可視化する技術である．免疫染色は抗原抗体反応の特異性に基づいており，抗原の固定状態や抗体の特性により影響を受ける．抗原の賦活化法の進歩により様々な抗体が利用できるようになっている．甲状腺の免疫染色を行う際には，濾胞細胞の内因性ペルオキシダーゼ活性を不活化する必要がある．また，染色結果の解釈にあたっては，ただ陽性か陰性かということでなく，抗原分子の生化学的な特性と生理的な機能の理解を基礎に，組織，細胞内の分布に注意して判定することが大切である．

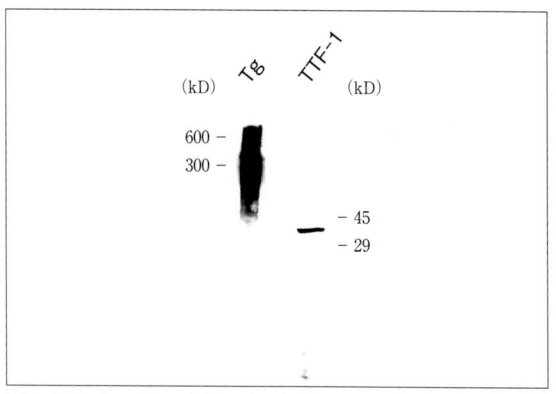

図1 サイログロブリン（Tg）とTTF-1のウェスタンブロット
Tg：5～20％ SDS-PAGE，TTF-1：12.5％ SDS-PAGE．

甲状腺の組織特異的なマーカーとしてサイログロブリンthyroglobulin（Tg）と甲状腺特異的転写因子thyroid transcription factor-1（TTF-1）があるが，両者は分子量をはじめとする生化学的な特性が大きく異なる．そのため組織，細胞内の分布，染色態度が違う．サイログロブリンは2個のサブユニットからなる分子量約660 kDの大きな糖蛋白で，その抗原決定基は多様性に富む．抗体はサイログロブリンの代謝産物とも反応するため，ウェスタンブロットでは約330 kDを中心とする幅の広いスメアを引くバンドとして検出される（図1 Tg）．免疫染色では濾胞上皮の細胞質のみならずコロイドにも染色されるとともに，抗体による染色態度のバラツキがみられる．一方，TTF-1は分子量42 kDの核内蛋白で，ウェスタンブロットでは1本の明瞭なバンドとして検出される（図1 TTF-1）．免疫染色では濾胞細胞の核のみが特異的に染色される．このためTTF-1はサイログロブリンより顕微鏡下での判定は容易である．ただし，TTF-1は加熱による抗原の賦活化が不十分な場合に免疫染色にて偽陰性となる可能性があるので注意を要する．

1．甲状腺腫瘍の診断に用いられる主な抗体

甲状腺腫瘍の診断に用いられる主な抗体を**表1**に示す．甲状腺の濾胞細胞と傍濾胞細胞（C細胞）に特異的なマーカーとして，甲状腺特異的な転写因子やホルモン関連分子が用いられる．細胞骨格線維，細胞接着関連因子，細胞膜表面抗原は，上皮，間質等

の細胞系統の指標として用いられるとともに，腫瘍の形質変化，悪性化の指標としての意義をもつものがある．細胞増殖，細胞死関連抗原は，細胞増殖活性や癌関連遺伝子の異常の指標として用いられる．

甲状腺腫瘍のほとんどは HE 染色にて診断が可能であり，免疫染色が必要となる状況は限られる．具体的には，特殊な組織像を示す甲状腺腫瘍や，分化度が低い甲状腺癌およびその転移で甲状腺原発の確認が必要な場合が考えられる．以下，甲状腺腫瘍の診断に有用と考えられる抗体を主体に，抗原分子の基礎的な特徴と機能，組織内分布，実際に腫瘍の鑑別診断に用いる際のポイントについて解説する．

表1 甲状腺腫瘍の診断に用いられる主な抗体

1)	甲状腺の転写因子	TTF-1，PAX8
2)	甲状腺ホルモン	サイログロブリン，T_3，T_4
3)	C 細胞ホルモン	カルシトニン
4)	細胞骨格線維	ケラチン CK7，CK20，CK19
5)	細胞接着因子	β カテニン，Galectin-3，CD56
6)	細胞膜表面抗原	CEA，HBME-1，EMA，CD5
7)	細胞増殖，細胞死	Ki-67，P53，Bcl-2
8)	脈管抗原	CD34，CD31

2．甲状腺の転写因子

TTF-1 と PAX8 は甲状腺の組織特異的な転写因子で，発生と分化に関わる遺伝子を相乗的に制御するとともに，甲状腺のホルモン機能に関わる下流の遺伝子，すなわち TSH 受容体，サイログロブリン，甲状腺ペルオキシダーゼ遺伝子を制御する[1]．ただし，TTF-1 は肺や神経の一部の発生にも関わり，肺の細気管支の無線毛立方上皮と II 型肺胞上皮に，PAX8 は腎，生殖器の発生にも関わり腎尿細管や卵管にも発現される．甲状腺の濾胞上皮由来の腫瘍では一般に TTF-1 と PAX8 が発現される．同様に肺の腺癌や小細胞癌では TTF-1 の発現が，腎癌では PAX8 が発現される．よって甲状腺癌と肺腺癌の鑑別には TTF-1 の免疫染色は意味がない．また，明細胞型の濾胞性腫瘍と腎癌の鑑別には，TTF-1 と後述するサイログロブリンの免疫染色は有用であるが，PAX8 の免疫染色は意味がない．また，TTF-1 と PAX8 はカルシトニンを産生する傍濾胞細胞（C 細胞）の発生と分化にも関わり，C 細胞由来の髄様癌でも発現がみられる．ただし，その発現量は濾胞細胞に比較し少ない．

3．甲状腺ホルモン関連抗体

トリヨードサイロニン（T_3）とサイロキシン（T_4）はヨード化アミノ酸で，サイログロブリン分子上で合成される．T_3 と T_4 の分子量は小さく，組織内に固定することは難しい．免疫染色で検出される T_3 と T_4 はサイログロブリンと結合した状態にあるが，サイログロブリンよりやや限局した分布を示す．甲状腺腫瘍の T_3 と T_4 の染色性は必ずしもホルモン機能状態と一致しないことが多く[2]，免疫染色のみで機能性腫瘍，Plummer 病を診断することは一般に難しい．

サイログロブリンは濾胞細胞で特異的に産生され，濾胞腔に貯留され，コロイドを形成する．サイログロブリンは TTF-1 と PAX8 により相乗的に発現制御される．甲状腺腫瘍におけるサイログロブリンの発現は TTF-1 と PAX8 と解離することがある．例えば篩状（モルラ）亜型の乳頭癌では，TTF-1 の発現はあるがサイログロブリンの発現は極めて低く，コロイドはほとんど形成されない（図2）．濾胞細胞の起源の腫瘍マーカーとしての特異性はサイログロブリンが高いが，感度は TTF-1 と PAX8 のほうが高いと考えられる．サイログロブリンの免疫染色が鑑別診断に有用な場合としては，甲状腺の濾胞癌や乳頭癌の転移が考えられる．通常は HE 染色で診断可能であるが，免疫染色でサイログロブリンの発現が転移腫瘍に証明できれば確実である（図3）．

4．C 細胞ホルモン関連抗体

カルシトニンは甲状腺傍濾胞細胞（C 細胞）で特異的に産生される分子量 3.5kD のペプチドである．最初，分子量 17.5kD のプロカルシトニンとして合成され，それが分解代謝されて 32 個のアミノ酸からなるカルシトニンとなる．C 細胞から発生する髄様癌の大部分は，カルシトニンの産生能を保持しており，同時に生じたプロカルシトニンの代謝物がアミロイドとして沈着する．カルシトニン免疫染色を行うと腫瘍細胞のみでなく，アミロイドにも陽性像がみられる．アミロイドとして沈着を伴う典型例は HE 染色のみで診断に迷うことはないが，多彩な組織像を示し免疫染色が必要な症例も経験される．特に未分化癌との鑑別が問題となる場合には，予後に差があるので丹念に免疫染色する必要がある．さら

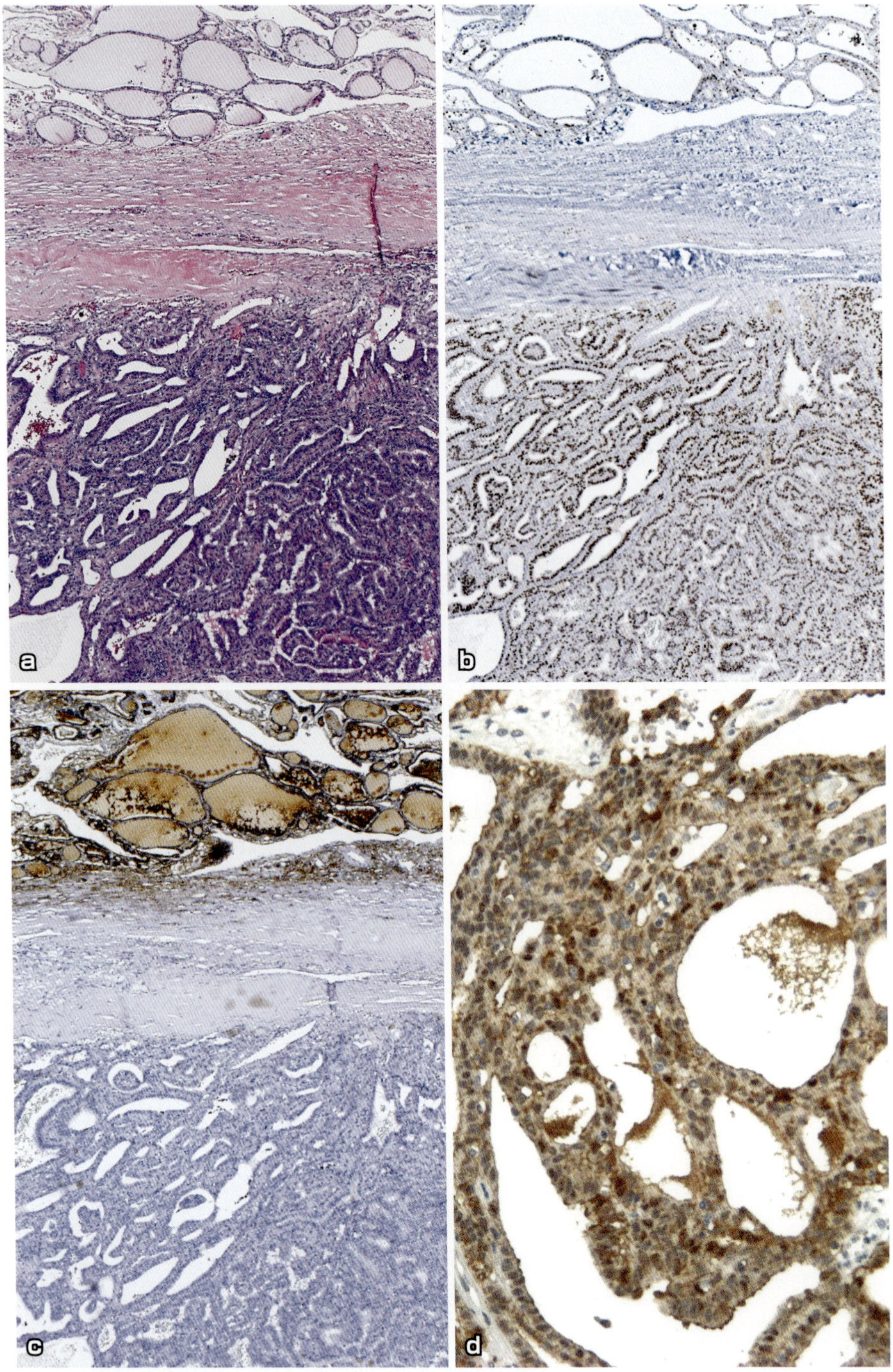

図2 篩状（モルラ）亜型の乳頭癌におけるTTF-1とβカテニンの発現

a：HE染色．上部の正常濾胞内にはコロイドがみられるが，下部の腫瘍の不整な濾胞内にコロイドの形成はない．
b：TTF-1免疫染色．正常濾胞細胞と同様に腫瘍細胞の核には陽性像がみられる．
c：サイログロブリン免疫染色．腫瘍はサイログロブリン陰性．
d：βカテニン免疫染色．βカテニンの過剰産生と核移行がみられる．

に，髄様癌と診断した場合には，家族性か散発性かを推定する必要がある．その鑑別点は，家族性では非腫瘍部の甲状腺にC細胞過形成（図4）がみられることで，C細胞の小さな過形成巣の証明には，カルシトニンないし後述するCEAの免疫染色が有用である．

5．細胞骨格線維

甲状腺濾胞細胞には上皮性の細胞骨格線維であるケラチンとともに，間葉性の細胞骨格線維であるビメンチンの発現もみられる．ケラチンは線維状蛋白の複合体で少なくとも分子量の異なる20種程度が知られている．一般に，上皮性の確認には低分子か

図3 甲状腺濾胞癌の肺血管内の微小転移巣
a：HE 染色．
b：サイログロブリン免疫染色．
c：PAX8 免疫染色．肺血管内の腫瘍細胞にサイログロブリンと PAX8 陽性像がみられる．

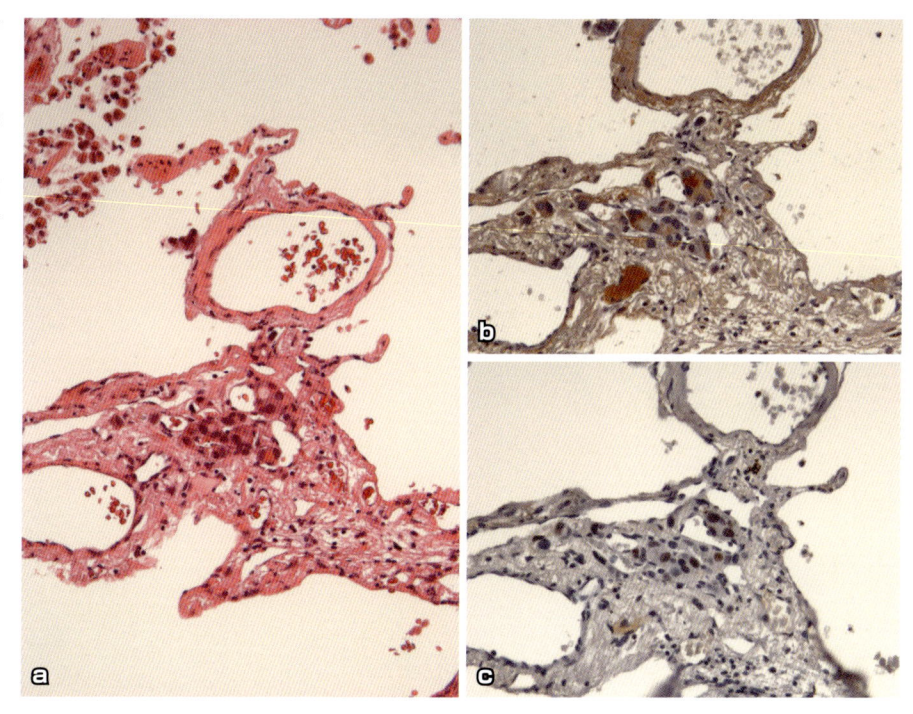

ら高分子ケラチンに反応するカクテル抗体が用いられ，腫瘍の組織起源の推定には CK7 と CK20 の組み合わせが用いられる．甲状腺腫瘍の診断で上皮性の確認が必要となるのは未分化癌である．未分化癌は上皮性の組織構築を失い，細胞多形が強く，炎症細胞浸潤を伴うため，肉腫や悪性リンパ腫との鑑別が問題となる．免疫染色で未分化癌はケラチン陽性で，CK7（＋）/CK20（−）のパターンを示す．このパターンは，組織起源の推定上は肺腺癌，乳癌，卵巣癌，子宮内膜癌等と同じグループに属する．

低分子ケラチンである CK19（分子量 40kD）は，正常濾胞細胞ではほとんど発現がみられないが，乳頭癌で比較的特異的に発現が亢進する．CK19 は濾胞型乳頭癌と濾胞癌との鑑別に有用との報告がみられる[4]．しかし，ケラチンの種の変化は良悪性の絶対的な指標ではない．最終的な判断は HE 所見を基本に総合的に行う必要がある．

6．細胞接着因子関連抗体

β カテニンは細胞接着分子カドヘリンと細胞骨格のアクチンフィラメントをつなぐ 92kD の蛋白である．腫瘍によっては過剰発現した β カテニンが核に移行し，Wnt シグナル伝達系を活性化して細胞増殖を引き起こす．甲状腺癌の中にも，癌遺伝子の異常を背景に β カテニンの核内移行が認められるものがある（**図 2d**）．Galectin-3 は細胞膜上の β ガラクシド結合蛋白で，機能は不明な点が多いが，濾胞上皮由来の悪性腫瘍で発現が亢進することが報告されている．CD56 は神経細胞に発現する NCAM（neural cell adhesion molecule）と呼ばれる細胞接着分子であるが，甲状腺濾胞上皮の細胞膜にもよく発現する．

7．細胞膜表面抗原抗体

CEA は癌胎児性抗原として発見された 180kD の大きな糖蛋白抗原で，大腸癌以外の種々の臓器の腺癌にも見出されるが，甲状腺では髄様癌に特異的に検出される．ただし，使用する抗体の抗原決定基によっては，CEA 陰性となることがあるので注意を要する[5]．

HBME-1 は中皮細胞表面の microvilli の部分に反応する抗体で，中皮腫の診断に用いられるが，濾胞上皮由来の悪性腫瘍にも反応することが報告されている．前述した HBME-1 と Galectin-3 の免疫染色が濾胞性腫瘍の良悪性の鑑別に有用との報告がある．しかし，あくまでも参考所見であり，最終的な診断は血管や被膜侵襲等を確認する必要がある．

CD5 は T 細胞と一部の B 細胞の細胞膜に存在す

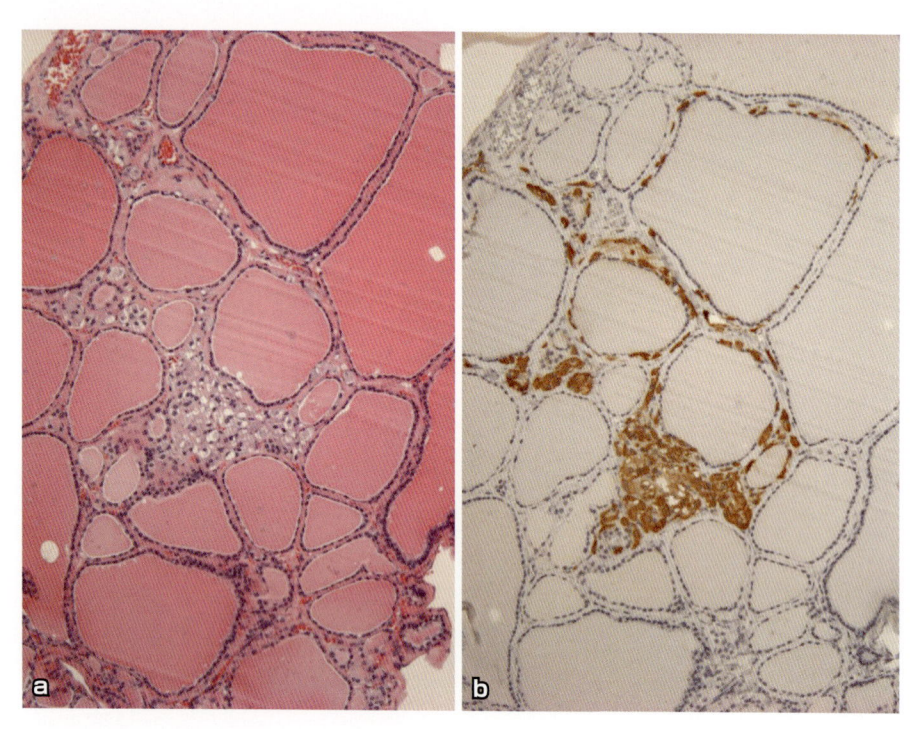

図4 | 家族性髄様癌における非腫瘍部甲状腺
a：HE 染色．
b：カルシトニン免疫染色．
C 細胞過形成がみられる．

る分子量 67 kDa の糖蛋白で胸腺癌の指標として用いられている．甲状腺の稀な腫瘍である CASTLE (carcinoma showing thymus-like differentiation) でも細胞膜が陽性を示し，扁平上皮癌との鑑別診断に有用な補助所見となる．

8. 細胞増殖，細胞死関連抗体

Ki-67 抗体の認識抗原は G_1〜M 期の細胞増殖期の核に検出され，休止期の G_0 期では消失する．MIB-1 はホルマリン固定標本で利用可能なクローンで，その陽性率（MIB-1 index）は細胞増殖活性の指標となる．乳頭癌と濾胞癌の細胞増殖活性は低く，MIB-1 index は 1〜3％と小さく，バラツキが大きいため，良性病変との鑑別には用いられない．一方，未分化癌の細胞増殖活性は高く，MIB-1 index は約 30％と有意に大きい（**図 5 d**）．低分化癌は診断基準（第 2 部 I-2「低分化癌」を参照）により幅があるが，細胞増殖活性は乳頭癌ないし濾胞癌と未分化癌の中間で，MIB-1 index は 5〜25％程度と考えられる[6]．MIB-1 の認識抗原は通常核に局在するが，特殊な腫瘍では異常な分布を示すことがある．硝子化索状腫は，硝子様基質の沈着を伴い髄様癌との鑑別が問題となるが，MIB-1 が細胞膜に沿って陽性像を示すことが鑑別診断の参考所見となる．

p53 は癌抑制遺伝子で，その遺伝子産物は 53 kD の核内蛋白（P53）で，細胞の増殖停止やアポトーシスを誘導する．変異した P53 は半減期が長く核内に蓄積されるため，p53 遺伝子の異常のある細胞の核は P53 免疫染色で陽性となる．P53 の陽性率は乳頭癌，濾胞癌に比べ，低分化癌や未分化癌で有意に高い[7]．

bcl-2 は濾胞性リンパ腫で過剰発現される癌遺伝子で，B-cell lymphoma の頭文字から名づけられている．その遺伝子産物は分子量 26 kD の蛋白で，アポトーシス抑制因子として働く．濾胞癌では，濾胞腺腫に比べ bcl-2 の過剰発現がみられ，鑑別に有用とする意見がある[7]．ただし，正常上皮にも発現がみられることから，免疫染色の条件を十分検討し，参考所見として扱うべきである．

9. 脈管抗原

CD 34 は血管内皮の細胞膜に存在する糖蛋白抗原であり，CD 31 は PECAM-1（platelet endothelial cell adhesion molecule-1）と呼ばれる血管内皮と血小板の接着蛋白であり，いずれも血管のよいマーカーとなる．微小浸潤型濾胞癌と腺腫の鑑別が問題となり，血管侵襲を判定する際には有用である．

図5 | 未分化癌に残存する分化形質と増殖活性
a：HE染色.
b：PAX8免疫染色.
c：MIB-1免疫染色. labeling indexは30％以上である.
d：CK7免疫染色.
e：CK20免疫染色.

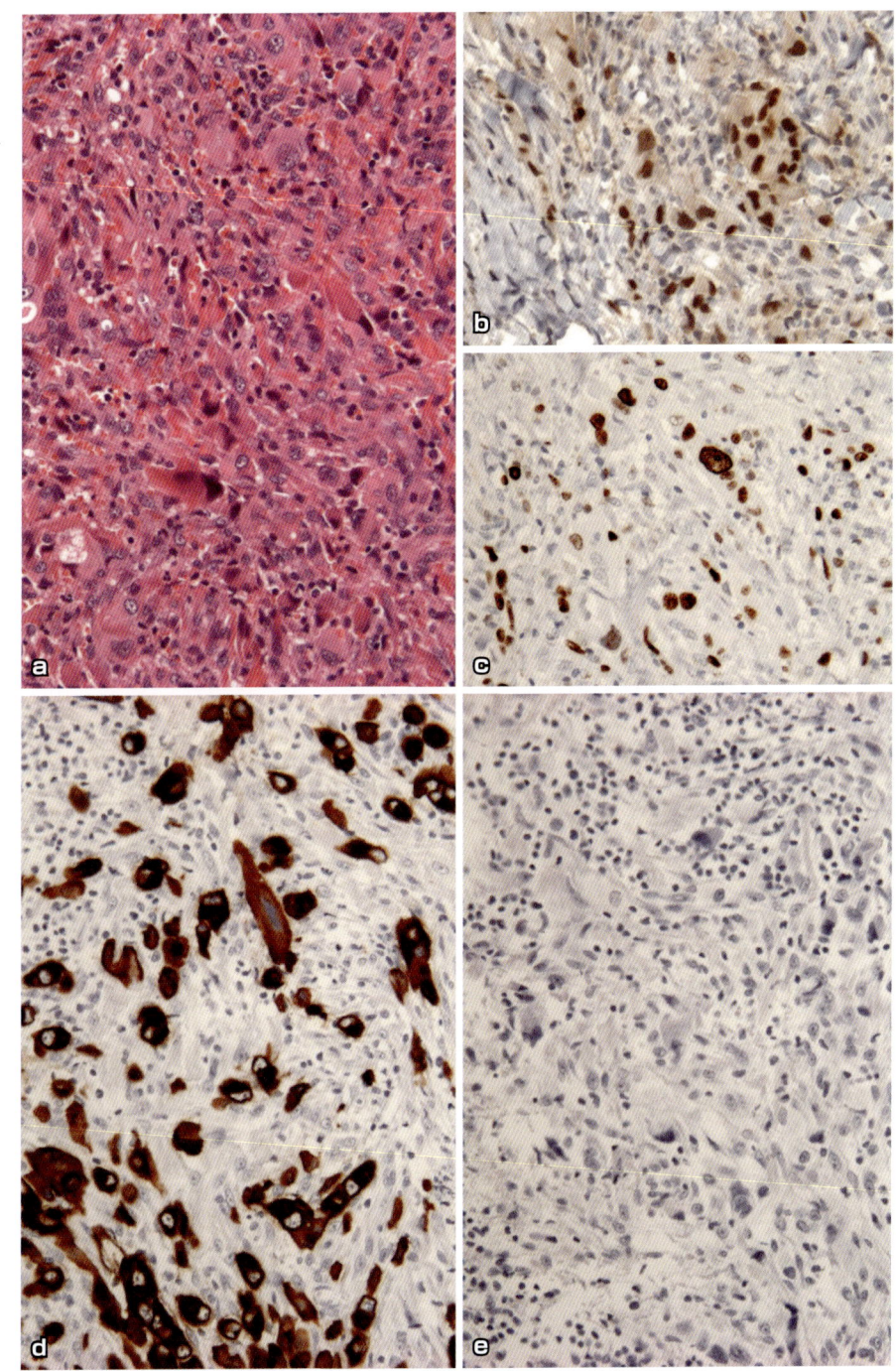

10. 甲状腺癌の分化度と免疫染色で検出される分化形質

　甲状腺癌の分化度は，発生起源の濾胞細胞の分化形質の保持状態によっておよそ定まると考えられる．濾胞細胞の分化形質は主に甲状腺特異的な転写因子と下流遺伝子の発現によって決まる．よって，甲状腺癌の分化度はTTF-1とPAX8の両転写因子の発現とサイログロブリンをはじめとする下流の遺伝子の発現と関連がある（**表2**）[8,9]．濾胞癌と乳頭癌および低分化癌ではTTF-1とPAX8の発現が免疫染色で検出されるが，低分化癌では，通常，サイロ

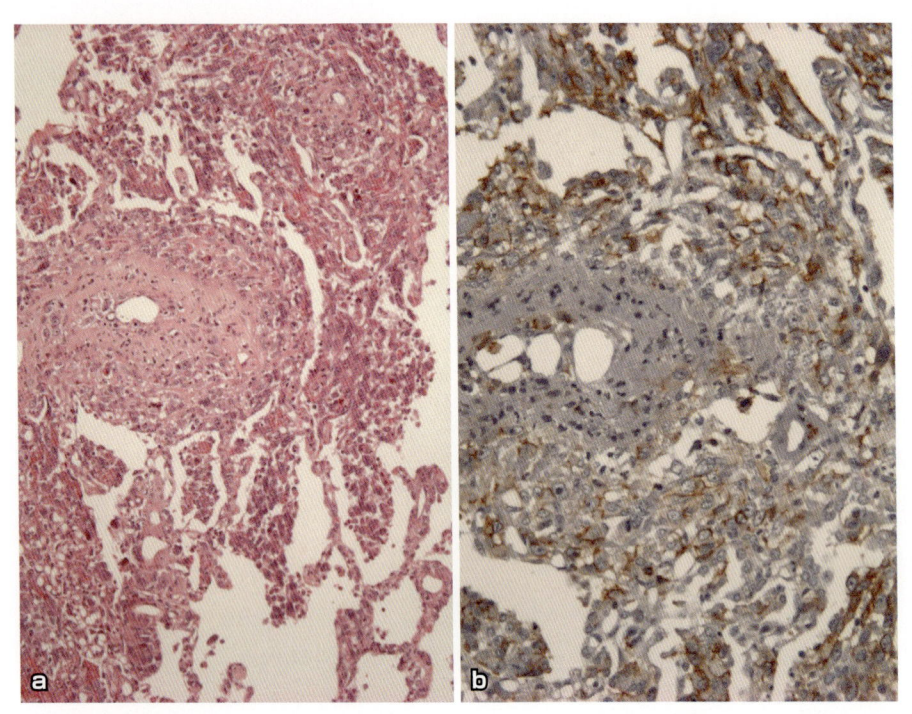

図6 | 甲状腺未分化癌の肺転移（剖検例）
a：HE 染色.
b：CD68 免疫染色.

表2 | 甲状腺癌の分化度と甲状腺特異的なマーカーの発現

	濾胞・乳頭癌	低分化癌	未分化癌
サイログロブリン	→	↓	↓↓
TTF-1	→	→/↓	↓↓
PAX8	→	→	→/↓

グロブリンの発現は低下ないし消失する．未分化癌ではTTF-1の発現はほとんどみられないが，PAX8の発現は比較的保たれる（**図5c**）．このほか，未分化癌でも比較的保持される濾胞細胞の発現形質として，ケラチンのCK7（＋）/CK20（－）のパターンや細胞接着分子CD56の発現が挙げられる[10]（**図6**）．甲状腺未分化癌の肺転移は，HE染色のみでは原発の確定は難しいが，濾胞細胞の発現形質を組み合わせて免疫染色することにより診断可能と考えられる．

（菅間　博）

文　献

1) 菅間　博，矢澤卓也，松本裕文 他：甲状腺腫瘍とTTF-1．病理と臨床 27：460-467, 2009
2) Kawaoi A, Okano T, Nemoto N et al：Simultaneous detection of thyroglobulin, thyroxine and triiodothyronine in nontoxic thyroid tumor by immunoperoxidase method. Am J Pathol 108：39-49, 1982
3) Henninger S, Schatz H, Stracke H et al：Immunohistochemical hormone content in medullary and undifferentiated thyroid carcinoma and prognosis after surgery. Acta Histochem 83：51-56, 1988
4) Cheung CC, Ezzat S, Freeman Ll et al：Immunohistochemical diagnosis of papillary thyroid carcinoma. Mod Pathol 14：338-342, 2001
5) Dasović-Knezević M, Børmer O, Holm R et al：Carcinoembryonic antigen in medullary thyroid carcinoma：an immunohistochemical study applying six novel monoclonal antibodies. Mod Pathol 2：610-617, 1989
6) Matsumoto H, Sakamoto A, Kamma H et al：Decreased expression of the thyroid-stimulating hormone receptor in poorly-differentiated carcinoma of the thyroid. Oncol Rep 19：1405-1411, 2008
7) Basolo F, Pollina L, Fontanini G et al：Apoptosis and proliferation in thyroid carcinoma：correlation with bcl-2 and p53 protein expression. Br J Cancer 75：537-541, 1997
8) Katoh R, Kawaoi A, Miyagi E et al：Thyroid transcription factor-1 in normal, hyperplastic, and neoplastic follicular thyroid cells examined by immunohistochemistry and nonradioactive in situ hybridization. Mod Pathol 13：570-576, 2000
9) Nonaka N, Tang Y, Chiriboga L et al：Diagnostic utility of thyroid transcription factors Pax8 and TTF-2（FoxE1）in thyroid epithelial neoplasms. Mod Pathol 21：192-200, 2008
10) Bejarano PA, Nikiforov YE, Swenson ES et al：Thyroid transcription factor-1, thyroglobulin, cytokeratin 7, and cytokeratin 20 in thyroid neoplasms. Appl Immunohistochem Mol Morphol 8：189-194, 2000

第4部
臨床との連携

I. 臨床診断のアルゴリズムと治療

はじめに

 甲状腺疾患の頻度は症状のない一般の検診で1.5〜16.2％と報告があり[1]，また触診での甲状腺結節の発見頻度は1.9〜4.6％，甲状腺癌の発見頻度は0.4〜0.44％と報告されている[2,3]．甲状腺疾患は日常診療で遭遇することが決して少なくない．伊藤病院(以下；当院)での甲状腺専門外来における甲状腺疾患別頻度と手術症例の甲状腺悪性腫瘍の病理組織分類を図1に示した．甲状腺悪性腫瘍は初診患者全体の5.8％を占め，手術症例の内訳は圧倒的に乳頭癌が多く全体の92.0％を占めていた．

1. 甲状腺悪性腫瘍の診断

 甲状腺疾患の診断は，初診時に問診，視診，触診，甲状腺機能検査，超音波検査を施行することが一般的である．現在，画像診断は以前の診断能に比べ，機器の発展により目覚ましく進歩している[4]．初診時検査は非侵襲的で被曝のない超音波検査が第一選

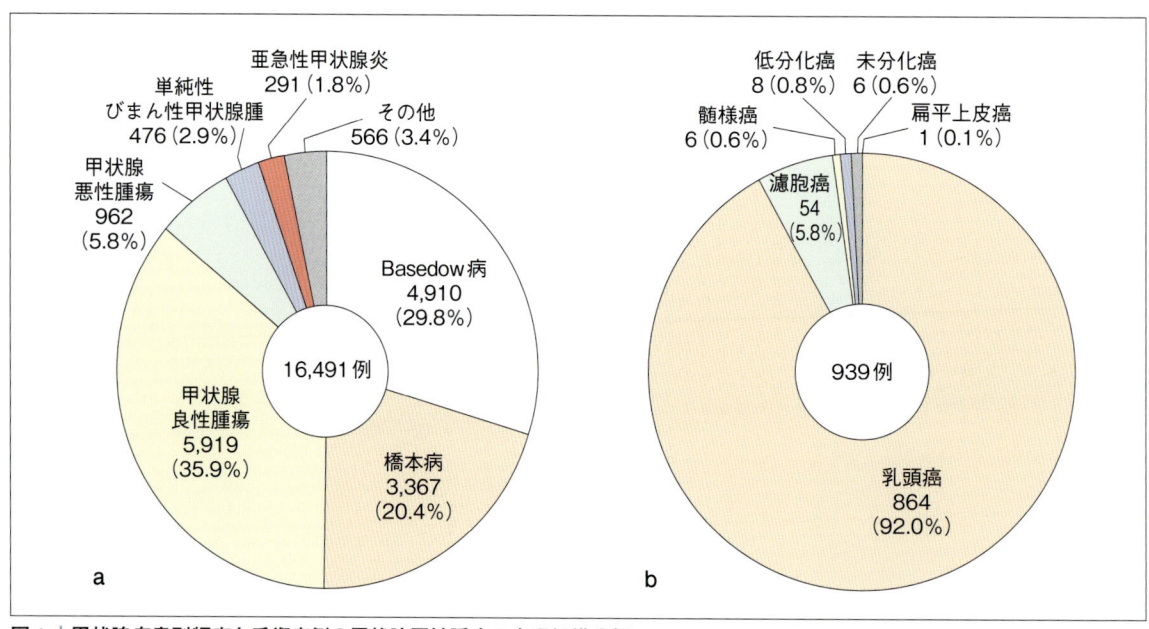

図1 ｜ 甲状腺疾患別頻度と手術症例の甲状腺悪性腫瘍の病理組織分類
a：甲状腺疾患別頻度(2006年伊藤病院初診患者)．b：甲状腺悪性腫瘍の病理組織分類(2009年伊藤病院手術例)．

図2 臨床診断のアルゴリズム

*：甲状腺髄様癌疑いの場合．
**：悪性リンパ腫，濾胞性腫瘍の場合．

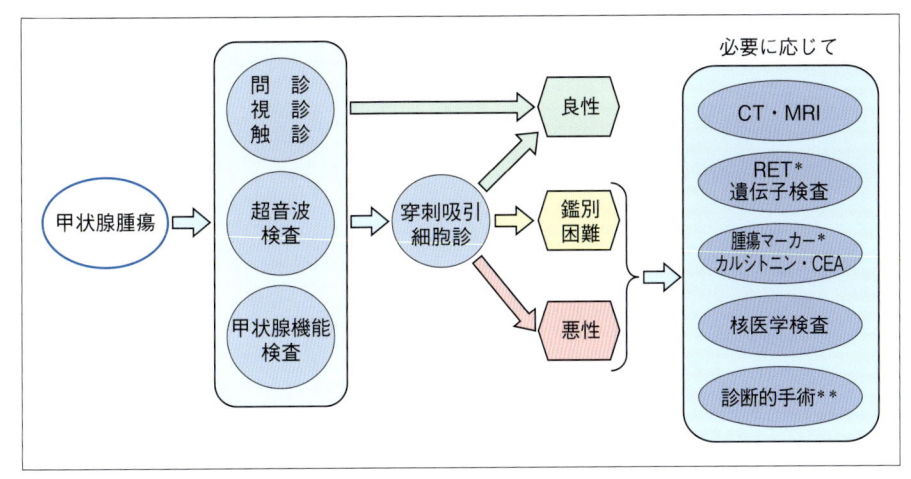

表1 甲状腺結節（腫瘤）超音波診断基準（超音波医学 26：149-150, 1999[5]より）

悪性度	所見	形状	境界		境界部低エコー帯	内部エコー		
			明瞭性	性状		エコーレベル	性状	高エコー
良性		整	明瞭	平滑	整	高〜低	均一	粗大・単発
悪性		不整	不明瞭	粗雑，粗糙	不整	低	不均一	微細・多発

注）1）本診断基準では，濾胞癌の診断は困難である．
2）形状の具体的な表現は円，楕円形等とする．不整の具体的表現は不定形である．
3）エコーレベルとは充実性部分についてのエコーレベルのことであり，周囲甲状腺組織とのエコーレベルとの差とする．びまん性甲状腺疾患が合併している場合は，全体のエコーレベルの変化が起こっているので配慮が必要である．また，腺腫様甲状腺腫についても超音波以外の所見を参考にするのが望ましい．
4）結節内部の高エコーは鑑別所見として掲載したが，境界部の高エコーは参考としない．

択で，CT, MRI, 核医学検査は超音波検査後，必要に応じて施行する検査である．穿刺吸引細胞診検査も甲状腺腫瘍の診断に欠くことのできない検査である．また髄様癌の診断にはRET遺伝子検査や腫瘍マーカー（カルシトニン，CEA）検査が有用である．当院で施行している甲状腺腫瘍診断の流れを図2に示した．

1）画像診断

a）超音波検査

非侵襲的で，被曝がなく繰り返し検査が可能な利点がある．検査施行者の熟練度で正診率が左右される．使用するプローブは，体表臓器用のドプラ機能付きの中心周波数7.5MHz以上のデジタルリニアプローブがよい．日本超音波医学会が公示している甲状腺結節（腫瘤）超音波診断基準を表1に示す[5]．この診断基準の中の悪性腫瘍は乳頭癌を想定している．診断には腫瘍の大きさや数，辺縁や実質部の形状や境界，内部エコーレベルの評価が重要になる．また，Bモード以外にも腫瘍内血流状態を評価できるカラードプラ法[6]や組織の硬さをリアルタイムにカラー表示するエラストグラフィーなどがあり[7]，臨床診断に利用されている．

b）甲状腺悪性腫瘍各疾患の代表的な超音波画像

① 乳頭癌：乳頭癌の典型例は，Bモード像でしばしば内部に石灰化を伴い，境界不明瞭な低エコー腫瘤を呈する（図3a, b）．特殊型としては，嚢胞内乳頭癌 intracystic papillary carcinoma（図3c），被包型乳頭癌 papillary carcinoma, encapsulated variant（図3d），びまん性硬化型乳頭癌 papillary carcinoma, diffuse sclerosing variant（図3e）がある．嚢胞内乳頭癌は大きな嚢胞形成の中に充実部が形成されており，被包型乳頭癌は腫瘍が線維性被膜に覆われており，濾胞性腫瘍に類似している．びまん性硬化型乳頭癌は甲状腺内に明らかな結節を形成せず，腫大した甲状腺内に微細な高輝度エコーが広がっている．また，腫瘍径が10mm以下のものは微小癌として別に区分される．典型的な乳頭癌の所見を呈さず形状が整なものや境界が明瞭なもの，内部エコー

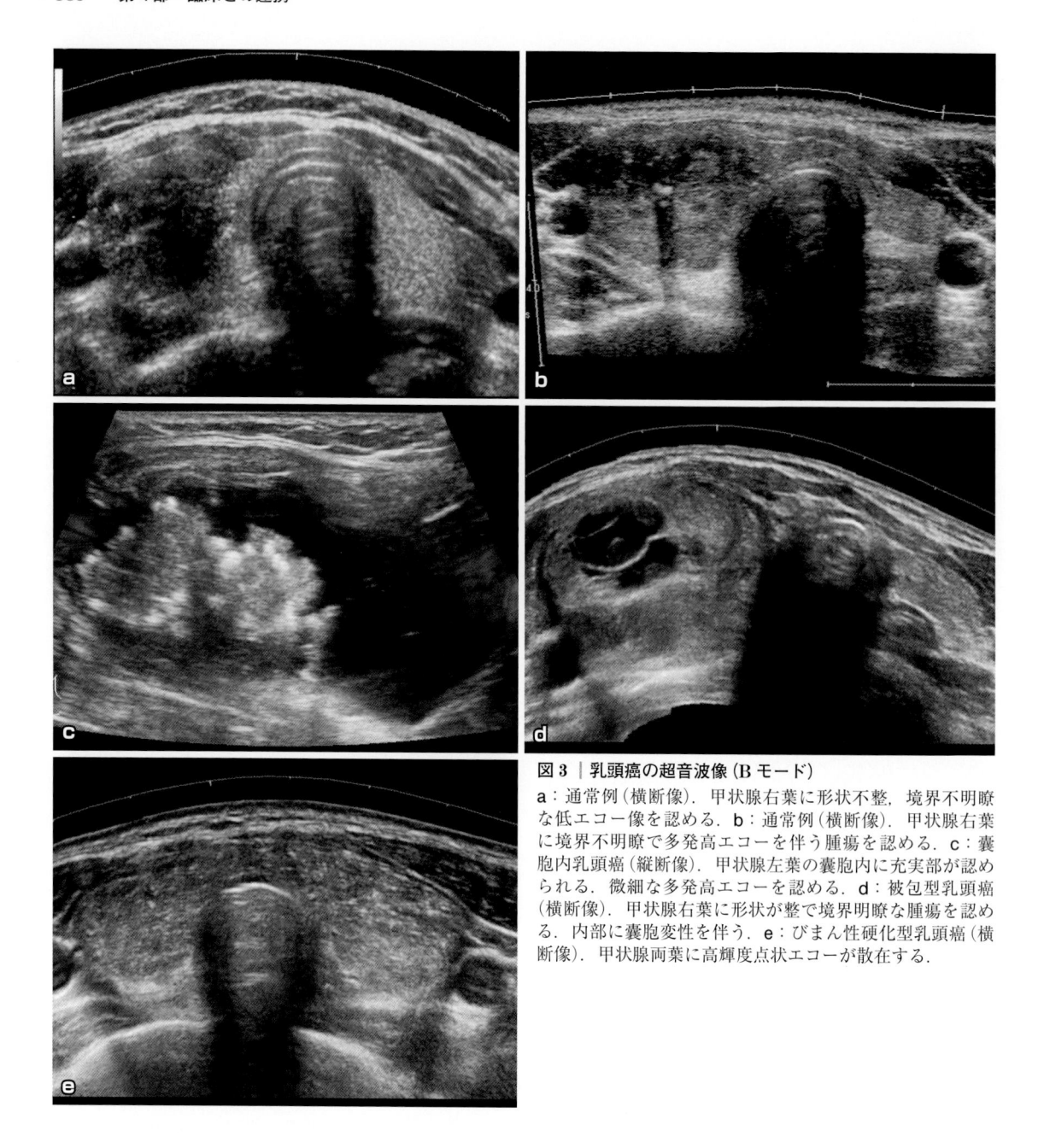

図3 | 乳頭癌の超音波像（Bモード）
a：通常例（横断像）．甲状腺右葉に形状不整，境界不明瞭な低エコー像を認める．b：通常例（横断像）．甲状腺右葉に境界不明瞭で多発高エコーを伴う腫瘍を認める．c：嚢胞内乳頭癌（縦断像）．甲状腺左葉の嚢胞内に充実部が認められる．微細な多発高エコーを認める．d：被包型乳頭癌（横断像）．甲状腺右葉に形状が整で境界明瞭な腫瘍を認める．内部に嚢胞変性を伴う．e：びまん性硬化型乳頭癌（横断像）．甲状腺両葉に高輝度点状エコーが散在する．

が比較的均一なものもあるので診断には注意が必要となる[8]（図4a〜c）．

② **濾胞癌**：濾胞癌の診断は摘出標本で腫瘍細胞の被膜浸潤，脈管侵襲，あるいは甲状腺外への転移のいずれかを認めることで診断される．遠隔転移が認められる場合を除き現状ではどんなmodalityをもっても診断が難しい．Bモード像では不整円形で内部エコーが不均一で，境界部に低エコー帯がみられることが多い（図5a）．カラードプラでは腫瘍内部に豊富な血流が認められることが多く，パルスドプラの血流速度解析でpulsatility index（PI）やresistance index（RI）が高値を示すと報告されている[6]（図5b）．

③ **髄様癌**：内部が低エコー像を呈し，しばしば点状から粗大なぼたん雪状の石灰化を認めることが特徴とされるが良性腫瘍や乳頭癌の超音波像と鑑別が困難な場合も多く，超音波検査のみで診断することは困難である．家族歴の有無や腫

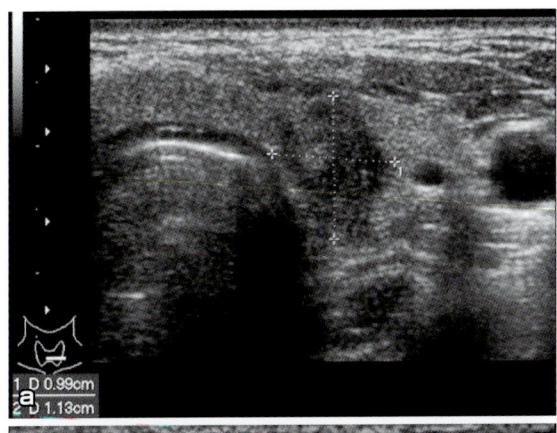

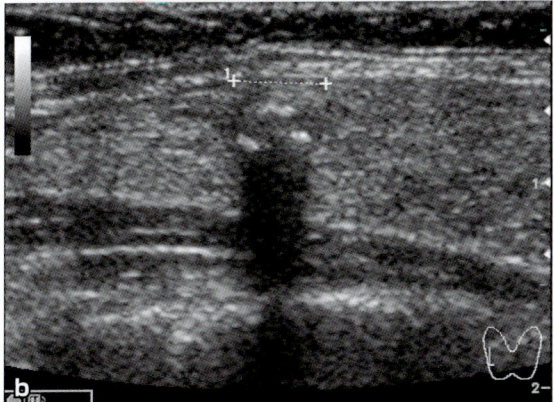

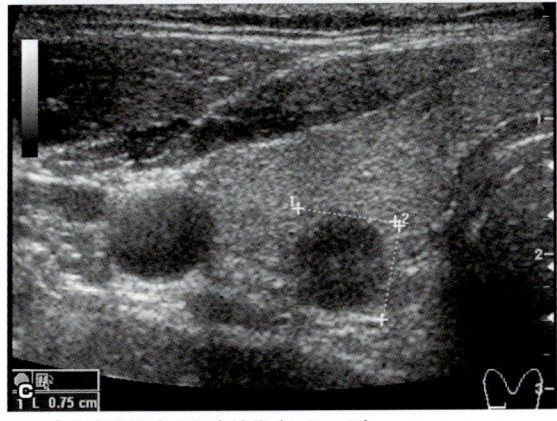

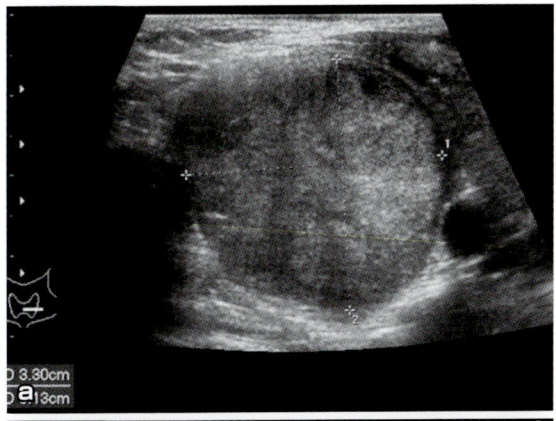

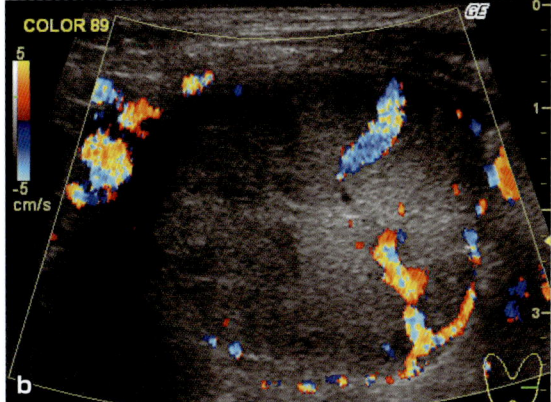

図5 | 濾胞癌の超音波像
a：Bモード（横断像）．甲状腺左葉に内部エコー不均一な腫瘍を認める．腫瘍境界部に不整な低エコー帯を認める．b：カラードプラ（CD）．腫瘍内部に豊富な血流が認められる．pulsatility index（PI）2.04，resistance index（RI）1.00で高値を示した．

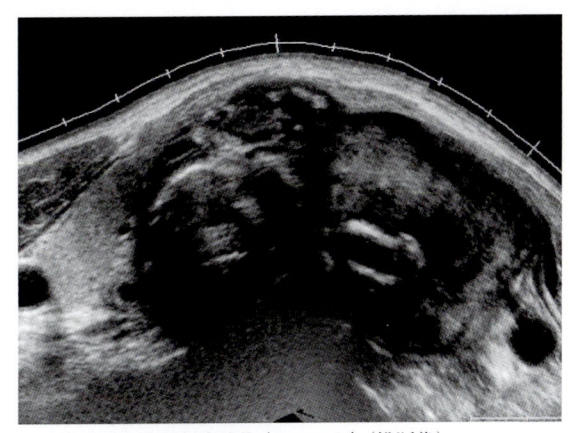

図4 | 微小乳頭癌の超音波像（Bモード）
a：横断像．形状が不整，境界は不明瞭でD/W比が大の低エコー腫瘍を認める．b：縦断像．点状高エコーがあり，周囲に低エコー域が広がっている．形状・境界とも不明瞭な腫瘍を認める．c：横断像．形状は整，境界は明瞭だが内部エコーが不均一な腫瘍を認める．

図6 | 未分化癌の超音波像（Bモード）（横断像）
甲状腺左葉に内部エコー不均一な低エコー像が認められる．また，粗大な石灰化が認められる．

瘍マーカー（カルシトニンやCEA）測定，穿刺吸引細胞診，*RET*遺伝子検査が必要となる．

④ **低分化癌**：以前は低分化型濾胞癌および低分化型乳頭癌と分類されていたが，WHO分類に対応し2005年甲状腺癌取扱い規約 第6版より独立した組織型として定義された[9]．このため超

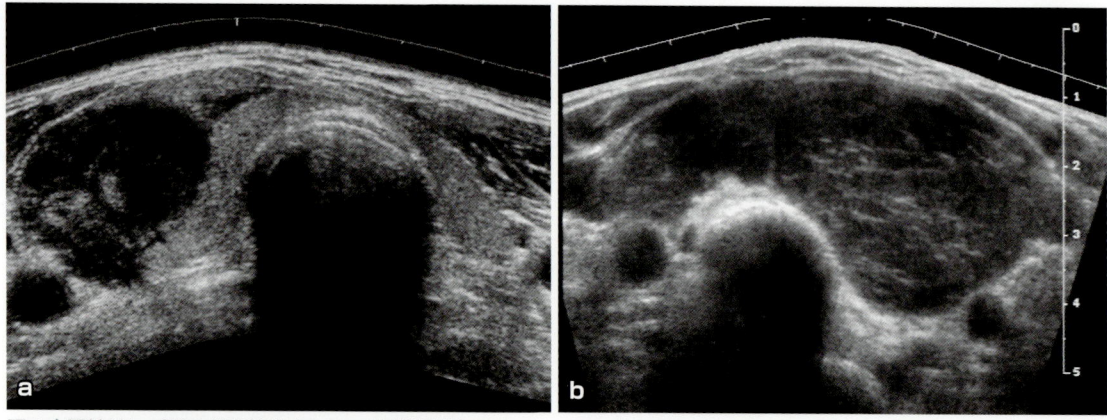

図7 | 悪性リンパ腫の超音波像（Bモード）（横断像）
a：結節型．甲状腺右葉に形状不整で内部エコーレベルが極めて低い腫瘍が認められる．b：びまん型．甲状腺全体にびまん性に内部エコーが不均一な低エコー領域が認められる．

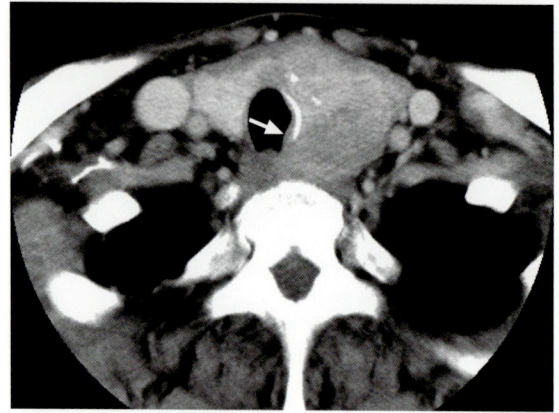

図8 | 乳頭癌の気管浸潤（頸部造影CT）
気管内腔左側に腫瘍像（白矢印）が認められる．食道との境界が不明瞭で食道浸潤も疑われる．

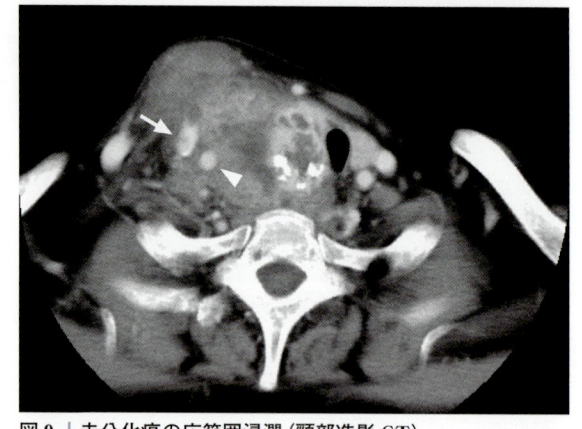

図9 | 未分化癌の広範囲浸潤（頸部造影CT）
腫瘍により気管が高度に左方に圧排されている．内部には壊死像や粗大な石灰化が認められる．また，気管，食道，右内頸静脈（白矢印），右総頸動脈（矢頭）への浸潤が疑われる．

音波検査をはじめとする画像診断に関し検討している報告がほとんどないため，今後検討が必要である．

⑤ **未分化癌**：急速な増大を伴う前頸部腫瘤で超音波検査では内部エコー不均一な低エコー像を呈する．出血や壊死性変化，しばしば粗大な石灰化を認める（図6）．また周囲組織へ浸潤を伴うことが多い．

⑥ **悪性リンパ腫**：慢性甲状腺炎を基盤に発症することが多い．未分化癌と同様に頸部腫大が急速に増大する．Bモード像で内部エコーレベルが極めて低く，後方エコーの増強が認められる．結節型とびまん型に区別される[10]（図7）．

2) CT，MRI検査

超音波検査では鎖骨や胸骨後方，気管後方の画像描出が困難である．超音波検査の死角を精査するにはCT，MRI検査の有用性が高い．また縦隔内に進展した甲状腺病変の診断はCT，MRI検査が優れている[11, 12]．

a) 甲状腺癌の浸潤や進展度の評価

気管や喉頭，食道，血管系（内頸静脈，鎖骨下静脈，総頸動脈など）への浸潤の有無の評価は手術適応の判断に欠かせない．

気管や喉頭内腔に腫瘍像を指摘できれば浸潤と診断できる（図8）．しかし腫瘍と隣接臓器が接している場合は，浸潤の有無の評価は困難となる．

腫瘍による静脈の閉塞や静脈内腔に腫瘍像（腫瘍

塞栓）があれば静脈への浸潤と考えられる．総頸動脈に関しては，頻度が少ないが血管全周性に腫瘍が認められる場合に浸潤が疑われる（図9）．

b）リンパ節腫大，転移の評価

甲状腺悪性腫瘍で所属リンパ節の腫大や転移を判断することは手術術式を決定する上で重要である．リンパ節の腫大が転移によるか炎症などによるかはさらに穿刺吸引細胞診などで精査する必要がある．また，甲状腺原発悪性リンパ腫では全身検索にてリンパ節病変を評価し病期分類を正確に判断する必要がある．

c）胸部の検索

肺転移の有無や縦隔リンパ節転移を検索する（図10）．

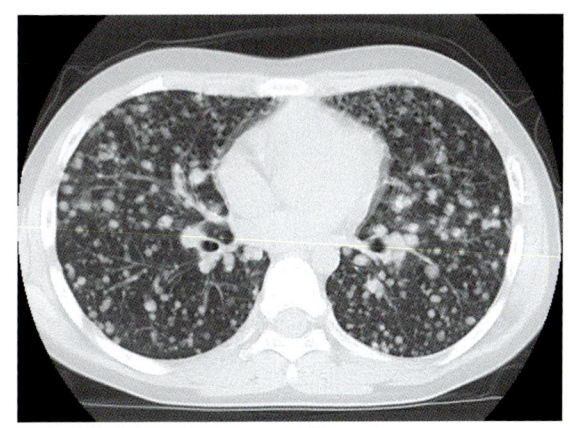

図10｜乳頭癌肺転移症例（胸部単純CT）
両肺に多発肺転移を認める．

3）核医学検査

甲状腺腫瘍の核医学検査の核腫としては^{123}I，^{131}I，^{201}TlCl，^{99m}TcO$_4^-$，^{67}Gaなどがある[13]．

a）^{131}I全身シンチグラフィー

乳頭癌，濾胞癌はヨード摂取能をもつので遠隔転移の評価は^{131}I全身シンチグラフィーが有用である．甲状腺全摘後，^{131}I全身シンチグラフィー検査を施行し転移巣を評価する．

以前は甲状腺ホルモン剤を休薬して行っていたが，現在は甲状腺ホルモン剤を中止することなく^{131}I全身シンチグラフィー検査が可能である遺伝子組換えヒト甲状腺刺激ホルモン製剤（rhTSH）が使用できるようになった．甲状腺ホルモン剤休薬による甲状腺機能低下に伴うQOL低下がなくメリットがある（図11）．

b）^{201}Tlシンチグラフィー

甲状腺癌の骨転移等の検索に用いられるが，^{131}I使用と異なりヨード制限などの前処置が不要である．

c）^{123}I-MIBGシンチグラフィー

髄様癌で取り込みを認めることがある．また，多発性内分泌腫瘍症 multiple endocrine neoplasia（MEN）2型の検索や転移性腫瘍の鑑別診断に有用である．

d）^{67}Gaシンチグラフィー

未分化癌と悪性リンパ腫で陽性所見を呈する．遠隔転移や進展度を診断するのに有用性がある．

e）PET検査

甲状腺癌の術後再発の検索や遠隔転移の評価に有用性がある．甲状腺腫瘍の良・悪性の鑑別には他の検査とともに総合的に判断する必要がある[14]．

4）血液検査

a）サイログロブリン

サイログロブリン thyroglobulin（Tg）は甲状腺刺激ホルモン thyroid stimulating hormone（TSH）依存性に甲状腺濾胞上皮細胞で産生される．術前診断としてのサイログロブリンの有用性は低いが，甲状腺癌全摘後の再発マーカーとして有用性がある[15]．以前は抗サイログロブリン抗体（TgAb）の影響を受け測定値が低値になってしまう可能性があった．現在はモノクローナル抗体による測定が一般的でより正確に測定できるが，抗サイログロブリン抗体が陽性かどうかを確認しておく必要がある．

b）カルシトニン

カルシトニン calcitonin は，甲状腺傍濾胞細胞から分泌されるペプチドホルモンで，髄様癌で高値を示す．髄様癌の補助的診断のために測定する．また，髄様癌術後の再発マーカーとして極めて有用で，術後上昇した場合再発を疑い画像診断検査を施行する必要がある．

c）CEA

CEA（癌胎児性抗原 carcinoembryonic antigen）は，主に腺癌のマーカーとして用いられるが，髄様癌で上昇が認められる．

またカルシトニン同様に髄様癌術後の再発マーカーとして有用性が高い．

5）穿刺吸引細胞診

穿刺吸引細胞診は甲状腺腫瘍の診断に欠かせない検査法である．甲状腺腫瘍の多くは，超音波検査と穿刺吸引細胞診検査で診断が可能である．現在，超

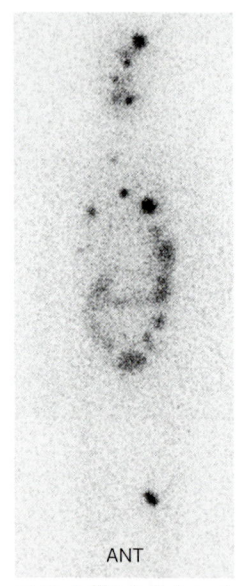

図11 | ¹³¹I全身シンチグラフィー（遺伝子組換えヒト甲状腺刺激ホルモン製剤使用例）
両肺，縦隔，頭蓋骨，左大腿骨〜膝関節に集積を認める．

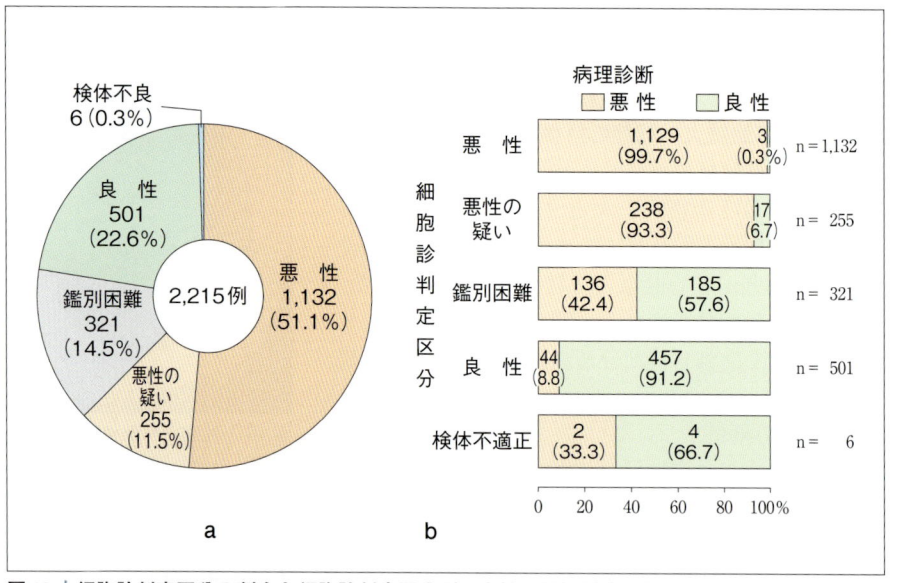

図12 | 細胞診判定区分の割合と細胞診判定区分別の良性・悪性腫瘍の頻度（2006年1月〜2008年12月伊藤病院症例）
a：細胞診判定区分の割合．細胞診を施行した11,826病変のうち手術で病理診断が確定した2,215例．病変が複数箇所あるものは除外した．b：判定区分別の良性・悪性腫瘍の頻度．

音波ガイド下穿刺吸引細胞診が行われており，2〜3mmの腫瘍も診断可能となってきている．当院での各細胞診判定区分別の悪性腫瘍の頻度は細胞診判定区分"悪性"で99.7％，"悪性の疑い"93.3％，"鑑別困難"42.4％，"良性"8.8％，"検体不適正"33.3％であった（図12）[16]．

6）遺伝子検査

髄様癌のMEN 2型および家族性甲状腺髄様癌familial medullary thyroid carcinoma（FMTC）は常染色体優性遺伝性疾患である．MEN 2Aは髄様癌・副腎褐色細胞腫・原発性副甲状腺機能亢進症，MEN 2Bは髄様癌・副腎褐色細胞腫，口唇・舌などの粘膜下神経腫，Marfan様体型などの身体的特徴を併発する．原因遺伝子はRET遺伝子で変異部位と臨床像に関連がある．遺伝性症例では95％以上にRET変異が認められ，変異はエクソン10，11，13，14，15，16のいずれかにほぼ認められる[17]．

2．甲状腺悪性腫瘍の治療

本邦における甲状腺癌の治療方針は諸外国と大きな相違がある．特に分化癌の治療方針では諸外国は甲状腺全摘術後放射性ヨード（¹³¹I）でアブレーションし，甲状腺ホルモン剤を一生涯にわたり内服する治療が基本である．一方，本邦では原発巣やリンパ節転移を画像診断等で十分評価後，甲状腺を温存する葉切除術や亜全摘術が施行されることが多く，また術後の放射性ヨードによるアブレーションは施行されないことが多い．これは本邦では放射性ヨード使用可能施設が限られていることも原因である．手術術式の決定は諸施設により様々ではあるが，TNM分類から判断することが多い．甲状腺癌取扱い規約 第6版[9]のTNM分類を表2に示した．

欧米では甲状腺腫瘍のガイドラインが存在し日常診療に定着しているが，本邦でも初めて日本甲状腺外科学会と日本内分泌外科学会から甲状腺腫瘍診療ガイドラインが2010年に刊行された[18]．

悪性腫瘍に対する治療は手術，放射線治療（外照射，放射性ヨード内用療法），化学療法，TSH抑制療法などがある．

乳頭癌，濾胞癌，髄様癌は原発巣に対する手術療法が原則となる．

表2 | TNM分類（甲状腺癌取扱い規約 第6版[9]より）

T分類	T0：原発腫瘍を認めない．
	T1：甲状腺に限局し最大径が2cm以下の腫瘍（最大径≦2cm）
	T1を次の2つに細分する．
	T1a：甲状腺に限局し最大径が1cm以下の腫瘍（最大径≦1cm）．
	T1b：甲状腺に限局し最大径が1cmをこえ2cm以下の腫瘍（1cm＜最大径≦2cm）．
	T2：甲状腺に限局し最大径が2cmをこえ4cm以下の腫瘍（2cm＜最大径≦4cm）．
	T3：甲状腺に限局し最大径が4cmをこえる腫瘍（4cm＜最大径），もしくは大きさを問わず甲状腺の被膜外に微少進展（胸骨甲状筋あるいは甲状腺周囲脂肪組織に進展）する腫瘍．
	注：微少進展はEx1に相当する．
	T4：大きさを問わず甲状腺の被膜をこえて上記以外の組織あるいは臓器にも進展する腫瘍．
	注：Ex2に相当する．
	T4を次の2つに細分する．
	T4a：甲状腺の被膜をこえて上記以外の組織あるいは臓器にも進展するが，下記の進展を伴わないもの．
	T4b：椎骨前筋群の筋膜，縦隔の大血管に浸潤するあるいは頸動脈を取り囲む腫瘍．
	TX：原発腫瘍の評価が不可能．
	注1：多発性腫瘍のT分類は最も大きいTにより，（m）を付記することとする．例：T2(m)．
	注2：全ての未分化癌はT4と分類し，甲状腺に限局するものはT4a，甲状腺外に進展するものはT4bと細分類する．
	注3：大きさを問わずT3とする甲状腺被膜外微少進展とはEx1に相当するものであり，T4はEx2に相当する腫瘍である．
N分類	N0：所属リンパ節転移なし．
	N1：所属リンパ節転移あり．
	N1a：頸部中央区域リンパ節に転移あり．
	M1b：一側，両側もしくは対側の頸部外側区域リンパ節あるいは上縦隔リンパ節に転移あり．
	NX：所属リンパ節の評価が不可能．
M分類	M0：遠隔転移を認めない．
	M1：遠隔転移を認める．
	MX：遠隔転移の有無の評価が不可能．

1）手術療法

a）乳頭癌

甲状腺切除範囲やリンパ節の郭清範囲は施設間で異なっている．甲状腺切除範囲は甲状腺腫瘍診療ガイドライン[18]では，腫瘍径が2cm以下（T1）で所属リンパ節転移がなく（N0），遠隔転移を認めない（M0）ものは葉切除術を施行し，腫瘍径が5cmを超えるもの，リンパ節転移が3cm以上のものや内頸静脈・頸動脈・主要な神経（反回神経など）・椎前筋膜へ浸潤するもの，あるいは累々と腫れているリンパ節転移症例（N1），癌の浸潤が気管および食道粘膜面を越えるもの（EX2），遠隔転移を認めるもの（M1）は甲状腺全摘術を推奨し，その間はgray zoneとなっている（図13）．

当院では腫瘍径が4cm以上（T3以上），N1，EX2，M1，対側に腺内転移を認める症例に甲状腺全摘術を施行している．

リンパ節郭清範囲は，N0症例は気管周囲リンパ節（前頸部）郭清術（central node dissection：CND），N1症例は内深頸領域のリンパ節も郭清し胸鎖乳突筋や内頸静脈などを温存する保存的頸部郭清術（modified radical neck dissection：MND）を選択している．図14, 15に甲状腺癌手術における甲状腺切除とリンパ節郭清範囲および術中写真を示した．

また，直径1cm以下の微小癌に対しては諸施設で対応が様々である．当院では手術を基本方針としている[19]が，低危険度の微小癌は十分なinformed consent（IC）をとって経過観察をしている施設もあり[20]，今後も微小癌の治療は検討していく必要があると考えられる．

b）濾胞癌（図16）

術前いかなる検査をもっても遠隔転移がある症例を除くと確定診断をつけることは困難である．通常濾胞性腫瘍の診断で手術を行い，病理診断で濾胞癌と診断されることが多い．よって初回手術は葉切除術が施行されるが，術前遠隔転移が認められれば甲状腺全摘術を選択する．葉切除後病理組織診断で濾胞癌と診断された場合，補完全摘をするか，手術を施行しないで経過をみるかはそれぞれの施設で判断が異なる．広汎浸潤型濾胞癌であれば高率に遠隔転

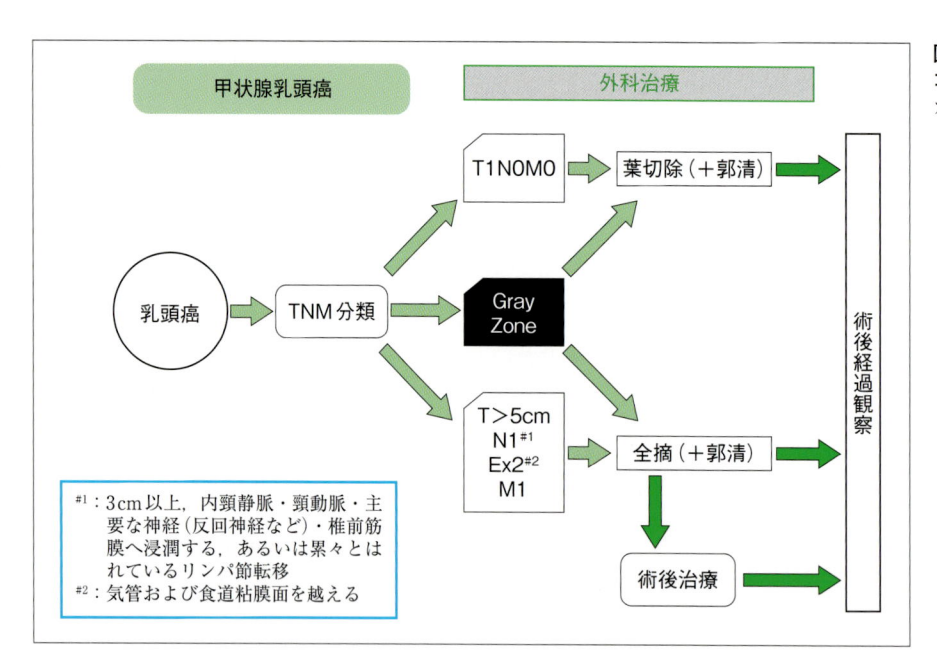

図 13 乳頭癌治療のアルゴリズム（甲状腺腫瘍診療ガイドライン[18]より改変）

#1：3cm以上，内頸静脈・頸動脈・主要な神経（反回神経など）・椎前筋膜へ浸潤する，あるいは累々とはれているリンパ節転移
#2：気管および食道粘膜面を越える

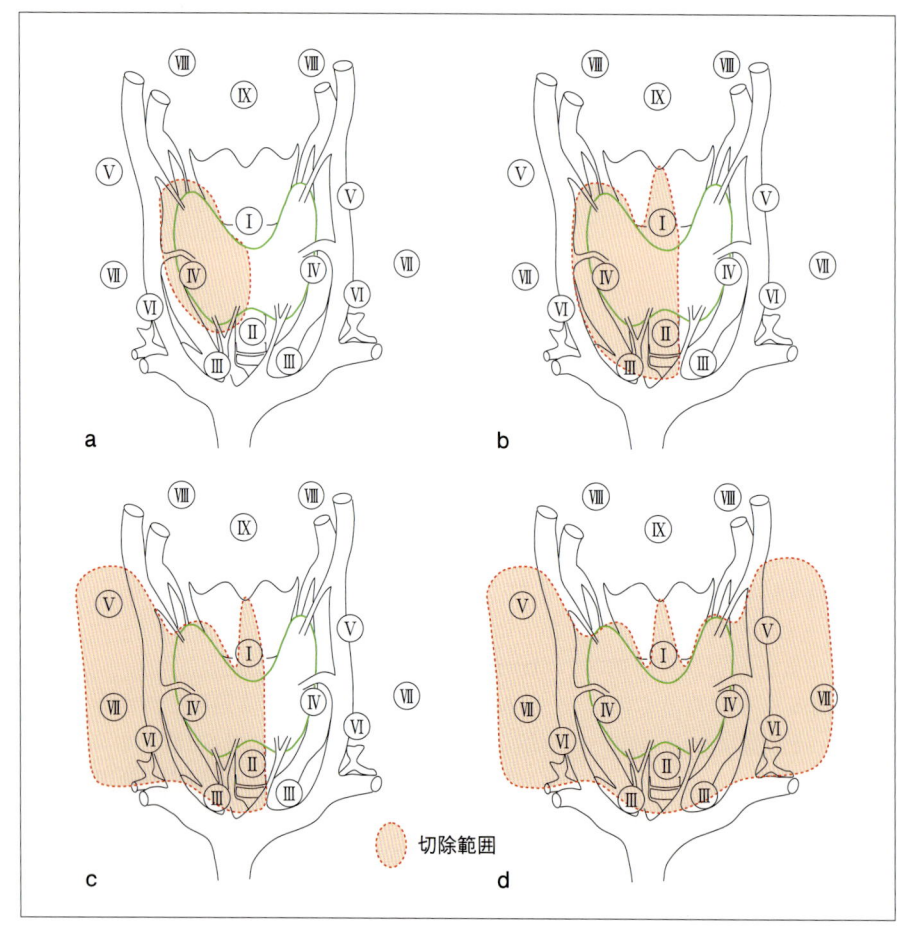

図 14 甲状腺切除とリンパ節郭清範囲（病変部が右葉の場合）

a：右葉切除術．
b：右葉切除術および前頸部郭清術．
c：右葉切除術および右保存的頸部郭清術．
d：甲状腺全摘術および両側保存的頸部郭清術．

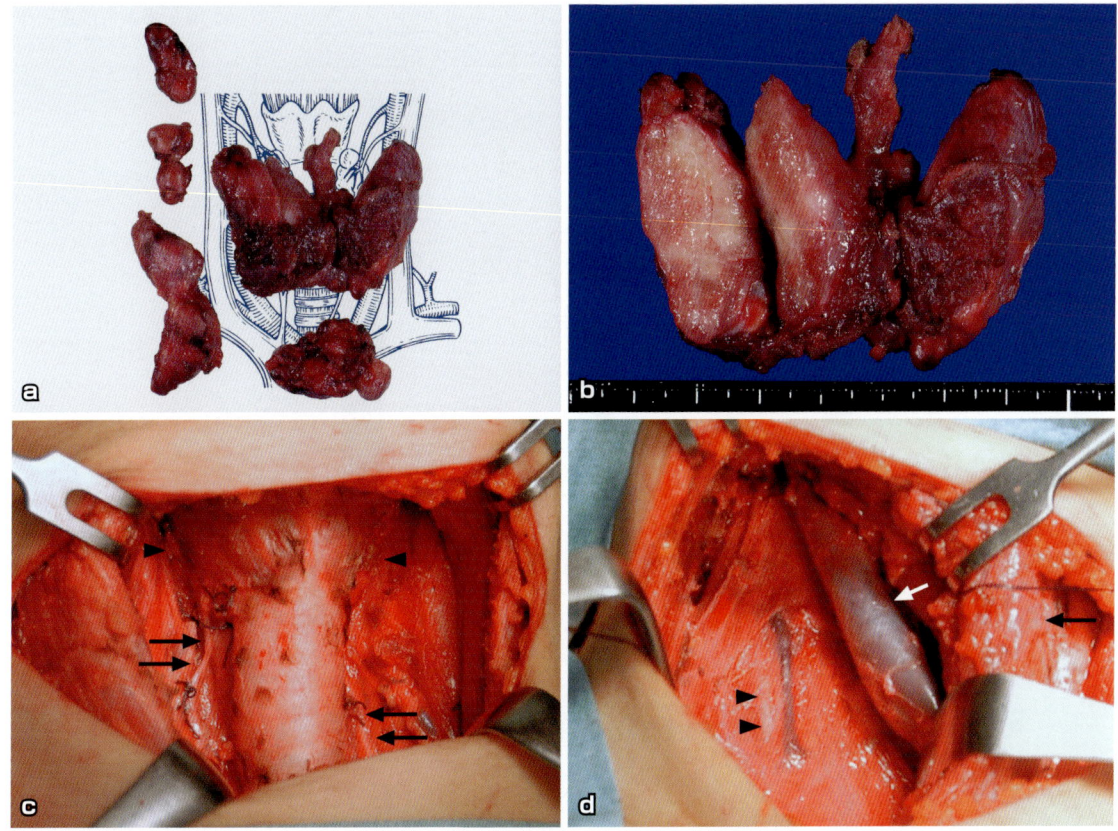

図15 | 乳頭癌手術例（甲状腺全摘術＋右側保存的頸部郭清術）
a：摘出標本．摘出した甲状腺と腫大したリンパ節．b：摘出標本の割面．甲状腺右葉の腫瘍は40×32mm大．割面は黄白色・充実性で浸潤性に増殖している．c：術中写真（甲状腺全摘術後）．左右反回神経，左右上副甲状腺が認められる（黒矢印：反回神経，矢頭：副甲状腺）．d：術中写真（右内深頸領域郭清終了後）．胸鎖乳突筋，内頸静脈を温存する保存的頸部郭清術を施行．横隔神経が確認される（矢頭：横隔神経，白矢印：内頸静脈，黒矢印：胸鎖乳突筋）．

移を起こすため補完全摘後，放射性ヨードでアブレーションを施行することが推奨される．術後はサイログロブリンに注意しながら，上昇をみた場合には再発や遠隔転移を疑い積極的に^{131}I全身シンチグラフィー検査を施行する．

微小浸潤型濾胞癌では経過観察が基本となるが，微小浸潤型でも40歳以上の場合は遠隔転移のリスクがあるため，当院では補完全摘後放射性ヨードでアブレーションを施行している[21]．

c) 髄様癌（図17）

散発性で原発巣が片葉に限局している場合は，乳頭癌の手術に準ずる．遺伝性髄様癌は甲状腺全摘術が基本である．

また遺伝性髄様癌の場合，術前に副腎褐色細胞腫の有無を確認し合併している場合は副腎手術を優先する．

d) 低分化癌

術前に低分化癌と診断された症例または低分化癌が疑われた症例に対する手術術式に関する十分なエビデンスは現在のところない．当院では甲状腺全摘術および頸部郭清術を施行している．

e) 未分化癌

甲状腺未分化癌は進行が早く，ほぼ100％が死の転帰をとる．また初診時すでに肺転移などの遠隔転移が認められる場合も多い．現在までに有効な治療手段がないことから，現状は諸施設で様々な加療を選択している．診断時に既に進行している症例が多く，手術に関しては議論の余地がある．手術適応とならない場合も多いが，長期生存症例は根治手術が可能であった症例であるため，局所コントロール目的で手術後に放射線外照射を加える．

甲状腺未分化癌の予後因子としては，年齢，腫瘍径，急性増悪所見，末梢白血球数などの報告があり

図 16 濾胞性腫瘍治療のアルゴリズム（甲状腺腫瘍診療ガイドライン[18]より改変）

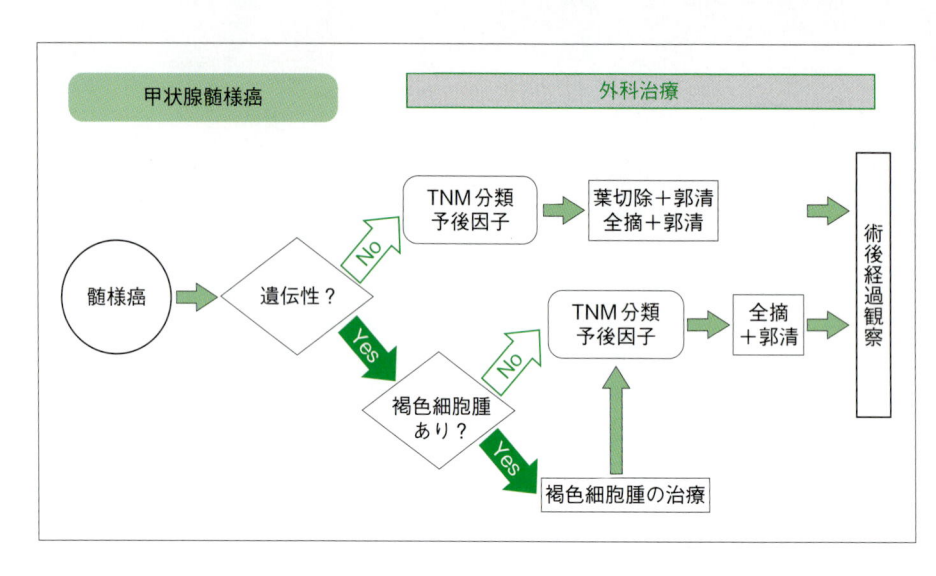

図 17 髄様癌治療のアルゴリズム（甲状腺腫瘍診療ガイドライン[18]より改変）

治療開始前にこれらの因子を検討する必要がある[22,23]．

未分化癌に対する治療方法は手術，放射線外照射，化学療法3者による集学的治療が試みられてはいるが明確な治療方針はいまだ確立していない．

2）放射性ヨード内用療法

甲状腺分化癌が肺や骨に遠隔転移している場合，治療の対象となる．治療前に甲状腺全摘がされていること，残存甲状腺組織がアブレーションにて破壊されていること，転移巣に放射性ヨードの取り込みが認められることが必要である[24]（図 18 a〜c）．

3）放射線外照射

甲状腺分化癌は放射線感受性が低い．外科的切除が難しく，放射性ヨード内用療法の効果も期待できない症例に検討される治療である．骨転移よる疼痛緩和や出血抑制に有効なことがあるが，同一部位への照射許容量は限られており施行の時期に関し十分考慮することが必要である．また骨転移に関しては手術適応を考慮することが望ましく，整形外科等へコンサルトする必要がある．

甲状腺原発悪性リンパ腫は病期分類と病理組織診断で治療方針を決定する．ステージⅠE，ⅡE期の粘膜関連リンパ組織 mucosa-associated lymphoid

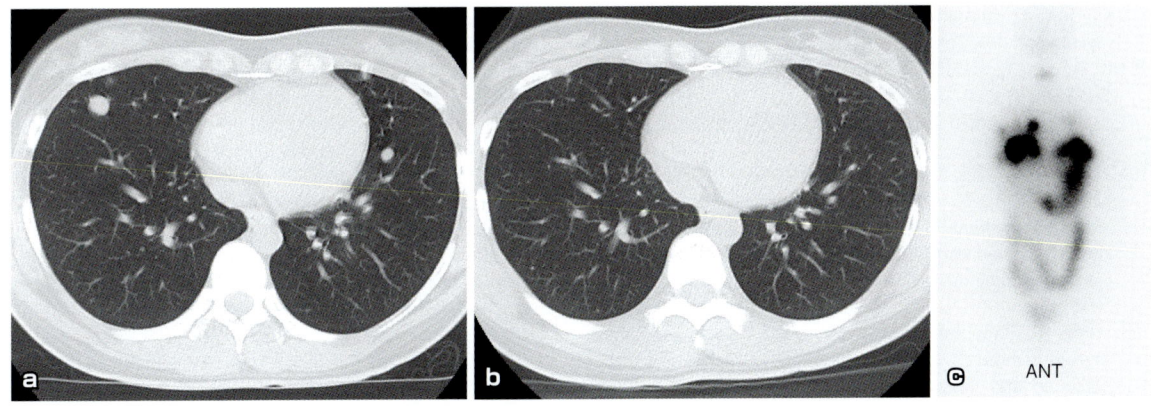

図18 | 濾胞癌の肺転移例（放射性ヨード内用療法施行例）
a：放射性ヨード内用療法施行前の胸部単純CT（Tg値819.7ng/mL）．両肺に多発肺転移を認める．b：放射性ヨード内用療法施行後の胸部単純CT（Tg値1.5ng/mL）．肺転移は消失している．c：放射性ヨード内用療法．両肺に強い取り込みを認める．

tissue（MALT）リンパ腫で単独に30〜45 Gyの放射線外照射を，びまん性大細胞型B細胞リンパ腫 diffuse large B-cell lymphoma（DLBCL）およびMALTリンパ腫との混合型（Mix）で化学療法後に放射線外照射を施行する[25]．

4）化学療法

甲状腺分化癌は通常は進行が緩徐であるが，中には制御不能な進行癌もある．手術や放射性ヨード内用療法で制御不能な甲状腺分化癌に対する化学療法は奏効率が低く有用性に乏しい．

未分化癌に対しては，手術前後のweekly Paclitaxel投与で生存期間の延長が報告されており，今後の有用性が期待される[26]．

悪性リンパ腫に関してはステージIE，IIE期のDLBCL，混合型では放射線外照射と化学療法の併用療法が推奨されている．化学療法はCHOP療法（cyclophosphamide, doxorubicin, vincristine, prednisolone）が主体になる．また，rituximab併用CHOP療法の効果も報告されている[27]．ステージIIIE以上では全身性疾患として血液専門医の治療が主体となる．

5）TSH抑制療法

甲状腺分化癌は，TSH依存性腫瘍であると考えられ，術後甲状腺ホルモン剤を十分量投与することによって脳下垂体からのTSH分泌を抑制して分化癌の再発を予防する治療である．癌の残存が疑われるような症例では，TSHを感度以下に保つよう甲状腺ホルモン剤を投与する必要があるが，再発リスクが低い患者には甲状腺ホルモンの長期投与の必要性は様々な意見がある[28, 29]．また，甲状腺ホルモン剤の長期投与は骨粗鬆症や心房細動や虚血性心疾患のリスクがあり慎重投与しなければならない．

おわりに

甲状腺悪性腫瘍の診断と治療について概説した．甲状腺悪性腫瘍は概ね予後の良い疾患であるが，中には制御不能な進行性の分化癌や急速に増大する未分化癌，悪性リンパ腫に遭遇する．早期診断を心がけ病巣の広がりの把握後，速やかに治療方法を選択していくことが肝要である．

（北川 亘，伊藤公一）

文献

1) 玉井 一：甲状腺疾患の疫学．内分泌・糖尿病科 7：1-8, 1988
2) Suehiro F : Thyroid cancer detected by mass screening over a period of 16 years at a health care center in Japan. Surg Today 36：947-953, 2006
3) 浜田 昇：一般外来で見逃してはいけない甲状腺疾患の頻度．日本医事新報 3740：22-26, 1995
4) 稲澤健志，貴田岡正史：甲状腺・副甲状腺の画像診断．ホルモンと臨床 54（増刊）：313-322, 2006
5) 日本超音波医学会用語・診断基準委員会：甲状腺結節（腫瘤）超音波診断基準公示について．超音波医学 26：149-150, 1999
6) Miyakawa M, Onoda N, Etoh M et al：Diagnosis of thyroid follicular carcinoma by the vascular pattern and velocimetric parameters using high resolution pulsed and power Doppler ultrasonography. Endocrine J 52：207-212, 2005
7) Asteria C, Giovanardi A, Pizzocaro A et al：US-elastogra-

phy in the differential diagnosis of benign and malignant thyroid nodules. Thyroid 18：523-531, 2008
8) 田中久美，福成信博，清水一雄：甲状腺—悪性疾患．検査と技術 33：646-651，2005
9) 甲状腺外科研究会（編）：甲状腺癌取扱い規約．第6版．金原出版，2005
10) 日本乳腺甲状腺超音波診断会議甲状腺班：甲状腺超音波診断ガイドブック．南江堂，2008，pp68-72
11) Wang J, Takashima S, Matsushita T et al：Esophageal invasion by thyroid carcinomas：Prediction using magnetic resonance imaging. J Comput Assist Tomogr 27：18-25, 2003
12) Weber AL, Randolph G, Aksoy FG：The thyroid and parathyroid glands. CT and MR imaging and correlation with pathology and clinical findings. Radiol Clin Norh Am 38：1105-1129, 2000
13) 中原理紀，久保敦司：甲状腺シンチグラフィー ^{123}I, ^{131}I, ^{201}Tl, ^{99m}TcO$_4^-$．内分泌外科 23：88-97，2006
14) 杉野公則：甲状腺疾患とFDG-PET．内分泌外科 23：104-109，2006
15) 松津賢一，吉村 弘：甲状腺腫瘍の診断 血液マーカー．内分泌・糖尿病科 29：226-233，2009
16) 北川 亘，伊藤公一：穿刺吸引細胞診検査．日本臨牀 69（増刊号2）：320-323，2011
17) 小杉眞司：遺伝性内分泌腫瘍の遺伝子診断の実際．ホルモンと臨床 57：205-210，2009
18) 日本内分泌外科学会，日本甲状腺外科学会（編）：甲状腺腫瘍診療ガイドライン．金原出版，2010
19) 伊藤公一：甲状腺微小癌の全身転移例の臨床的・病理学的特徴．ホルモンと臨床 57（秋季増刊）：132-144，2009
20) Sugitani I, Fujimoto Y：Symptomatic versus asymptomatic papillary thyroid microcarcinoma：a retrospective analysis of surgical outcome and prognostic factors. Endocr J 46：209-216, 1999
21) 杉野公則：甲状腺濾胞性腫瘍の手術適応，術式，治療成績，予後因子．内分泌外科 25：29-33，2008
22) Kim TY, Kim KW, Jun TS et al：Prognostic factors for Korean patients with anaplastic thyroid carcinoma. Head Neck 29：765-772, 2007
23) Sugitani I, Kasai N, Fujimoto Y et al：Prognostic factors and therapeutic strategy for anaplastic carcinoma of the thyroid. World J Surg 25：617-622, 2001
24) 渋谷 洋，杉野公則，長浜充二 他：甲状腺癌における^{131}I内用療法の役割．臨床放射線 52：847-854，2007
25) 渡邊奈津子：甲状腺原発悪性リンパ腫．田上哲也，西川光重，伊藤公一 他（編）：甲状腺疾患診療マニュアル．診断と治療社，2009，pp115-117
26) Higashiyama T, Ito Y, Hirokawa M et al：Induction chemotherapy with weekly paclitaxel administration for anaplastic thyroid carcinoma. Thyroid 20：7-14, 2010
27) Foppiani L, Secondo V, Arlandini A et al：Thyroid lymphoma：a rare tumor requiring combined management. Hormones 8：214-218, 2009
28) Cooper DS, Bonny S, Ho M et al：Thyrotropin suppression and disease progression patients with differentiated thyroid cancer：results from the national thyroid cancer treatment cooperative registry. Thyroid 8：737-744, 1998
29) Biondi B, Filwtti S, Schlumgerger M：Thyroid-hormone therapy and thyroid cancer：a reassessment. Nature Clinical Practice 1：32-40, 2005

第4部 臨床との連携

II. 放射線被曝と甲状腺癌

はじめに

　放射線被曝リスクは，癌治療，診断目的のX線・CT被曝，地球温暖化で加速する原子力発電所建設，核テロなど様々な機会の可能性が増加している．甲状腺は放射線感受性の高い臓器で，甲状腺癌は放射線の関与の知られる代表的固形癌の一つである．被曝の形態は内部被曝，外部被曝に分けられるが，両者が混合する場合も少なくない（図1）．これまでに甲状腺被曝は医療被曝，原爆被爆，原発事故被曝，核実験などの様々な機会に生じ，疫学調査により放射線と発癌の因果関係は明らかにされてきた．しかし，個体レベルでは放射線障害による特異的な遺伝子変異は依然同定されてない．

　放射線の人体に対する影響を知る上で甲状腺は最適臓器と考えられている．その理由として，①放射性ヨードは甲状腺に極めて特異的に取り込まれる，②甲状腺疾患で死亡することは稀で長期間追跡調査が可能，③甲状腺は表在性の臓器で比較的診断が容易，④甲状腺有病率が非被曝群で数％であり統計的解析に有利，⑤甲状腺疾患を観察するときに自然治癒を考慮しなくともよい，⑥甲状腺疾患は外部照射の影響も受けやすい，などが挙げられている．本章ではこれまでに蓄積された放射線障害による甲状腺発癌に関する知見を紹介する．

1. 医療被曝と甲状腺癌

　医療被曝で問題になるのは頭頸部疾患への外照射とBasedow病や甲状腺癌術後のablation目的の放射性ヨードによる内部被曝がある．1920年代～1960年代にかけて胸腺腫，扁桃腺肥大，頭皮白癬などに対し低線量治療が行われた時期がある．良性病変である胸腺腫や扁桃腺肥大に対する低線量治療を受けた患者に甲状腺癌の発生がみられている．Ronらは12万人の医療被曝データ解析から，0.1Gyでも発癌の可能性があり小児甲状腺は放射線被曝に最も感受性が高い臓器であることを示唆している[1]．1970～1986年にHodgkin病や白血病で頸部に高線量照射を受けた小児症例のcase-control studyでも甲状腺癌の増加が証明されている[2]．照射線量からみると20～29Gyでリスクは高く，30Gy以上になるとcell-killing effectでリスクは減少すると解釈されている．年齢からみると若年被曝，特に5歳未満での被曝による発癌リスクは最も高く，20歳以降で大幅に減少する．過剰相対リスクは被曝後5～9年で上昇し始め，20～25年目にピークがある．その後漸減するが被曝後40年でも甲状腺癌発生のリスクは継続すると報告されている[2,3]．

　放射性ヨードはBasedow病の治療で使用されるが，成人への投与で甲状腺癌発生のリスクはみられていない．高濃度の^{131}Iの投与を受けた成人甲状腺機能亢進症35,593人のコホート研究がなされ，放射性ヨードによる全癌死のリスク上昇はみられず，安全な治療法であると結論づけられている[3]．一方，小児甲状腺機能亢進症への^{131}I治療も行われているが，対象症例数が少なく結論を出すには至っていない[2]．少なくとも5歳以下の症例には使用しないことが勧められている．診断目的に100cGy程度の放射性ヨードの投与を受けた症例の検討では統計

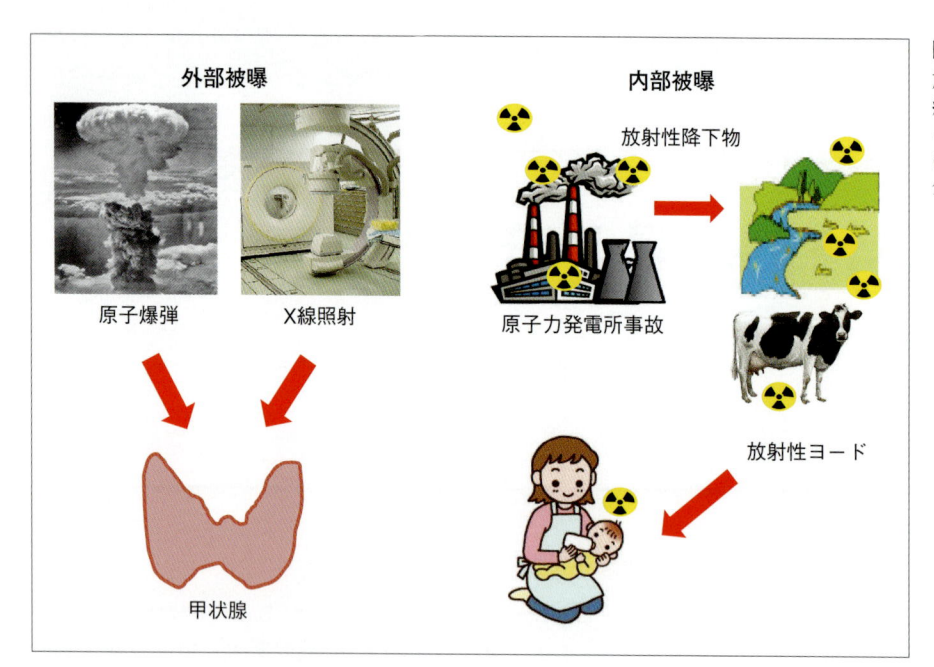

図1 | 被曝形態の種類
放射線被曝には原爆や医療被曝にみられる外部被曝とチェルノブイリ原発事故に代表される牛乳・食物を介する内部被曝がある．

学的有意差は得られていないが，甲状腺癌の増加がみられている．

放射性ヨードは甲状腺癌術後に残存甲状腺組織のablation目的で使用され，治療後甲状腺は残存しないため理論的には甲状腺癌の発生は考えられない．問題は放射性ヨードの他の臓器への影響である．特にチェルノブイリ原発事故後に激増した小児甲状腺癌の術後に多くの症例で^{131}Iが投与され，二次癌の発生が危惧されている．BRAF変異があるとNa-I symporterが低下しヨード取り込みが低下するが，小児甲状腺乳頭癌ではBRAF変異は通常みられないので^{131}I治療に適している．一方，唾液腺にはNa-I symporterが存在するため，放射性ヨードの影響を受けやすい[4]．現在までに1例の唾液腺癌が小児甲状腺癌治療後10年で発生している．原発事故の放射性ヨードで発癌し，治療による放射性ヨードで二次癌の発生をみる皮肉な現実が生じている．チェルノブイリ小児甲状腺癌症例は，感受性の高い乳腺など他の臓器の放射性誘発癌と治療に起因する二次癌の可能性があり，今後長期の観察が不可欠である．

2．原爆被爆と甲状腺癌

甲状腺癌は白血病と同様，原爆被爆の晩発性影響としてよく知られた悪性腫瘍で，特に固形癌の中では代表的な癌といえる[5]．広島，長崎の被爆者集団において被曝線量，定期健診データ，予後調査データは原爆傷害調査委員会Atomic Bomb Casualty Commission（ABCC）と放射線影響研究所によって50年以上にわたり極めて系統的に蓄積されており，放射線被曝と放射線発癌の疫学研究のモデルとなっている．原爆被爆者における甲状腺癌の過剰相対リスクは1.15で統計的に有意差がみられる．原爆被爆者甲状腺癌の過剰相対リスクは，被爆時10歳未満で約10倍と高いが，40歳以上でリスクは消失する．原爆被爆者ではチェルノブイリ原発事故と異なり小児甲状腺癌増加はみられていないが，その原因として汚染核種と被曝形態にあると考えられる．チェルノブイリ原発事故では汚染放射性物質が^{131}Iで選択的に甲状腺に蓄積した点が考えられるが，原爆被爆は主として単回の外部被曝で線量は近距離被爆者で1Gy程度と推測されている．原爆被爆とチェルノブイリで共通することは，10歳以下の若年者被曝群に甲状腺癌発生リスクが極めて高い点である．これは，増殖能の旺盛な細胞ほど放射線に対し高感受性であり，甲状腺の発達過程は小児期までに終わることと関係している．

最近の疫学研究では，成人被爆者女性に微小癌microcarcinomaのリスクが高いことや原爆被爆後50年以上経っても甲状腺癌発生リスクが高いことが示されている[6,7]．2000〜2003年にかけて甲状

疾患を指摘された被爆者4,091人のコホート研究から，被爆後55～58年を経ても甲状腺癌に有意な線量反応相関がみられている．特に近距離被爆者で若年被爆者に高いリスクが証明され，20歳未満被爆者は今後さらに注意深い経過観察が必要なことが示されている[7]．

3. チェルノブイリ原発事故と小児甲状腺癌

1986年にチェルノブイリ原発事故は発生し，約500万人が放射性降下物に曝されたと推計されている．1986～2002年の間に周辺地域で若年被曝者のうち4,837人（15歳未満時の被曝群からは3,822人，15～17歳時の被曝群からは1,015人）に甲状腺癌が発生したと報告されている．自然発症の小児甲状腺は稀な疾患で100万人に1人の割合で発生するが，チェルノブイリ事故では周辺地域でおよそ50～100倍の頻度で発症し，ほとんどの症例が放射線起因性の癌ととらえられている．この点は自然発症例が多くの割合で混在する原爆被爆者集団に発生した甲状腺癌とは大きく異なっている．事故後4年目から周辺地域に小児甲状腺癌が激増し10年でピークに達し，24年が経過した現在，小児癌の発生頻度は事故前の状態に戻っている．言い換えれば，小児期被曝群の成長（加齢）に連動し思春期層から成人層へと甲状腺癌の発生のピークは推移している（図2）．これは若年被曝が放射線誘発甲状腺発癌に高リスクであることを示している．チェルノブイリ汚染地域では，事故時1歳未満の場合，10歳の40倍となる．それまで小児期の頭頸部疾患に対する医療被曝後の甲状腺癌発生解析から5年未満での発症リスクはないと考えられていたが，チェルノブイリ症例は4年で発症がみられている．

主たる被曝様式は内部被曝で，放射性ヨードは汚染された牧草を食べた乳牛のミルクや母乳を介して小児に移行している（図1）．小児は相対的に多くのミルクを摂取すること，母親の乳腺上皮で濃縮されること，小児甲状腺のヨードuptakeは高いことなどから，相対的に小児甲状腺の被曝線量は高く，小児甲状腺癌が激増した原因と考えられている．体内に摂取された放射性ヨードは甲状腺濾胞に集積し，他の臓器より500～1,000倍の内部被曝をもたらすといわれている．小児の甲状腺組織で1Gy以上の被曝線量を有する症例は，1歳未満では50％，16～18

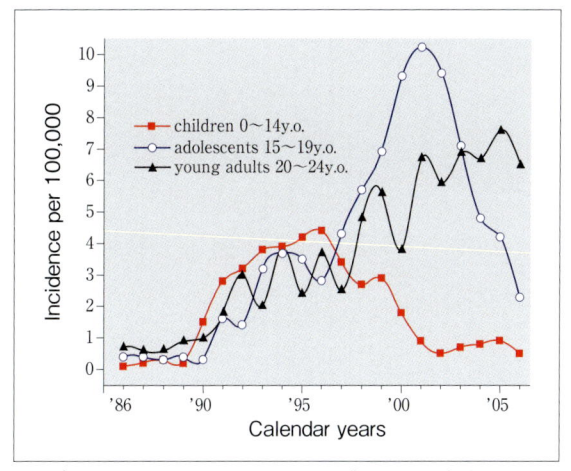

図2｜ベラルーシにおけるチェルノブイリ原発事故後の甲状腺癌発生頻度（Demidchik YE, Saenko VA, Yamashita S：Childhood thyroid cancer in Belarus, Russia, and Ukraine after Chernobyl and at present. Arq Bras Endocrinol Metab 51：748-762, 2007 より）

歳で16％と算出されている．乳幼児で牛乳の摂取量が多いため，甲状腺癌のリスクが年齢と相関し，若年被曝者ほど罹患のリスクが高い理由の一つといえる．

原発事故から24年が経過し，同じ遺伝子背景・環境因子の非被曝小児症例が集積され真の対照症例との比較が可能になった．その解析結果から放射線誘発小児甲状腺癌に被曝特異的な組織像は存在しないことが明らかになってきた[8]．発生した甲状腺癌の組織型の約90％は乳頭癌で，乳頭癌の亜型（乳頭状，濾胞状，充実性）の頻度は被曝，非被曝群間で有意な差はみられていない．しかし被曝時年齢と潜伏期の視点から解析するとある種の形態発現が規定されている．充実性成分は被曝時年齢よりも短い潜伏期と関連し ret/PTC3 変異が高率に観察される（図3）．事故後早期に outbreak した症例には充実型が多くみられ，2歳未満の乳幼児被曝で10歳未満に発症した小児群に多い．濾胞状構造は低年齢被曝，乳頭状構造は年長児被曝と関連がみられる．高分化型形態を呈する乳頭癌では ret/PTC1 変異が優位になる．短い潜伏期ほど浸潤性が高く，長い潜伏期ほど腫瘍辺縁の線維化が強い．

チェルノブイリ周辺は低ヨード地域で，乳頭癌の形態形成に低ヨードが影響を及ぼしていると考えられている．ヨード摂取の高い日本の小児甲状腺乳頭癌症例は乳頭状構造が優勢で，英国はヨード値も乳頭状構造比率もチェルノブイリ周辺地域と日本の中

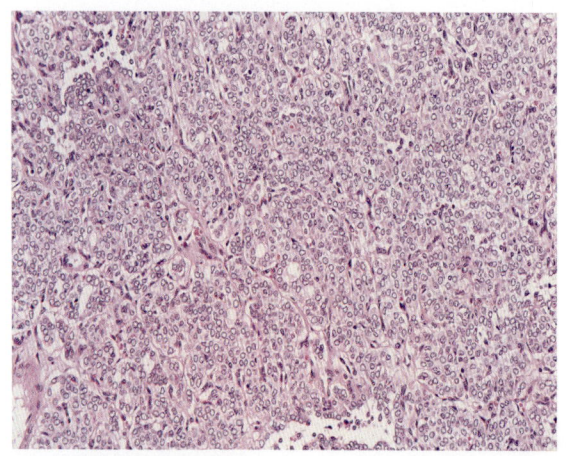

図3 充実型乳頭癌組織像
充実型乳頭癌はチェルノブイリ小児甲状腺癌の特異的な像と思われていたが，短い潜伏期の癌に多くみられ，*ret/PTC3*変異の頻度が高い組織型．この地域特有のヨード不足の関与も考えられている．

間を呈していた．これらの結果から，チェルノブイリ症例に充実性形態が多い要因の一つに低ヨードの影響が考えられている[9]．

予後は概して良好で5年生存率が98.8％，10年生存率が95.5％とベラルーシの740症例の長期経過観察から報告されている[10]．甲状腺癌による死亡は5例みられ，髄様癌3例，濾胞癌1例で乳頭癌による癌死は1例のみであった．生命予後に関しては自然発症性の小児甲状腺癌の報告と差はみられなかった．しかし再発率は約30％と高く，甲状腺全摘後のホルモン補充療法の経済的負担や放射性ヨード治療に伴う様々な副作用が，QOLを低下させている．喉頭神経麻痺，副甲状腺機能低下，唾液腺分泌障害（30％以下），口腔粘膜乾燥症，性腺機能低下，放射線誘発白血病（1％），放射線肺線維症（1％）などの副作用が報告されている．放射性ヨード治療によると思われる二次癌は1例のみ唾液腺癌の発生が報告されている．

外部被曝モデルから放射線被曝による甲状腺癌の発症は25年後にピークを迎え，被曝40年後も継続することが疫学的に類推されており，チェルノブイリ原発事故被曝と甲状腺癌発生機序の解析には長期の継続的な観察が不可欠と考えられている．推計ではチェルノブイリ原発事故の影響で16,000人の甲状腺癌の発症が予測されている[11]．

4. 動物実験での放射線誘発甲状腺腫瘍

ラット，イヌ，ヒツジ，ウサギ，マウスなど多種類の哺乳動物を用いて内部被曝，外部被曝，経口摂取などの方法で甲状腺照射実験が行われ，共通して甲状腺腫瘍発生が観察されている[12,13]．高線量ではヒトと同じように甲状腺組織のablationが効果的にみられ，照射早期に濾胞上皮の壊死が生じ，晩発性には線維化で置換される．^{131}Iを用いた低線量被曝でも腫瘍発生が報告されている[12]．放射線被曝でDNA合成欠如，濾胞上皮の寿命短縮，異型核細胞の出現，線維化など，ヒトと同じような組織変化が観察されている[13]．被曝による濾胞上皮破壊は甲状腺刺激ホルモン thyroid stimulating hormone（TSH）分泌を刺激し，腺腫や癌発生の誘因の一つに考えられている．ヨードの取り込みは胎齢3ヵ月の甲状腺濾胞上皮から観察され，^{131}Iによる胎内照射で甲状腺の線維置換が観察されている．

5. 甲状腺癌とヨードの影響

ヨード摂取と甲状腺癌発生頻度に関して一定の見解は得られていない[14]．動物実験では低ヨードによるTSH刺激上昇，上皮成長因子 epidermal growth factor（EGF）を介した細胞増殖，血管新生などにより腫瘍発生が誘導されることが報告されている．低ヨードはイニシエーターよりもプロモーターとしての役割が主と考えられている．一方，人体に対する影響は様々で，低ヨード摂取で癌発生が増加するという報告もあれば，影響がないとの報告もみられる．高ヨード摂取では甲状腺癌の頻度は増加し，乳頭癌の頻度が高くなり，未分化癌は減少すると報告されている．

生体内のヨード状態は濾胞細胞の放射線感受性に重要な因子と考えられている．低ヨードは放射性ヨードの取り込みを促進し，甲状腺に集積しやすくなる．低閾値のヨード摂取の小児は高閾値のヨード摂取の小児に対し3倍の発癌リスクがあるとの疫学研究もみられる．チェルノブイリ原発事故では低ヨードが予想以上に短い潜伏期（5年未満）で小児甲状腺癌のoutbreakを引き起こした可能性も指摘されている[15]．

図4｜放射線による甲状腺発癌機構
放射線の直接，間接作用で甲状腺濾胞上皮細胞核にDNA二本鎖切断が生じ，TP53, ATMなど修復遺伝子により修復，アポトーシスで対応されるものと，遺伝子組み換えへ進展するものに分かれる．ret/PTCなど組み換え異常が蓄積した細胞は癌化へと向かう．DSB：二本鎖切断 double-strand break.

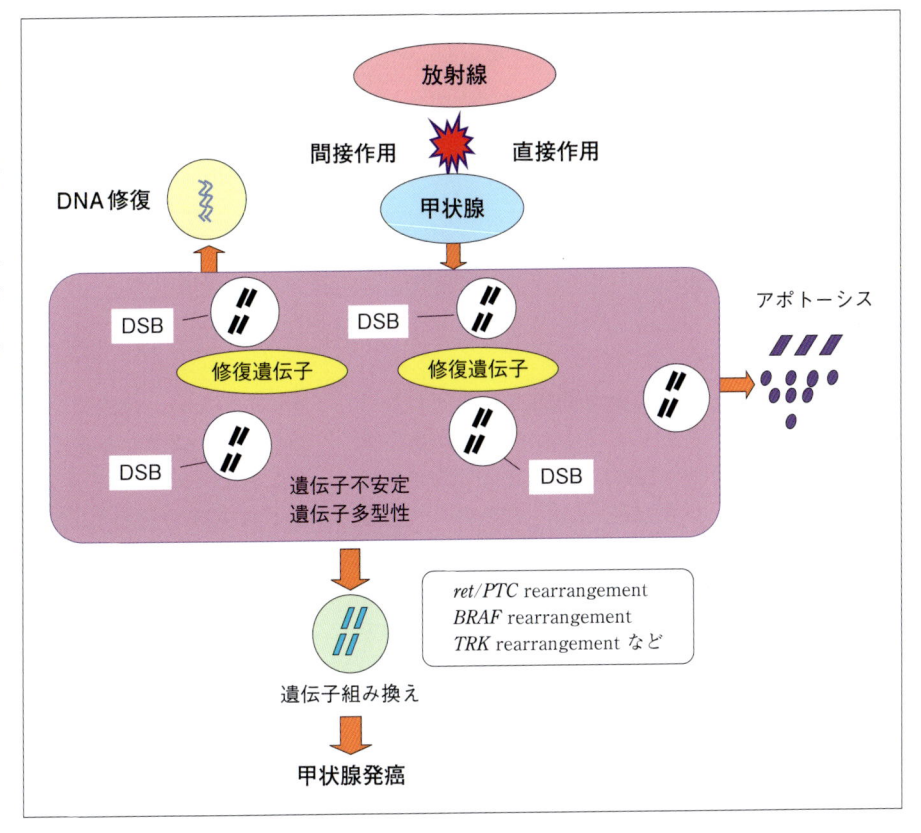

6. 放射線誘発甲状腺癌の遺伝子異常

　放射線障害は電磁波エネルギーによる直接作用と二次的に発生する活性酸素やラジカルによる間接作用（バイスタンダー効果）により発生するが，後者による障害が優位であるといわれている．放射線障害は閾値を越えると必ず発生する確定的影響と，線量に相関してある一定の頻度をもって出現する確率的影響に分けられる．急性障害は確定的影響に属し，発癌は確率的影響に入る．同じ線量を被曝しても全員が発癌するわけではなく，一部に発癌がみられる現象を指す．この確率的影響の説明として，被曝個体の感受性の差や遺伝子多型性が考えられている．しかし，現時点で放射線特異的な遺伝子変異は特定されていない．
　放射線によるDNA損傷は塩基損傷，DNAの一本鎖切断 single-strand break, DNAの二本鎖切断 double-strand break がある．DNAの塩基損傷や一本鎖切断に対しては，修復酵素の働きで修復合成が起こり大部分の変異は修復され，修復不可能な変異はアポトーシス apoptosis で消去される．最も意味のある損傷は二本鎖切断で，修復機構をすり抜けた損傷のDNA組み換えが発癌の問題となる．細胞はDNA損傷を検知し，細胞周期チェックポイント機構で細胞増殖を止めるとともに，損傷DNAの正確な修復を行う．このようなDNA損傷応答機構の異常は癌誘発の原因と考えられている．したがって分子レベルでの解析は次の二点に絞られている．一つは二本鎖切断の結果生じる遺伝子組み換え異常であり，もう一つは修復不全をもたらす遺伝子不安定機構の解析になる（図4）．
　甲状腺乳頭癌で最も代表的な変異は ret/PTC である（表1）．ret/PTC は小児期での頻度は高く60％前後の報告がなされている[16,17]．種類も15種類を超えるが，ret/PTC1 と ret/PTC3 が代表的な変異である．10番染色体上の RET と PTC 遺伝子が組み換えを起こし，構造的なチロシンキナーゼ活性が生じる異常である．チェルノブイリ小児甲状腺癌症例で ret/PTC3 は早期に激増した solid variant の乳頭癌で高率に同定され，被曝との関連が示唆されたが，その後の症例集積で，充実性形態や短い潜伏期と関

表1 | 甲状腺乳頭癌における遺伝子異常

	乳頭癌全般	自然発症性小児	チェルノブイリ小児
BRAF point mutation	26～69%	3～6%	0～12%
RAS point mutation	0～15%	0	0
P53 point mutation	0～5%	unknown	0
RET/PTC rearrangement	13～43%	50～60%	50～90%
BRAF rearrangement	1%	unknown	11%
NTRK rearrangement	5～13%	unknown	3～7%

係が強く，被曝との特異敵な関係は否定的となった．他の組み換え異常として BRAF の組み換え異常（AKAP9-BRAF）や NTRK1 組み換えが報告されている[16]．これに対し BRAF，RAS，P53 の点突然変異はほとんどみられていない．BRAF 点突然変異は小児甲状腺癌や濾胞型乳頭癌での出現は少なく，年齢が高くなるにつれ増加し被曝との関連は否定的である．

マイクロアレイ解析から遺伝子不安定が発癌頻度の上昇と関係が深いことが推察されている．放射線による DNA 二本鎖切断の修復に関わる重要な遺伝子として ATM（ataxia-telangiectasia mutated gene），TP53，BRACA 遺伝子がある．これらの遺伝子の一塩基多型 single nucleotide polymorphism（SNP）により放射線感受性が異なる．DNA 損傷応答遺伝子の多型性が，遺伝子不安定に連なり甲状腺癌発症リスクになっている．そのなかで ATM/TP53 の GG/TC/CG/GC genotype が放射線誘発乳頭癌に強い相関が報告されている[18]．

7. 放射線の胎児への影響

胎内被曝で甲状腺癌発症リスクは上昇するか否か結論は出ていない．胎児の甲状腺濾胞上皮は胎齢 10～12 週で胎盤を通してヨードを取り込み始め，妊娠後期は母体の甲状腺より数倍ヨード濃度は高くなる．チェルノブイリ事故時，事故後 2 ヵ月，汚染地域にいた妊婦から出生した 2,582 名の約 20 年のフォローアップの中から 7 例の甲状腺癌が発生しているが，統計的に有意差は得られていない[19]．

8. 核実験場と甲状腺癌

核実験と甲状腺癌についての明らかな関係は報告されていない．政治的な問題を伴い科学的解析が行われにくい背景がある．旧ソビエト時代，カザフスタンのセミパラチンスクで 1950 年代から 480 回に及ぶ核実験が行われ，近隣の住民が被曝しているが，正確な被曝線量が不明で，科学的な立証が困難な状況にある．ネバダ核実験場周辺の被曝と甲状腺癌に関する科学的な立証はみられない．その中で比較的解析が行われたのがマーシャル群島での調査といえる．

マーシャル群島では 1946～1958 年にかけて 66 回の核実験が行われ，BRAVO cohort で 1989 年から 25 歳以上の住民 7,221 名（約 60%）の健康調査が実施されている[20]．甲状腺癌については BRAVO cohort で極めて高率であること，ビキニ事件当時の居住地毎の累積罹患率とビキニ環礁からの距離に逆相関があること，居住地の残留放射能に正の相関がみられたことから，マーシャル諸島住民における甲状腺癌の発生にビキニ事件による放射能汚染が影響している可能性が高いことが示されている．

おわりに

放射線誘発甲状腺癌は医療被曝，原爆被曝，チェルノブイリ原発事故被曝の疫学調査から，放射線との因果関係が明らかにされ，0.1Gy の低線量被曝でも甲状腺癌発症リスクがあること，20 歳以下の若年者，特に 5 歳以下の小児でリスクが極めて高いこと，被爆後 50 年を経ても発症リスクが継続していることが明らかにされ，より長期の観察が必要であることが示唆されている．しかし，個体レベルでは依然として放射線障害を特定できる遺伝子変異は確定されておらず，今後の分子生物学的な解明が待たれる．

（伊東正博）

文　献

1) Ron E, Lubin JH, Shore RE et al：Thyroid cancer after exposure to external radiation：A pooled analysis of seven studies. Radiat Res 141：259-277, 1995
2) Sigurdson AJ, Ronckers CM, Mertens AC et al：Primary thyroid cancer after a first tumour in childhood (the Childhood Cancer Survivor Study)：a nested case-control study. Lancet 365：2014-2023, 2005
3) Ron E, Doody MM, Becker DV et al：Cancer mortality following treatment for adult hyperthyroidism. JAMA 280：347-355, 1998
4) Kumagai A, Reiners C, Drozd V et al：Childhood thyroid cancer and radioactive iodine therapy：necessity of precautious radiation health risk management. Endocrine J 54：839-847, 2007
5) Preston DL, Ron E, Tokuoka S et al：Solid cancer incidence in atomic bomb survivors：1958-1998. Radiat Res 168：1-64, 2007
6) Hayashi Y, Lagarde F, Tsuda N et al：Papillary microcarcinoma of the thyroid among atomic bomb survivors：tumor characteristics and radiation risk. Cancer 116：1646-1655, 2010
7) Imaizumi M, Usa T, Tominaga T et al：Radiation dose-response relationships for thyroid nodules and autoimmune thyroid diseases in Hiroshima and Nagasaki atomic bomb survivors 55-58 years after radiation exposure. JAMA 295：1011-1022, 2006
8) Williams ED, Abroshimov A, Bogdanova T et al：Thyroid carcinoma after Chernobyl latent period, morphology and aggressiveness. Br J Cancer 90：2219-2224, 2004
9) Williams ED, Abroshimov A, Bogdanova T et al：Morphologic characteristics of Chernobyl-related childhood papillary thyroid carcinomas are independent of radiation exposure but vary with iodine intake. Thyroid 18：847-852, 2008
10) Demidchik YE, Demidchik EP, Reiners C et al：Comprehensive clinical assessment of 740 cases of surgically treated thyroid cancer in children of Belarus. Ann Surg 243：525, 2006
11) Cardis E, Kesminiene A, Ivanov V et al：Risk of thyroid cancer after exposure to ^{131}I in childhood. J Natl Cancer Inst 97：724-732, 2005
12) Doniach I：Carcinogenic effect of 100, 250, and 500 rad x-rays on the rat thyroid gland. Br J Cancer 30：487-495, 1974
13) Sommers SC：Effects of ionizing radiation upon endocrine glands. in Berdjis CC (ed)："Pathology of Irradiation". Williams & Wilkins, Baltimore, 1971, pp408-446
14) Knobel M, Medeiros-Neto G：Relevance of iodine intake as a reputed predisposing factor for thyroid cancer. Arq Bras Endocrinol Metab 51：701-712, 2007
15) Williams D：Twenty years' experience with post-Chernobyl thyroid cancer. Best Pract Res Clin Endocrinol Metab 22：1061-1073, 2008
16) Nikiforov YE：Radiation-induced thyroid cancer：What we have learned from Chernobyl. Endocr Pathol 17：307-317, 2006
17) Rabes HM, Demidchik EP, Sidorow JD et al：Pattern of radiation-induced RET and NTRK1 rearrangements in 191 post-Chernobyl papillary thyroid carcinomas：biological, phenotypic, and clinical implications. Clin Cancer Res 6：1093-1103, 2000
18) Akulevich NM, Saenko VA, Rogounovitch TI et al：Polymorphisms of DNA damage response genes in radiation-related and sporadic papillary thyroid carcinoma. Endocr Relat Cancer 16：491-503, 2009
19) Hatch M, Brenner A, Bogdanova T et al：A screening study of thyroid cancer and other thyroid diseases among individuals exposed in utero to Iodine-31 from Chernobyl fallout. J Clin Endocrinol Metab 94：899-906, 2009
20) Cronkite EP, Conard RA, Bond VP：Historical events associated with fallout from BRAVO short-Operation Castle and 25 Y of medical findings. Health Phys 73：176-186, 1997

III. 甲状腺機能検査と甲状腺腫瘍

はじめに

　甲状腺癌に関連する甲状腺機能検査では，サイログロブリン（Tg）が分化癌の術後経過観察上特に重要である．Tg の測定には抗 Tg 抗体（TgAb）による干渉が問題となる．血中甲状腺ホルモン濃度異常を生じる癌は稀であるが，様々なメカニズムにより甲状腺中毒症を呈することがある．甲状腺刺激ホルモン thyroid stimulating hormone（TSH）は甲状腺癌増殖促進作用があるため必要に応じて TSH 抑制療法が行われる．TSH 受容体抗体は甲状腺刺激作用を有するので Basedow 病合併癌症例では注意が必要である．

1. サイログロブリン（Tg）

　Tg は甲状腺濾胞細胞のみに発現するという高度の組織特異性を示すため，甲状腺分化癌全摘術後の再発検出マーカーとして特に有用である．一方，Tg は甲状腺癌特異的ではなく健常者の血中にも存在し，様々な病態で上昇する．現行の免疫測定法では疾患特異的 Tg を識別できないため甲状腺腫瘍の鑑別診断には使用できず，また，TgAb の干渉を受ける．

1）合成と分泌

　ヒト Tg 遺伝子は 8 番染色体に約 270kb にわたって存在し，シグナルペプチドおよび 2,749 アミノ酸残基が 48 エクソンにコードされている．Tg 遺伝子は TSH により転写が活性化される．Tg 蛋白は粗面小胞体で合成され，小胞体腔内で糖鎖の結合が行われ，分子シャペロンと結合して Golgi 装置へと移行し，糖鎖修飾が完了する．また，硫酸化などの修飾も受ける．Tg モノマーには 15 個以上の糖鎖結合部位があり，TSH 刺激などによって糖鎖修飾が変化する．その後，濾胞腔内に移行しペルオキシダーゼによりヨード化される．成熟 Tg は分子量 660kDa のダイマーである．

　甲状腺ホルモン（T_4：サイロキシン，T_3：トリヨードサイロニン）は Tg 分子上のヨード化チロシン残基縮合反応により生成する．Tg モノマーの 66 チロシン残基中の特定 4 残基がヨード化を受けて甲状腺ホルモン生成に関わる．Tg は TSH 刺激を受けて濾胞細胞内に取り込まれ，蛋白分解酵素により分解され，遊離した T_4，T_3 が血中に分泌される．この際，一部の Tg は分解されずに血中に分泌されるため，健常者の血中にも微量の Tg が存在し TSH 刺激などに応じて上昇する．このように，Tg は複雑な過程を経て合成・修飾・分解・分泌されるため，癌化に伴う細胞機能および濾胞構造の異常により Tg 分子の糖鎖構造・立体構造などの microheterogeneity・分泌の異常が起こると考えられる[1]．

2）血中濃度の規定因子

　血中 Tg 濃度は，①甲状腺組織量，②甲状腺刺激，③甲状腺組織破壊，の 3 因子により規定される．

　①甲状腺組織量：正常甲状腺組織 1g に対応する血中濃度は，TSH が基準範囲内であれば〜1ng/mL，TSH が 0.1μg/mL 以下に抑制されている場合は〜0.5ng/mL である．

表1 | 免疫測定法 immunometric assays の比較

測定キット（メーカー）	測定法	参考基準値	測定範囲
エクルーシス試薬 Tg（ロシュ・ダイアグノスティクス）	ECLIA 法	32.7 μg/L 以下	0.1〜1,000 μg/L
LUMI test TG-pluS キット「ヤマサ」（ヤマサ醤油）	CLEIA 法	30 μg/L 以下	0.15〜250 μg/L
シーメンス・イムライズ　サイログロブリンⅡ（シーメンス）	CLEIA 法	1.6〜59.9 μg/L	0.2〜300 μg/L

ECLIA：electrochemiluminescence immunoassay，CLEIA：chemiluminescence enzyme immunoassay.

②甲状腺刺激：TSHの上昇に伴い合成・濾胞からの吸収・分解・分泌が亢進し血中濃度は上昇する．ヒト絨毛性ゴナドトロピン human chorionic gonadotropin（hCG）は弱い甲状腺刺激作用をもつため，妊娠などでは高値となる．Basedow 病病因物質である刺激型 TSH 受容体抗体によっても上昇する．

③甲状腺組織破壊：炎症・腫瘍浸潤・手術操作・吸引生検・放射線治療など，あらゆる種類の甲状腺組織破壊により Tg の漏出が起こる．なお，血中半減期は3〜4日である．

3）測定法

Tg の測定は，①標識 Tg を用いる radioimmunoassay（RIA）に代表される競合的測定法と，②標識抗 Tg 抗体を用いる非競合的測定法 immunometric assay（IMA）に大別される．IMA では，2つの異なるエピトープを認識する2種類のモノクローナル抗体を用いたサンドイッチ法が主流であり，測定時間が短い，感度が RIA より100倍以上高い，測定範囲が広い，操作が簡便で精度が高い，測定の自動化が可能である，などの利点があるが，TgAb の影響を受けやすい．RIA（競合法）は TgAb の影響が比較的少ないが，測定が煩雑であることなどから現在はほとんど行われていない．表1に現行の IMA 各測定試薬の比較を示す．

4）測定上の問題点

Tg の測定には，a）測定試薬間の測定値・感度などの差，b）非特異抗体の影響，c）TgAb による干渉，などの問題点がある．

a）測定試薬間差

Tg 測定試薬間での測定値の不一致には Tg の microheterogeneity，TgAb による干渉の違い，測定用抗体の違いなどが関与する．特に IMA では測定用モノクローナル抗体が認識するエピトープの違いによる影響が大きい．Tg 国際標準品の導入以後も，2倍近い測定試薬間差が報告されている．患者の経過観察には同一測定試薬を使用すべきである．

b）非特異抗体の影響

一般人口の3％は HAMA（human anti-murine-protein antibodies）などの非特異的ヘテロフィリック抗体をもつため，マウスモノクローナル抗体を用いる IMA では偽高値となる．ヘテロフィリック抗体阻止試薬により偽高値率は大幅に減少するが，一部の患者では解消されない．

c）TgAb の影響

TgAb は甲状腺癌患者の20〜30％に認められる[2]．競合法では，非競合法より影響が少ない．非競合法では特に Tg 低値域で偽低値となる傾向がある．TgAb による干渉のメカニズムは明らかではないが，エピトープの遮蔽・立体阻害が考えられる．TgAb 抗体価と干渉の大きさには相関は認められない．

現行の免疫測定法では TgAb による干渉を排除できないので，Tg 測定に際しては TgAb の測定が不可欠である．TgAb 陽性例では単回の結果の解釈は困難であるが，経時的測定によるトレンドの把握は有用である．

TgAb の影響を回避するため，Tg mRNA 測定およびプロテオミクス技術の応用が試みられている．

血中 Tg mRNA は健常人でも検出されるが，甲状腺癌患者での上昇が示され，TgAb の影響を受けないことから有用なマーカーとして期待された．現時点では特異性に問題があるため有用性は確立していないが[3]，核酸増幅法の改良進歩が著しいので有望である．

Hoofnagle らは，Tg ペプチドに対する抗体を用いて血清のトリプシン分解産物から当該ペプチドを抽出・濃縮後，液相クロマトグラフィー/質量分析装置により Tg を定量する手法を開発した．トリプシン分解により TgAb の影響が排除でき，免疫測定法との相関も良好と報告している．測定感度はまだ不十分であるが，有望な手法の一つである[4]．

5）各種甲状腺疾患での血中濃度

　Tg はほとんどの甲状腺疾患で上昇する．このため，アメリカ甲状腺学会の 2009 年改訂ガイドライン（以下；ATA-GL）[5]）では，甲状腺癌の診断においては感度・特異度とも低く，甲状腺結節の初期評価でのルーチン測定は推奨されていない．Tg はほとんどの分化癌で発現しており，一部の未分化癌および髄様癌でも稀に発現する．分化癌での発現量は正常組織より少ないが，濾胞構造の異常などにより高値を示すと考えられ，血中濃度は腫瘍量に比例する．組織中の蛋白量・mRNA 量と血中濃度との相関は不良である．Tg を産生しない甲状腺未分化癌，乳癌・腎癌の転移などでも周囲の正常甲状腺組織の破壊により上昇し得る．

　Tg 低値は甲状腺ホルモン誤用の診断，先天性甲状腺機能低下症の原因検索に有用である．

6）甲状腺分化癌での臨床応用の実際

　甲状腺分化癌においても血中 Tg 濃度は甲状腺量，甲状腺損傷，甲状腺刺激状態を反映する．TSH は血中 Tg 濃度を制御する主要因子なので，Tg の評価を行うには TSH 測定は必須である．また，上述のように TgAb の干渉があり，その抗体価は経過中に変動するため，TgAb も併せて測定する．さらに Tg・TgAb ともに測定試薬間差があるため，経過観察には同一測定試薬を使用すべきである．

a）術前測定

　術前血中 Tg 高値を示す甲状腺分化癌患者は 2/3 である．ATA-GL では，「甲状腺分化癌患者での術前 Tg 高値は術後経過観察における Tg 測定の有用性を示唆するが，患者の経過管理・予後への影響を示すエビデンスは得られておらず，術前ルーチン測定は推奨されない」としている．しかし，術前の Tg 測定は，手術による Tg 低下およびその後の推移の把握のため有用と思われる．特に Tg 上昇をきたす他の甲状腺疾患合併症例での部分切除では必要である．

b）術後経過観察

　手術のみによる甲状腺の完全除去は困難であり，全摘術でも甲状腺床に甲状腺組織が残存する．したがって，術後経過観察における Tg の評価基準は患者のリスクレベル，甲状腺切除術式および術後 ^{131}I ablation の有無により異なる（ATA-GL）．

　全摘術＋ablation の場合，Tg 測定の有効性が最も高い．Tg は TSH 抑制下（基礎値）または TSH 刺激下（T_4 投与中止または rhTSH（recombinant human TSH）投与）で測定される．検出下限値の信頼性に依存するが，基礎値が 0.1 μg/L 未満であれば TSH 刺激は省略してもよい．TSH 刺激下での陰性予測値 negative predictive values（NPV）はカットオフ値を 1 μg/L に設定すると 99％ と高いが，陽性予測値 positive predictive values（PPV）はカットオフ値 2 μg/L では 40～50％ と不十分である[1]）．PPV を高めるには適切なカットオフ値の設定と他の検査法との組み合わせの検討がさらに必要である．

　全摘術＋ablation の施行例は日本では少なく，アメリカにおいても以前よりは減少する傾向にある．現行の Tg 測定法の様々な限界・TSH 刺激の問題点などを考慮すると，現状では Tg および TgAb の定期的測定によるトレンドの監視が現実的であろう．

c）転移診断

　頸部リンパ節などの吸引細胞診の際に，生検針洗浄液の Tg 濃度測定を行うことにより甲状腺分化癌の転移診断が可能である．この場合には TgAb の干渉は受けないとされている[1]）．

2．TgAb，抗甲状腺ペルオキシダーゼ抗体（TPOAb）

　TgAb および TPOAb は，慢性甲状腺炎・Basedow 病など自己免疫性甲状腺疾患の診断に用いられる．間接凝集法によるサイロイドテスト・マイクロゾームテストは現在も使用されているが，RIA，EIA，CLIA などの免疫測定法は感度・特異度がより高い．

　自己抗体測定上の一般的問題点は，①自己抗体の多様性，②自己抗体が conformational であること，③標準物質が得られにくいこと，である．①自己抗体の多様性は患者間，また，同一患者でもみられ，さらに疾患の活動性に伴って変動する．②自己抗体の認識するエピトープが conformational であるため，特定の立体構造をもつ抗原分子のみが認識され，測定用抗原により測定結果の試薬間差が生じる．③TgAb，TPOAb ともに国際標準抗体が存在するが，各測定試薬ごとに異なる二次標準抗体が用いられる．これらの問題により測定結果の試薬間差は避けられないため，甲状腺分化癌の術後経過観察においては同一の高感度免疫測定法を用いるべきである．

　一般人口での TgAb または TPOAb の陽性率は 10～14％ とされているが，甲状腺分化癌患者でのどちらかの抗体の陽性率は 40％，抗 Tg 抗体のみの陽

性率は25％，とそれぞれ一般人口の3倍近い数値が報告されている．甲状腺癌患者での陽性率上昇のメカニズムは解明されていないが，癌組織由来Tgのmicroheterogeneityなどが原因として考えられている．

甲状腺除去による抗原消失に伴う抗甲状腺自己抗体の消退については幾つかの報告がある．Chiovatoらは，橋本病・Basedow病を合併し，甲状腺全摘術と術後 131I ablation を受けた甲状腺分化癌患者182例についてTgAb・TPOAb・TSH受容体抗体を測定した結果，平均消失期間はTPOAb 6.3年，TgAb 3.0年，TSH受容体抗体は6年で全例陰性化したと報告している[6]．

TgAbはTg測定に干渉するが，甲状腺全摘後に消退し癌再発に伴って上昇するので，Tgのサロゲートマーカーとなりうる[7]．

3．遊離 T_4，遊離 T_3

遊離 T_4，T_3 濃度は総ホルモン濃度の1％以下であるが，結合蛋白の変動の影響を受けないので，遊離 T_4・遊離 T_3 を測定すべきである．ただし，これらの血中濃度は必ずしも甲状腺の機能状態を反映するものではなく，Tg同様に甲状腺の破壊によっても上昇し，また，低 T_3 症候群でみられるように甲状腺外（＋甲状腺内）での甲状腺ホルモン代謝の影響も大きいことに注意すべきである．

甲状腺癌患者では通常，遊離 T_4・遊離 T_3 は異常を示さない．しかし，Tgと同様に合成・分泌の増加，正常甲状腺組織の破壊により遊離 T_4・遊離 T_3 の上昇が起こりうる．分化癌での甲状腺ホルモン合成分泌能は低いが，TSHによる調節からの逸脱・正常濾胞構造の消失などにより腫瘍量の増大に比例して血中濃度が上昇し，ごく稀には甲状腺中毒症，さらには thyroid storm にまで至った症例も報告されている．また，未分化癌のような甲状腺ホルモン非産生癌，さらには乳癌・腎癌の転移などでも正常甲状腺の破壊により甲状腺中毒症を呈した症例が報告されている．

一方，甲状腺濾胞細胞では T_4 から T_3 への変換を行う2型脱ヨード酵素が発現しているが，癌組織での2型脱ヨード酵素過剰発現によると思われる T_3 toxicosis，血中 T_3：T_4 比の上昇が認められた進行濾胞癌症例が報告されている[8]．

4．甲状腺刺激ホルモン（TSH）

TSHは甲状腺機能を調節すると同時に甲状腺細胞の増殖因子である．甲状腺癌の診療において，TSHの測定は，①L-サイロキシンの至適投与量の指標，②Tg測定値の解釈，③腫瘍からの分泌・漏出による甲状腺ホルモン過剰の評価，に用いられる．

甲状腺分化癌はTSH受容体を発現しており，TSHは癌の増殖を促進する[9]．L-サイロキシン投与によるTSH抑制療法の甲状腺癌予後改善効果も示されている[10]．ATA-GLでは高～中等度リスク患者に対してはTSH濃度を 0.1 mU/L 以下，低リスク患者では基準範囲下限前後（0.1～0.5 mU/L）とするよう推奨している．

5．TSH受容体抗体（TRAb）

TRAb（TSH receptor antibody）はBasedow病の診断・経過観察に広く用いられている．甲状腺癌においては，Basedow病合併例でのTRAbによる甲状腺刺激作用の影響が懸念される．

TRAb測定法には，TSH受容体結合活性を測定するTBII（TSH-binding inhibitory immunoglobulin）測定法と甲状腺刺激活性を測定するTSAb（thyroid stimulating antibody）測定法がある．

TBII測定法の原法は放射性ヨード標識ウシTSHと可溶化ブタ甲状腺膜を用いるが，最新の第3世代法ではTSHに替えてBasedow病患者由来モノクローナルTRAbを用いることにより測定時間が大幅に短縮されている．また，第1世代で問題であった抗ウシTSH抗体による偽低値が解消され，さらに国際単位（IU/L）表示により定量性が向上している．健常者での測定値は 1.0 IU/L 未満で，推奨カットオフ値 2.0 IU/L による未治療Basedow病患者での感度・特異度は95％以上である．TBII活性測定は簡便化されており，感度・特異度ともに優れているが，TSH受容体刺激活性をみているものでないことが問題である．ブロッキング抗体はTSH受容体に結合するがシグナル伝達活性がなく甲状腺機能低下を起こすが，TBII強陽性を示しTSAb活性と乖離する．

TSAb測定法は，培養ブタ甲状腺細胞を用いるバイオアッセイである．感度・特異度はTBII測定法とほぼ同様である．バイオアッセイであるため再現性がやや劣ることと測定時間の長いことが欠点であ

るが，甲状腺刺激活性を測定している点が優れている．

Basedow 病に甲状腺分化癌を合併した場合，TRAb による癌の増殖促進効果が懸念される．Basedow 病合併甲状腺癌は進展が早く臨床的悪性度が高いという報告もあるが，Yano らは 1994〜2004 年までの 202 例の Basedow 病合併乳頭癌について，Basedow 病非合併例との比較で臨床経過に差がなかったことを報告している[11]．しかし，TRAb は多様であり，Basedow 病における TBII・TSAb の値の分布域は非常に広いため，甲状腺刺激活性の強度と癌の臨床経過との関連についてはさらに検討が必要と思われる．

6. 今後の展望

Tg の甲状腺分化癌マーカーとしての役割は，これまでの臨床データの蓄積もあり，今後とも重要である．現行の測定法では TgAb による干渉が問題であるが，Tg mRNA の測定・プロテオミクスの応用・サロゲートマーカーとしての使用など解決法が追求されている．プロテオミクスの応用により各腫瘍特異的 Tg の検出が可能となれば臨床上のインパクトは極めて大きい．Tg 代謝・TgAb の出現・甲状腺ホルモン代謝の異常・TRAb の影響など癌に関連する課題は多いが，これらは甲状腺の病態生理をさらに深く理解する手がかりとなる．

（三橋知明）

文　献

1) Spencer CA, LoPresti JS：Technology insight：measuring thyroglobulin and thyroglobulin autoantibody in patients with differentiated thyroid cancer. Nat Clin Pract Endocrinol Metab 4：223-233, 2008
2) Spencer CA, Takeuchi M, Kazarosyan M et al：Serum thyroglobulin autoantibodies：Prevalence, influence on serum thyroglobulin measurement, and prognostic significance in patients with differentiated thyroid carcinoma. J Clin Endocrinol Metab 83：1121-1127, 1998
3) Elisei R, Vivaldi A, Agate L et al：Low specificity of blood thyroglobulin messenger ribonucleic acid assay prevents its use in the follow-up of differentiated thyroid cancer patients. J Clin Endocrinol Metab 89：33-39, 2004
4) Hoofnagle AN, Becker JO, Wener MH et al：Quantification of thyroglobulin, a low-abundance serum protein, by immunoaffinity peptide enrichment and tandem mass spectrometry. Clin Chem 54：1796-1804, 2008
5) Cooper DS, Doherty GM, Haugen BR et al：Revised American Thyroid Association management guidelines for patients with thyroid nodules and differentiated thyroid cancer. Thyroid 19：1167-1214, 2009
6) Chiovato L, Latrofa F, Braverman LE et al：Disappearance of humoral thyroid autoimmunity after complete removal of thyroid antigens. Ann Intern Med 139：346-351, 2003
7) Baloch Z, Carayon P, Conte-Devolex B et al：Laboratory medicine practice guidelines. Laboratory support for diagnosis and monitoring of thyroid disease. Thyroid 13：3-126, 2003
8) Miyauchi A, Takamura Y, Ito Y et al：3,5,3' Triiodothyronine thyrotoxicosis due to increased conversion of administered levothyroxine in patients with massive metastatic follicular thyroid carcinoma. J Clin Endocrinol Metab 93：2239-2242, 2008
9) Brabant G：Thyrotropin suppressive therapy in thyroid carcinoma：What are the target? J Clin Endocrinol Metab 93：1167-1169, 2008
10) McGriff NJ, Csako G, Gourgiotis L et al：Effects of thyroid hormone suppression therapy on adverse clinical outcomes in thyroid cancer. Ann Med 34：554-564, 2002
11) Yano Y, Shibuya H, Kitagawa W et al：Recent outcome of Graves' disease patients with papillary thyroid cancer. Eur J Endocrinol 157：325-329, 2007

IV. 遺伝性甲状腺癌

はじめに

遺伝性甲状腺癌は濾胞上皮由来の家族性非髄様癌甲状腺癌 familial non-medullary thyroid carcinoma (FNMTC) とカルシトニンを産生する C 細胞由来の家族性髄様癌とに大別され (**表1**), FNMTC は高分化甲状腺癌の約 5%, 家族性髄様癌は甲状腺髄様癌の約 25% を占めている[1]. さらに遺伝性甲状腺癌は症候群に併発するものとしないものに分けられ, 遺伝性の症候群に関連する場合には甲状腺腫瘍の発生頻度が高くなるという形で現れる. 例えば家族性大腸ポリポーシス, Cowden 症候群, Werner 症候群などに合併する甲状腺腫瘍がこれに相当する. 遺伝性症候群や他の家族性腫瘍と関連がないものは甲状腺腫瘍が主徴となり, 家族性乳頭癌などが知られている. 遺伝性の甲状腺腫瘍は良性腫瘍から悪性腫瘍まで多様であり, 散発性の甲状腺腫瘍と組織像に差がないものや, 原因となる遺伝子異常によっては発生する腫瘍に特徴的な組織学的所見が出現することもある (**表2**). 本章では遺伝性甲状腺癌の臨床病理学的特徴, 組織像, 遺伝子異常について述べる.

表1 | 遺伝性甲状腺癌の分類

濾胞上皮由来	家族性非髄様癌性甲状腺癌 (FNMTC) 　症候群関連：Cowden 症候群, 家族性大腸ポリポーシス, Werner 症候群, Carney 複合, Pendred 症候群 　症候群非関連：家族性乳頭癌, 家族性濾胞癌
C 細胞由来	家族性髄様癌：多発性内分泌腫瘍症 (MEN 2A, MEN 2B, FMTC)

FNMTC：familial non-medullary thyroid carcinoma, MEN：multiple endocrine neoplasia, FMTC：familial medullary thyroid carcinoma.

表2 | 遺伝性症候群と甲状腺病変

症候群	遺伝形式	異常遺伝子	遺伝子座	甲状腺癌の合併頻度	甲状癌の組織型	その他の甲状腺病変
Cowden 症候群	AD	PTEN	10q23.3	3〜10%	FTC > PTC	AG, 多発 FA
家族性大腸ポリポーシス	AD	APC	5q21	1〜2%	PTC (篩型)	
Werner 症候群	AR	WRN	8p11.2-12	18%	FTC, PTC, ATC	濾胞の萎縮, 過形成
Carney 複合	AD	PRKAR1A	17q22-24	4%	FTC, PTC	多発 FA
Pendred 症候群	AR	SLC26A4	7q21-34	1%	FTC	AG
MEN 2A	AD	RET	10q11.2	100%	MTC	C 細胞過形成
MEN 2B	AD	RET	10q11.2	100%	MTC	C 細胞過形成
FMTC	AD	RET	10q11.2	100%	MTC	C 細胞過形成

MEN：multiple endocrine neoplasia, FMTC：familial medullary thyroid carcinoma, AD：autosomal dominant, AR：autosomal recessive, PTC：papillary thyroid carcinoma, FTC：follicular thyroid carcinoma, ATC：anaplastic thyroid carcinoma, MTC：medullary thyroid carcinoma.

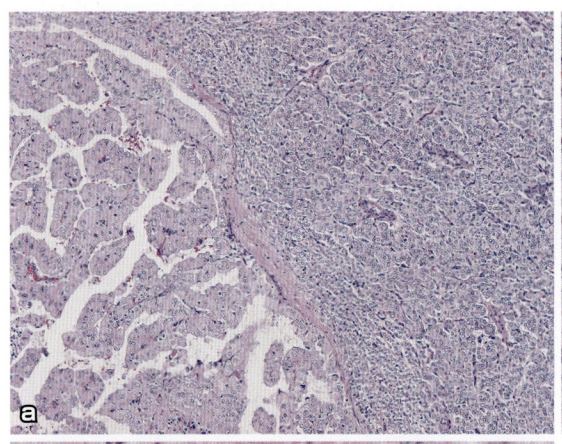

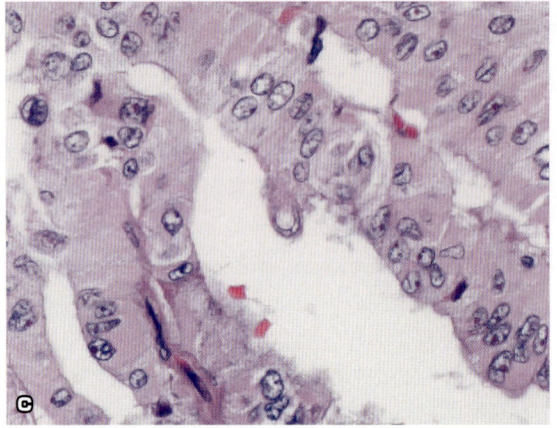

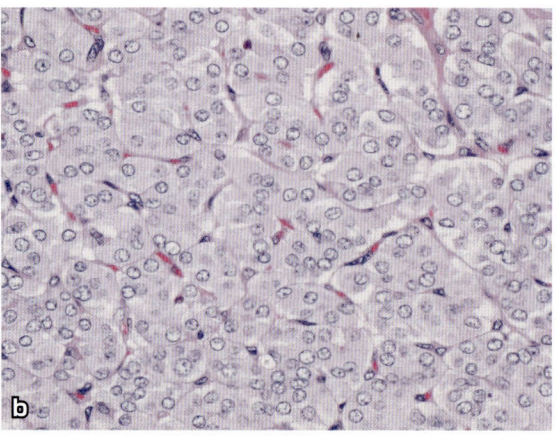

図1 | Cowden病合併甲状腺腫瘍
a：多発性腫瘍のうちの一つで充実性・索状構造からなる腺腫様甲状腺腫（右上）内に乳頭状構造からなる乳頭癌（左下）を認める．b：腺腫様甲状腺腫．単調な索状構造を主体とする病変で濾胞腺腫との鑑別が問題となる組織像．c：乳頭癌．乳頭状構造を呈し，一部（中央）に核内細胞質封入体を認める．（症例は慶應義塾大学医学部病理診断部 亀山香織先生のご厚意による）

1．Cowden症候群

Cowden症候群は常染色体優性遺伝性疾患で，過誤腫を特徴とするPTEN-hamartoma tumor syndrome (PHTS)の一つである．皮膚粘膜病変（顔面の多発外毛根腫，四肢の角化症，口腔内粘膜の乳頭腫症），全身諸臓器の過誤腫（消化管ポリポーシスなど）を特徴し，ほとんどの患者は20歳代までに症状を呈する．しばしば悪性腫瘍を合併し，代表的なものに乳癌，甲状腺癌，子宮内膜癌がある．1963年に最初の症例が記載されて以来[2]，世界での報告は200例を超え，本邦には約60の報告例がある．ちなみにCowdenとは最初に報告された患者家族の姓である．

本疾患の原因は腫瘍抑制遺伝子である*PTEN*（10q23.3）の異常で，1997年に胚細胞変異が解明されている[3]．活性化したPI3K (phosphoinositide 3-kinase) はPIP_3 (phosphatidylinositol 3, 4, 5-trisphosphate) を産生し，PIP_3はセカンドメッセンジャーとして下流の細胞内シグナル伝達分子であるAkt/PKBを活性化して細胞増殖，抗アポトーシスに働く．PTEN蛋白はPIP_3を基質とする脂質ホスファターゼで，脱リン酸化反応によってPIP_3をPIP_2 (phosphatidylinositol 4,5-bisphosphate) に変換することでPI3K経路を負に制御している．遺伝子異常によりPTENの機能が失われるとPIP_3の産生亢進，Aktの持続的活性化により細胞の異常増殖が起こると考えられている．

Cowden症候群の50～67％に濾胞上皮由来の甲状腺病変を合併し，過形成（腺腫様甲状腺腫，腺腫様結節），濾胞腺腫，濾胞癌，乳頭癌などが報告されている[4,5]．多発する腺腫様結節，濾胞腺腫が特徴的で，充実性で多数の結節が両葉にびまん性にみられる．甲状腺癌では乳頭癌よりも濾胞癌の頻度が高く，非髄様癌性甲状腺癌はCowden症候群診断基準の一つとなっている．多発濾胞上皮病変の背景甲状腺にはリンパ球性甲状腺炎，C細胞過形成がみられることも報告されている．図1はCowden症候群患者の甲状腺腫瘍で，多発結節性の濾胞性病変と一部に乳頭癌を認める[6]．本症例の多発結節は腺腫様

結節と診断しているが，単調な索状構造からなり，nodule in nodule もみられることなどから，多発の濾胞腺腫と考えることもできる．Cowden 症候群に合併する多発甲状腺病変が過誤腫/過形成なのか腺腫なのか厳密に区別することは実際には難しい．濾胞癌はこうした既存の多発濾胞上皮病変のプログレッションから発生すると考えられている[7]．

Cowden 症候群では甲状腺病変の合併頻度が高いものの，散発性の甲状腺腫瘍では PTEN の点突然変異は稀である[8,9]．しかしながら，様々な甲状腺腫瘍において PTEN の mRNA 発現が低下していること[10]，PTEN を含む 10q22-23 の LOH (loss of heterozygosity) が濾胞腺腫で 7〜26％，濾胞癌で 27％にみられることなどから[8,11,12]，PTEN の機能異常が甲状腺濾胞性腫瘍の発生に強く関係すると推察されている．近年 PPARγ (peroxisome proliferator activated receptor γ) によって PTEN 遺伝子の発現が制御されることが報告されており[13]，甲状腺濾胞癌に特異性の高い PAX8-PPARγ 遺伝子再構成が PTEN の発現と機能にどのような影響を与えているか注目されている[14]．

2．家族性大腸ポリポーシス

家族性大腸ポリポーシス familial adenomatous polyposis (FAP) は大腸に多数の腺腫性ポリープを発症し，高率に癌化する常染色体優性遺伝性疾患である．数百の腺腫性ポリープが大腸に多発するのが特徴で 10 歳代から大腸にポリープが出現し，30 歳代頃から大腸癌を発症する．大腸以外の関連病変には上部消化管のポリープ，骨腫，歯牙異常，網膜色素上皮の先天性肥大，表皮囊胞，デスモイド腫瘍，肝芽腫，甲状腺癌などが含まれる[15]．

FAP の原因遺伝子は染色体 5q21 に位置する APC (adenomatous polyposis coli) 遺伝子で，胚細胞変異が FAP 発症の原因となっている[16,17]．APC 蛋白はリン酸化 β-カテニンを分解することにより，Wnt/β-カテニンのシグナル伝達経路を負に制御している．このため APC に異常があるとリン酸化された β-カテニンの分解が起こらず，β-カテニンが核に移行・集積して，シグナル伝達の異常亢進が起こり腫瘍発生に関わると考えられている．

FAP に合併する甲状腺腫瘍の頻度は FAP 患者の 1〜2％であり[18,19]，1994 年に Harach らが FAP に合併する甲状腺癌 (FAP-associated thyroid carcinoma) を記載し，臨床病理学的・組織学的特徴が散発性の甲状腺癌と異なることを報告した[20]．若年の成人女性 (20〜30 歳代) に多く発症し，予後は良好で，転移は稀である．組織学的には単発，多発の線維性被膜に被包された腫瘍で，内部は乳頭状，充実状，索状，濾胞状構造の増殖からなるが，コロイドはないかあっても乏しい．特徴となるのは篩状構造 cribriform pattern (図 2a) と扁平上皮様細胞の渦巻状，桑実状の胞巣形成 (モルラ，morular lesion) (図 2b) である．腫瘍細胞は高円柱状で核の偽重層を示し，粗なクロマチン増加，核溝がみられるが，乳頭癌の特徴であるすりガラス状核や核内細胞質封入体はみられても少ない．モルラでは腫瘍細胞核の淡明化 (peculiar nuclear clearing) (図 2c) がみられ，同部では核内にビオチンを多量に含んでいることから，ABC 法を用いた免疫組織化学ではアビジンが反応して非特異的に核が陽性となる．また β-カテニンの免疫組織化学では核・細胞質に陽性像 (通常 β-カテニンは細胞膜に陽性) を認める (図 2d)．エストロゲン受容体，プロゲステロン受容体の強陽性像も免疫組織化学的な特徴の一つである．

FAP と関連しない APC 遺伝子または CTNNB1 遺伝子の体細胞変異を有する散発性の甲状腺腫瘍も乳頭癌の cribriform-morular variant (CMV) として報告されている[21]．FAP 関連甲状腺癌と散発性の CMV は同一の組織像で，甲状腺癌に CMV の組織像をみた場合にはその患者や家族歴に FAP がないか検索する必要がある．現在 WHO 分類，甲状腺癌取扱い規約では FAP 関連性，散発性ともに篩型乳頭癌 cribriform carcinoma と統一されている．甲状腺乳頭癌に特異的とされる ret/PTC 遺伝子再構成が高頻度に報告されているが[22,23]，形態学的所見，臨床病理学的特徴，APC 変異の背景から篩型乳頭癌を乳頭癌の一亜型とすべきか現在でも議論がある．

3．Werner 症候群

Werner 症候群は 1904 年に Otto Werner が強皮症を伴う若年性白内障患者の兄弟姉妹について記載した報告が最初で，1934 年に Oppenheimer らが遺伝性疾患であることをまとめ，"Werner syndrome" と命名した．早老性顔貌 (白髪，禿頭)，若年性白内障，皮膚の萎縮・硬化・潰瘍を主要徴候とする常染色体劣性遺伝性疾患で，1996 年には原因遺伝子となる WRN (8p12-11.2) がクローニングされ，WRN が

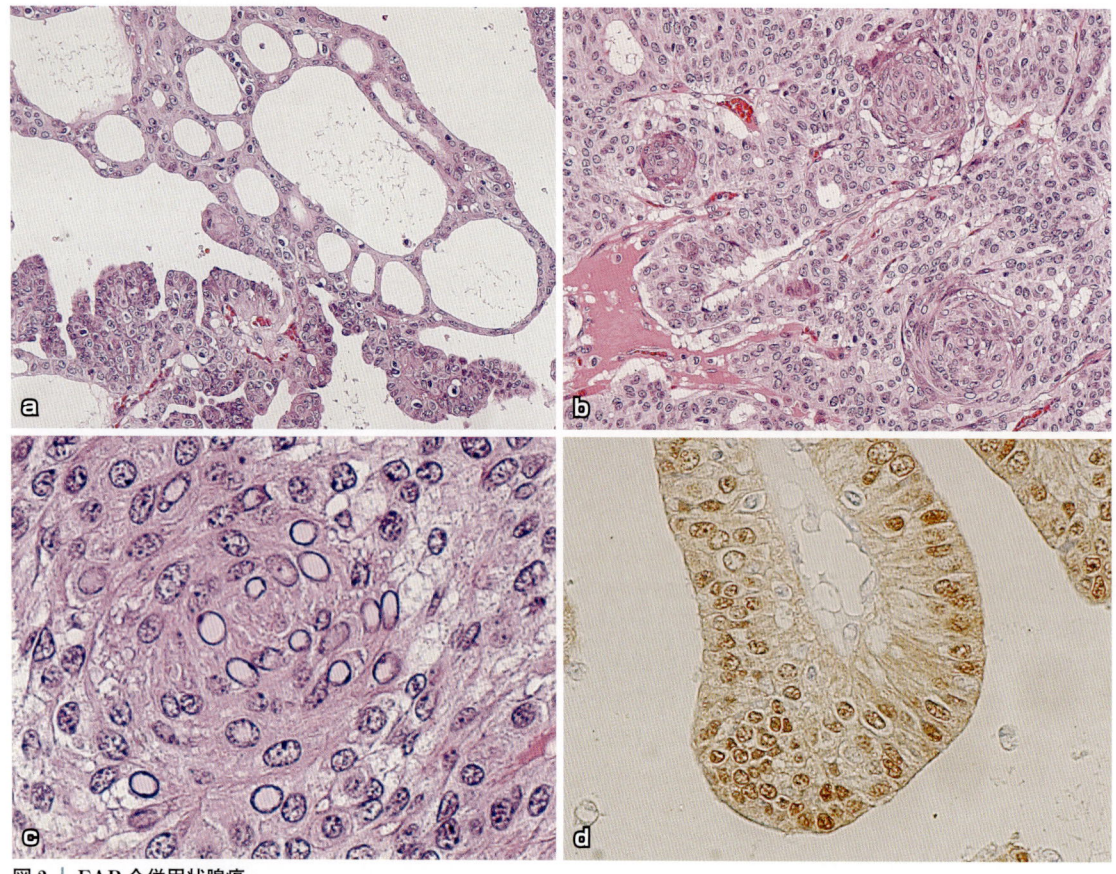

図 2 | FAP 合併甲状腺癌
a：篩状構造，乳頭状構造を呈する腫瘍細胞の増殖．コロイドの貯留を欠いている．b：morular lesion．充実性に増殖する腫瘍内に紡錘形細胞の渦巻状構造がみられる．c：morular lesion では核が白く抜けた peculiar nuclear clearing を認める．d：β-カテニン免疫染色（間接法）．乳頭状構造を呈する腫瘍細胞の核，細胞質に陽性となる．

RecQ 型 DNA ヘリカーゼ，エキソヌクレアーゼをコードする核内蛋白であることが明らかとなっている[24]．DNA ヘリカーゼは DNA 二重鎖を一本鎖にほどく酵素で，WRN 蛋白は DNA の複製，転写，修復に関わる．Werner 症候群において同定されている変異によって核局在化シグナルが除去され，WRN 蛋白の機能が失われることで，DNA 修復の異常やテロメア短縮が起こると考えられている[25, 26]．

Werner 症候群の患者は一般の人に比べて悪性腫瘍の合併頻度が高く，上皮性悪性腫瘍では甲状腺癌の報告が多い．Werner 症候群に合併する甲状腺癌は乳頭癌よりも濾胞癌の報告例が多い[27]．我々が甲状腺腫瘍で手術された Werner 症候群症例 9 例を検討したところ濾胞腺腫 2 例（22％），乳頭癌 3 例（33％），濾胞癌 4 例（44％）であった．組織所見上は乳頭癌（図 3a），濾胞癌（図 3b）とも散発性の甲状腺腫瘍と差異がないが，Werner 症候群患者の非腫瘍部甲状腺には萎縮（濾胞の小型化・減少，間質の線維化）と多発の過形成病変が高頻度に混在して認められる[28]（図 3c）．

4．多発性内分泌腫瘍症

多発性内分泌腫瘍症 multiple endocrine neoplasm（MEN）は複数の内分泌腺臓器に腫瘍性病変を生ずる疾患で，常染色体優性遺伝の形式をとる．疾患を構成する内分泌腫の種類の違いにより 1 型と 2 型に分類され，MEN 1 型では下垂体腺腫，膵内分泌腫瘍，副甲状腺腫瘍/過形成が発生する．MEN 2 型では甲状腺髄様癌，褐色細胞腫，副甲状腺腫瘍/過形成をみる MEN 2A 型と甲状腺癌髄様癌，褐色細胞腫，粘膜下神経腫，Marfan 症候群様体形を示す MEN 2B 型に分けられる[29]．遺伝性髄様癌の中では他の臓器の腫瘍を合併せず，髄様癌のみが発症

する家族性甲状腺髄様癌 familial medullary thyroid carcinoma (FMTC) も知られている．

髄様癌はカルシトニンを産生する甲状腺C細胞由来の悪性腫瘍であり(**図4a**)，MEN 2A型，MEN 2B型ともにほぼ100％の症例にみられる．散発性の髄様癌が一般的に単発性であるのに対し，MENに伴う髄様癌の特徴は両側性，多発性であることと，背景の甲状腺に多発性のC細胞性過形成(**図4b, c**)を伴うことである[30]．C細胞過形成の診断基準は研究者により異なり[31,32]，またMENにみられるC細胞過形成はすでに腫瘍もしくはcarcinoma in situに相当する病変であると考えられている[33]．甲状腺髄様癌の約20〜40％が家族性であり，家族性の割合は欧米の報告よりも本邦のほうが高い[34]．MEN合併の髄様癌と散発性の髄様癌に組織学的な差異はないが，多発の髄様癌/C細胞過形成をみた場合には遺伝性髄様癌の可能性を考えることが必要である．

MEN 2型の原因遺伝子は10q11.2に位置する*RET*遺伝子で，その遺伝子がコードするRET蛋白はglial-cell-line derived neutropic factor (GDNF) をリガンドとする膜貫通型のチロシン型受容体である．遺伝子変異によってRET蛋白の持続的なリン酸化状態が引き起こされ，甲状腺C細胞の増殖，腫瘍発生に関与すると考えられている．1993年にMEN 2AとFMTCの胚細胞変異が[35,36]，1994年にはMEN 2Bの変異が発見されて以来[37]，MEN 2型における*RET*遺伝子の異常に関する多くの知見が集積されている．MEN 2B型では*RET*遺伝子 exon 16のcodon 918に変異のhot spotがある．MEN 2A型ではexon 11のcodon 634に変異が最も多いが，exon 10のcodon 611, 618, 620にも変異が報告されている[38]．FMTCではexon 10, 11, 13のほかexon 14, 15にも変異部位が報告されている．散発性の髄様癌においても*RET*の体細胞変異が報告されており(23〜70％)，最も変異の頻度が高いのはcodon 918である[39]．

MEN 1型の原因遺伝子は*MEN1* (11q13.2に存在) で癌抑制遺伝子と推定され，*MEN1*がコードする蛋白 (menin) は甲状腺を含む多くの組織で発現が認められている[40,41]．MEN 1型の患者では15〜27％に濾胞上皮由来の甲状腺腫瘍を合併し，組織型は濾胞腺腫，腺腫様甲状腺腫，乳頭癌などの報告が散見される[29,42]．甲状腺濾胞上皮病変がMEN 1型に関連して発生しているのか，偶発的な合併なのかはっきりはしていないが，これまでの報告によると

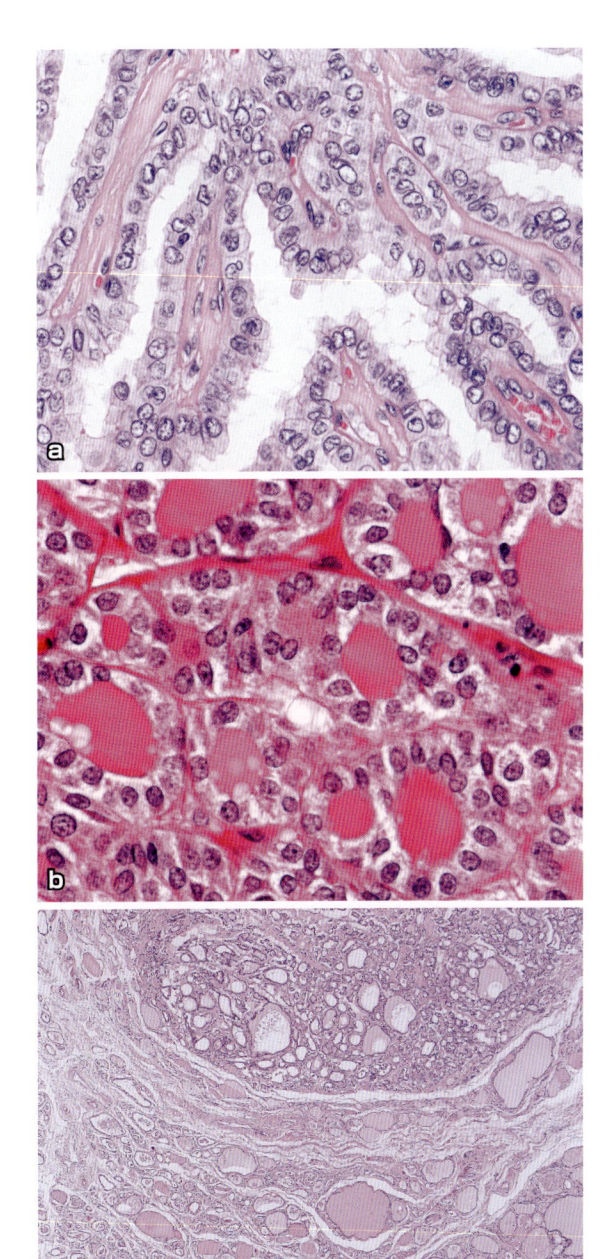

図3 | Werner症候群の甲状腺組織
a：乳頭癌．乳頭状構造からなり，典型的な乳頭癌の核所見を有する．b：濾胞癌．小型濾胞の増生をみる．c：濾胞の減少，線維化をみる．全体に萎縮した甲状腺内(下)に小型のやや不均一な濾胞の過形成性病変(上)を認める．

MEN 1型に合併した乳頭癌，濾胞腺腫の遺伝子解析では*MEN1*のheterozygosityが保たれており，MEN 1型に合併した甲状腺腫瘍と*MEN1*遺伝子との関係は証明されていない[43,44]．

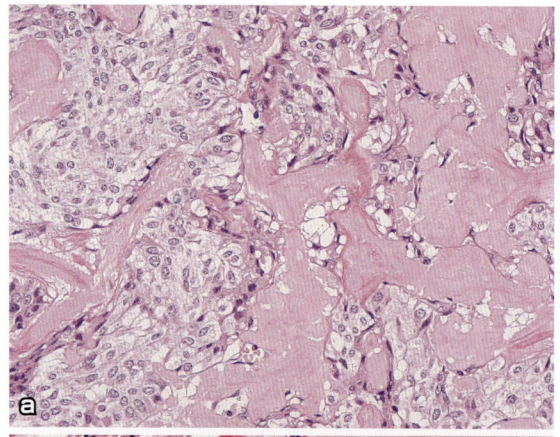

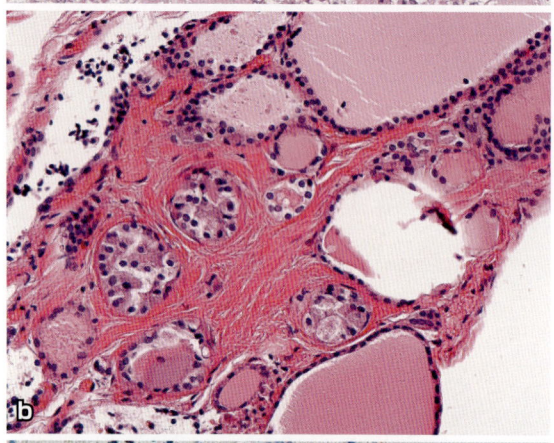

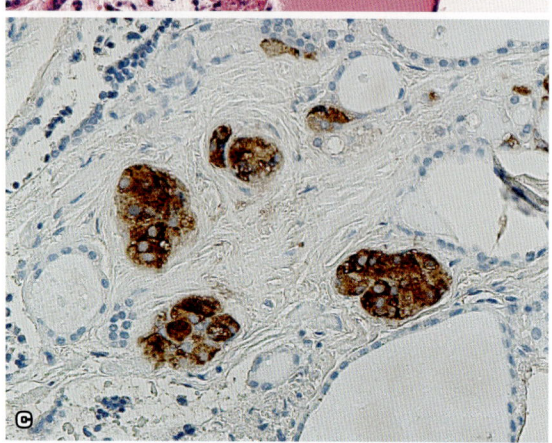

図4｜MEN 2Aの甲状腺組織
a：髄様癌．短紡錘形〜卵円形の腫瘍細胞の充実性増殖からなり，間質には無構造物質（アミロイド）の多量の沈着をみる．b：C細胞過形成．濾胞間に異型の乏しい円形核をもつ小型細胞の小胞巣を認める．c：C細胞過形成．カルシトニン免疫染色で陽性となる．

5. その他の症候群に関連する甲状腺腫瘍

1) Carney複合

　Carney複合（Carney complex）は1985年にCarneyが報告した常染色体優性遺伝性疾患で，皮膚の色素沈着，粘液腫，内分泌腫瘍や機能亢進，神経鞘腫が特徴である．原因遺伝子としては *PRKAR1A*（17q23-q24）と2p16に局在する未知の遺伝子の存在が知られている．Carney複合に合併する内分泌腫瘍には下垂体腺，原発性色素沈着性結節性副腎皮質病変 primary pigmented nodular adrenocortical disease（PPNAD），大細胞石灰型Sertoli細胞腫，甲状腺腫瘍がある．患者の60〜67％に多発甲状腺結節を認め，これらの多くは濾胞性腺腫である[45]．また4％の患者に甲状腺癌（濾胞癌，乳頭癌）の合併が報告されている．

2) Pendred症候群

　Pendred症候群は先天性難聴と甲状腺腫を特徴とする常染色体劣性遺伝の疾患であり，全先天性難聴の約8％が本症候群に相当する．Pendred症候群の原因遺伝子は *SLC26A4*（7q21-24）とされ，Pendred症候群患者の半数に変異が認められている．*SLC26A4* 遺伝子がコードするペンドリン蛋白は陰イオン輸送体で内耳，甲状腺濾胞上皮の濾胞腔面の細胞膜に局在しており，甲状腺ではヨードの濾胞腔内への輸送，甲状腺ホルモンの産生に関与している[46]．変異によりヨード輸送が障害されることで甲状腺機能低下，甲状腺腫を生じると考えられているが，臨床的には甲状腺機能は正常範囲に保たれていることが多い．合併する甲状腺病変は軽度の甲状腺腫大から巨大な腺腫様甲状腺腫まで様々で，甲状腺癌の合併も報告されている．甲状腺癌の正確な合併頻度はわかっていないが症例報告の中では濾胞癌の報告が多く，先天的な甲状腺機能低下に伴う持続的なTSH上昇が関連していると推測されている[47-51]．

6. 症候群非関連の家族性非髄様癌性甲状腺癌

　遺伝性症候群や家族性腫瘍に関連しないFNMTCは常染色体優性遺伝と考えられているが，遺伝形式通りに家族内で甲状腺癌が100％発症するわけではない．発症年齢は比較的若く，病変は多発性で濾胞腺腫や腺腫様過形成を合併することが多い．組織型の割合は乳頭癌91％，濾胞癌6％，未分化癌2％で，散発性の甲状腺癌とほぼ同じである[52]．散発性甲状腺癌よりも悪性度が高いという報告が多いが[53-56]，差がないという報告もあり確立していな

い[57,58]．

　幾つかの遺伝性甲状腺癌家系では特定の染色体領域に原因遺伝子が存在する可能性が指摘されている．好酸性変化を伴った特殊な FNMTC の "thyroid carcinoma with oxyphilia" のフランス人家系では原因遺伝子座（*TCO*；OMIM 603386）が染色体 19p13.2 にマッピングされている．カナダ人家系の "multinodular goiter" では時に乳頭癌を合併するが 14q32 に原因遺伝子座（*MNG1*；OMIM 138800）がマッピングされている．その他にも 1p13.2-1q22 にはアメリカ人家系の乳頭癌および乳頭状腎癌の原因遺伝子座（*fPTC/PRN* または *PRN1*，OMIM 605642），2q21 にはタスマニア人家系の乳頭癌 "non medullary thyroid carcinoma 1" の原因遺伝子座（*NMTC1*；OMIM 606240）がマッピングされている．これらの 4 つの染色体領域には FNMTC の発癌，プログレッションに関わる腫瘍抑制遺伝子が存在し，先天的または後天的に何らかの遺伝子異常が生じていると推測されている．実際にこれらの染色体領域について散発性の甲状腺腫瘍で LOH の存在が報告されている．19p13.2，2q21 の LOH は散発性の濾胞癌の一部に，14q32 の LOH は散発性の濾胞腺腫の 22％，濾胞癌の 43％に検出されている[59,60]．散発性の甲状腺癌で認められる *RAS*，*BRAF* の遺伝子変異は，家族性の乳頭癌においても 41％に *BRAF* V600E 変異，23％に *RAS* 変異が確認されている[61]．ただし体細胞変異であり，胚細胞変異ではない[62,63]．

（近藤哲夫，加藤良平）

文　献

1) Nose V：Familial follicular cell tumors：Classification and morphological charactristics. Endcr Pathol 21：219-226, 2010
2) Lloyd KM II, Dennis M：Cowden's disease. A possible new symptom complex with multiple system involvement. Ann Intern Med 58：136-142, 1963
3) Liaw D, Marsh DJ, Li J et al：Germline mutation of the PTEN gene in Cowden disease, an inherited breast and thyroid cancer syndrome. Nat Genet 16：64-67, 1997
4) Starink TM：Cowden's disease：analysis of fourteen new cases. J Am Acad Dermatol 11：1127-1141, 1984
5) Eng C：Cowden syndrome. J Genetic Counsel 6：181-192, 1984
6) Kameyama K, Takami H, Miyajima K et al：Papillary carcinoma occurring within an adenomatous goiter of the thyroid gland in Cowden's disease. Endocr Pathol 12：73-76, 2001
7) Harach RH：Familial nonmedullary thyroid neoplasia. Endocr Pathol 12：97-112, 2001
8) Dahia PL, Marsh DJ, Zheng Z et al：Somatic deletions and mutations in the Cowden disease gene, PTEN, in sporadic thyroid tumors. Cancer Res 57：4710-4713, 1997
9) Hsieh MC, Lin SF, Shin SJ et al：Mutation analysis of PTEN/MMAC 1 in sporadic thyroid tumors. Kaohsiung J Med Sci 16：9-12, 2000
10) Bruni P, Boccia A, Baldassarre G et al：PTEN expression is reduced in a subset of sporadic thyroid carcinomas：evidence that PTEN-growth suppressing activity in thyroid cancer cells mediated by p27kip1. Oncogene 19：3146-3155, 2000
11) Halachmi N, Halachmi S, Evron E et al：Somatic mutations of the PTEN tumor suppressor gene in sporadic follicular thyroid tumors. Genes Chromosomes Cancer 23：239-243, 1998
12) Marsh DJ, Zheng Z, Zedenius J et al：Differential loss of heterozygosity in the region of the Cowden locus within 10q22-23 in follicular thyroid adenomas and carcinomas. Cancer Res 57：500-503, 1997
13) Patel L, Pass I, Coxon P et al：Tumor suppressor and anti-inflammatory actions of PPARgamma agonists are mediated via upregulation of PTEN. Curr Biol 11：764-768, 2001
14) Kroll TG, Sarraf P, Pecciarini L et al：PAX8-PPARgamma1 fusion oncogene in human thyroid carcinoma. Science 289：1357-1360, 2000
15) Plail RO, Bussey HJR, Glazer G et al：Adenomatous polyposis：an association with carcinoma of the thyroid. Br J Surg 74：377-380, 1987
16) Groden J, Thliveris A, Samowitz W et al：Identification and characterization of the familial adenomatous polyposis coli gene. Cell 66：589-600, 1991
17) Kinzler KW, Nilbert MC, Su LK et al：Identification of FAP locus genes from chromosome 5q21. Science 253：661-665, 1991
18) Bulow C, Bulow S：Is screening for thyroid carcinoma indicated in familial adenomatous polyposis? The Leeds Castle Polyposis Group. Int J Colorectal 12：240-242, 1997
19) Cetta F, Pelizzo MR, Curia MC et al：Genetics and clinicopathological findings in thyroid carcinomas associated with familial adenomatous polyposis. Am J Pathol 155：7-9, 1999
20) Harach HR, Williams GT, Williams ED：Familial adenomatous polyposis associated thyroid carcinoma：a distinct type of follicular cell neoplasm. Histopathology 25：549-561, 1994
21) Cameselle-Teijeiro J, Chan JK：Cribriform-morular variant of papillary carcinoma：a distinctive variant representing the sporadic counterpart of familial adenomatous polyposis-associated thyroid carcinoma? Mod Pathol 12：400-411, 1999
22) Cetta F, Chiappetta G, Melillo RM et al：The ret/ptc1 oncogene is activated in familial adenomatous polyposis-associated thyroid papillary carcinomas. J Clin Endocrinol Metab 83：1003-1006, 1998
23) Soravia C, Sugg SL, Berk T et al：Familial adenomatous polyposis-associated thyroid cancer：a clinical, pathological, and molecular genetics study. Am J Pathol 154：127-135 1999
24) Yu CE, Oshima J, Fu Y-H et al：Positional cloning of the Werner's syndrome gene. Science 272：258-262, 1996
25) Matsumoto T, Shimamoto A, Goto M et al：Impaired nuclear localization of defective DNA helicases in Werner's syndrome. Nat Genet 16：335-336, 1997
26) Muftuoglu M, Oshima J, von Kobbe C et al：The clinical characteristics of Werner syndrome：molecular and biochemical diagnosis. Hum Genet 124：369-377, 2008

27) Ishikawa Y, Sugano H, Matsumoto T et al：Unusual Feature of Thyroid Carcinoma in Japanese Patients with Werner Syndrome and Possible Genotype-Phenotype Relations to Cell Type and Race. Cancer 85：1345-1352, 1999
28) Kondo T, Murata S, Katoh R：Thyroid lesions in Werner syndrome. Mod Pathol 17 (Supple 1)：105A, 2004
29) Kameya T, Tsukada T, Futami H et al：Multiple endocrine neoplasia. in Lloyd RV (ed)："Endocrine Pathology", Humana Press, Totowa, 2004, pp359-375
30) Baloch ZW, LiVolsi VA：Pathology of the thyroid gland. in LiVolsi VA, Asa SL (eds)："Endocrine Pathology", Churchill Livingstone, Philadelphia, 2002, pp61-101
31) Wolfe HJ, Melvin KE, Cervi-Skinner SJ et al：C-cell hyperplasia preceding medullary thyroid carcinoma. N Engl J Med 289：437-441, 1973
32) LiVolsi VA, Feind CR, LoGerfo P et al：Demonstration by immunoperoxidase staining of hyperplasia of parafollicular cells in the thyroid gland in hyperparathyroidism. J Clin Endocrinol Metab 37：550-559, 1973
33) LiVolsi VA：C cell hyperplasia/neoplasia. J Clin Endocrinol Metab 82：39-41, 1997
34) Kameyama K, Takami H：Medullary thyroid carcinoma：nationwide Japanese survey of 634 cases in 1996 and 271 cases in 2002. Endocr J 51：453-456, 2004
35) Mulligan LM, Kwok JB, Healey CS et al：Germ-line mutations of the RET proto-oncogene in multiple endocrine neoplasia type 2A. Nature 363：458-460, 1993
36) Donis-Keller H, Dou S, Chi D et al：Mutations in the RET proto-oncogene are associated with MEN 2A and FMTC. Hum Mol Genet 2：851-856, 1993
37) Eng C, Smith DP, Mulligan LM et al：Point mutation within the tyrosine kinase domain of the RET proto-oncogene in multiple endocrine neoplasia type 2B and related sporadic tumours. Hum Mol Genet 3：237-241, 1994
38) Eng C, Clayton D, Schuffenecker I et al：The relationship between specific RET proto-oncogene mutations and disease phenotype in multiple endocrine neoplasia type 2. International RET mutation consortium analysis. JAMA 276：1575-1579, 1996
39) Kalinin VN, Amosenko FA, Shabanov MA et al：Three novel mutations in the RET proto-oncogene. J Mol Med 79：609-612, 2001
40) Chandrasekharappa SC, Guru SC, Manickam P et al：Positional cloning of the gene for multiple endocrine neoplasia-type 1. Science 276：404-407, 1997
41) Wautot V, Khodaei S, Frappart L et al：Expression analysis of endogenous menin, the product of the multiple endocrine neoplasia type 1 gene, in cell lines and human tissues. Int J Cancer 85：877-881, 2000
42) Schussheim DH, Skarulis MC, Agarwal SK et al：Multiple endocrine neoplasia type 1：new clinical and basic findings. Trends Endocrinol Metab 12：173-178, 2001
43) Vortmeyer AO, Lubensky IA, Skarulis M et al：Multiple endocrine neoplasia type 1：atypical presentation, clinical course, and genetic analysis of multiple tumors. Mod Pathol 12：919-924, 1999
44) Desai D, McPherson LA, Higgins JP et al：Genetic analysis of a papillary thyroid carcinoma in a patient with MEN1. Ann Surg Oncol 8：342-346, 2001
45) Stratakis CA, Courcoutsakis NA, Abati A et al：Thyroid gland abnormalities in patients with the syndrome of spotty skin pigmentation, myxomas, endocrine overactivity, and schwannomas (Carney complex). J Clin Endcrinol Metab 82：2034-2037, 1997
46) Kondo T, Nakamura N, Suzuki K et al：Expression of human pendrin in diseased thyroids. J Histochem Cytochem 51：167-173, 2003
47) Thieme ET：A report of the occurrence of deaf-mutism and goiter in four of six siblings of a North American family. Ann Surg 146：941-948, 1957
48) Elman DS：Familial association of nerve deafness with nodular goiter and thyroid carcinoma. N Engl J Med 259：219-223, 1958
49) Abs R, Verhelst J, Schoofs E et al：Hyperfunctioning metastatic follicular thyroid carcinoma in Pendred's syndrome. Cancer 67：2191-2193, 1991
50) Ozluk A, Yildirim E, Oral S et al：Carcinomas of the Thyroid and Breast Associated with Pendred's Syndrome：Report of a Case. Surgery Today 28：673-674, 1998
51) Camargo R, Limbert E, Gillam M et al：Aggressive metastatic follicular thyroid carcinoma with anaplastic transformation arising from a long-standing goiter in a patient with Pendred's syndrome. Thyroid 11：981-988, 2001
52) Loh KC：Familial nonmedullary thyroid carcinoma：a meta-review of case series. Thyroid 7：107-113, 1997
53) Grossman RF, Tu SH, Duh QY et al：Familial nonmedullary thyroid cancer. An emerging entity that warrants aggressive treatment. Arch Surg 130：892-899, 1995
54) Takami H, Ozaki O, Ito K：Familial nonmedullary thyroid cancer：an emerging entity that warrants aggressive treatment. Arch Surg 131：676, 1996
55) Lupoli G, Vitale G, Caraglia M et al：Familial papillary thyroid microcarcinoma：a new clinical entity. Lancet 353：637-639, 1999
56) Uchino S, Noguchi S, Kawamoto H et al：Familial nonmedullary thyroid carcinoma characterized by multifocality and a high recurrence rate in a large study population. World J Surg 26：897-902, 2002
57) Ito Y, Fukushima M, Yabuta T et al：Prevalence and prognosis of familial follicular thyroid carcinoma. Endocr J 55：847-852, 2008
58) Ito Y, Kakudo K, Hirokawa M et al：Biological behavior and prognosis of familial papillary thyroid carcinoma. Surgery 145：100-105, 2009
59) Stankov K, Pastore A, Toschi L et al：Allelic loss on chromosomes 2q21 and 19p 13.2 in oxyphilic thyroid tumors. Int J Cancer 111：463-467, 2004
60) Sarquis MS, Weber F, Shen L et al：High frequency of loss of heterozygosity in imprinted, compared with nonimprinted, genomic regions in follicular thyroid carcinomas and atypical adenomas. J Clin Endocrinol Metab 91：262-269, 2006
61) Cavaco BM, Batista PF, Martins C et al：Familial non-medullary thyroid carcinoma (FNMTC)：analysis of fPTC/PRN, NMTC1, MNG1 and TCO susceptibility loci and identification of somatic BRAF and RAS mutations. Endocr Relat Cancer 15：207-215, 2008
62) Xing M：The T1799A BRAF mutation is not a germline mutation in familial nonmedullary thyroid cancer. Clin Endocrinol (Oxf) 63：263-266, 2005
63) Hou P, Xing M：Absence of germline mutations in genes within the MAP kinase pathway in familial non-medullary thyroid cancer. Cell Cycle 5：2036-2039, 2006

第4部　臨床との連携

V. 術前診断における穿刺吸引細胞診の意義

はじめに

甲状腺の結節性病変ないし腫瘍性病変は日常的に遭遇する大変頻度が多い病変である．最近は，超音波検査などの各種画像診断の普及によって発見される頻度が増加している．これらの病変の大部分は健康や生命に何ら影響のないものであるが，約5％と頻度は低いが甲状腺悪性腫瘍が含まれている．甲状腺悪性腫瘍には，濾胞細胞，C細胞，迷入胸腺関連細胞およびリンパ系細胞に由来する種々の組織型の腫瘍が生じる．濾胞細胞からは乳頭癌，濾胞癌，低分化癌および未分化癌，C細胞からは甲状腺髄様癌，迷入胸腺細胞からはITET/CASTLE（胸腺様分化を示す癌），リンパ系細胞からは甲状腺悪性リンパ腫が代表的なものである．これらはそれぞれ，組織型によって臨床像，腫瘍の生物学的性質，悪性度が異なり，したがって，適切な治療方法も予後も異なる．そこで，手術などの治療が必要な症例を選別し，術前に病理組織型診断をつけることが必要である．現在，この目的のためには，超音波検査と穿刺吸引細胞診の組合せが最も効率がよい検査法である[1]．

1. 細胞診で甲状腺悪性腫瘍との診断のインパクト

上述のように甲状腺には種々の悪性腫瘍が生じる．病理組織型診断に最も近い診断方法は穿刺吸引細胞診であり，細胞診にて良性悪性の鑑別だけではなく，多くの症例で病理組織型診断までつけられる．しかし，組織型によって診断成績は異なる．

1）乳頭癌

乳頭癌は細胞診で特徴的な核所見などを示すので最も診断しやすい組織型であり，98％以上の診断率である[1]．ほぼ確定診断といえるほどである．したがって，細胞診でこの診断がつけば，超音波検査がたとえ良性所見であっても通常は乳頭癌として臨床的に対応されることになる．乳頭癌はしばしば甲状腺内に病巣が多発する．甲状腺内に結節が多発する場合に，乳頭癌が多発しているのか，他の結節は良性であるのかは手術方針に大きく影響する．特に対側葉の病変が乳頭癌であれば甲状腺全摘が適応となるので対側葉の病変の診断は重要である．

現在，3mm以上の甲状腺結節性病変が乳頭癌であるのか否かはエコーガイド下細胞診にて容易に鑑別できる．甲状腺内に限局し，転移を伴わない微小乳頭癌をどのように取扱うべきか，直ちに手術を行うか，慎重に経過を観察し増大・進行すればその時点で手術を行うのが得策であるのか[2]，現在盛んに議論の的となっている．

2）濾胞癌

濾胞癌は甲状腺悪性腫瘍の約5％程度と乳頭癌に比べるとかなり少ないが，それでも甲状腺悪性腫瘍では2番目に多い腫瘍である．穿刺吸引細胞診では濾胞癌，濾胞腺腫，あるいは腺腫様結節を確実に判別する所見ないし診断基準が乏しい．だからといって，細胞診は全く意味がないわけではなく，濾胞癌の可能性の高さを示唆することは可能である．種々の規約や報告者によって分類方法や表現が異なるが，良性，悪性の間を濾胞癌の可能性の高さに応じ

て2段階，あるいは3段階に分けて報告していただくと臨床医としては大変参考となる．甲状腺癌取扱い規約 第6版の甲状腺細胞診判定区分ではこれらは鑑別困難（indeterminate）と一括されるようである[3]が，これでは外科臨床側とすれば不満といわざるをえない．

　いずれにせよ，濾胞癌の術前診断は確実ではない．超音波所見（Bモードだけではなく血流パターンも），血中サイログロブリン値，エラストグラフィーなどを参考として濾胞癌の可能性が高い甲状腺腫瘍に対して手術を勧めているのが現状である．例えば細胞診で必ずしも悪性を疑う所見のない濾胞性病変であっても超音波所見で腫瘍が被膜を破って増殖している所見があれば濾胞癌を疑うことになる．被膜に一致して生じる卵殻状の石灰化の外に向かって増殖する腫瘍の細胞診で濾胞性構造の腫瘍であれば，それは濾胞癌であると診断できる．このように濾胞癌においては，細胞診は乳頭癌の場合ほど決定的ではないが，臨床的対応を決めるための最も大きい情報の一つである．

　濾胞癌が骨転移から発見されることもあり，濾胞腺腫や腺腫様結節と診断されていたものが骨転移などの遠隔臓器転移をきたして，実は濾胞癌であることが判明する場合もある．このような症例において原発巣を詳細に再検討しても悪性であるとの所見が認められない場合すら存在する[4]．濾胞癌とはそのようなものだと認識しておくことが大切である．

3）低分化癌

　乳頭癌系の低分化癌と濾胞癌系の低分化癌では細胞診所見が少し異なり，前者のほうが悪性との診断がつけやすいようである．細胞診で低分化癌の診断は必ずしも容易ではないであろうが，もし，このような情報が術前に提供されれば手術術式などに影響する可能性がある．根治的切除が可能な症例ではより完璧な根治的切除が選択されるであろう．

4）未分化癌

　未分化癌はしばしば既存の乳頭癌，濾胞癌，濾胞腺腫，腺腫様結節などの腫瘍から発生する．また腫瘍の一部に壊死を伴うことが多い．したがって，未分化癌症例においては，適切な穿刺部位を選択することが最初の重要点である．既存の腫瘍や壊死の部位ではなく，最近増殖してきた超音波カラードプラー検査で血流が認められる部位を選択する[5]．細胞診で未分化癌の所見であれば，手術，術前化学療法，外照射などが考慮の対象となる．細胞診だけでは決定的証拠としては若干弱いので術前化学療法，外照射を行う場合には針生検などで組織診断を行っておくことが望ましい．

　未分化癌は前述のように壊死を伴うことがある．また，一部に扁平上皮癌様の変化を伴うこともある．細胞診で多数の好中球，壊死細胞，扁平上皮様腫瘍細胞を認める場合には近傍に未分化癌が存在する可能性を念頭に置くべきである[5]．

5）甲状腺髄様癌

　髄様癌の多くは特徴的な細胞形態，特別の構築をとらず細胞が散在しやすいことおよび間質のアミロイドが認められる場合があることなどから，細胞診で疑うことが可能である．細胞診で髄様癌を疑えば，血中カルシトニン，癌胎児性抗原 carcinoembryonic antigen（CEA）を測定すれば，これらが著しく高値であるので診断は確定する．したがって，細胞診では広めに採って，髄様癌も疑われると積極的に報告していただくのがよい[5]．見落としを少なくすることが重要である．血中のカルシトニン，CEAの測定以外で診断を確定するには，細胞診標本の免疫組織化学と穿刺に使用した針と注射器を0.5 mLの生理的食塩水で洗った洗浄液でカルシトニンを測定する方法がある[6]．髄様癌の約1/3の症例は遺伝性髄様癌であり，多発性内分泌腫瘍症2型（MEN 2型）の構成成分である可能性がある．このような場合には褐色細胞腫や副甲状腺機能亢進症の合併の有無を調べる必要があり，手術においては甲状腺全摘が必須である．さらには患者家族の*RET*遺伝子診断まで推奨されるので，細胞診の臨床的インパクトは非常に大きい．

6）甲状腺悪性リンパ腫

　甲状腺に悪性リンパ腫が発生することがある．多くの症例で慢性甲状腺炎（橋本病）を基盤としている．甲状腺全体がびまん性に腫大する場合と甲状腺の一部が腫大する場合がある．超音波所見では入道雲のように周囲を圧排して増殖する低エコー域とその背面のエコーの増強が特徴的である[7]．超音波などで本腫瘍を疑えば穿刺吸引細胞診を行う．細胞診で悪性リンパ腫を疑えば，生検を行い診断と悪性リンパ腫の亜型分類を行う．甲状腺悪性リンパ腫の診断はしばしば困難であるので，通常の病理組織診断

に加え，κ，λ免疫染色，IgG JH 遺伝子再構成と CD45 ゲーティングによる κ，λ の偏りを参考に診断をつける[8]．悪性リンパ腫と診断されたら化学療法と外照射が行われる．これらが有効であるので，一般的には生検法としては診断に必要なだけ腫瘍の一部を切除する切開生検でよい．しかし，MALToma が疑われる場合には病理組織診断が困難であることが予測されるのであえて腺葉切除を行うこともある．また，高齢者で化学療法や外照射に耐えないと思われる場合には甲状腺全摘を選択することもある．このように，細胞診は切開生検や甲状腺切除術を行うかどうかを左右する重要な検査項目である．

7）ITET/CASTLE（胸腺様分化を示す癌）

本腫瘍は我々が最初に ITET（intrathyroidal epithelial thymoma）と報告した腫瘍であり，一部に扁平上皮癌に似た組織像を示すが，未分化癌に準ずる悪性度である甲状腺扁平上皮癌よりはるかに予後が良い腫瘍である[9]．これはその後，Chen と Rosai[10] によって CASTLE（carcinoma showing thymus-like differentiation）と改名された．その後，この腫瘍は CD5 が陽性であることが判明した[11]．CD5 は胸腺癌には陽性であるが，その他の臓器の扁平上皮癌では陰性である．本腫瘍が胸腺関連の腫瘍であることを強く支持する所見である．甲状腺悪性腫瘍の 0.07％と稀であるが，気管や反回神経などに局所浸潤することが多く，外照射に反応性がよいなどの特徴がある．本腫瘍の診断のきっかけとなるのは，超音波所見で甲状腺側葉の下部を占める分葉構造を示す腫瘤であり，細胞診でリンパ球を伴う低分化な扁平上皮様の細胞を認めることである．細胞診なしでは本腫瘍の術前診断はほとんど不可能である．

8）転移性甲状腺腫瘍

甲状腺に他臓器癌が転移することがある．甲状腺に腫瘤を形成する場合，甲状腺がびまん性に腫大する場合，既存の甲状腺結節内に転移をきたす場合，および食道癌が甲状腺に直接浸潤する場合がある．肺癌，胃癌，乳癌，大腸癌などどの臓器の癌も甲状腺に転移することがある．細胞診はこのような転移性腫瘍の診断のきっかけとなりうるので重要である．もちろん，このような腫瘍の大部分は甲状腺の手術の適応とはならない．腎癌は不思議にも甲状腺に単発性・結節性の転移をきたし，他の部位には転移が目立たない場合があり，外科的に切除されることがある．ただし，この際の細胞診では血液が大量に吸引され，採取される腫瘍細胞は少なく，あまり特徴的な所見がないので診断はかなり難しい．

2．転移の診断

甲状腺癌はしばしば頸部リンパ節に転移する．転移の有無は手術術式に大きく影響する．一般的には頸部外側区域に 1 個でも転移があれば，その側の保存的頸部郭清術が行われる．また，頸部外側区域のリンパ節転移は予後不良因子の一つであるので，当院では頸部外側区域に転移がある症例に対しては甲状腺を全摘している．したがって，頸部外側区域の転移の有無の診断は術式を決定する上で非常に重要である．超音波検査などで疑わしいリンパ節はエコーガイド下に穿刺吸引細胞診を行う．この際，細胞診に加えて，穿刺物において，乳頭癌・濾胞癌に対してはサイログロブリンを測定し[12]，甲状腺髄様癌に対してはカルシトニンを測定する[6]と大いに診断に寄与する．具体的には穿刺物が液状である場合にはこれをそのまま測定に回し，穿刺物が液状でない場合には穿刺吸引した細胞をスライドグラスに吹き出した後の穿刺針と注射器を 0.5mL の生理的食塩水で洗い，その洗浄液を測定に回す．なお，これらの手技は遠隔転移巣に対しても適応することが可能である．

3．細胞診で良性との診断のインパクト

細胞診で良性と診断されるものには大きく分けて，良性腫瘍性疾患，炎症性疾患の 2 つがある．

1）良性腫瘍性疾患

良性腫瘍性疾患には腺腫様結節と濾胞腺腫があり，例外的な悪性症例があるものの大部分の硝子化索状腫瘍もこの範疇に含めてよいだろう．腺腫様結節は病理学的には真の腫瘍ではなく結節性過形成とされる．このような結節が多発するものを腺腫様甲状腺腫という．細胞診は基本的に個々の結節性病変の診断であるので腺腫様結節，あるいはむしろ単に結節性甲状腺腫とするのがよい．というのは超音波検査と細胞診で良性と診断された場合でも濾胞癌が含まれることがあるからである．腺腫様甲状腺腫とは甲状腺全体の病変の診断名である．

超音波検査と細胞診で良性とされた甲状腺結節は一般に手術などの特別な治療を必要とせず，単に経過観察とされる．手術の適応となるのは，①悪性腫瘍とくに濾胞癌の可能性があるもの，②圧迫症状があるもの，③縦隔に進展するもの（縦隔甲状腺腫），④甲状腺機能亢進症をきたしたもの（いわゆる Plummer 病），および，⑤美容的に患者さんが希望するものである．良性とされながら，①の濾胞癌の可能性があるものというのは矛盾であるが，前述の濾胞癌の項でも述べたように実際にはこれが最も難しい問題である．病院によって，細胞診診断医によって濾胞癌の可能性を取り上げる基準が異なっている．診断を絞り込めば診断成績が向上するが見落とし率は増加する．広く採れば診断成績が低下するが，見落としは少なくなる．現状ではそれぞれの施設での成績を見直し評価するのが最善である．

細胞診で良性と診断された腫瘍は一般には手術されない．これらが本当に良性かどうかは評価が極めて困難である．細胞診で良性とされた症例を10年後に呼び出し調査した当院での検討では，濾胞癌が見出されたのは134例中の1例0.7％のみであった[13]．低頻度ではあるが，細胞診で良性と診断してもその中には悪性腫瘍，特に濾胞癌が含まれうることは十分認識して経過観察しなければならない．

2）炎症性疾患

穿刺吸引細胞診では慢性甲状腺炎（橋本病），亜急性甲状腺炎，急性化膿性甲状腺炎の診断が可能である．慢性甲状腺炎では多数の成熟リンパ球と変性した濾胞細胞が吸引され，亜急性甲状腺炎では多核巨細胞と変性し集合性を失い散在する濾胞細胞がみられ，急性化膿性甲状腺炎では多数の好中球，細菌，時に食物残渣が認められる．これらの疾患は通常は臨床所見，血液検査，超音波検査などの画像検査等で診断されるので，細胞診が行われることは多くない．甲状腺自己抗体が陰性のびまん性甲状腺腫の細胞診で多数のリンパ球が得られれば慢性甲状腺炎を強く示唆する所見となる．亜急性甲状腺炎は通常は痛みを伴うので診断は容易である．しかし，痛みのない甲状腺の腫瘤を呈し，触診や超音波検査では甲状腺癌が疑われる場合がある．このような場合には穿刺吸引細胞診が鑑別診断に有用である．急性化膿性甲状腺炎も炎症の最盛期には診断は容易である．炎症の初期，炎症が甲状腺内に限局している時期においてはしばしば亜急性甲状腺炎と誤診され，グルココルチコイドを投与されることがある[14]．このような症例では穿刺吸引細胞診が鑑別診断に有用である[15]．穿刺吸引にて膿汁が得られた場合には，もちろん，細胞診に加えて，細菌検査も施行する．

（宮内　昭）

文　献

1) Ito Y, Amino N, Yokozawa T et al：Techniques in thyroidology：Ultrasonographic evaluation of thyroid nodules in 900 patients. Comparison among ultrasonographic, cytological, and histological findings. Thyroid 17：1269-1276, 2007
2) Ito Y, Miyauchi A：Therapeutic strategies for papillary microcarcinoma of the thyroid. Curr Cancer Ther Rev 1：19-25, 2005
3) 甲状腺外科研究会（編）：甲状腺癌取扱い規約．第6版．金原出版．2005, pp52-55
4) Ito Y, Yabuta T, Hirokawa M et al：Distant and lymph node metastases of thyroid nodules with no pathological evidence of malignancy；a limitation of pathological examination. Endocrine J 55：889-894, 2008
5) 宮内　昭：甲状腺腫瘍の臨床．病理と臨床 27：424-430, 2009
6) Kudo T, Miyauchi A, Ito Y et al：Diagnosis of medullary thyroid carcinoma by calcitonin measurement in fine-needle aspiration biopsy specimens. Thyroid 17：635-638, 2007
7) Ota H, Ito Y, Matsuzuka F et al：Usefulness of ultrasonography for diagnosis of malignant lymphoma of the thyroid. Thyroid 16：983-987, 2006
8) Matsuzuka F, Fukata S, Kuma K et al：Gene rearrangement of immunoglobulin as a marker of thyroid lymphoma. World J Surg 22：558-561, 1998
9) Miyauchi A, Kuma K, Matsuzuka F et al：Intrathyroidal epithelial thymoma. An entity distinct from squamous cell carcinoma of the thyroid. World J Surg 9：128-135, 1985
10) Chan JK, Rosai J：Tumors of the neck showing thymic or related branchial pouch differentiation：a unifying concept. Hum Pathol 22：349-367, 1991
11) Dorfman DM, Shahsafaei A, Miyauchi A：Intrathyroidal epithelial thymoma (ITET) ／carcinoma showing thymus-like differentiation (CASTLE) exhibits CD5 immunoreactivity：new evidence for thymic differentiation. Histopatholgy 32：104-109, 1998
12) Uruno T, Miyauchi A, Shimizu K et al：Usefulness of thyroglobulin measurement in fine-needle aspiration biopsy specimens for diagnosing cervical lymph node metastasis in patients with papillary thyroid cancer. World J Surg 29：483-485, 2005
13) Kuma K, Matsuzuka F, Yokozawa T et al：Fate of untreated benign thyroid nodules：results of long-term follow-up. World J Surg 18：495-499, 1994
14) 宮内　昭，西原永潤，工藤　工他：グルココルチコイドを投与された下咽頭梨状窩瘻・急性化膿性甲状腺炎症候群10症例の特徴．ホルモンと臨床 55（増刊）：88-92, 2007
15) Miyauchi A：A new management algorithm for acute suppurative thyroiditis？Nat Rev Endocrinol 6：424-426, 2010

第4部　臨床との連携

VI. 術中迅速診断の適応と限界

はじめに

　甲状腺に発生する悪性腫瘍は乳頭癌，濾胞癌，髄様癌，未分化癌，悪性リンパ腫に大別される．これらの発生頻度は，臨床的には全悪性腫瘍の約1%とされ，その男女比は10万人当たりそれぞれ2.5人（男性），13.4人（女性）とされている（2002年度）[1,2]．
　このように甲状腺の悪性腫瘍は今まで比較的稀な疾患とされていたが，米国ではその発生頻度は1975～2006年までの30年間の統計で，8,000例/年から26,000例/年へと約3.25倍となり近年明らかに増加傾向となっている[3]．
　本邦では乳頭癌が90%以上，濾胞癌5～10%，髄様癌3～5%，未分化癌1～2%，悪性リンパ腫は1～2%であり，分化癌として分類される乳頭癌と濾胞癌が95%以上とそのほとんどを占めている[4]．
　臨床的予後は概して良好であり，分化癌での10年生存率は80～90%とされ，進行も緩徐であるためか骨，肺などの遠隔転移再発のある症例でも10年生存率は70%以上（76.3±5.7%）と報告されている[5,6]．
　しかしながら2004年よりWHO（World Health Organization）の甲状腺癌分類において，杏林大学の坂本穆彦先生の提唱された，低分化癌の概念が独立した臨床病理学的分類として提示された[7]．この分類に沿って，過去の症例を評価し直してみると，分化癌に分類された乳頭癌と濾胞癌の中で，低分化癌の部分が10%以上存在している乳頭癌と濾胞癌は再発が多く，特に濾胞癌症例は約60%の高率で遠隔転移を生じ，その生存率が低下していたとの報告があり注意が必要と考えられる[8]．
　再発様式は乳頭癌では，側頸部や鎖骨窩リンパ節などへのリンパ行性転移が多く，濾胞癌では骨，肺，後腹膜，肝などへの血行性転移が多い．

1. 腫瘍の術前評価法

　術前の甲状腺腫瘍の良，悪性の鑑別は，触診，超音波検査 ultrasonography（US），Tl-Tc シンチグラム，CT，血液検査，穿刺吸引細胞診 fine needle aspiration biopsy（FNA）などを組み合わせて診断する．例えばUSでは腫瘍周囲皮膜への浸潤の有無，辺縁の形状，内部構造の状態，腫瘍への血流の多さなどの形態学的評価をし，Tl-Tc シンチグラムでは腫瘍細胞自体の機能を評価することにより良，悪性の判断を行う．CT検査は腫瘍の良，悪性の判断は困難であることが多いが，気管，食道など周囲臓器への浸潤の有無，リンパ節転移の有無を評価，判断をすることが可能である．また髄様癌については，症例の90%以上で血中のカルシトニンの上昇が，また75%の症例で CEA（carcinoembryonic antigen）の上昇が生じているため血液検査が有用な診断法となっている[4]．
　FNAは，腫瘍へ直接20mLピストンに装着した21～23Gの細い針を穿刺し細胞を採取し，その細胞の形態を病理学的に評価するものである（図1）．
　最近は超音波装置の能力が向上し，超音波検査下で穿刺吸引細胞診を行う US guided FNA（US-FNA）の精度が上昇し，US-FNAの甲状腺腫瘍に対する感受性 sensitivity は90%以上となっている[9]（図2）．

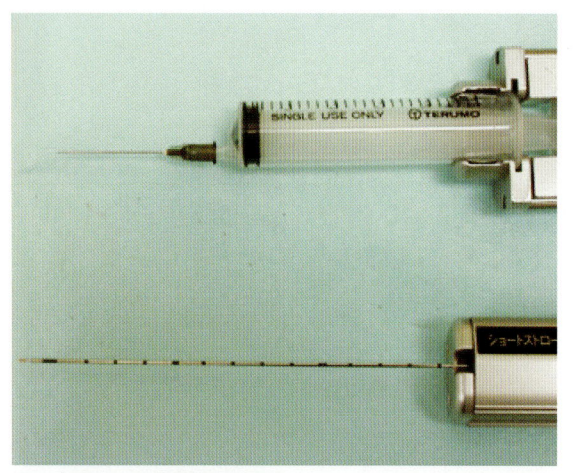

図1｜細胞，組織採取用装置
上部は22G針を20mLピストンに装着したもので主にFNAに使用される．下部は16G針の穿刺装置で主に組織採取用（core needle biopsy：CNB）に使用される．

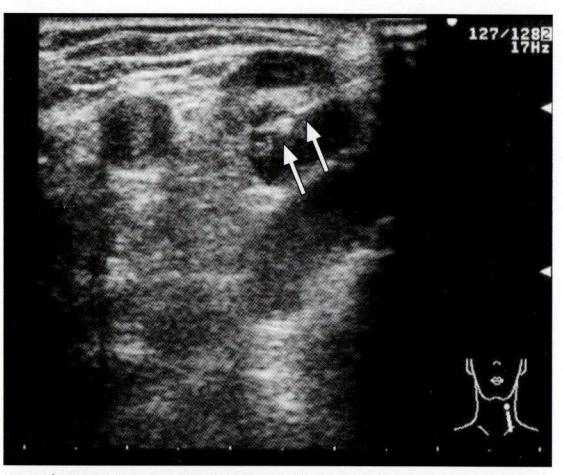

図2｜超音波下穿刺吸引細胞診（US-FNA）
甲状腺右葉の囊胞内乳頭状病変に対して，超音波下で22G針を使用し，囊胞内の乳頭状隆起部分（矢印）の細胞を選択的に穿刺している．

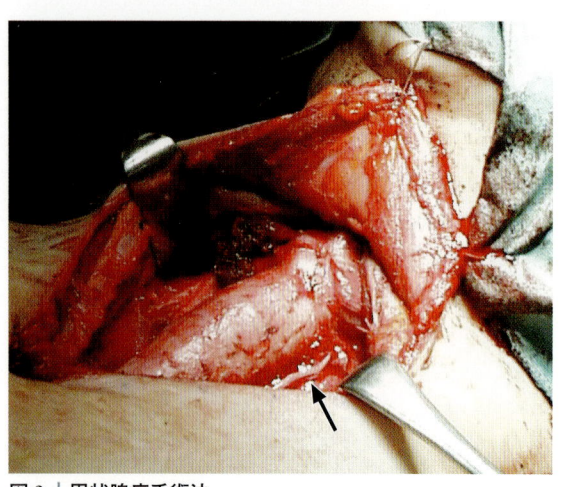

図3｜甲状腺癌手術法
甲状腺全摘出術＋中心リンパ節群郭清術施行後の状態．気管，反回神経（矢印），食道が温存されている．

乳頭癌ではUS-FNAによる術前細胞診で悪性と診断された場合の正診率は90％以上であるが，濾胞性腫瘍として分類される中の濾胞癌では，良性の濾胞腺腫との鑑別が組織学的，細胞形態学的に困難であるため，その正診率は20〜42％前後となっている[10-12]．

しかしながら濾胞癌の頸部リンパ節転移は7〜10％であるが，肺，骨などへの血行性転移が10〜20％の症例で認められるため，予後は乳頭癌より悪い[13,14]．このため術前，術中の濾胞癌の正診率を向上させ，必要十分な手術療法を施行することが外科領域での課題となっている．

2．腫瘍の手術法

甲状腺悪性腫瘍の治療では，乳頭癌，濾胞癌，髄様癌は手術療法が第一選択とされている．悪性リンパ腫は抗癌剤による化学療法が第一選択であるが，使用薬剤決定のためにCNB（core needle biopsy）（図1）や手術で腫瘍の一部分を摘出する場合もある．未分化癌は，手術療法，化学療法，放射線療法のいずれも多くの場合効果が十分でないため，手術療法も通常施行されない．

手術法は乳頭癌や髄様癌では，甲状腺全摘出術あるいは準全摘出術に頸部リンパ節郭清を組み合わせて施行する．頸部リンパ節郭清は，通常中心リンパ節群（Ⅰ〜Ⅳ）のみを行うことが多いが，術前診断，あるいは術中迅速診断で側頸部，鎖骨窩，上縦隔部等のリンパ節転移が明らかとなれば，広範頸部リンパ節郭清（Ⅴ〜Ⅷ）を追加する（図3）．

術前の検査で悪性が否定できないため手術が適応となった濾胞性腫瘍では，術後病理検査で約70〜80％が良性腫瘍であるため，手術として全摘術は選択されず，片葉切除術が施行されることが現状では一般的である[9-11]．

3. 術中迅速診断の適応

1) 乳頭癌，髄様癌

前述の触診，US，Tl-Tcシンチグラム，CT，血液検査，FNAなどを組み合わせた術前検査で乳頭癌や髄様癌と診断と診断された症例においては，その正診率は90％以上とされている[9,15-18]．

FNAにて乳頭癌と診断する場合，①濾胞上皮がシート状に並び，乳頭構造を示す細胞群が存在すること，②腫大したクロマチンに富んだ核が多数存在すること，③腫大した核内に封入体や核の切れ込みが存在すること，などが必要である．これらが全て満たされた細胞標本は乳頭癌と診断されるが，上記の①〜③のいずれかがはっきりしない標本については，乳頭癌の疑いとして診断される．

FNAで乳頭癌と診断された症例については，術中に迅速診断 frozen section（FS）を施行しても，双方の一致率はほぼ100％であり正診率には変化がないとの報告が多い．また髄様癌についても形態的特徴をもち，かつ細胞中にカルシトニンが染色され髄様癌と診断された症例については，FSとの一致率は高く正診率には変化がないとされている[15,16]．

しかしながら，FNAで乳頭癌の疑いとして診断された症例は，術後の病理診断で約40〜50％が良性であり，術中のFSはこれらの症例の良，悪性を90％以上正確に診断可能であったと報告されている[9,10,16,18]．また髄様癌についても，いわゆるHürthle cell carcinomaなどの好酸性細胞腫瘍の一部ではカルシトニンが染色されることがあり，形態的構造がはっきりしない疑い症例の場合，診断に注意が必要で，術中FSが腫瘍の良，悪性の鑑別に有用とされている[15,16]．

以上より乳頭癌や髄様癌であると術前診断が可能であった症例については，その正診率は高く，術中迅速診断を追加しても手術法が変更される可能性が低いため，術中迅速診断は必要ないと考えられる．米国甲状腺学会 American Thyroid Association（ATA）のガイドラインでは，現在乳頭癌や髄様癌の疑いと診断された症例については，甲状腺全摘あるいは半葉切除を施行することを勧めており，FSの有用性については言及していない．しかしながら乳頭癌や髄様癌の疑い症例では術中のFSを追加することで診断が正確となり，適切な手術方法が選択可能であると考えられる．

また甲状腺癌が進行している症例においては，甲状腺切除断端での癌細胞の有無や，気管，食道など隣接臓器への浸潤の有無を術中迅速診断によって診断することは切除範囲の決定に重要である．我々は周囲臓器である副甲状腺についても，甲状腺全摘術時には術中迅速診断によって組織の確認を行った後，胸鎖乳突筋などの筋肉内に移植している．

2) 濾胞癌

濾胞癌は濾胞構造を基本とする濾胞上皮由来の悪性腫瘍であり，乳頭癌に認められる特徴的な細胞核所見は認められないため，良性の濾胞腺腫との鑑別が組織学的，細胞形態学的に困難である．そのため濾胞癌の病理診断基準は腫瘍細胞の皮膜浸潤，脈管浸潤，あるいは甲状腺外への転移のいずれか少なくとも一つを組織学的に確認するものとされ，細胞の異型度は良，悪性の区別に関与しないとされている．

術前の諸検査でも濾胞癌と濾胞腺腫の鑑別が困難であることが多い．しかし濾胞性腫瘍で直径40mm以上の症例は濾胞癌であった場合，UICC（Union Internationale Contre le Cancer）の診断基準ではStage Ⅲとなり予後も悪くなることから，疑い症例として手術が考慮される．

これらの手術症例のうち，最終病理結果が濾胞癌であった症例は10〜20％である．FNA，FSの感受性はそれぞれ14〜15％，16〜17％とされ，正診率にもそれぞれ差がないため，濾胞癌疑い症例に術中FSを追加しても術前のFNA診断以上に良，悪性の鑑別精度を向上させることはできないとの報告が多い[9,10,17,18]．

これは乳頭癌と異なり，濾胞性腫瘍の良，悪性の鑑別は細胞の異型度では困難であり，またFSで皮膜浸潤，脈管浸潤を判断することは，慎重にすべきであることが要因であると考えられる[9]．

3) リンパ節生検

乳頭癌や髄様癌では，甲状腺全摘出術あるいは亜全摘出術に頸部リンパ節郭清を組み合わせて施行す

表1 | 術中迅速診断の適応と不適応

適応	1. 乳頭癌，髄様癌疑い症例の鑑別 2. 甲状腺切除断端の判定 3. 癌の気管，食道への浸潤の判定 4. 副甲状腺組織の確認 5. 癌のリンパ節転移の判定
不適応	濾胞腺腫と濾胞癌の鑑別

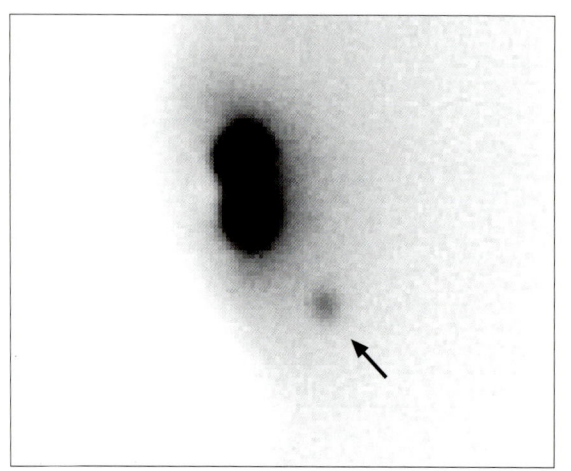

図4│甲状腺リンパシンチグラフィー
腫瘍周囲に ^{99m}Tc フチン酸を注入し SN を同定する．本症例では術前日に1個のリンパ節（SN：矢印）にアイソトープの集積が認められた．

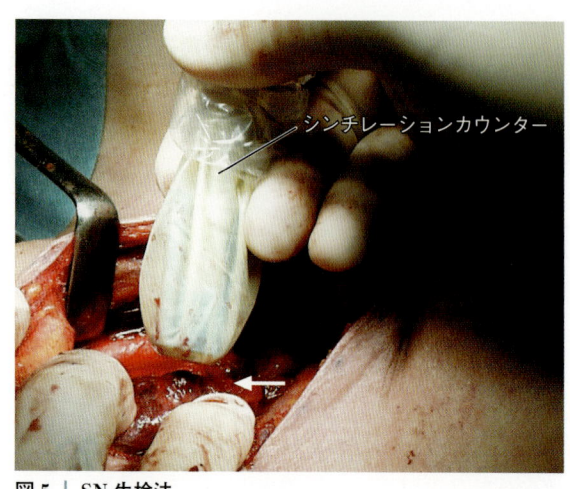

図5│SN 生検法
術当日に腫瘍周囲にイソサルファンブルーなどの色素を注入する．術中に色素に染色されているリンパ節で，アイソトープが高く集積している部位を SN（矢印）として検討する．この部位を摘出後術中病理（FS）に提出し，リンパ節転移の有無を検索する．

る．頸部リンパ節郭清は，通常中心リンパ節群郭清を施行するが，術前診断あるいは FS で側頸部，鎖骨窩，上縦隔部などのリンパ節転移が明らかとなれば，広範頸部リンパ節郭清を追加する．このため，術中腫大し転移が疑われるリンパ節を生検し，FSで診断していただくことは，我々外科医にとって術式の決定に重要である．

1990年代初頭より，悪性黒色腫や乳癌ではセンチネル コンセプトという概念が提唱された．センチネルリンパ節 sentinel node（SN）は腫瘍から最初にリンパ流を受けるリンパ節，つまり癌が最初に転移するリンパ節とされ，SN に転移がなければその上流のリンパ節にも転移は生じていないという概念がセンチネル コンセプトである．この概念は既に悪性黒色腫や乳癌では大規模な臨床研究により実証され，リンパ節郭清の省略や範囲の決定に現在応用されている[19,20]．

近年乳頭癌においても SN の同定とコンセプトの成立の可能性が研究されている．大規模なスタディではないが，それぞれ約67〜96.8％の症例で SN の同定が可能であったとされている．また乳頭癌の場合 SN の存在，転移部位は90％以上の症例で中心リンパ節群内であったとされている．

乳頭癌では，術後病理検査で中心リンパ節群に80％以上の確率でリンパ節転移が存在することが明らかとなっているため，中心リンパ節群は通常甲状腺とともに郭清，摘出される．このため術中 FS で中心リンパ節の SN に転移が確認されても術式が変更されることはないが，頸部，鎖骨窩，上縦隔部等のリンパ節群内に SN が同定され，かつ FS でリンパ節転移が確認された場合は，広範頸部リンパ節郭清が追加されるため有用であると考えられる[21]．

濾胞癌においては，甲状腺内の濾胞性腫瘍が悪性と診断できない場合でも，甲状腺外への転移が組織学的に証明されれば癌であることや，濾胞癌のリンパ節転移の頻度が7〜10％と低率であるため，SN に転移がなければリンパ節郭清が省略できる可能性がある．このため我々は，手術適応となった腫瘍径40mm 以上の濾胞性腫瘍に対して SN 生検を施行し，甲状腺外である SN に転移があるかどうかを FS で確認している．現在までに術前の FNA 検査などで診断が確定できなかった濾胞癌や濾胞型乳頭癌の術中診断，リンパ節郭清の省略に良好な結果を得ている[22]（図4,5）．

（武山　浩）

文　献

1) Lumachi F, Borsato S, Tregnaghi A et al：Accuracy of fine-needle aspiration cytology and frozen-section examination in patients with thyroid cancer. Biomed Pharmacother 58：56-60, 2004
2) Basolo F, Ugolini C, Proietti A et al：Role of frozen section associated with intraoperative cytology in comparison to FNA and FS alone in the management of thyroid nodules.

Eur J Surg Oncol 33：769-775, 2007
3) Shaha A：Treatment of thyroid cancer based on risk groups. J Surg Oncol 94：683-691, 2006
4) 坂本穆彦(編)：取扱い規約に沿った腫瘍鑑別診断アトラス 甲状腺. 文光堂, 1991
5) Ito Y, Miyauchi A：Excellent prognosis for patients with solitary T1N0M0 papillary thyroid carcinoma who underwent thyroidectomy and elective lymph node dissection without radioiodine therapy：reply to letter. World J Surg 34：1285-1290, 2010
6) Ito Y, Masuoka H, Fukushima M et al：Prognosis and prognostic factors of patients with papillary carcinoma showing distant metastasis at surgery(M1patients)in Japan. Endocr J 57：523-531, 2010
7) DeLellis RA, Lloyd R, Heitz PU (eds)：WHO Classification of Tumours, Pathology & Genetics. Tumors of Endocrine Origin, IARC Press, Lyon, 2004
8) Sugitani I, Toda K, Yamamoto N, Sakamoto A et al：Re-evaluation of histopathological factors affecting prognosis of differentiated thyroid carcinoma in an iodine-sufficient country. World J Surg 34：1265-1273, 2010
9) Haymart MR, Greenblatt DY, Elson DF et al：The role of intraoperative frozen section if suspicious for papillary thyroid cancer. Thyroid 18：419-423, 2008
10) Chen H, Nicol TL, Udelsman R：Follicular lesions of the thyroid. Does frozen section evaluation alter operative management? Ann Surg 222：101-106, 1995
11) McHenry CR, Thomas SR, Slusarczyk SJ et al：Follicular or Hürthle cell neoplasm of the thyroid：can clinical factors be used to predict carcinoma and determine extent of thyroidectomy? Surgery 126：798-802, 1999
12) Greaves TS, Olvera M, Florentine BD et al：Follicular lesions of thyroid：a 5-year fine-needle aspiration experience. Cancer 90：335-341, 2000
13) Lin HS, Komisar A, Opher E et al：Follicular variant of papillary carcinoma：the diagnostic limitations of preoperative fine-needle aspiration and intraoperative frozen section evaluation. Laryngoscope 110：1431-1436, 2000
14) Gupta S, Sodhani P, Jain S et al：Morphologic spectrum of papillary carcinoma of the thyroid：role of cytology in identifying the variants. Acta Cytol 48：795-800, 2004
15) Das DK, Mallik MK, George SS et al：Secretory activity in medullary thyroid carcinoma：a cytomorphological and immunocytochemical study. Diagn Cytopathol 35：329-337, 2007
16) Akhtar S, Awan MS：Role of fine needle aspiration and frozen section in determining the extent of thyroidectomy. Eur Arch Otorhinolaryngol 264：1075-1079, 2007
17) Lumachi F, Borsato S, Tregnaghi A et al：FNA cytology and frozen section examination in patients with follicular lesions of the thyroid gland. Anticancer Res 29：5255-5257, 2009
18) Moon HJ, Kwak JY, Kim EK et al：The combined role of ultrasound and frozen section in surgical management of thyroid nodules read as suspicious for papillary thyroid carcinoma on fine needle aspiration biopsy：a retrospective study. World J Surg 33：950-957, 2009
19) Morton DL, Thompson JF, Cochran AJ et al：Sentinel-node biopsy or nodal observation in melanoma. N Engl J Med 355：1307-1317, 2006
20) Veronesi U, Paganelli G, Viale G et al：A randomized comparison of sentinel-node biopsy with routine axillary dissection in breast cancer. N Engl J Med 349：546-553, 2003
21) Roh JL, Park CI：Sentinel lymph node biopsy as guidance for central neck dissection in patients with papillary thyroid carcinoma. Cancer 113：1527-1531, 2008
22) Takeyama H, Tabei I, Uchida K et al：Use of sentinel node biopsy for differentiating malignant follicular type tumors of thyroid gland from benign follicular type tumors and defining optimal surgery. Br J Surg 96：490-495, 2009

第4部　臨床との連携

VII. 病理診断報告書の記載

はじめに

　甲状腺の病理診断報告書は，術前の穿刺細胞診検体（病理細胞診断報告書）および手術検体（病理組織診断報告書）に関するものがほとんどである．病理診断報告書は，診断，治療，予後予測といった臨床的判断や処置に大きな影響を与える病理情報，すなわち病理所見と病理診断を臨床医に伝えるという重要な役割を担っている．その役割を果たすために，病理診断報告書は，患者情報，臨床情報，検体情報，病理所見および病理診断から構成される．この際，病理所見の欄には，肉眼的，組織学的および細胞学的所見を記載し，診断に至った根拠を示さなくてはならない．また，その内容は，正確で必要な事項を含みつつ，簡潔で，かつ他の施設においても通じる普遍性をもたせるべある．他の施設においても通じる普遍性をもたせるためには，甲状腺癌取扱い規約やWHO分類などの国内あるいは国際的に広く認められた規定に従った記述を行う必要がある[1-4]．さらに，規定に示された必須の記載事項に加えて，症例ごとに臨床からの疑問や要望に応える内容，および必要であれば治療や予後など臨床に関係する最新の知見を記載することが望まれる．
　本章では，甲状腺の腫瘍性病変，特に悪性病変を中心に，病理組織診断報告書および病理細胞診断報告書の記載について述べる．

1. 甲状腺組織検体に関する病理診断報告書

　上述したように甲状腺組織検体に関する病理診断報告書（病理組織診断報告書）には，患者情報，臨床情報，検体情報，病理所見および病理診断について記載される．

1）患者情報や臨床情報の記載

　患者情報や臨床情報は，検体の取り違えなどの過誤をなくすためには必須である．よって表1に示すような臨床情報を検体を受け取る際に求める必要がある．また，遺伝子検査など病理が関係する特殊な検査に際しては，患者承諾の有無の記載が望まれる．

2）検体情報の記載

　検体情報には採取法や病理に提出された臓器の種類や状況を記載する．

a）採取方法

　検体の採取法を記載する．採取法には生検と切除があるが，生検は一部の施設で行われているのみである．また，術中迅速診断が行われる場合がある．切除法には，①全摘，②準全摘，③亜全摘，④葉切除，⑤葉部分切除，⑥峡部切除，⑦核出術，⑧その他がある[2]．準全摘とは上皮小体を温存するために甲状腺組織を一部残すものであり，亜全摘とは甲状腺の2/3以上を切除するものである．また，甲状腺とともに合併切除された組織や臓器があれば併記する．

b）検体の所見

病理へ提出された甲状腺や周囲臓器の状態や提出後の処置について記載する．すなわち，提出時の固定の有無，臨床医による割面挿入の有無を含めた甲状腺の状況，甲状腺の大きさや重量，および周囲臓器の有無について記入する．遺伝子検査等のために組織採取がされていれば，その大きさや部位を記載する．また，提出後の処置，すなわち，脱灰など特別な処理がなされていれば記入する．

3）病理所見の記載

病理所見には，病理診断に至る根拠となる肉眼所見や組織所見を中心に，特殊・免疫染色や遺伝子解析等の結果を加え，さらに悪性腫瘍であれば腫瘍の進行状態（pTNM 病理分類，pEx 病理分類および病期分類）が記載される[5-7]．病理所見は，記述的に記載される場合や後述するようなチェックリストを活用する場合がある．

a）肉眼所見

肉眼所見の欄には，腫瘤形成性病変か否かをまず記載する．腫瘤形成を認めない場合は，色調や硬さ，および拡張濾胞，萎縮，線維化の有無などに関して記述する．腫瘤形成性病変の場合は，①数・占居部位・分布，②大きさ，③性状，④周囲組織との関係，⑤背景の甲状腺の性状，について記載する．

① 病変の数・占居部位・分布：甲状腺は右葉，左葉および峡部に分け，各葉を上部・中部・下部に3等分する．病変が複数の部位にまたがる場合は，より多くを占める領域から順に記載する．複数の病変が存在する場合は，最も大きいものから順に，占居部位，大きさ，性状について観察する．悪性腫瘍の場合，多発症例であるか腺内転移かの判別が困難なことが少なくない．

② 病変の大きさ：腫瘤形成病変の場合は，縦，横，前後の大きさを記載する[4]．癌細胞巣の最大径が1cm 以下のものを微小癌 microcarcinoma とする[1,2]．

③ 病変の性状：腫瘤形成病変は，割面所見から，ⅰ）限局型とⅱ）浸潤型に分類される[2]．限局型は周囲甲状腺組織との境界が明瞭で，被膜をもつ場合ともたない場合がある．浸潤型は周囲甲状腺組織との境界が不明瞭なものである．限局型はさらに充実型と囊胞型に分類される．その他，限局型に関しては，形（球状，卵形，不整形など），被膜の性状（有無，厚さ，全周性/限局

表1 ｜ 臨床に記載を求めるべき臨床情報

患者基本情報	氏名，ID，生年月日，年齢，性別
依頼臨床科の情報	臨床科名，担当医氏名，連絡先
臨床情報	
1）臨床診断	鑑別診断を含む臨床診断
2）検体情報	採取日時，採取臓器・部位，採取方法，検体の個数
3）臨床所見	主訴・自覚症状，現病歴，検査所見，画像所見，治療内容，既往歴，感染症を含む合併症，家族歴など 特に ＊腫瘍性病変の場合は，占拠部位と性状（大きさ，単発・多発，可動性など）および転移病変の有無 ＊橋本病やBasedow病などの甲状腺疾患の有無 ＊他施設での病理診断の有無とその詳細 ＊遺伝性疾患（腫瘍）の場合は家族歴の有無
4）目的	病理診断の目的や要望事項
5）その他	遺伝子検査等に関する患者承諾の有無など

性）および被膜浸潤の有無やその範囲を記載する．その他，割面の色，石灰化に関しても記述する．

④ 周囲軟部組織との関係：悪性腫瘍の場合は，胸骨甲状筋や甲状腺周囲脂肪組織への浸潤の有無および広がりの程度を記述する．

⑤ 背景の甲状腺の性状：背景の甲状腺に関して，色，結節を含む過形成性変化，萎縮，線維化などに関して記載する．また，良性病変の臨床診断で摘出された場合でも，甲状腺では微小癌を含めた偶発癌が多いため，悪性病変の有無を詳細に観察する必要がある．

b）組織所見

組織所見の欄には，病変の①組織構築や細胞学的特徴，②浸潤転移の状況，③背景甲状腺組織，について記載する．

① 組織構築や細胞学的特徴：過形成性/腫瘍性病変，良性/悪性病変，細胞由来を含めた組織型の診断や鑑別につながる所見，すなわち腫瘍の広がり，組織構造的所見，細胞的所見および間質所見について記述する．すなわち，腫瘍の広がりに関しては，限局型/浸潤型の判別，被膜の有無，被膜浸潤の有無をみる．組織構造的所見は濾胞構造の特徴，乳頭状・索状・敷石状構造など正常甲状腺でみられない構造の有無などを記

表2 | 甲状腺腫瘍および腫瘍様病変

良性腫瘍	濾胞腺腫 follicular adenoma
	特殊型　好酸性細胞型濾胞腺腫 oxyphilic cell variant
	明細胞型濾胞腺腫 clear cell variant
	異型腺腫 atypical adenoma
	その他
悪性腫瘍	乳頭癌 papillary carcinoma
	特殊型　濾胞型乳頭癌 follicular variant
	被包型乳頭癌 encapsulated variant
	大濾胞型乳頭癌 macrofollicular variant
	好酸性細胞型乳頭癌 oxyphilic cell variant
	びまん性硬化型乳頭癌 diffuse sclerosing variant
	高細胞型乳頭癌 tall cell variant
	篩型乳頭癌 cribriform variant
	濾胞癌 follicular carcinoma
	特殊型　好酸性細胞型濾胞癌 oxyphilic cell variant
	明細胞型濾胞癌 clear cell variant
	低分化癌 poorly differentiated carcinoma
	未分化癌 undifferentiated carcinoma
	髄様癌 medullary carcinoma
	その他の上皮性悪性腫瘍
	円柱細胞癌 columnar cell carcinoma
	粘液癌 mucinous carcinoma
	粘表皮癌 mucoepidermoid carcinoma
	好酸球増多を伴う硬化性粘表皮癌 sclerosing mucoepidermoid carcinoma with eosinophilia
	胸腺様分化を示す癌 carcinoma showing thymus-like differentiation (CASTLE)
	胸腺様分化を示す紡錘形細胞腫瘍 spindle cell tumor with thymus-like differentiation (SETTLE)
	扁平上皮癌 squamous cell carcinoma
	悪性リンパ腫 malignant lymphoma
	肉腫 sarcoma
	転移性腫瘍 metastatic tumor
	その他
その他	硝子化索状腫瘍 hyalinizing trabecular tumor
	分類不能腫瘍 unclassified tumor
腫瘍様病変	腺腫様甲状腺腫 adenomatous goiter
	アミロイド甲状腺腫 amyloid goiter
	囊胞 cyst

載する．細胞的所見は細胞質の色調，顆粒の有無，および核溝，核内封入体，クロマチンを含めた核の所見を観察する．間質所見では線維化の程度，出血，壊死およびアミロイド沈着などについて記述する．甲状腺腫瘍および腫瘍性病変の組織型を表2に一覧する．個々の組織型の特徴や診断ポイントに関しては第2部を参照していただきたい．高分化な悪性腫瘍に未分化癌や低分化癌の成分が合併する場合は，たとえその量が少なくとも予後に影響するため，併記するべきである．注意するべきこととして，低分化癌の定義が，日本の甲状腺癌取扱い規約とWHO分類では異なるため，どの基準に従ったかを付記する必要がある[1,2]．また，甲状腺癌取扱い規約やWHO分類などの広く認知された組織分類に記載されていない組織分類，例えば，well differentiated carcinoma, NOS や follicular tumor of uncertain malignant potential などをやむをえず使う場合，その定義や意味あるいは参考文献についても臨床に伝える必要がある[8,9]．

② 浸潤・転移：悪性腫瘍の場合は，甲状腺組織内および周囲組織への浸潤・転移，脈管浸潤，リンパ節転移，遠隔転移について記載する．

ⅰ）甲状腺組織内および周囲組織への浸潤・転移：限局型の場合は，結節を取り巻く被膜への浸潤の程度を微少浸潤と広範囲浸潤に分けて記載する．被膜浸潤は，結節被膜を完全に突き破っているか，結節内部と同様の組織像を示す小結節が結節近傍に存在するものをさす．また，微少浸潤は肉眼的には浸潤部が不明瞭ではある

図1 ｜ 甲状腺所属リンパ節

頸部中央区域リンパ節群：Ⅰ. 喉頭前，Ⅱ. 気管前，Ⅲ. 気管傍，Ⅳ. 甲状腺周囲．頸部外側区域リンパ節群：Ⅴ. 上内深頸，Ⅵ. 下内深頸，Ⅶ. 外深頸，Ⅷ. 顎下，Ⅸ. オトガイ下，Ⅹ. 浅頸，Ⅺ. 上縦隔．（文献2より改変）

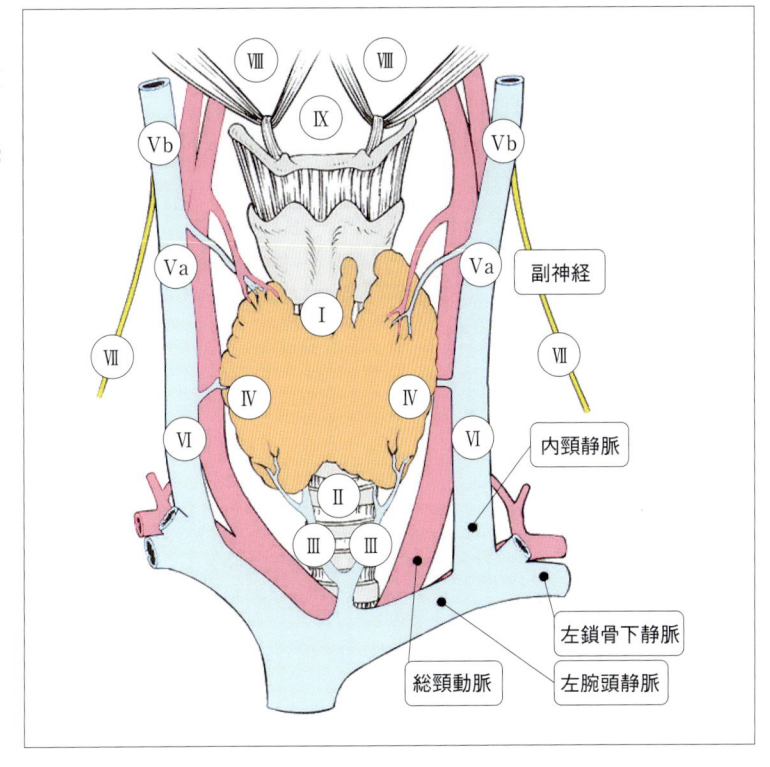

が顕微鏡的に確認されたもので，広範囲浸潤は肉眼的に広範囲に浸潤が認められるか，高頻度の脈管浸潤を示すものである[2]．浸潤型の場合は甲状腺被膜を越えて，胸骨甲状筋や甲状腺周囲脂肪組織への浸潤の有無を記載する．稀に，峡部近傍の筋層において，非腫瘍組織が発生過程の遺残として認められることがあり，浸潤と誤らないよう注意する．また，甲状腺内の転移（腺内転移）について，その頻度や分布について記載する．

ⅱ）脈管浸潤：リンパ管や静脈への浸潤の有無を記載する．欧米では，リンパ管と静脈の区別をせず，lymph-vascular invasion と一括りにすることが多い．限局型の濾胞性腫瘍では，血管浸潤の有無が良悪性鑑別につながる．また，血管浸潤を認めた場合は，予後因子となるため，その程度も記載する．College of American Pathologists（CAP）では，4つ以上の脈管浸潤を高頻度と規定している[10]．

ⅲ）リンパ節：所属リンパ節の解剖学的分類は**図1**に従う．この際，喉頭前，気管支前，気管支傍，甲状腺周囲の各リンパ節を頸部中央区域リンパ節と，上内深頸，下内深頸，外深頸，顎下，オトガイ下，浅頸，上縦隔の各リンパ節を頸部外側区域リンパ節と総称する[2]．

ⅳ）遠隔転移：甲状腺癌は肺や骨への転移が多いが，転移が疑われる部位からの組織検体が採取されている場合は，転移の有無を組織学的に確認する．

③ 背景甲状腺組織：びまん性過形成（Basedow病）あるいは結節性過形成や橋本病などの背景病変の有無を記載する．

c）特殊染色/免疫組織化学染色および分子病理学的検査

特殊染色や免疫組織化学染色は，組織型（細胞分化），脈管浸潤，細胞増殖などの確認を目的として行われることが多い．特に，髄様癌や悪性リンパ腫など特殊な組織型においては，その結果の記載が望まれる．また，家族性髄様癌における *RET* 遺伝子検査など，分子病理学的検査がなされた場合はその結果を併記する．

d）pTNM 分類，pEx 分類および病期分類の記載

悪性腫瘍に関して，病変の肉眼所見および組織所見に基づき，pTNM 分類，pEx 分類および病期分類がなされる[2-4]．甲状腺癌取扱い規約 第6版では，UICC 分類に従い，原発巣，リンパ節転移，遠

表3 | pTNM 病理学的分類と pEx 病理学的分類

pT 分類	T0 (pT0)	原発腫瘍を認めない.
	T1 (pT1)	甲状腺に限局し，最大径が2cm 以下の腫瘍.
	T1a (pT1a)	最大径が1cm 以下の腫瘍.
	T1b (pT1b)	最大径が1cm をこえ2cm 以下の腫瘍.
	T2 (pT2)	甲状腺に限局し，最大径が2cm をこえ4cm 以下の腫瘍.
	T3 (pT3)	甲状腺に限局し最大径が4cm をこえる腫瘍，もしくは大きさを問わず甲状腺の被膜外に微少伸展（胸骨甲状筋あるいは甲状腺周囲脂肪組織に伸展）する腫瘍．（微少伸展は Ex1(pEx1) に相当する.）
	T4 (pT4)	1) 大きさを問わず甲状腺の被膜をこえて，胸骨甲状筋あるいは甲状腺周囲脂肪組織以外の組織あるいは臓器に伸展する腫瘍．（伸展は Ex2(pEx2) に相当する.） 2) 全ての未分化癌
	T4a (pT4a)	1) 未分化癌以外；下記の伸展を伴わない腫瘍. 2) 未分化癌；甲状腺に限局する腫瘍.
	T4b (pT4b)	1) 未分化癌以外；椎骨前筋群の筋膜，縦隔の大血管に浸潤するあるいは頸動脈を取り囲む腫瘍. 2) 未分化癌；甲状腺外へ伸展する腫瘍.
	TX (pTX)	原発腫瘍の評価が不可能
pEx 分類	Ex0 (pEx0)	腫瘍浸潤が甲状腺被膜をこえないもの.
	Ex1 (pEx1)	腫瘍浸潤が甲状腺被膜をこえるが，胸骨甲状筋あるいは甲状腺周囲脂肪組織にとどまるもの.
	Ex2 (pEx2)	腫瘍浸潤が甲状腺被膜をこえ，上記以外の組織あるいは臓器に浸潤しているもの．浸潤している組織や臓器を記載する.
	ExX (pExX)	不明のもの.
pN 分類	N0 (pN0)	所属リンパ節への転移なし.
	N1 (pN1)	所属リンパ節への転移あり.
	N1a (pN1a)	頸部中央区域リンパ節に転移あり.
	N1b (pN1b)	一側，両側もしくは対側の頸部外側区域リンパ節，あるいは上縦隔リンパ節に転移あり.
	NX (pNX)	所属リンパ節の評価が不可能.
M (pM) 分類	M0 (pM0)	遠隔転移を認めない.
	M1 (pM1)	遠隔転移を認める．転移の部位を記載する.
	MX (pMX)	遠隔転移の有無の評価が不可能.

表4 | 病期分類

		T	N	M
45歳より若年の乳頭癌・濾胞癌	Stage I	いずれの T	いずれの N	M0
	Stage II	いずれの T	いずれの N	M1
45歳以上の乳頭癌・濾胞癌および髄様癌	Stage I	T1	N0	M0
	Stage II	T2	N0	M0
	Stage III	T3	N0	M0
		T1, T2, T3	N1a	M0
	Stage IVA	T1, T2, T3	N1b	M0
		T4a	N0, N1	M0
	Stage IVB	T4b	いずれの N	M0
	Stage IVC	いずれの T	いずれの N	M1
未分化癌	Stage IVA	T4a	いずれの N	M0
	Stage IVB	T4b	いずれの N	M0
	Stage IVC	いずれの T	いずれの N	M1

隔転移巣について，pTNM 分類を行い，また，組織学的な甲状腺外浸潤について，pEx 分類を規定している（**表3**）．さらに，pTNM 分類に基づき，病期分類がなされている（**表4**）．この際，年齢や組織型によって，病期分類が異なることに注意を要する．

e) その他

臨床からの特別な疑問や要望があれば，それに関する回答を記入する．また，特殊な症例であれば，治療や予後など臨床に関係する最新の知見を記載することが望まれる．他の病理医にコンサルテーションを行った場合はその結果，およびその結果を踏まえた自らの意見を記載する．

4) 病理診断の記載

病理診断には，病理所見に基づき，組織型を中心に症例の要約が記載される．施設により，病理診断

病理組織診断報告書
(○○病院・病理診断科)

標本番号　H10-0XXXX

患者氏名：○○　○○	患者ID	生年月日	年齢	性別
(カンジャシメイ)：○○　○○	00XXXXX	S35/○○/○○	○○歳	男

病棟：C4棟	臨床科：耳鼻咽喉科	主治医：○○　○○	連絡先：○○○○

臓器：甲状腺／リンパ節		検体区分：手術材料	
固定法	ブロック数	標本数	脱灰	特殊／免疫染色
緩衝ホルマリン	21個	25枚	ⓢ／有	ⓢ／有　(0枚)

【臨床診断】　甲状腺腫瘍

【病理診断】
　Thyroid, total thyroidectomy；
　　1) Papillary carcinoma, tall cell variant [pT3, pEx1, pN1a, StageⅢ].
　　2) Chronic thyroiditis.

【病理所見】
　臓器所見：
　　甲状腺全摘手術検体である．ホルマリン固定後の提出で，甲状腺の大きさおよび重量は，○x○x○ cm, ○gである．甲状腺右葉の前面より，割が入れられている．
　　2個の領域リンパ節が別途提出されている．
　肉眼所見：
　　病変は右葉下部に存在し，単発(○x○x○ cm)である．割面所見では，灰白色で，硬く，境界不明瞭な病変(浸潤型)であり，一部で甲状腺被膜を越えて周囲脂肪組織へ浸潤している．背景の甲状腺組織は軽度白色調である．
　組織所見：
　　別紙の切り出し図のごとく，甲状腺(#1-#23)およびリンパ節(#24-#25)より25標本(21ブロック)の組織標本が作製されている．
　　病変(#1-#22)は，境界が不規則で，乳頭状および濾胞状構造を示す高円柱状の腫瘍細胞の不規則な増生で構成されている．高円柱状腫瘍細胞は，核溝の目立つ卵円形核を伴っている．腫瘍は，周囲の甲状腺組織に浸潤している．また，腫瘍細胞には核内封入体が散見される．核分裂像はまれである．間質は線維成分が目立ち，一部に砂粒小体を認める．索状/敷石状構造などの低分化腫瘍成分は認めない．リンパ管浸潤を2ヵ所に認める．静脈浸潤は認めない．甲状腺被膜を越え，周囲脂肪組織への浸潤を認める．
　　背景の甲状腺組織(#23)には，小型化した濾胞が目立ち，好酸性の濾胞上皮で覆われている．また，リンパ濾胞の形成を伴っている．腫瘍の腺内転移は認めない．
　　リンパ節では，3つの喉頭前リンパ節(#25)の内1つに転移を認める．4つの気管支前リンパ節には転移を認めない．喉頭前リンパ節(1/3)，気管支前リンパ節(0/4)

	報告日　H10/○/○○	診断病理医　○○　○○

図2 | 病理組織診断報告書の報告様式の例

の欄に記載する内容は異なっている．一般的には，臓器，切除法，組織型が記載される，あるいは，それに加えて甲状腺癌取扱い規約に規定された事項(pTNM分類およびpEx分類)が記載されることが多い．

5) 病理組織診断報告書の報告様式
a) 一般的な報告様式
　病理組織診断報告書の報告様式には様々な形式があるが，少なくとも，患者情報，臨床情報，検体情報，病理所見および病理診断が記載される必要がある．一般的な報告様式を**図2**に示す．過誤なく臨床側に病理情報が的確に伝わることが肝要である．

```
THYROID GLAND：
1) Procedure and Specimen：
    Surgical Procedure （                    ）
    Received： fresh / formalin / other
    Specimen Size and Weight： ___ x ___ x ___ cm ___ g
2) Tumor Focality： unifocal / multifocal  specify site(s) （                    ）
3) Dominant and Secondary Tumor
    Tumor Laterality： right lobe / left lobe / isthmus / not specified
    Tumor Size： ___ x ___ x ___ cm
    Histologic Type：
        ___ Papillary carcinoma         variant （                    ）
        ___ Follicular carcinoma        variant （                    ）
        ___ Poorly differentiated thyroid carcinomas
        ___ Medullary carcinoma
        ___ Undifferentiated (anaplastic) carcinoma
        ___ Other： _____
    Margins： uninvolved / involved by carcinoma
             site(s) of involvement： _____ distance to closest margin： ___ mm
    Tumor Capsule： none / partially encapsulated / totally encapsulated
    Tumor Capsular Invasion： none / present  extent：minimal / widely invasive
    Lymph-Vascular Invasion： none / present：
             focal (less than 4 vessels) / extensive (4 or more vessels)
    Perineural Invasion： non / present
    Extrathyroidal Extension： non / present (minimal / extensive)
4) Pathologic Staging (pTNM)
    TNM Descriptors： m (multiple) / r (recurrent) / y (post-treatment)
    Primary Tumor： pT___
    Regional Lymph Nodes： pN___ number involved (  /  )  extranodal extension：non / present
    Distant Metastasis： pM___ non / present, specify site(s) （           ）
5) Additional Pathologic Findings
    ___ Adenoma  ___ Adenomatoid nodule  ___ Diffuse hyperplasia (Graves' disease)
    ___ Thyroiditis (advanced / focal)  ___ Other： （           ）
6) Ancillary Studies

7) Clinical History
    Past history （                                        ）
    Preoperative therapy：radiation exposure, other （         ）
    Family history： （                                     ）
    Other history： （                                      ）
```

図3 ｜ チェックリスト方式の例（CAP protocol を基に簡略化したもの）

b) チェックリスト方式

所見の採取漏れを防ぐことや時間的効率を図ることを目的として，チェックリストの活用を行う場合もある．図3にCAPで提示さているチェックリストを簡略化して提示する[10,11]．

c) 生検検体および術中迅速診断の報告様式

術中迅速診断では，肉眼的観察が重要であり，特に被膜をもつ限局型の病変では，被膜浸潤の有無を丁寧に観察し，診断に適切な採取部位を選択する必要がある．生検診断や術中迅速診断においては，乳頭癌や髄様癌など腫瘍組織の一部で確定診断が可能なこともあるが，濾胞性病変では，被膜浸潤や脈管浸潤をとらえることが困難で，濾胞構造からは過形成性病変/腫瘍性病変，あるいは良悪性病変の鑑別が困難なことが少なくない．この場合は，濾胞性病変 follicular lesion あるいは濾胞性腫瘍 follicular tumor として，可能性のある疾患名を列挙するしかない．

d) 切り出し図の添付

病変の占居部位，大きさ，性状，数と分布，周囲組織との関係を臨床医に的確に伝えるには，切り出し図に病変の範囲をマッピングし，病理組織診断報

表5 | 甲状腺癌取扱い規約（第6版）による細胞診の標本評価と判定区分

標本状態の評価	判定区分	該当所見および含まれる可能性のある疾患
不適正 inadequate		細胞診断不能な標本を指す． 標本作製不良／細胞量不十分
適　正 adequate	正常あるいは良性 normal or benign	悪性細胞を認めない標本を指す． 正常甲状腺／良性疾患
	鑑別困難 indeterminate	良悪性鑑別の困難な標本を指す． 細胞異型を示す良性疾患／濾胞性腫瘍／乳頭癌など
	悪性の疑い malignancy suspected	悪性が疑われるが断定できない標本を指す． 乳頭癌／強い細胞異型を示す良性疾患
	悪性 malignant	悪性細胞を認める標本を指す． 種々の悪性腫瘍

告書に添付することが最適である．

2. 甲状腺穿刺細胞診検体に関する病理診断報告書

　甲状腺細胞診検体に関する病理診断報告書（病理細胞診断報告書）においても，組織診断検体に関する報告書と同様に，患者情報，臨床情報，検体情報，細胞所見および細胞診断が記載される．細胞所見には，標本状態の評価および細胞所見が記述され，細胞所見に基づいて細胞診断では推定組織診断が記載される．

1）患者情報や臨床情報の記載

　病理細胞診断報告書においても，病理組織診断報告書と同様に，患者情報や臨床情報は，検体の取り違いなどの過誤をなくすためには必須である．よって，細胞検体を受け取る際には，表1に示すような臨床情報の記載を求める必要がある．

2）検体情報の記載

　検体情報には細胞の採取法や病理に提出された検体の状況を記入する．また，標本の枚数やGiemsa染色などの特殊染色の有無について記載する．標本作製法や染色法が通常と異なる場合は，その内容についても記載する．

3）病理細胞所見の記載

a）検体の適正・不適正

　乾燥，固定不良，末梢血混入，塗抹不良，細胞採取後の人工的細胞変化などの標本作製不良な状態，およびコロイド，泡沫細胞，濾胞上皮，腫瘍細胞のいずれもがない，または，少ないために細胞診断が不可能な状態の標本を指す．細胞量の指標として，10個以上の細胞からなる細胞集団が6個以上含まれていることが望まれる[12]．検体不適正とした場合は，その理由を明記する．

b）出現細胞の所見

　細胞出現パターン，細胞集団の構造所見，個々の細胞の所見，背景所見について記載する．細胞出現パターンにおいては，細胞の出現パターンが孤在性か集団性あるいはそれらの混合型かを記載する．細胞集団の構造所見では，濾胞状，乳頭状，敷石状など組織構築が推定できる所見を記載する．個々の細胞の所見では，細胞形状，細胞質所見，核形状，核溝，クロマチン性状について記載し，核内封入体の有無を述べる．背景所見では，コロイド，マクロファージやリンパ球などの炎症細胞，およびアミロイドの有無などについて記載する．

4）病理細胞診断の記載

　病理細胞診断の欄には出現細胞の所見に基づき，記述的診断あるいは推定組織診断を記載する．この際，日本で使用されているPapanicolaou分類は，国際的には使用されておらず，今後は，組織診断に準じて，記述的あるいは推定組織診断を記載するべきである．ただし，混乱を避けるためにPapanicolaou分類を付記することは不適当ではない．甲状腺細胞診の記述的診断あるいは推定組織診断にあたっては，甲状腺癌取扱い規約やBethesda Reporting Systemの規定がある．

a）甲状腺癌取扱い規約に沿った判定および診断

　判定区分とその所見を記載する．判定区分は，まず，標本状態の適正・不適正を判定した上で，適正の場合は4つの区分，①正常あるいは良性 normal or benign，②鑑別困難 indeterminate，③悪性の疑い

表6 | Bethesda Reporting System (2007) による甲状腺細胞診断の規定（文献12より）

Recommended Diagnostic Categories	Findings and disease
Nondiagnostic or Unsatisfactory	Cyst fluid only Virtually acellular specimen Other (obscuring blood, clotting artifact, etc.)
Benign	Consistent with a benign follicular nodule (includes adenomatoid nodule, colloid nodule, etc.) Consistent with lymphocytic (Hashimoto) thyroiditis in the proper clinical context Consistent with granulomatous (subacute) thyroiditis Other
Atypia of Undetermined Significance or Follicular Lesion of Undetermined Significance	
Follicular Neoplasm or Suspicious for a Follicular Neoplasm	Specify if Hürthle cell (oncocytic) type
Suspicious for Malignancy	Suspicious for papillary carcinoma Suspicious for medullary carcinoma Suspicious for metastatic carcinoma Suspicious for lymphoma Other
Malignant	Papillary thyroid carcinoma Poorly differentiated carcinoma Medullary thyroid carcinoma Undifferentiated (anaplastic) carcinoma Squamous cell carcinoma Carcinoma with mixed features (specify) Metastatic carcinoma Non-Hodgkin lymphoma Other

malignancy suspected，④悪性 malignant に分類する（表5）．所見には，判定した具体的な根拠を記載するともに可能なかぎり推定組織型を記載する[2]．

b) Bethesda Reporting System に沿った判定および診断

National Cancer Institute (NCI) が2007年 (Bethesda) に，甲状腺の細胞診断における Terminology と Morphologic Criteria を定義し，コロイド量，細胞異型，細胞密度・重積性および濾胞構造などの所見に基づき，① nondiagnostic or unsatisfactory，② benign，③ atypia of undetermined significance or follicular lesion of undetermined significance，④ follicular neoplasm or suspicious for a follicular neoplasm，⑤ suspicious for malignancy，⑥ malignant の6つのカテゴリーに分類した（表6）[12]．

5）病理細胞診断報告書の報告様式

病理細胞診断報告書の報告様式にも様々の形式があるが，臨床側に的確に病理細胞診断の情報が伝わることが大切である．図4に甲状腺癌取扱い規約に基づいた報告様式の一例を示す．いずれの報告様式においても，少なくとも，患者情報，臨床情報，検体情報，標本状態の評価を含めた細胞所見および細胞診断を記載する必要がある．この際，標本状態が不適正の場合はその理由を，また，確定診断できない場合はその理由や鑑別診断を併記することが望まれる．

おわりに

病理診断報告書の記載について，病理組織診断報告書および病理細胞診断報告書に分けて述べた．病理診断報告書は，臨床医と病理医のコミュニケーション手段であり，個々の患者に対して正確な診断や最善の治療など的確な臨床的対応がなされるために重要な位置を占める．病理診断報告書の報告様式は，各施設の実情により若干の違いはあるが，少なくとも，患者情報，臨床情報，検体情報，病理所見および病理診断が記載される．また，個々の患者について複数の病院での診療あるいはセカンドオピニ

病理細胞診断報告書
（○○病院・病理診断科）

標本番号　C10-0XXXX					
患者氏名：　○○　○○	患者ID		生年月日	年齢	性別
（カンジャシメイ）：　○○　○○	00XXXXX		S35/OO/OO	OO歳	女
病棟：　C4棟	臨床科：　耳鼻咽喉科	主治医：　○○　○○		連絡先：　0000	
臓器：甲状腺	検体区分：穿刺細胞診	PAP標本数：1枚		特殊染色（ギムザ　）：1枚	

【臨床診断】　甲状腺腫瘍

【細胞診断（推定組織診断）】
　　Thyroid, aspiration cytology ; Adequate, Malignancy, Papillary carcinoma.

【細胞所見】
　　検体の適正判定：　適正／不適正（理由：　　　　　　　　　　　　　　　）
　　細胞所見：
　　　細胞出現パターン；　多数の孤在性細胞および細胞集団を認める．
　　　細胞集団の構造所見：　細胞集団は，乳頭状および敷石状構造を示し，その細胞密度は高く，また，不規則な分布および重積性を示している．
　　　細胞の所見：　細胞は，卵円形核を持ち，時に核溝や核内封入体を示す．クロマチンは軽度に上昇し，微細顆粒状である．
　　　背景所見：　少数の泡沫細胞がみられる．

	報告日　H10/O/OO	診断病理医 ○○　○○

図4　病理細胞診断報告書の報告様式の例

オンが少なからず行われている状況を踏まえると，病理診断報告書は，国内あるいは国際的に通用する規約に従った記載が望まれる．病理診断報告書の作成にあたっては，臨床からの十分な患者情報や臨床情報の提供が前提であり，病理診断依頼書の内容が不十分な場合は臨床側に記載を求めるべきである．病理診断依頼書や病理診断報告書の充実は，医療の本来の目的である個々の患者の利益に直結することを忘れてはならない．

（村田晋一）

文　献

1) Delellis RA, Williams ED : Tumours of the thyroid and parathyroid. in DeLellis RA, Lloyd RV, Heitz PU et al (eds) : "World Health Organization Classification of Tumours. Pathology & Genetics. Tumours of Endocrine Organs". IARC Press, Lyon, 2004, pp49-134
2) 甲状腺外科研究会（編）：甲状腺癌取扱い規約，第6版．金原出版，2005
3) Shah JP : Thyroid. in Edge SB, Byrd DR, Compton CC, et al (eds) : "AJCC Cancer Staging Manual, 7th ed". Springer, New York, 2009, pp87-96
4) Sobin L. H. : Thyroid gland. in Sobin LH, Gospodarowicz MK, Wittekind C (eds) : "TNM Classification of Malignant, 7th ed". Wiley-Blackwell, Oxford, 2009, pp58-62
5) Krane JF : Thyroid and parathyroid glands. in Lester SC (ed) : "Manual of Surgical Pathology, 3rd ed". Elsevier, Philadelphia, 2010, pp555-563
6) Allen DC : Thyroid gland tumours (with comments on parathyroid). in "Histopathology Reporting, 2nd ed". Springer, London, 2006, pp146-155
7) Lewis JSJ : Thyroid. in Kluwer W (ed) : "The Washington Manual of Surgical Pathology". Lippincott Williams & Wilkins, Philadelphia, 2008, 326-339
8) Williams ED (on behalf of the Chernobyl Pathologists Group) : Two proposals regarding the terminology of thyroid tumors. Intern J Surg Pathol 8 : 181-184, 2000
9) Piana S, Frasoldati A, Di Felice E et al : Encapsulated well-differentiated follicular-patterned thyroid carcinomas do not play a significant role in the fatality rates from thyroid carcinoma. Am J Surg Pathol 34 : 868-872, 2010
10) Ghossein R, Asa SL, Barnes L et al : Protocol for the examination of specimens from patients with carcinomas of the thyroid gland. Protocol applies to all carcinomas of the thyroid gland. Lymphomas, sarcomas and metastases are not included. College of American Pathologists, 2009
11) Ghossein R : Update to the College of American Pathologists reporting on thyroid carcinomas. Head Neck Pathol 3 : 86-93, 2009
12) Ali SZ, Cibas ES (eds) : The Bethesda System for Reporting Thyroid Cytopathology. Springer, Boston, 2009

欧文索引

A

αSMA　80，83
aberrant thyroid tissue　170
adenoid cystic carcinoma（ACC）　85
adenolipoma　96
adenoma of the parathyroid　99
adenomatous goiter　100，113，136，152，160
adenomatous nodule　136，219
AE1/AE3　57，80
anaplastic（undifferentiated）carcinoma　9，50，138，146，168，188，193，218，221
angiomatoid variant of anaplastic carcinoma　57
angiosarcoma　60
APC（adenomatous polyposis coli）遺伝子　211
ATM（ataxia-telangiectasia mutated gene）　202
atypical adenoma　94

B

β-カテニン　140，179
34βE12　81，140
Basedow病　8，100，207
bcl-2　180
benign thyroid follicule　173
Bethesda Reporting System　233，234
biotin-rich nucleus　130
black adenoma　97
BRAF遺伝子　59，99，202

C

C cell　62
C cell carcinoma　62
C cell hyperplasia（CCH）　62，167，178
calcitonin　62，167，177，185，189，218，219
CAP　229
capsular invasion　35，145，148
carcinosarcoma variant of anaplastic carcinoma　56
Carney複合　214
CASTLE（carcinoma showing thymus-like differentiation）　5，60，77，122，137，219
CCL cell　73
CD5　78，122，179
CD10　87
CD15　174
CD31　143，180
CD34　40，143，180
CEA（carcinoembryonic antigen）　65，82，179，185，189，218
central node dissection（CND）　191
centrocyte　71
centrocyte-like cell（CCL cell）　73
CGRP（calcitonin gene-related peptide）　65
CHOP療法　195
chromatin ridge　19
chromogranin A　120
CK7　88，182
CK19　24，117，147，174
CK20　88，182
clear cell　156
clear cell change　157
clear cell variant of follicular adenoma　94
clear cell variant of follicular carcinoma　39
CNB（core needle biopsy）　222
coffee bean-like nuclei　20
College of American Pathologists　229
columnar cell carcinoma　26
Cowden症候群　209，210
cribriform-morular variant（CMV）　211
cribriform-morular variant of papillary carcinoma　23，130，139
CT検査　188

CTNNB1 遺伝子　59，211

D

D2-40　143
daughter nodule　32，35，145
desmoplastic change　53，55，137
diffuse large cell type of malignant lymphoma　60
diffuse sclerosing variant of papillary carcinoma（DSVP）　18，21，86，144，185
diffuse type of papillary carcinoma　17
DLBCL（diffuse large B-cell lymphoma）　71，195
DNA 損傷応答遺伝子　202
double-strand break　201

E

ectopic thyroid gland　170
encapsulated variant of follicular carcinoma　38
encapsulated variant of papillary carcinoma　17，21，153，185
ER（estrogen receptor）　88，140
extranodular marginal zone B-cell lymphoma　71

F

FAP（familial adenomatous polyposis）　209，211
FAP-associated thyroid carcinoma　23，211
FMTC（familial medullary thyroid carcinoma）　190，213
FNA（fine needle aspiration biopsy）　7，47，189，217，221
FNMTC（familial non-medullary thyroid carcinoma）　209
follicular adenoma　41，90，152，219
follicular and encapsulated variant of papillary carcinoma　98
follicular carcinoma　9，30，144，152，166，186，191，217，221，223
follicular colonization　74
follicular lymphoma　71
follicular tumor of uncertain malignant potential（FT-UMP）　98，151，228
follicular variant of papillary carcinoma　21，41，98

G

^{67}Ga シンチグラフィー　189
galectin-3　117，174
ganglioneuromatosis　65
GFPD-15　88
ground glass nuclei　19，126，128

H

HAMA（human anti-murine-protein antibodies）　205
Hashimoto disease　8，71，100，136，220
Hassall 小体　133
HBME-1　117，164，174，179
hemangiopericytomatous pattern　54
herringbone pattern　54
hot nodule　90
human chorionic gonadotropin（hCG）　205
Hürthle cell　22，100
hyalinizing trabecular tumor　26，106，126，154
hyperfunctioning follicular adenoma　95

I，K

^{123}I-MIBG シンチグラフィー　189
^{131}I シンチグラフィー　189
immunometric assay（IMA）　205
insular carcinoma　46
intracystic papillary carcinoma　185
intranuclear cytoplasmic inclusion　19，39，107，126
intrathyroidal epithelial thymoma（ITET）　77，219
Ki-67（MIB-1）　25，26，55，58，110，180

L

lateral aberrant thyroid tissue　172
lateral cervical cyst　162
lingual thyroid　170
lipoadenoma　96
lymphatic invasion　144，146
lymphoepithelial cyst　134
lymphoepithelial lesion（LEL）　74
lymphoepithelioma-like carcinoma variant of anaplastic carcinoma　57

M

macrofollicular variant of papillary carcinoma　21
mahogany brown　31, 100
malignant adenoma　9, 37, 90
MALT (mucosa-associated lymphoid tissue) balls　74
MALT lymphoma　71, 168, 195
mantle cell　71
marginal cell　71
median cervical cyst　171
medullary carcinoma　9, 62, 112, 146, 154, 167, 186, 193, 218, 221, 223
MEN (multiple endocrine neoplasm)　212
MEN1　213
MEN2　65, 189, 190
MEN2A 型　212
MEN2B 型　212
metastasizing goiter　37, 90
metastatic carcinoma　60
MIB-1 (Ki-67)　25, 26, 55, 58, 110, 180
microcarcinoma　17, 163, 185, 191, 198, 227
microheterogeneity　204
minimally invasive　38
mitochondria　22, 94, 101
mixed medullary and follicular cell carcinoma　65
modified radical neck dissection (MND)　191
monocytoid B-cell　73
morules　139
MRI 検査　188
mucinous variant of follicular adenoma　97
mucinous variant of follicular carcinoma　39
mucoepidermoid carcinoma　81, 138
multinodular goiter　215

N

negative predictive values (NPV)　206
non medullary thyroid carcinoma 1　215
nuclear crease　19
nuclear groove　19, 126, 129

O

oncocytic variant of follicular carcinoma　102
oncocytic variant of medullary carcinoma　103
oncocytic variant of papillary carcinoma　103
Orphan Annie's eye　128
osteoclastic variant of anaplastic carcinoma　56
overlapping nuclei　19
oxyphilic cell variant of follicular adenoma　94
oxyphilic cell variant of follicular carcinoma　39
oxyphilic cell variant of papillary carcinoma　22

P

p53　58, 59, 180
p63　141
Papanicolaou 分類　233
papillary carcinoma　9, 16, 59, 104, 136, 144, 160, 164, 185, 191, 217, 221, 223
papillary carcinoma with fasciitis-like stroma　23
papillary carcinoma with squamous cell carcinoma　60
papillary microcarcinoma　17
paraganglioma　112, 119
paraganglioma-like adenoma of the thyroid (PLAT)　112
parasitic nodule　172
parathyroid carcinoma　60
partially encapsulated type of papillary carcinoma　17
paucicellular variant of anaplastic carcinoma　55
PAX8　177
$PAX8/PPAR\gamma$ 再構成　41, 99, 211
PECAM-1 (platelet endothelial cell adhesion molecule-1)　180
peculiar nuclear clearing　23, 130, 140
Pendred 症候群　214
peripheral scalloping　95
PET 検査　189
pEx 分類　229, 230
PgR (progesterone receptor)　140
PHTS (PTEN-hamartoma tumor syndrome)　210
piriform sinus fistula　134
poorly differentiated carcinoma　5, 44, 60, 68, 104, 153, 187, 193, 218, 221
poorly differentiated medullary carcinoma　68
positive predictive values (PPV)　206
$PPAR\gamma$ (peroxisome proliferator activated receptor γ)　211
$PRKAR1A$　214
psammoma body　20, 39, 108
pseudo-capsular invasion　150

pseudoinclusion 126
PTEN 210
pTNM 分類 229, 230

R

RAS 遺伝子 59, 97
RecQ 型 DNA ヘリカーゼ 212
RET 遺伝子 63, 65, 185, 190, 213
RET/PTC 遺伝子再構成 99, 106
RET/PTC1 変異 199
RET/PTC3 変異 199
rhabdoid variant of anaplastic carcinoma 56
rhTSH 189
Riedel 甲状腺炎 60
rituximab 195

S

S-100 蛋白 121
Sanderson polster (SP) 115
sarcoma 59
satellite nodule 35, 145
schwannoma 120
sclerosing mucoepidermoid carcinoma with eosinophilia (SMECE) 81, 138
sentinel node (SN) 224
sequestered nodule 172
SETTLE (spindle cell tumor with thymus-like differentiation) 79, 138
signet-ring cell adenoma 158
signet-ring cell variant of follicular adenoma 96
signet-ring cell variant of follicular carcinoma 39
single-strand break 201
Sipple 症候群 65
SLC26A4 214
solid cell nests 140
squamous cell carcinoma 82, 139
squamous metaplasia 18, 133
storiform pattern 54
sublingual thyroid 170

T

t(3;14)(p14;q32) 転座 75

t(11;14)(q13;q32) 転座 72
t(14;18)(q32;q21) 転座 72
T_3 toxicosis 207
tall cell variant of papillary carcinoma 23
TBII (TSH-binding inhibitory immunoglobulin) 207
teratoma 119, 136
thymic remnant 133
thyroglobulin (Tg) 24, 40, 58, 86, 97, 109, 156, 176, 189, 204, 219
thyroglobulin antibody (TgAb) 205, 206
thyroglobulin mRNA (Tg mRNA) 205
thyroglossal duct cyst 133, 162, 171
thyroglossal fistula 171
thyroid carcinoma with oxyphilia 215
thyroid inclusions 173
thyroid peroxidase (TPO) 156, 164
thyroid storm 207
thyrolipoma 96
^{201}Tl シンチグラフィー 189
TNM 分類 190
toxic adenoma 90, 95
TPOAb (thyroid peroxidase antibody) 206
TRAb (TSH receptor antibody) 207
TSAb (thyroid stimulating antibody) 207
TSH 抑制療法 195, 207
TTF-1 (thyroid transcription factor-1) 24, 40, 86, 97, 109, 176

V

vascular invasion 36, 143
vascular invasion-like lesion 147
vascular pseudo-invasion 146
Victoria-blue HE 染色 143

W, Y

Warthin 腫瘍様乳頭癌 23
well differentiated carcinoma, NOS 228
Werner 症候群 209, 211
WHO 組織分類 2, 44
widely invasive of follicular carcinoma 38
WRN 遺伝子 211
yellow body 26, 107

日本語索引

あ

亜急性甲状腺炎　220
悪性黒色腫の甲状腺転移　85
悪性腫瘍　9
悪性腺腫　37, 90
悪性単発性腫瘤　12
悪性の石灰化　9
悪性リンパ腫　71, 168, 188, 221
アミロイド　62

い

異型腺腫　94
異所性胸腺組織　174
異所性甲状腺　170
異所性唾液腺組織　174
一本鎖切断　201
遺伝子組換えヒト甲状腺刺激ホルモン製剤（rhTSH）　189
遺伝子検査　190
遺伝子不安定　201
遺伝性甲状腺癌　209
遺伝性腫瘍症　62, 65
医療被曝　197
印環細胞型濾胞癌　39
印環細胞型濾胞腺腫　96
陰性予測値　206

え，お

衛星結節　35, 145
円柱状細胞癌　26
黄色小体　26, 107
オカルト癌　163

か

外部被曝　197, 198
化学療法　195
核医学検査　189
核実験場　202
確定的影響　201
核内細胞質封入体　19, 39, 107, 126
核内変性空胞　129
核の重積　19
核の溝　19, 126, 129
確率的影響　201
家族性甲状腺髄様癌（FMTC）　190, 213
家族性髄様癌　209
家族性大腸ポリポーシス（FAP）　209, 211
家族性大腸ポリポージス（FAP）関連甲状腺腫瘍　23, 211
家族性非髄様癌甲状腺癌（FN-MTC）　209
褐色細胞腫　65
カラードプラ　186
カルシトニン　62, 167, 177, 185, 189, 218, 219
癌胎児性抗原（CEA）　65, 82, 179, 185, 189, 218
癌肉腫型未分化癌　56
癌の合併　116

き

気管周囲リンパ節（前頸部）郭清術　191
奇形腫　119, 136

偽〜

偽すりガラス状核　130
機能亢進性濾胞腺腫　95
機能性甲状腺腫　114
偽被膜浸潤　150
偽封入体　126
偽脈管侵襲　146
吸収空胞　95
急性化膿性甲状腺炎　220
胸腺　10
胸腺遺残　133
胸腺腫　121
胸腺様分化を示す癌（CASTLE）　5, 60, 77, 122, 137, 219
胸腺様分化を伴う紡錘形細胞腫瘍（SETTLE）　79, 138

く

偶発癌　163
クロマチン稜線　19
クロモグラニンA　120

け

頸部リンパ節　219
血管腫様構造　64
血管肉腫　60
血管肉腫様型未分化癌　57
ケラチン　178
限局型　227
検体不適正　233
腱膜炎様の間質を伴った乳頭癌　23

こ

好銀染色　65

高細胞型乳頭癌　23
好酸球増多を伴う硬化性粘表皮癌
　　（SMECE）　81, 138
好酸性細胞　100
好酸性細胞型髄様癌　103
好酸性細胞型乳頭癌　22, 103
好酸性細胞型濾胞癌　39, 102
好酸性細胞型濾胞腺腫　94
好酸性細胞腫瘍　100
好酸性細胞腺腫　100
甲状舌管　170
甲状舌管嚢胞　133, 162, 171
甲状舌管瘻　171
甲状腺悪性リンパ腫　218
甲状腺癌　197
甲状腺癌取扱い規約　2, 44, 233, 234
甲状腺刺激ホルモン（TSH）抑制療法　195, 207
甲状腺腫瘍の組織学的分類　3
甲状腺全摘術　191
甲状腺中毒症　207
甲状腺転写因子（TTF-1）　24, 40, 86, 97, 109, 176
甲状腺ホルモン　204
甲状腺ホルモン関連抗体　177
梗塞　91
広汎浸潤型濾胞癌　32, 38
黒色濾胞腺腫　96
固定液　10
固定組織の切開　11
コーヒー豆様核　20
混合性髄様・濾胞細胞癌　65

さ

鰓原性嚢胞　174
鰓後体　170
採取法　226
サイトケラチン　57
細胞接着因子関連抗体　179
細胞膜表面抗原抗体　179
サイロキシン　204
サイログロブリン（Tg）　24, 40, 58, 86, 97, 109, 156, 176, 189, 204, 219

索状構造　108
砂粒体　20, 39, 108
34βE12　81, 140

し

C細胞　62
C細胞過形成（CCH）　62, 167, 178
C細胞癌　62
C細胞ホルモン関連抗体　177
篩状-モルラ型乳頭癌　23, 130, 139
脂肪腺腫　96
島状癌　46
若年被曝　199
充実型　227
充実型乳頭癌　200
充実性形態　200
手術療法　191
術中迅速診断の適応　223
腫瘍様病変　9, 113
娘結節　32, 35, 145
硝子化索状腫瘍　26, 106, 126, 154
小児甲状腺癌　199
静脈侵襲　143
腎癌　219
神経鞘腫　120
神経内分泌顆粒　65
浸潤型　227
針生検組織診　7
シンチグラフィー　189

す

髄様癌　9, 62, 112, 146, 154, 167, 186, 193, 218, 221, 223
すりガラス状核　19, 126, 128

せ

正中頸嚢胞　171
石灰化　9
石灰化小体　34
切開生検材料　7

節外性辺縁帯B細胞リンパ腫　71
舌下甲状腺　170
舌（根）甲状腺　170
潜在性乳頭癌（ラテント癌）　16
穿刺吸引細胞診（FNA）　7, 47, 189, 217, 221
腺脂肪腫　96
腺腫様結節　136, 219
腺腫様甲状腺腫　100, 113, 136, 152, 160, 219
センチネルリンパ節（SN）　224

そ

側頸嚢胞　162, 174
組織標本の採取法　11

た

大濾胞亜型乳頭癌　21
大濾胞型乳頭癌　118
多形巨細胞パターン　54
多発性腫瘍　12
多発性内分泌腫瘍症（MEN）　212
多発内分泌腺腫瘍症1型（MEN1）　213
多発内分泌腺腫瘍症2型（MEN2）　65, 189, 190
単球様B細胞　73
単発性腫瘤　13

ち

チェックリスト方式　232
チェルノブイリ原発事故　198, 199
地方病性甲状腺腫　113
中毒性甲状腺腫　90, 95, 116
超音波検査　217
チロシンキナーゼ　201

て

低分化癌　5, 44, 60, 68, 104, 153, 187, 193, 218, 221
低分化髄様癌　68

低ヨード　199, 200
転移癌　60
転移性甲状腺腫　37, 90, 219
転移性腫瘍の頻度　85

と

島状癌　46
トリヨードサイロニン　204

な

内部被曝　197, 198
内分泌癌　68

に

2型脱ヨード酵素　207
肉眼観察　7
肉腫　59
日本甲状腺外科学会　2
二本鎖切断　201
乳頭癌　9, 16, 59, 104, 136, 144, 160, 164, 185, 191, 217, 221, 223
乳頭状構造　18

ね

粘液産生型濾胞癌　39
粘液産生型濾胞腺腫　97
粘表皮癌　81, 138
粘膜関連リンパ組織（MALT）リンパ腫　71, 74, 168, 194

の

囊胞　160
囊胞型　227
囊胞性病変　11
囊胞内乳頭癌　185

は

倍加速度　63
胚中心細胞　71

胚中心細胞類似細胞　73
ハイブリッド腫瘍　25
破骨細胞型多核巨細胞　53
破骨細胞型未分化癌　56
橋本病　8, 71, 100, 136, 220

ひ

ビオチン含有核　130
微小癌　5, 17, 163, 185, 191, 198, 227
微少浸潤　38
微少浸潤型濾胞癌　32
微小病巣の場合　13
非浸潤性（前浸潤段階）濾胞癌　41
非特異抗体　205
ヒト絨毛性ゴナドトロピン（hCG）　205
被曝時年齢　199
被包型乳頭癌　17, 21, 153, 185
被包型濾胞癌　38
被包性濾胞型乳頭癌　25
被膜形成　152
被膜浸潤　35, 145, 148
びまん性型乳頭癌　17
びまん性硬化型乳頭癌（DSVP）　18, 21, 86, 144, 185
びまん性大細胞型B細胞リンパ腫（DLBCL）　71, 195
びまん性大細胞型悪性リンパ腫　60
びまん性病変　12
病期分類　229, 230
病巣の不明な場合　13
病理細胞診断報告書　233
病理診断報告書　226
病理組織型診断　217

ふ

不完全被膜浸潤　149
副甲状腺　10
副甲状腺癌　60
副甲状腺腺腫　99, 158
部分被包型乳頭癌　17
篩（・モルラ）型乳頭癌　23, 130, 139
ブロッキング抗体　207

へ

β-カテニン　140, 179
平滑筋肉腫　82
ベセスダシステム　91, 233, 234
辺縁帯細胞　71
ペンドリン蛋白　214
扁平上皮化生　18, 133
扁平上皮癌　82, 139
扁平上皮様パターン　55

ほ

乏細胞型未分化癌　55
放射性誘発癌　198
放射性ヨード内用療法　194
放射線外照射　194
放射線被曝　197
傍神経節腫　112, 119
紡錘形細胞　64
紡錘形パターン　54
保存的頸部郭清術　191

ま

マーシャル群島　202
マホガニー色　31, 100
慢性甲状腺炎　220
マントル細胞　71
マントル細胞リンパ腫　71

み

ミトコンドリア　22, 94, 101
ミノサイクリン　96
未分化癌　9, 50, 138, 146, 168, 188, 193, 218, 221
脈管侵襲　36, 143
脈管侵襲類似病変　147

め, も

明細胞　156

明細胞型濾胞癌　39
明細胞型濾胞腺腫　94
明細胞性腫瘍　156
モルラ　139

ゆ, よ

遊離 T_3　207
遊離 T_4　207
陽性予測値　206
葉切除術　191
ヨード摂取　200
Ⅳ型コラーゲン　110

ら

ラテント癌　16
ラブドイド型未分化癌　56

り

梨状窩瘻　134
良性の石灰化　9
臨床癌　163
リンパ管侵襲　144, 146
リンパ上皮腫様癌型未分化癌　57
リンパ上皮性嚢胞　134
リンパ上皮性病変　74
リンパ節生検　223

ろ

濾胞型乳頭癌　21, 41, 98
濾胞型・被包型乳頭癌　98
濾胞癌　9, 30, 144, 152, 166, 186, 191, 217, 221, 223
濾胞状構造　18
濾胞性腫瘍, 悪性度不明（FT-UMP）　98, 151
濾胞性リンパ腫　71
濾胞腺腫　41, 90, 152, 219

検印省略

腫瘍病理鑑別診断アトラス
甲状腺癌
定価（本体 12,000円＋税）

2011年 4月23日　第1版　第1刷発行
2013年12月21日　同　　第3刷発行

編　集　坂本　穆彦・廣川　満良
　　　　（さかもと　あつひこ）（ひろかわ　みつよし）
発行者　浅井　宏祐
発行所　株式会社 文光堂
　　　　〒113-0033　東京都文京区本郷7-2-7
　　　　TEL（03）3813-5478（営業）
　　　　　　（03）3813-5411（編集）

Ⓒ坂本穆彦・廣川満良, 2011　　　　　　　印刷・製本：広研印刷

乱丁，落丁の際はお取り替えいたします．
ISBN978-4-8306-2232-8　　　　　　　　　　　　　Printed in Japan

・本書の複製権・上映権・譲渡権・翻訳権・翻案権・送信にかかわる権利・電子メディア等で利用する権利は，株式会社文光堂が保有します．
・本書を無断で複製する行為（コピー，スキャン，デジタルデータ化など）は，私的使用のための複製など著作権法上の限られた例外を除き禁じられています．大学，病院，企業などにおいて，業務上使用する目的で上記の行為を行うことは，使用範囲が内部に限られるものであっても私的使用には該当せず，違法です．また私的使用に該当する場合であっても，代行業者等の第三者に依頼して上記の行為を行うことは違法となります．
・ JCOPY 〈(社)出版者著作権管理機構 委託出版物〉
本書を複写(コピー)される場合は，そのつど事前に(社)出版者著作権管理機構（電話 03-3513-6969，FAX 03-3513-6979，e-mail：info@jcopy.or.jp）の許諾を得てください．